Nutrição ambulatorial em CARDIOLOGIA

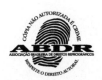

NUTRIÇÃO AMBULATORIAL
EM CARDIOLOGIA
Daniel Magnoni
Aliny Stefanuto
Cristiane Kovacs
Sarvier, 1ª edição, 2007

Projeto gráfico, editoração eletrônica, capa
CLR Balieiro Editores

Pré-impressão, impressão/acabamento
Gráfica Ave-Maria

Direitos Reservados
Nenhuma parte pode ser duplicada ou
reproduzida sem expressa autorização do Editor.

sarvier

Sarvier Editora de Livros Médicos Ltda.
Rua Dr. Amâncio de Carvalho nº 459
CEP 04012-090   Telefax (11) 5571-3439
E-mail: sarvier@uol.com.br
São Paulo – Brasil

Dados Internacionais de Catalogação na Publicação (CIP)
(Câmara Brasileira do Livro, SP, Brasil)

Magnoni, Daniel
Nutrição ambulatorial em cardiologia / Daniel Magnoni,
Aliny Stefanuto, Cristiane Kovacs. -- São Paulo : SARVIER,
2007.

Vários colaboradores.
ISBN 85-7378-167-X

1. Coração - Doenças - Dietoterapia 2. Cuidados médicos
ambulatoriais 3. Nutrição clínica I. Stefanuto, Aliny. II. Kovacs,
Cristiane. III. Título.

	CDD-616.1290654
06-6481	NLM-WG 200

Índices para catálogo sistemático:
1. Cardiologia : Nutrição ambulatorial :
Medicina   616.1290654
2. Nutrição ambulatorial : Medicina   616.1290654

Nutrição Ambulatorial em Cardiologia

Daniel Magnoni

Médico Cardiologista e Nutrólogo. Chefe da Seção de Nutrição Clínica do Instituto Dante Pazzanese de Cardiologia. Chefe do Setor de Nutrologia e Nutrição Clínica do Hospital do Coração – Hcor. Responsável pela EMTN do Hospital Bandeirantes. Diretor do Instituto de Metabolismo e Nutrição.

Aliny Stefanuto

Nutricionista. Coordenadora da Seção de Nutrição Clínica do Instituto Dante Pazzanese de Cardiologia. Responsável pelo Ambulatório de Nutrição Esportiva da Seção Médica de Cardiologia do Esporte e do Exercício do Instituto Dante Pazzanese de Cardiologia. Nutricionista da Escola Recrearte e Colégio Henri Wallon. Especialista em Nutrição Clínica e em Distúrbios Metabólicos e Risco Cardiovascular. Pós-Graduada em Gerontologia.

Cristiane Kovacs

Nutricionista. Coordenadora da Seção de Nutrição Clínica do Instituto Dante Pazzanese de Cardiologia. Responsável pelo Ambulatório de Nutrição Esportiva da Seção Médica de Cardiologia do Esporte e do Exercício do Instituto Dante Pazzanese de Cardiologia. Especialista em Nutrição Clínica e em Distúrbios Metabólicos e Risco Cardiovascular. Nutricionista do Colégio Beka e da Associação Amigos do Bem-Estar do Menor – SOABEM.

sarvier
Sarvier Editora de Livros Médicos Ltda.
Rua Dr. Amâncio de Carvalho nº 459
CEP 04012-090 Telefax (11) 5571-3439
E-mail: sarvier@uol.com.br
São Paulo – Brasil

AGRADECIMENTOS

A Eliana, Marianna e Deborah, mobilizadoras do amor, dedicação e estímulo ao ato de curar.

Daniel Magnoni

Aos meus queridos pais Moacyr e Marilene que definitivamente proporcionaram tudo que sou hoje, agradeço simplesmente por existirem em minha vida.

Aos meus irmãos Jeane, Sidnei, Carlos *(in memorian)* e suas famílias por todo amor a mim dedicado.

Ao Junior por acreditar e compartilhar de meus ideais vibrando a cada instante, trazendo amor, equilíbrio e tranqüilidade.

Aliny Stefanuto

A meus pais, responsáveis pela oportunidade para seguir esta honrosa profissão.

A minha irmã, parceira de todos os momentos.

Ao Marcelo, que mostrou nesses anos cumplicidade e grande dedicação ao nosso amor.

As minhas Avós Ângela e Idalina, minha eterna gratidão, pelo apoio e carinho.

E a toda minha família e amigos, que acreditaram no meu sonho.

Cristiane Kovacs

Aos amigos do Instituto Dante Pazzanese de Cardiologia pelo apoio, amizade e confiança.

COLABORADORES

Alessandra Carolina Munhoz do Amaral   Nutricionista Clínica do Hospital Municipal Antonio Giglio, Osasco, SP. Consultora Nutricional da Unidade de Fisioterapia – Unifísio – Osasco – SP. Especialista em Administração de Unidades de Alimentação e Nutrição.

André Arpad Faludi   Doutor em Medicina pela Faculdade de Medicina da USP. Chefe da Seção Médica de Dislipidemias do Instituto Dante Pazzanese de Cardiologia.

Anna Christina Castilho   Especialista em Nutrição Clínica. Especialista em Fisiologia do Exercício pela UNIFESP/EPM. Nutricionista Clínica e Esportiva do Instituto de Metabolismo e Nutrição.

Carolina Leipner de Oliveira   Nutricionista. Especialista em Nutrição Clínica pelo Centro Universitário São Camilo.

Cecília Maria Quaglio Barroso   Médica do Setor de Anticoagulação Oral (Seção de Valvopatias do Instituto Dante Pazzanese de Cardiologia de São Paulo.

Celso Cukier   Nutrólogo. Diretor do Instituto de Metabolismo e Nutrição – IMeN. Médico Assistente Colaborador da UNIFESP–EPM.

Cláudia Melchior   Nutricionista da Seção de Anticoagulante do Setor de Nutrição do Instituto Dante Pazzanese de Cardiologia de São Paulo. Especialização em Fisiologia do Exercício e Treinamento Resistido na Saúde, na Doença e no Envelhecimento – FM/USP – CECAFI. Mestranda em Ciência dos Alimentos – FCF/USP – Determinação de vitamina K em alimentos visando à elaboração de dietas para pacientes usuários de anticoagulantes.

Cláudia Stéfani Marcílio Nutricionista de Pesquisa – Rnutr. Coordenadora da Comissão Científica do Departamento de Nutrição – SOCESP. Membro do Conselho Editorial – Suplemento Revista SOCESP. Diretoria – Divisão de Pesquisa do Instituto Dante Pazzanese de Cardiologia, SP, Brasil.

Cristiane Moulin Médica Endocrinologista. Colaboradora do Grupo de Obesidade e Síndrome Metabólica do Hospital das Clínicas FMUSP. Doutoranda em Endocrinologia pela FMUSP.

Daniel J. Daher Especialista em Cardiologia pela SBC. Especialista em Medicina do Esporte – SBME. Médico da Seção de Cardiologia do Esporte do Instituto Dante Pazzanese de Cardiologia. Médico do Sport Check-up do Hcor.

Eduardo Pimenta Médico Residente da Seção de Hipertensão Arterial e Nefrologia do Instituto Dante Pazzanese de Cardiologia.

Eliana de Aquino Bonilha Mestre em Ciências da Pediatria pela UNIFESP. Docente da Universidade Nove de Julho. Nutricionista da Secretaria Municipal da Saúde de São Paulo.

Fernanda Cassullo Amparo Nutricionista. Supervisora da Seção de Nutrição Clínica do Instituto Dante Pazzanese de Cardiologia – IDPC – e do Ambulatório de Nutrição Esportiva da Seção Médica de Cardiologia do Esporte e do Exercício do Instituto Dante Pazzanese de Cardiologia. Especializanda em Fisiologia do Exercício – UNIFESP–EPM.

Flávia Maria de Carlucci Nutricionista. Especialização em Nutrição Clínica. Título de Especialista em Terapia Nutricional Enteral e Parenteral. Nutricionista da Seção de Hipertensão e Nefrologia do Instituto Dante Pazzanese de Cardiologia.

Flávio Borelli Médico da Seção de Hipertensão Arterial e Nefrologia do Instituto Dante Pazzanese de Cardiologia.

Gisele Vinci D'Alfonso Nutricionista. Supervisora da Seção de Nutrição Clínica do Instituto Dante Pazzanese de Cardiologia – IDPC – e do Ambulatório de Nutrição Esportiva da Seção Médica de Cardiologia do Esporte e do Exercício do Instituto Dante Pazzanese de Cardiologia.

Giuseppe S. Dioguardi Especialista em Cardiologia pela SBC. Médico da Seção de Cardiologia do Esporte do Instituto Dante Pazzanese de Cardiologia. Médico do Sport Check-up do Hcor.

Heitor Pons Leite Doutor pelo Departamento de Pediatria da UNIFESP–EPM. Médico Assistente da Disciplina de Nutrição e Metabolismo do Departamento de Pediatria da UNIFESP–EPM.

Isabela Cardoso Pimentel Nutricionista Especialista em Distúrbios Metabólicos e Risco Cardiovascular. Especialista em Nutrição em Cardiologia pela SOCESP. Responsável pelo Atendimento Nutricional do Check up Clínico e Reabilitação Cardiopulmonar e Metabólica do Hcor/SP.

Jairo Borges Médico da Seção de Cardiogeriatria do Instituto Dante Pazzanese de Cardiologia.

Januário Andrade Médico Chefe da Seção de Cardiopatia e Gravidez do Instituto Dante Pazzanese de Cardiologia.

Karine Mayumi Moritaca Nutricionista Clínica do Hospital IGESP. Especialista em Distúrbios Metabólicos e Risco Cardiovascular. Nutricionista Supervisora da Seção de Nutrição Clínica do Instituto Dante Pazzanese de Cardiologia.

Leda A. Daud Lotaif Mestre e Doutora em Medicina pela Disciplina de Nefrologia da Escola Paulista de Medicina, Universidade Federal de São Paulo. Médica Nefrologista do Instituto Dante Pazzanese de Cardiologia e do Hospital do Coração da Associação do Sanatório Sírio. Médica Supervisora do Serviço de Diálise do Hospital do Coração da Associação do Sanatório Sírio.

Liliana Paula Bricarello Nutricionista. Mestre em Ciências Aplicadas à Cardiologia pela UNIFESP–EPM. Especialista em Nutrição em Cardiologia pela SOCESP.

Marcelo Chiara Bertolami Diretor de Divisão Clínica do Instituto Dante Pazzanese de Cardiologia da Secretaria de Estado da Saúde de São Paulo. Mestre e Doutor em Saúde Pública pela Faculdade de Saúde Pública da Universidade de São Paulo.

Marco Aurélio Finger Médico da Seção Clínica de Transplante do Instituto Dante Pazzanese de Cardiologia.

Maria Cristina Michelon Hervás Nutricionista pelo Centro Universitário São Camilo. Pós-Graduada em Nutrição Desportiva pela FEFISA – Faculdades Integradas de Santo André. Pós-Graduanda em Tratamento Multidisciplinar da Obesidade e os Aspectos Psicobiológicos pela EPM/UNIFESP. Coordenadora do programa nutricional do Projeto Vida Light – FEFISA – Faculdades Integradas de Santo André. Sócia-Diretora da Empresa Vita Sana – Excelência em Qualidade de Vida.

Marli Brasioli Nutricionista. Pós-Graduada em Administração Hoteleira pelo Senac. Pós-Graduanda em Nutrição Clínica Funcional. Docente do Senac Curso Técnico de Nutrição e Nutricionista Clínica do Instituto Evoluir.

Michelli Fiegenbaum   Nutricionista pelo Centro Universitário São Camilo. Pós-Graduada em Nutrição Desportiva pela FEFISA – Faculdades Integradas de Santo André. Pós-Graduada em Nutrição Clínica pelo Centro Universitário São Camilo. Pós-Graduanda em Tratamento Multidisciplinar da Obesidade e os Aspectos Psicobiológicos pela EPM/UNIFESP. Coordenadora do Departamento de Nutrição do Sistema Total de Saúde. Sócia-Diretora da Empresa Vita Sana – Excelência em Qualidade de Vida.

Nabil Ghorayeb   Doutor em Cardiologia pela FMUSP. Especialista em Cardiologia pela SBC. Especialista em Medicina do Esporte – SBME. Delegado Adjunto do Conselho de Medicina de SP. Delegado da Associação Paulista de Medicina / AMB. Chefe da Seção de Cardiologia do Esporte do Instituto Dante Pazzanese de Cardiologia. Coordenador Clínico do Sport Check-up do Hcor.

Oswaldo Passarelli Júnior   Médico da Seção de Hipertensão Arterial e Nefrologia do Instituto Dante Pazzanese de Cardiologia.

Patrícia Amante de Oliveira   Médica Geriatra Especialista pela Sociedade Brasileira de Geriatria e Gerontologia. Geriatra do Hospital do Coração e do Ambulatório de Obesidade no Idoso – PROBESI – do Hospital das Clínicas da Faculdade de Medicina da USP. Nutróloga Especialista pela Associação Brasileira de Nutrologia. Médica do IMeN – Instituto de Metabolismo e Nutrição – e Responsável pela EMTN do Hospital Bandeirantes.

Reginaldo Cipullo   Médico do Setor de Transplantes Cardíacos do Instituto Dante Pazzanese de Cardiologia.

Silvia Cristina Ramos   Nutricionista Clínica do ImeN. Especialista e Saúde Pública FSP/USP. Especialista em Nutrição Materno Infantil EPM/UNIFESP. Docente do Curso de Nutrição Senac e Centro Médodo de Ensino.

Talita Toccoli   Nutricionista. Supervisora da Seção de Nutrição Clínica do Instituto Dante Pazzanese de Cardiologia. Nutricionista da Consuma Serviços de Alimentação Ltda.

Tatiana Alvarez   Nutricionista Clínica Responsável pelo Departamento de Obesidade – ImeN. Mestranda em Endocrinologia – UNIFESP/EPM.

Thereza Cristina Xavier da Silva   Nutricionista do Hospital Israelita Albert Einstein.

Aos profissionais de Saúde interessados e dedicados à Nutrição Clínica

A seção de Nutrição Clínica inicia com este livro uma série de trabalhos editoriais em Nutrição voltados aos processos educacionais e acadêmicos.

Reunimos os mais destacados educadores das áreas de saúde, relacionados à nutrição e à cardiologia. Estabelecemos os princípios básicos da publicação e norteamos o processo editorial no sentido de direcionar os textos de forma muito incisiva à praticidade e ao fornecimento de conceitos nutricionais aplicáveis no dia-a-dia dos profissionais.

O nosso livro possui um envolvimento multidisciplinar muito grande, aborda os conceitos e as soluções terapêuticas nutricionais dentro da realidade assistêncial brasileira e dentro do conceito de atenção total à saúde.

O início do projeto foi estimulado pela total integração entre os profissionais, que existe no Instituto Dante Pazzanese de Cardiologia (IDPC).

Desde os primeiros capítulos até as conclusões finais o leitor poderá seguir claramente a visão educacional do projeto editorial.

Agradecemos a todos os profissionais do IDPC, tanto da área administrativa como do corpo assistencial e esperamos poder preencher espaços, na dedicação profissional, de condutas e decisões.

Dr. Daniel Magnoni
Chefe da Seção de Nutrição Clínica do
Instituto Dante Pazzanese de Cardiologia

Nutr. Aliny Stefanuto
Coordenadora da Seção de Nutrição Clínica do
Instituto Dante Pazzanese de Cardiologia

Nutr. Cristiane Kovacs
Coordenadora da Seção de Nutrição Clínica do
Instituto Dante Pazzanese de Cardiologia

PREFÁCIO

Na atualidade, a preocupação com a nutrição e a qualidade de vida, esta inserida dentro das principais aspirações da sociedade.

O profissional de saúde recebe constantemente, no relacionamento com os pacientes, indagações sobre cuidados básicos e, principalmente, sobre hábitos de vida relacionados à alimentação.

O conhecimento da nutrição, sobre os alimentos e sobre a forma de consumi-los, é um ato de saúde. A indicação de alimentos que possuam ação nutricional, sejam alimentos com características funcionais, sejam nutrientes específicos ou ainda farmaconutrientes, pode modificar todo o enfoque da ação de saúde.

Os pacientes, as instituições e o próprio mercado de trabalho pedem que os profissionais estejam constantemente atualizados, neste livro existe essa possibilidade, os editores reuniram a experiência multidisciplinar de uma instituição nacionalmente conhecida na área da cardiologia e que há muitos anos interage o conceito da multidisciplinaridade na prática clínica ambulatorial.

Na leitura atenta dos capítulos poderemos traçar os limites e os anseios dos editores, captar o conhecimento emanado dos autores e, sem sombra de dúvida, atuar de forma muito incisiva na melhora da prática médica assistencial aos nossos pacientes.

Prof. Dr. Leopoldo Soares Piegas

Professor Livre-Docente pela Faculdade de Medicina da Universidade de São Paulo

Diretor Geral do Instituto Dante Pazzanese de Cardiologia

CONTEÚDO

1. AVALIAÇÃO NUTRICIONAL E ANTROPOMÉTRICA 1
   Carolina Leipner de Oliveira e Marli Brasioli

2. BIOIMPEDÂNCIA ELÉTRICA E CALORIMETRIA
   INDIRETA 11
   Anna Christina Castilho e
   Alessandra Carolina Munhoz do Amaral

3. INTERPRETAÇÃO DE EXAMES LABORATORIAIS 23
   Cláudia Stéfani Marcílio e Reginaldo Cipullo

4. HIPERCOLESTEROLEMIA 51
   Aliny Stefanuto, Cristiane Kovacs, Eliane Cristina dos Santos,
   Ana Paula Serafim de Souza e Marcelo Chiara Bertolami

5. HIPERTRIGLICERIDEMIA 69
   Liliana Paula Bricarello, Thereza Cristina Xavier da Silva e
   Giuseppe S. Dioguardi

6. HDL-c BAIXO E DISLIPIDEMIAS MISTAS 81
   André Arpad Faludi e Marcelo Chiara Bertolami

7. DIABETES 85
   Isabela Cardoso Pimentel e Jairo Borges

8. HIPERTENSÃO ARTERIAL 127
   Flávia Maria De Carlucci, Flávio Borelli e Eduardo Pimenta

9. INSUFICIÊNCIA RENAL 137
   Karine Mayumi Moritaca e Leda A. Daud Lotaif

10. OBESIDADE 167
    Tatiana Alvarez, Celso Cukier e Cristiane Moulin

11. SÍNDROME METABÓLICA 193

Cristiane Kovacs, Aliny Stefanuto, Gisele Vinci D'Alfonso, Fernanda Cassullo Amparo, Oswaldo Passarelli Júnior e Eduardo Pimenta

12. CARDIOGERIATRIA 209

Cristiane Kovacs, Aliny Stefanuto, Patrícia Amante de Oliveira e Daniel Magnoni

13. CARDIOPATIA E GRAVIDEZ 231

Silvia Cristina Ramos e Januário Andrade

14. INFÂNCIA E CARDIOPATIA 241

Eliana de Aquino Bonilha e Heitor Pons Leite

15. ATIVIDADE FÍSICA E ESPORTE 253

Aliny Stefanuto, Cristiane Kovacs, Daniel J. Daher, Giuseppe S. Dioguardi e Nabil Ghorayeb

16. INSUFICIÊNCIA CARDÍACA 269

Cristiane Kovacs, Aliny Stefanuto, Daniel Magnoni e Celso Cukier

17. TRANSPLANTE CARDÍACO 279

Talita Toccoli e Marco Aurélio Finger

18. ANTICOAGULANTE ORAL E VITAMINA K 287

Cláudia Melchior e Cecília Maria Quaglio Barroso

19. INTERAÇÃO DROGA-NUTRIENTE EM CARDIOLOGIA 311

Michelli Fiegenbaum e Maria Cristina Michelon Hervás

20. ALIMENTOS FUNCIONAIS EM CARDIOLOGIA 337

Aliny Stefanuto, Cristiane Kovacs, Fernanda Cassullo Amparo, Gisele Vinci D'Alfonso e Daniel Magnoni

ÍNDICE REMISSIVO 351

1.

AVALIAÇÃO NUTRICIONAL E ANTROPOMÉTRICA

Carolina Leipner de Oliveira
Marli Brasioli

Avaliação nutricional tem como objetivo identificar os distúrbios nutricionais do indivíduo, possibilitando, assim, planejar uma intervenção adequada, de maneira a auxiliá-lo na recuperação e/ou manutenção de seu estado nutricional.

No entanto, para realizar uma avaliação nutricional clínica é necessário conhecer o estado nutricional atual do paciente e, a partir de então, identificar a terapia nutricional mais adequada. Neste contexto, cabe ao profissional nutricionista avaliar e discutir os métodos, os quais podem ser utilizados para avaliar o estado nutricional do indivíduo.

AVALIAÇÃO NUTRICIONAL AMBULATORIAL

No âmbito ambulatorial, o atendimento nutricional é aquele destinado a assistir indivíduos que se encontram fora do ambiente hospitalar, com acompanhamento periódico ou não, sob cuidados preventivos e curativos. Não há contato pessoal do profissional nutricionista com o panorama que envolve a vida do paciente, e as estratégias terapêuticas estabelecidas seguem apenas as informações psicossociais referidas por ele durante a consulta. Estas informações nem sempre são completas o suficiente para demonstrar aspectos que poderiam ou não influenciar a adesão à terapia orientada[1].

MÉTODOS PARA AVALIAÇÃO NUTRICIONAL

É necessário, durante a avaliação, anotar em protocolo adequado todas as informações obtidas do indivíduo. Este é o instrumento utilizado para registro, por escrito dos dados necessários para correta avaliação: anamnese, diagnóstico nutricional e conduta nutricional do paciente. As informações, as quais devem conter neste documento, são: dados pessoais, dados psicossociais, doenças associadas, história familiar, resultados de exames (bioquímicos e laboratoriais), ingestão dietética, dados antropométricos, diagnóstico nutricional, conduta dietoterápica e programação para retorno.

Portanto, é importante a utilização de uma associação de vários indicadores para melhor obtenção do diagnóstico nutricional.

AVALIAÇÃO NUTRICIONAL SUBJETIVA

A avaliação subjetiva global é um método simples e de baixo custo que abrange não apenas a avaliação de composição corporal, como também alterações funcionais do indivíduo. Este método desenvolvido por Baker et al.[2] e Detsky et al.[3] em forma de questionário com questões bem simples é bastante utilizado em diversas situações clínicas com algumas alterações dependendo da doença apresentada.

A avaliação subjetiva é de extrema importância para os portadores de algum tipo de distúrbio cardiovascular, pois serve de parâmetro, ao qual prediz o risco de complicações.

É baseada, principalmente, na história clínica do indivíduo[4].

Este questionário é dividido em duas partes (história clínica e exame físico), sendo que na história clínica possui cinco tópicos importantes para avaliação:

1. Alteração de peso.
2. Alteração na ingestão alimentar.
3. Sintomas gastrointestinais.
4. Capacidade funcional.
5. Doença e sua relação com necessidades nutricionais.

Nesta avaliação, os dados pessoais representam a identificação do paciente e esta identificação é fonte de inúmeras informações, por exemplo, a faixa etária é um dado importante na prevalência de doenças cardiovasculares, assim como o sexo, a raça. Este é o contato inicial na relação nutricionista–paciente e dela derivam todos os raciocínios clínicos[5].

Durante esta fase da avaliação, devem-se obter informações sobre os aspectos psicossociais e história familiar do indivíduo, como: hábito alimentar, estado nutricional, estilo de vida, vícios e outros como estado civil, responsável pelo sustento da casa, responsável pelo preparo das refeições, estilo de vida, recebimento de orientação alimentar prévia, seguimento de dietas anteriormente, alterações ponderais, tabagismo, etilismo, prática de atividade física, restrições preferências e alergias alimentares.

Os procedimentos relacionados às práticas alimentares de grupos humanos (o que se come, quanto, como, quando, onde e com quem se come; a seleção de alimentos e os aspectos referentes ao preparo da comida) associados a atributos socioculturais, ou seja, aos aspectos subjetivos individuais e coletivos relacionados ao comer e à comida (alimentos e preparações apropriadas para situações diversas, escolhas alimentares, combinações de alimentos, comida desejada e apreciada, valores atribuídos a alimentos e preparações e aquilo que pensamos que comemos ou que gostaríamos de ter comido[6] devem fazer parte de nosso questionamento junto ao indivíduo.

A história familiar é extremamente importante, dada a influência genética presente em várias doenças como as cardíacas, por exemplo. Cardiopatias, hipertensão arterial e diabetes melito são considerados fatores de risco quando acometem ascendentes de primeiro grau em idade adulta.

Outro aspecto a ser avaliado é a atividade ocupacional do paciente, considerando, inclusive, o estresse físico e emocional. As profissões de maior tensão emocional aumentam a ocorrência de doenças degenerativas e hipertensão arterial.

A avaliação subjetiva cuidadosa, o exame físico apurado, além da interpretação correta dos exames bioquímicos, são elementos essenciais para construção do raciocínio clínico que orienta a busca pelo melhor caminho diagnóstico e terapêutico. Essa postura é fundamental para manter a humanização na atividade do nutricionista e viabilizar da melhor forma possível tanto o diagnóstico quanto a terapêutica, ao maior número de pessoas possível.

AVALIAÇÃO NUTRICIONAL OBJETIVA

Ingestão dietética

Diversos estudos têm evidenciado a relação entre características qualitativas e quantitativas da dieta e ocorrência de enfermidades crônicas, entre elas, as doenças cardiovasculares. Os hábitos alimentares apresentam-se como marcadores de risco para doenças cardiovasculares, na medida em que o consumo elevado de colesterol, lipídeos e ácidos graxos saturados, somado ao baixo consumo de fibras, participam na etiologia das dislipidemias, obesidade, diabetes e hipertensão[7].

O indicador dietético é um importante método para coleta e identificação de indivíduos com risco nutricional. O método pode ser elaborado a partir do recordatório de 24 horas, freqüência alimentar e registro alimentar. Todos estes métodos são válidos quando combinados entre si.

O **recordatório de 24 horas** é uma coleta de dados dos alimentos ingeridos nas últimas 24 horas com suas respectivas quantidades. A validade deste método pode ser questionada, pois o indivíduo tende a esquecer os alimentos ingeridos. Este esquecimento pode ser voluntário ou involuntário, ou, ainda, há a possibilidade de aumento ou diminuição das quantidades dos alimentos ingeridos.

A **freqüência alimentar** é um questionário que relaciona a freqüência da ingestão de alimentos por grupos, usualmente utilizados pelo paciente. Permite verificar o consumo de alimentos utilizados diariamente e/ou eventualmente. É útil quando combinado com o recordatório de 24 horas, melhorando a precisão das informações obtidas.

O **registro alimentar** é utilizado em indivíduos para registro de seu consumo diário num período de 72 horas. Fornece informações referentes a quantidades ingeridas, horário, local de refeições e modo de preparo; portanto, a obtenção de dados sobre a ingestão dietética, incluindo freqüência e recordatório alimentar, são os instrumentos mais utilizados para medir o consumo, atualmente. Esses métodos possibilitam obter dados retrospectivos por períodos mais longos (relativos a um ano, por exemplo); classificam os indivíduos em níveis de ingestão para análise de risco segundo grau de exposição; são métodos práticos, rápidos e menos onerosos, sua aplicação uma única vez é suficiente para avaliar o que se pretende[8].

Exames bioquímicos

Os resultados dos exames bioquímicos auxiliam na avaliação do estado nutricional. No entanto, alguns fatores e condições podem limitar o uso desses indicadores na avaliação, como alguns medicamentos, condições ambientais, estado fisiológico, estresse, injúria e inflamação. Desta forma, estes dados não devem ser utilizados isoladamente para se estabelecer um diagnóstico nutricional.

Exames bioquímicos, analisados com maior freqüência em ambulatório: glicose, colesterol total, HDL, LDL, VLDL, triglicérides, sódio, potássio, creatina, ácido úrico.

Medicamentos

É importante salientar que os constituintes dos alimentos podem influenciar a biodisponibilidade de fármacos e vice-versa. Dessa forma, há a necessidade de se obter as informações sobre os medicamentos que o paciente está fazendo uso, para que o profissional possa fazer suas devidas intervenções (se necessário), principalmente quando se trata de usuários de medicamentos de uso contínuo, portadores de doenças crônicas degenerativas, idosos e aqueles com estado nutricional insatisfatório.

Portanto, o conhecimento prévio das características do paciente (necessidades, idade, funções fisiológicas, estado nutricional, hábitos de alimentação), da doença (crônica, aguda ou ambas) e do medicamento (eficácia, margem de segurança, posologia, modo e tempo de utilização) constitui conduta ética que, com certeza, cerceia os riscos advindos das interações entre fármacos e alimentos[9].

AVALIAÇÃO ANTROPOMÉTRICA

A antropometria refere-se à medida do tamanho e da proporção do corpo humano. Peso corporal e estatura (altura em pé) são medidas de tamanho do corpo humano, e razões do peso corporal para altura podem ser utilizadas para representar a proporção corporal[10].

Índices antropométricos, como índice de massa corporal (IMC) e relação entre circunferência da cintura e circunferência do quadril (RCQ), são utilizados para identificar indivíduos em risco de doença.

A Organização Mundial da Saúde indica o uso da antropometria para a vigilância dos fatores de risco das doenças crônicas. Além do peso e da altura, recomenda a medida da cintura e do quadril como forma de avaliar a deposição da gordura abdominal[11].

Peso

O indivíduo deve estar de pé na balança, em posição anatômica e os braços estendidos ao longo do corpo, olhando para a frente. Deve estar utilizando roupas leves e sem sapatos.

Alterações no peso e altura ocorrem com o decorrer da idade.

Durante o atendimento nutricional é aferido o peso atual (PA) e deve ser comparado com o peso usual (PU) do indivíduo e deve ser evidenciado o valor percentual da alteração de peso, maior ou menor ocorrida no indivíduo.

Estatura

O indivíduo deve ficar na posição ortostática, sem sapatos, com os calcanhares juntos, braços estendidos ao longo do corpo, olhando para a frente, costas retas.

Índice de massa corporal (IMC)

O índice de massa corporal, também chamado de índice de Quetelet, é a definição do nível de adiposidade. É um cálculo que se faz com base no peso e na altura da pessoa e serve para avaliar se determinado peso é excessivo ou não para determinada altura. Ele também pode ser utilizado para avaliar magreza; entretanto, sua maior utilidade é para avaliar obesidade.

O índice de massa corporal é obtido dividindo-se o peso em quilogramas (kg) pelo quadrado da altura em metros.

$$IMC = \frac{Peso}{A^2}$$

Índices entre 18,5 e 20, embora não considerados normais, não significam necessariamente que haja algum problema, podendo ser simplesmente devidos à própria constituição da pessoa.

Medidas de circunferência

As medidas de circunferência são indicadores de distribuição de gordura corporal. As circunferências são medidas simples, rápidas e fáceis de se obter.

Circunferência da cintura – sua medição deve ser feita com o paciente em pé e utilizando uma fita métrica não extensível, posicioná-lo de perfil e circundar o indivíduo na região mais estreita entre o tórax e o quadril, no ponto médio entre a última costela e a crista ilíaca. Os valores limítrofes de circunferência da cintura estão associados ao desenvolvimento de complicações relacionadas à obesidade, como riscos de doenças cardiovasculares[12,13].

Circunferência do quadril – esta medida é obtida pela maior circunferência do glúteo, sobre os trocânteres maiores (fêmur) utilizando uma fita métrica não extensível[14].

AVALIAÇÃO NUTRICIONAL E ANTROPOMÉTRICA

A circunferência do quadril, também, pode estar relacionada com mortalidade e morbidade de origem cardiovascular, em homens e mulheres, mas de forma diferente. Nas mulheres, pelo fato de a maior concentração de gordura estar localizada na região dos quadris (maior medida da circunferência do quadril), seu risco de morbimortalidade por doenças cardiovasculares é menor se comparado aos homens, cuja concentração de gordura é mais comum na região abdominal, entre as vísceras, portanto maior risco[15].

Circunferência abdominal – a gordura depositada entre as vísceras é um fator de risco para morbidade e mortalidade, dessa forma, evidências mostram que a medição da gordura abdominal através da circunferência abdominal é um forte determinante de riscos cardiovasculares, mesmo se o indivíduo apresentar um peso dentro da normalidade[16]. Esta medida é obtida com o paciente em pé e utilizando uma fita métrica não extensível, posicioná-lo de perfil e circundar o indivíduo na região da cicatriz umbilical.

Relação cintura-quadril – para saber de forma objetiva como se distribui a gordura corporal, foi criado o índice chamado relação cintura-quadril, que é a medida da cintura dividida pela do quadril. Se ela for maior do que 1 em homens ou maior do que 0,8 em mulheres, há maior risco para as doenças cardiovasculares[17].

Circunferência do braço (CB) – a circunferência do braço é parâmetro nutricional antropométrico recomendado pela OMS para estimativa da proteína muscular e esquelética total.

Convém enfatizar a obtenção do maior número possível de dados com base na história dietética e clínica, no exame físico e nas medições antropométricas e laboratoriais que completam o perfil de avaliação, favorecem a interpretação e identificam a alteração nutricional[18].

DIAGNÓSTICO NUTRICIONAL

O diagnóstico nutricional, portanto, deve ser realizado mediante a associação e interpretação desses vários indicadores mencionados anteriormente.

Concluída a avaliação nutricional e antropométrica no paciente, deve ser feita a intervenção nutricional, sempre com o objetivo de promover a prevenção de doenças, a proteção e a promoção de uma vida mais saudável, conduzindo-o ao bem-estar geral.

No caso de pacientes com alguma alteração cardiovascular, a terapêutica nutricional deverá ser dirigida com o objetivo de corrigir as alterações metabólicas encontradas, mediante modificações de hábitos alimentares e estilo de vida.

Exemplo de uma ficha de avaliação nutricional no âmbito ambulatorial:

Data da consulta: _____/_____/_____   Seção Acomp.: _____

Nome: _____ Sexo: M ( ) F ( ) Nasc.: _____/_____/_____ Idade: _____

End.: _____ Nº: _____ Bairro: _____ Cidade: _____

CEP: _____ Tel.: _____ Profissão: _____ Estado civil: _____

Escolaridade: ( ) Analfabeto   ( ) Fund. completo   ( ) Fund. incompleto   ( ) Médio completo
         ( ) Médio incompleto   ( ) Superior

1) Motivo do encaminhamento: _____

2) Antecedentes familiares e médicos:

Patologia	DM	HAS	CT	TG	IAM	AVC	CA	Osteoporose	Obesidade	Gastrite	Cirurgia
Próprio											
Familiar											

3) Alteração do apetite: ( ) Inapetência   ( ) Normal   ( ) Aumentado

4) Mastigação: ( ) Rápida   ( ) Adequada   ( ) Lenta   ( ) Compulsiva

5) Dentição: ( ) Completa   ( ) Incompleta   ( ) Prótese

6) Alterações gastrointestinais: ( ) Pirose   ( ) Obstipação   ( ) Distensão   ( ) Flatulência
                           ( ) Diarréia   ( ) Hemorróida/Fístula   ( ) Não

7) Evacuações: ( ) Diária   ( ) Alternada   ( ) > 2 dias   ( ) > 4 dias

8) Consistência das fezes: ( ) Líquida   ( ) Pastosa   ( ) Ressecada

9) Usa laxante? ( ) Não   ( ) Sim   Qual: _____

10) Ingestão de água: _____

11) Consome bebida alcoólica? ( ) Não   ( ) Sim   Quanto/O quê?_____

12) Intolerância alimentar: _____

13) Alergia alimentar: _____

14) Substitui refeições por lanches: ( ) Não ( ) Almoço ( ) Jantar   Tipo de lanche: _____

15) O que utiliza para adoçar: _____

16) É fumante? ( ) Não   ( ) Fuma atualmente   ( ) Fumava
           Há quanto tempo? _____ Quantos cigarros/dia? _____

17) Faz atividade física? ( ) Não   ( ) Sim   Tipo: _____ Freqüência:_____

18) Toma algum medicamento/suplemento? ( ) Não   ( ) Sim

DATA E NOME	DOSE	HORÁRIO	DATA E NOME	DOSE	HORÁRIO

19) Exames bioquímicos: ( ) Não   ( ) Sim

DATA	EXAME	RESULTADO	DATA	EXAME	RESULTADO

20) Informar o NÚMERO de vezes do consumo:

Freqüência	N	D	S	M	EV	Freqüência	N	D	S	M	EV	Freqüência	N	D	S	M	EV
Pizza						Salgados						Manteiga					
Carne bov.						Refrig. diet						Queijo amarelo					
Carne suína						Refrig. normal						Queijo branco					
Frango c/pele						Café						Frios					
Frango s/pele						Doces						Embutidos					
Ovo/omel.						Legumes						Temp. prontos					
Miúdos						Verduras						Leite integral					
Massas						Frutas						Leite desn.					
Pães						Frituras						Leite semi					

AVALIAÇÃO ANTROPOMÉTRICA E^2:   Idade:

MEDIDAS	Avaliação	Retorno	Retorno	Retorno	Retorno	Retorno	Retorno	Retorno
DATA	/ /	/ /	/ /	/ /	/ /	/ /	/ /	/ /
Peso habitual								
Peso atual								
Estatura								
IMC								
Circ. braço								
Circ. cint.								
Circ. abd.								
Circ. quad.								
Cint./quad.								
Abd./quad.								
GEB								
GET								
VET								

DIAGNÓSTICO NUTRICIONAL: _____

Dia alimentar habitual

Horário	Refeição/local	Alimento	Quantidade

VET: _____ kcal Prot.: _____ g _____ % Carb.: _____ g _____ % Lip.: _____ g _____ % Ca: _____ mg
Fe: _____ mg Vit. C: _____ mg Vit. A: _____ Ret
Colest: _____ mg Na: _____ mg K: _____ mg **Número de refeições:** _____
OBSERVAÇÃO: _____
CONDUTA/RETORNO: _____
Nutricionista: _____ CRN: _____

REFERÊNCIAS BIBLIOGRÁFICAS

1. Garcia EM. Atendimento sistematizado em nutrição. São Paulo, Atheneu, 2004, pp 9-12.
2. Baker JP, Detsky AS, Wesson DE, Wolman SL, Stewart S, Whitewell J, Langer B, Jeejeebhoy KN. Nutritional assessment: a comparison of clinical judgment and objective measurements. N Engl J Med 1982; 306:967-72.
3. Detsky AS, McLaughlin JR, Baker JP, Johnston N, Whittaker S, Mendelson RA, Jeejeebhoy KN. What is subjective global assessment of nutritional status? JPEN J Parenter Enteral Nutr 1987; 11:8-13.
4. Araujo LS. Avaliação nutricional. Nutrição e Doenças Cardiovasculares. São Paulo, Atheneu, 2005, pp 17-29.
5. Stefanini E et al. Guias de medicina ambulatorial e hospitalar de cardiologia. In: Manzoli MTNB & Póvoa R. Anamnese, exames físicos e radiológicos do coração. Barueri, Manole, 2004, pp 3-26.
6. Rodrigues EM, Soares FPTP, Boog MCF. Resgate do conceito de aconselhamento no contexto do atendimento nutricional. Rev Nutr, jan/fev 2005, vol 18, nº 1, p 119-128. ISSN 1415-5273.
7. Castro LCV, Franceschini SCC, Priore SE et al. Nutrição e doenças cardiovasculares: os marcadores de risco em adultos. Rev Nutr, jul/set 2004, vol 17, nº 3, p 369-377. ISSN 1415-5273.
8. Lima FEL, Fisberg RM, Slater B. Desenvolvimento de um questionário quantitativo de freqüência alimentar para um estudo caso controle de dieta e câncer de mama em João Pessoa – PB. Rev Bras Epidemiol, v 6, n 4, dez/2003.
9. Moura MRL, Reye FGR. Interação fármaco-nutriente: uma visão. Rev Nutr, v 15, n 2, 2002.
10. Heyward VH, Stolarczyk LM. Avaliação da composição corporal aplicada. Manole, 2000.
11. Sampaio LR, Figueiredo VC. Correlação entre o índice de massa corporal e os indicadores antropométricos de distribuição de gordura corporal em adultos e idosos. Rev Nutr, jan/fev 2005, vol 18, nº 1, p 53-61. ISSN 1415-5273.
12. Ghosh A, Bose K, Chakravarti S, Chaudhuri AB, Chattopadhyay J, Dasgupta G, Sengupta S. Central obesity and coronary risk factors. J R Soc Health, vol 124, nº 2, pp 86-90, 2004.
13. Adigun AQ, Ajayi AA. The effests of enalapril-digoxin-diurétic combination therapy on nutritional and anthropometric indices in chronic congestive heart failure: preliminary findings in cardiac cachexia. Eur J Heart Fail, v 3, n 3, pp 359-63, 2001.
14. Stensel DJ, Lin FP, Ho TF, Aw TC. Serum lipds, serum insulin, plasma fibrinogen and aerobic capacity in obese and non obese singaporean boys. International Journal of Obesity, vol 25, pp 985, 2001.
15. Heitmann BL, Frederiksen P, Lissner L. Hip circumference and cardiovascular morbidity and mortality in men and women. Obes Res, vol 12, nº 3, pp 482-7, 2004.
16. Rexrode KM, Buring JE, Manson JE. Abdominal and total adiposity and risk of coronary heart disease in men. Int J Obes Relat Metab Disord, 2001, vol 25, nº 7, pp 1047-56.
17. Bouchard C, Després JP, Pérv SSL, Seidell JK. Waist and hipip circumferences have independent and opposite effects on cardiovascular disease risk factors: The Quebec Family Study. American Journal Clinical Nutrition, USA, pp 315-321, 2000.
18. Waitzberg DL, Ferrini MT. Nutrição oral, enteral e parenteral na prática clínica, 2000, pp 274-276.

2.

BIOIMPEDÂNCIA ELÉTRICA E CALORIMETRIA INDIRETA

Anna Christina Castilho
Alessandra Carolina Munhoz do Amaral

AVALIAÇÃO DE COMPOSIÇÃO CORPORAL POR BIOIMPEDÂNCIA

Anna Christina Castilho

A avaliação da composição corporal é um importante fator em qualquer programa de emagrecimento e/ou manutenção do peso, prevenção primária e secundária de doença arterial coronariana, distúrbios como infarto do miocárdio, hipertensão arterial, hipercolesterolemia e diabetes, além de servir como um parâmetro fundamental no acompanhamento da performance de atletas.

Parte da composição corpórea de uma população humana saudável é constituída por tecido adiposo (massa gorda), que equivale de 10% a 25% do peso corpóreo para o sexo masculino, e de 18% a 30% para o sexo feminino. A porção restante da composição corpórea constitui a massa corpórea magra (MCM), composta de 75% a 85% do peso corpóreo.

A massa magra (MCM) é constituída pela massa celular corpórea (MCC) e massa extracelular corpórea (MEC). A MEC é o componente da massa corpórea sem gordura que existe no exterior das células e representa os elementos de transporte e sustentação do organismo: sólidos (músculos, ossos, colágeno, tendões, fáscias e órgãos vitais), sendo o principal responsável pelo consumo calórico diário; e líquidos (plasma, água intersticial e transcelular), meio pouco ativo metabolicamente e rico em sódio. A MCC é o compartimento metabolicamente ativo, rico em potássio, contendo os tecidos que trocam oxigênio, oxidantes da glicose e realizadores de trabalho. Quanto maior a massa magra do indivíduo, mais calorias ele estará queimando tanto em repouso como em atividade física.

A massa gorda é composta pelo tecido gorduroso, essencial para funções orgânicas como proteção dos órgãos vitais contra choques, isolamento térmico, produção hormonal e reserva energética. Entretanto, o excesso de gordura no organismo é prejudicial, sendo considerado uma das principais causas da obesidade e desenvolvimento de doenças cardiovasculares, além do sedentarismo e da alimentação inadequada.

O MÉTODO DA BIOIMPEDÂNCIA ELÉTRICA

O termo impedância significa oposição (resistência) à passagem da corrente elétrica e está inversamente relacionado à condutividade elétrica. Todos os materias, orgânicos e não orgânicos, oferecem uma determinada resistência ao fluxo da corrente elétrica, sendo que esta resistência é inversamente proporcional ao nível de hidratação e eletrólitos contidos no material. Sendo assim, a água é boa condutora elétrica e apresenta baixa impedância, porém nos tecidos secos, como o tecido adiposo e ósseo, a impedância é alta.

IMPEDÂNCIA (Z) = RESISTÊNCIA (R) = CONDUTIVIDADE – 1

A impedância (oposição oferecida por um circuito elétrico a uma corrente alternada) é composta por três elementos: resistência (R), reactância (Xc) e ângulo de fase (f). A resistência significa a oposição do fluxo elétrico pelos meios intra e extracelulares e está diretamente ligada ao nível de hidratação destes meios. A gordura corporal, a massa magra e a água corporal total são os principais responsáveis pela resistência no organismo.

A reactância significa a oposição do fluxo elétrico causado pela capacitância. Um capacitor é formado por duas ou mais membranas condutoras separadas por um material isolante ou não condutivo capaz de armazenar a energia elétrica. No ser humano, a membrana citoplasmática é constituída por duas camadas de material protéico (bom condutor) e uma camada de lipídio (isolante). Desta forma, a membrana celular atua como se fosse um capacitor oferecendo reactância (capacitância).

Portadores de insuficiência cardíaca descompensada apresentam maior retenção hídrica, pela própria fisiopatologia da doença, melhor condutividade elétrica e menor resistência e, com a compensação clínica, ocorre aumento da resistência e da reactância.

O ângulo de fase corresponde à relação geométrica entre a resistência e a reactância em circuitos elétricos. Sua variação ocorre entre zero grau (sistema apenas resistivo, sem membranas celulares) e 90 graus (sistema apenas capacitivo sem fluidos). No ser humano o ângulo de fase encontra-se entre 4 e 15 graus.

A relação entre impedância (Z), resistência (R) e reactância (Xc) podem ser expressas da seguinte maneira (Shizgal, 1986):

$$Z^2 = R^2 + Xc^2$$

A avaliação da composição corporal por este método baseia-se na passagem de uma corrente elétrica de baixa intensidade pelo corpo do indivíduo, determinando-se a resistência (impedância) oferecida pelos diversos tecidos do organismo. Se por um lado 75% da musculatura (massa magra) é formada de água, o índice de hidratação da gordura é praticamente nulo (< 10%), resultando na condução da corrente elétrica mais fácil no músculo do que na gordura. Desta forma, estima-se a porcentagem de gordura, massa magra, água corporal total e metabolismo energético basal diário da pessoa. De modo geral, se dois indivíduos tiverem o mesmo peso e estatura, aquele com maior quantidade de gordura apresentará um valor de biorresistência maior, e vice-versa.

APLICABILIDADE DO TESTE DE BIOIMPEDÂNCIA

Para a realização do teste de bioimpedância, são digitados no aparelho a idade, sexo, estatura e peso que, associados ao valor de biorresistência medido, fornecerão os valores de massa gorda, percentual de gordura, massa magra, água corporal total e metabolismo energético basal, além de recomendações ideais de peso corporal e gordura total.

O avaliado deve estar deitado numa maca em decúbito dorsal, numa posição confortável, com as pernas afastadas e as mãos abertas. O teste demora aproximadamente 1 minuto.

São colocados dois eletrodos no pé direito e dois eletrodos na mão direita da pessoa, nos seguintes pontos anatômicos:

- Pé direito: o eletrodo distal na base do dedo médio e o eletrodo proximal um pouco acima da linha da articulação do tornozelo, entre os maléolos medial e lateral.
- Mão direita: o eletrodo distal na base do dedo médio e o eletrodo proximal um pouco acima da linha da articulação do punho, coincidindo com o processo estilóide.

Na prática, uma pequena e constante corrente elétrica é passada entre os eletrodos e a queda da voltagem é mensurada. Então, a partir de um conjunto que inclui o valor obtido da resistência da corrente elétrica, a estatura do analisado e a equação de predição apropriada, estima-se a massa livre de gordura. A massa gorda é calculada pela diferença existente entre o peso corporal total e a massa magra.

Com o devido cuidado para assegurar um bom contato dos eletrodos nas posições adequadas e não reutilizá-los em outras análises, a medida pode ser precisa. Além disso, a precisão e a acurácia da estimativa de massa magra ou gorda dependem da escolha da equação de predição, a qual não pode ser realizada na maioria dos aparelhos.

A Organização Mundial da Saúde (OMS) estabeleceu como padrão de obesidade os valores de percentual de gordura acima de 25% para os homens e 30% para as mulheres. No caso de indivíduos fisicamente ativos, o ideal seria possuir uma baixa gordura percentual e um elevado desenvolvimento muscular, pois o excesso de gordura leva a pessoa a realizar mais força, aumentando o gasto energético da atividade.

Por se basear em um princípio elétrico, o método da bioimpedância é muito sensível às variações do estado hídrico do avaliado. Assim algumas recomendações devem ser seguidas para que não ocorra uma leitura de biorresistência muito elevada, superestimando assim a gordura corporal:

- Evitar refeições pesadas 4 horas antes para evitar a alteração no peso corporal do indivíduo.
- Evitar consumo de álcool e cafeína 24 horas antes do teste.
- Não realizar atividade física antes do exame para que não ocorra a subestimação da massa magra, devido a redução de fluidos corporais através do suor.
- Suspender medicação diurética 24 horas antes (exceto indivíduos hipertensos).
- Estar com roupas leves no momento do exame.
- No caso das mulheres, estar fora do período pré-menstrual.
- Não realizar o teste de bioimpedância em portadores de marcapasso (contra-indicação absoluta) e gestantes (contra-indicação relativa).
- Urinar pelo menos 30 minutos antes do teste.
- Ficar em repouso (decúbito dorsal) pelo menos de 5 a 10 minutos antes da realização do exame.

Outros fatores podem afetar a estimativa da composição corporal feita pela bioimpedância; entre esses podemos citar o estado de hidratação, o conteúdo de eletrólitos e a temperatura da pele. Por esses fatores, é necessária uma padronização na forma da medida, muitas vezes difícil de se conseguir em situações práticas.

A escolha da bioimpedância por muitos profissionais pode ser explicada pelo fato de atender a alguns pré-requisitos essências, como segurança, rapidez, não-invasividade e relativa economia, além de ser de grande utilidade no acompanhamento e terapêutica dos indivíduos cardiopatas.

REFERÊNCIAS BIBLIOGRÁFICAS

Brodie DA, Eston RG. Body fat estimations by electrical impedance and infra-red interactance. Int J Sports Med 13:319-325, 1992.

Brozek J, Kihlberg HL, Taylor et al. Skinfold distribuitions in middle-aged americann men: a contribuition to norms of leanness-fatness. Ann NY Acad Sci 110: 492-502, 1963.

Gomes PSC et al. Body mass index (BMI) as an indicator of body composition: evidence through bioelectrical impedance. 18º Simp. Intl. de Ciências do Esporte, São Caetano do Sul, 1992, Resumo.

Heymsfield SB, Waitzberg DL. Composição corpórea. In: Waitzberg DL (ed). Nutrição enteral e parenteral na prática clínica. Rio de Janeiro: Atheneu, p 127-52, 1995.

Hoffer EC et al. Correlation of whole-body impedance with total body water volume. J Appl Physiol 27:531-534, 1969.

Kushner RF, Schoeller DA. Estimation of total body water by bioelectrical impedance analysis. Am J Clin Nutr 44:417-424, 1986.

Lukaski HC, Bolonchuk WW. Theory and validation of the tetrapolar bioelectrical impedance method to assess human body composition. Int Symp on In Vivo Body Composition Studies, Sept 28-Oct 1, 1986, Brookhaven National Laboratory.

Magnoni D, Cukier C. Nutrição na insuficiência cardíaca. São Paulo: Sarvier, p 100-107, 2002.

Mattar R et al. Human body composition assessment by Bioelectrical Impedance Analysis (BIA) – methodology and applications. 18º Simp. Intl. de Ciências do Esporte, São Caetano do Sul, 1992, Resumo.

Moore FD, Boyden CM. Body cell mass and limits of hidration of the fat-free-body: Their relation to estimated skeletal weight. In: Body compositiopn. Whipple HE, Silverzweig S, Brozek J. 9 ed. NY: Academy of Science p 62-71, 1963.

Nyboer J. Electrical Impedance Plethysmography – a physical and physiologic approach to peripheral vascular study. Circulation, vol II, pp 811, 1950.

Nyboer J, Liedtke RJ, Reid KA, Gessert WA. Nontraumatic electrical detection of total body water and density in man. Proc Sixth ICEBI, p 381-384, 1983.

Shizgal HM. Body Composition measurements from whole body Resistance and Rectance. Am College of Surgeons, Surgical Forum Vol XXXVII, 1986.

Thomasset A. Bioelectrical properties of tissue impedance measurements. Lyon Med 207:107- 118, 1962.

Wang J, McKeon E, Berman K, Kral J, Segal K, Van Itallie TB, Pierson Jr RN. Validation of body fat estimation by BIA using dual photon absorptiometry (DPA). Fed Proc 46(4), Mar 4, 1987. 71st Annual Meeting, Washington DC, Mar 29-Apr 2, 1987.

CALORIMETRIA INDIRETA

Alessandra Carolina Munhoz do Amaral

A calorimetria indireta (CI) é um método não invasivo utilizado para determinação de necessidades energéticas em humanos através do consumo de oxigênio (O_2) e produção de gás carbônico (CO_2) em um período de tempo determinado[1,2]. A CI mede a energia produzida através do consumo de O_2 para o processo oxidativo de diferentes substratos (carboidratos, proteínas e lipídios)[3].

Lavoisier e Laplace, nos anos 1600, desenvolveram estudos clássicos para relacionar a captação de oxigênio por um animal com a produção de CO_2 e calor. A produção de calor foi medida por um calorímetro de gelo e auxiliou a estabelecer a ciência da calorimetria[2]. A avaliação do gasto energético (GE) através do consumo de O_2 foi descrita em 1949 por Weir e é até hoje utilizada como base dos calorímetros modernos[4].

No início do século passado a CI foi fundamental na investigação do metabolismo dos seres vivos e foi muito utilizada até a década de 1950 para avaliar o estado funcional da glândula tireóide através da determinação do metabolismo basal. Com o avanço das pesquisas e a introdução de métodos específicos para avaliar a função tireoidiana, os laboratórios de CI foram desativados nos hospitais permanecendo restrita a alguns centros de estudos[1].

Atualmente, os avanços ocorridos nas áreas de eletrônica e informática foram importantes para o desenvolvimento de calorímetros compactos, portáteis, de boa qualidade e mais convenientes para a medição das trocas gasosas em indivíduos saudáveis e em pacientes hospitalizados, deixando a CI facilmente disponível para médicos e cientistas, ao mesmo tempo em que a determinação do GE assume grande importância para o controle metabólico e nutricional da obesidade e outras patologias[1,2].

METABOLISMO ENERGÉTICO / GASTO ENERGÉTICO

A necessidade de energia diária individual varia de acordo com os seguintes fatores: idade, sexo, peso, altura, atividade física, composição corporal e condições fisiológicas (saúde, doença, situações especiais)[6].

A medição do GE auxilia no conhecimento fisiopatológico de doenças, avaliação e determinação das necessidades energéticas em diferentes situações[4].

O gasto energético total (GET) é a energia gasta em 24 horas e compreende o gasto energético basal (GEB), o efeito térmico dos alimentos e o gasto com as atividades físicas[6,7].

Gasto energético basal

A medida do GEB representa o dispêndio energético por um indivíduo em um ambiente termoneutro, pela manhã (ao acordar), em repouso físico e mental, após 10 a 12 horas de jejum. O GEB é influenciado por fatores como sexo, idade, composição corporal, estado fisiológico e nutricional[1,6].

O GEB representa 60 a 75% do GET[1,2,6,7]. Aproximadamente dois terços do GEB é a energia necessária para a manutenção da bomba sódio-potássio e outros sistemas que mantêm o gradiente eletroquímico das membranas celulares, para a síntese de proteínas no fígado, cérebro e rins[1,6]. O GEB também é o gasto de energia para o funcionamento dos sistemas cardiovascular e respiratório, sistemas termorreguladores (manutenção da temperatura corporal)[1]. Em homens e mulheres saudáveis o GEB varia de 0,8 a 1,2kcal/min e está associado à massa corporal magra[6].

Gasto energético em repouso

O gasto energético em repouso (GER) é medido a qualquer hora do dia; após o indivíduo ter ficado 30 minutos em repouso; após 3 a 4 horas da última refeição; sem praticar atividade física[1,6]. Normalmente o GER é 10% maior que o GEB por causa da termogênese dos alimentos e atividade mais recente[6].

Efeito térmico dos alimentos

O efeito térmico dos alimentos (TEF – *thermic effect of feeding*) é energia gasta em resposta à ingestão alimentar[2,6]. Representa os custos de energia gasta para a digestão, absorção, transformação, transporte e armazenamento dos substratos energéticos[1,2]. O TEF gera aumento no GE de até 10% após a ingestão de dieta mista[1,6].

A quantidade e a composição da refeição (tipo de macronutriente: carboidrato, proteína e lipídio) também interferem no TEF e conseqüentemente no acréscimo do GET[2,6]. O carboidrato e a gordura aumentam o GET em 5%, exclusivamente proteína pode aumentar mais de 25% e dieta hiperprotéica aumenta em média 15%[6].

Nos pacientes internados é importante observar a quantidade, tipo, composição e forma de administração da dieta, pois esses fatores interferem no TEF[6].

Normalmente, no momento de determinar o GET, é acrescentado 10% para o TEF. Na prática clínica é necessária muita atenção ao método utilizado para calcular o GET, porque, dependendo do método utilizado, o TEF já foi incluído no valor determinado, como no caso da calorimetria indireta[6].

O TEF diminui com o aumento da idade, mas até o momento não existem evidências de que o sexo interfira nesse processo[2].

Efeito térmico da atividade física

O efeito térmico da atividade física, ou seja, a energia empregada para realização de trabalho e atividade física, pode aumentar o GET em até 30%, chegando a 50% nos atletas de elite[1,4]. É difícil determinar o GE proveniente de atividade física em pacientes hospitalizados, podendo variar de 5% (pacientes acamados) a 15% (pacientes que deambulam)[6].

Em indivíduos sedentários o efeito térmico da atividade física é muito baixo, chegando a 100kcal/dia, já em indivíduos muito ativos esse valor pode chegar a 3.000kcal/dia. Portanto, a atividade física representa um fator muito importante na determinação do GET[2].

Outros fatores que interferem no gasto energético

Existem outros fatores/condições que interferem no GE como, por exemplo, gravidade da doença, cirurgia, temperatura corporal, algumas drogas (relaxante muscular, sedativos, outras) que podem alterar o metabolismo energético[1,6].

Algumas condições clínicas podem aumentar o GER em 50 a 60%, são elas: cirurgias de grande porte, fraturas múltiplas, injúrias abdominais extensas, traumatismos do sistema nervoso central, infecções graves. Grandes queimados podem dobrar o valor estimado para o GE[1]. Portadores de insuficiência cardíaca, insuficiência respiratória, pancreatite aguda, neoplasias e hemorragia subaracnóide também têm o GE aumentado[1].

Há também os pacientes que apresentam dispêndio energético menor que o determinado, essa resposta hipometabólica está relacionada a determinação de GE na fase inicial da doença, é o caso de: presença de choque ou instabilidade hemodinâmica, falência bioenergética celular, doença hepática avançada, hipotireoidismo, desnutrição, traumatismo raquimedular, hipotermia, analgesia e sedação[1].

BASES DA CALORIMETRIA INDIRETA

A oxidação dos metabólitos energéticos é essencial à vida[5]. As pessoas são sistemas termodinâmicos que necessitam de energia para manter o equilíbrio e estão em contínua troca com o meio ambiente [1]. O ser humano é dependente daquilo que se alimenta, pois transforma a energia dos alimentos ingeridos em energia disponível metabolicamente[4]. A energia química contida nas ligações C—H dos carboidratos, proteínas e lipídios é liberada por oxidação desses substratos no interior das células através de uma série de reações e processos bioquímicos que ocorrem no citosol e nas mitocôndrias[1]. Esse processo consome O_2 e produz água, CO_2, radicais fosfato (em especial adenosina trifosfato – ATP) e calor[1,4].

A CI mede a produção de energia a partir das trocas gasosas do organismo com o meio ambiente. A denominação indireta mostra que a produção de energia é calculada a partir de equivalentes calóricos do O_2 consumido e do CO_2 produzido[1,2]. Essa energia é a conversão da energia química armazenada nos nutrientes em energia química armazenada no ATP mais a energia perdida como calor durante o processo de oxidação[1,8].

A técnica da CI se baseia no fato de que todo o O_2 consumido e todo o CO_2 produzido é devido à oxidação dos três maiores substratos energéticos: carboidratos, lipídios e proteínas[1,3]. A CI é o único método prático para identificar quais são as quantidades dos substratos energéticos que estão sendo utilizados pelo organismo no momento da realização do exame[1,3].

Outro princípio do qual se vale a calorimetria é o da conservação de energia: a energia de um sistema não pode ser criada ou destruída, mas sim convertida a outras formas mensuráveis de energia, como, por exemplo, o calor[4].

A quantidade de calor liberado no processo oxidativo, ou seja, a quantidade de energia produzida para cada litro de O_2 consumido, não é constante, pois é dependente do tipo de nutriente que está sendo oxidado e da rota metabólica seguida pelo nutriente[3]. Sabe-se que a combustão de 1 litro de O_2 produz 4,68kcal de calor na utilização de gordura; 5,05kcal na utilização de maltodextrina e 4,48kcal na utilização de proteína[4].

A quantidade de O_2 consumido (VO_2) e a quantidade de CO_2 produzido (VCO_2) por grama de substrato metabólico oxidado, determina o quociente respiratório (QR)[1,4,7].

$$QR = \frac{VCO_2}{VO_2}$$

Os valores de QR para os principais substratos energéticos podem ser vistos na tabela 2.1.

Tabela 2.1 – Quociente respiratório dos principais substratos energéticos[4,6,7].

Carboidrato	1,0
Proteína	0,83
Lipídio	0,71

Os carboidratos são oxidados até CO_2 e H_2O, e as proteínas, além de produzirem CO_2 e H_2O, liberam nitrogênio que é excretado na urina[1]. Sabe-se que 1g de nitrogênio urinário (NU) advém de 6,25g de proteína[2].

Conhecendo os valores de VO_2 e VCO_2, é possível calcular o gasto energético através da formula de Weir[6]:

$$GE = [3,9\ (VO_2) + 1,1\ (VCO_2)] \times 1,44 - 2,17\ (UN)$$

onde:
GE = gasto energético (kcal/dia)
VO_2 = oxigênio consumido (mL/min)
VCO_2 = dióxido de carbono produzido (mL/min)
UN = nitrogênio urinário (g/24h)

REALIZAÇÃO DO EXAME

A CI é um método prático, seguro, não invasivo e com a vantagem de que o equipamento utilizado é portátil, podendo ser realizada até à beira do leito de pacientes hospitalizados[6,7].

O calorímetro básico é composto por uma mistura de coletor de gases que se adapta ao paciente e um sistema de medida de volume e concentração de O_2 e CO_2.[6]

A CI é um método bastante difundido na prática clínica. Tem como princípio a capacidade de medir a ventilação e a troca de gases: ar inspirado e expirado e suas frações de O_2 e CO_2.[4] Pode ser realizada através de dois sistemas: circuito aberto e circuito fechado.

A CI por circuito fechado é pouco utilizada em ambiente hospitalar, pois requer que o indivíduo respire O_2 puro por alguns minutos, sendo o ar expirado absorvido no tanque de oxigênio por meio de cal sodada, e a redução do volume de O_2 é considerada a taxa de VO_2 do organismo[4].

A CI por circuito aberto analisa a dinâmica do ar atmosférico ou medicinal inspirado e expirado, ajustando-se para a pressão parcial de gases padrão (STPD)[4]. A padronização do momento da realização do exame aperfeiçoa a medida, controlando uma série de variáveis externas.

É necessária a observação de alguns cuidados antes da realização do exame para que não haja alterações nos resultados:

- O ambiente deve ser silencioso, com pouca iluminação, temperatura agradável (para evitar alterações por frio ou ansiedade)[1,4]. O paciente deve estar em repouso há pelo menos 30 minutos e jejum de 2 a 3 horas[1].
- Pacientes em assistência ventilatória mecânica necessitam atenção especial para assegurar a validade do exame, pois estão expostos a altas concentrações inspiratórias de O_2 e de umidade; apresentam pressão elevada nas vias aéreas e as taxas de O_2 podem variar bastante num curto espaço de tempo[1,4].

A duração do exame depende do equilíbrio metabólico e respiratório caracterizado pela estabilidade das leituras obtidas. Esta condição de equilíbrio é reconhecida quando o VO_2 e VCO_2 variam menos de 10% num intervalo de cinco minutos. O gasto energético medido nesse período de equilíbrio, 5 minutos, é extrapolado para 24 horas, sendo considerado como representativo de GER diário[1,9,10].

Existem algumas situações clínicas nas quais é contra-indicada a realização da CI. Em pacientes com fístula broncopleural com drenagem de tórax ocorre a fuga dos gases inspirados e expirados, impedindo a medição correta. A difusão de CO_2 pela membrana de diálise impossibilita a realização de CI durante sessão de hemodiálise. O uso de lactulose pode dar resultado incorreto, pois pode falsear a medição de VO_2, já que ela sofre fermentação no cólon e produz CO_2, que primeiramente é absorvido e depois eliminado pelos pulmões[10].

A CI é um instrumento de grande importância na avaliação metabólica individual, sendo capaz de detectar mudanças no metabolismo basal, pós-prandial e em repouso, bem como na oxidação dos macronutrientes por meio do QR[3].

Ainda não existem estudos que demonstrem que a avaliação pela CI mude marcadores de desfechos clínicos, porém, a análise da capacidade aeróbica através do $VO_{2\,máx}$ ou do GER para pacientes especiais justifica a aplicação desta tecnologia na prática clínica diária[4].

Devido a grande variedade de situações clínicas, não existe uma regra determinando o momento, duração e freqüência para a realização do exame.

É importante a determinação de um protocolo característico para cada tipo de paciente a ser avaliado, possibilitando adquirir uma visão ampla desta análise.

REFERÊNCIAS BIBLIOGRÁFICAS

1. Diener JRC. Calorimetria Indireta. Rev Assoc Med. Bras, 43 (3): 245-53; 1997.
2. Poehlman ET, Horton ES. Necessidades energéticas: avaliação e necessidades em humanos. In: Shils ME, Olson JA, Shike M, Ross AC. Tratado de Nutrição Moderna na Saúde e na Doença. Manole, 2003, pp 103-113.

3. Rosado EL, Bressan J. Uso da bioimpedância elétrica, do Tritrac-R3D® e da calorimetria indireta no estudo da obesidade. Rev Bras Nutr Clin, 17 (4): 149-56; 2002.
4. Gomes PN. Calorimetria indireta respiratória. In: Lameu E. Clínica Nutricional. Revinter, 2005, pp 275-279.
5. Baynes J, Dominiczak MH. Bioenergética e metabolismo oxidativo. In: Bioquímica Médica. Manole, 2000, pp 83-96.
6. Silva SRJ, Waitzberg DL. Gasto energético. In: Waitzberg DL. Nutrição Oral, Enteral e Parenteral na Prática Clínica. Atheneu, 2004, vol 1, pp 327-331.
7. Neto FT. Necessidades nutricionais. In: Neto FT. Nutrição Clínica. Guanabara Koogan, 2003, pp 119-120.
8. Simonson DC, De Frunzo R. Indirect calorimetry: methodological and interpretative problems. Am J Physiol, 258: E399-E412; 1990. Medline
9. Van Lanschot JJB, Feenstra BWA, Vermeij CG et al. Calculation versus measurement of total energy expenditure. Crit Care Med, 13: 981-5; 1986.
10. McClave SA, Snider HL, Greene L et al. Effective utilization of indirect calorimetry during critical care. Intensive Care World, 9: 194-200; 1992.

3.

INTERPRETAÇÃO DE EXAMES LABORATORIAIS

Cláudia Stéfani Marcílio
Reginaldo Cipullo

CLÍNICA

Reginaldo Cipullo

Este capítulo visa discorrer e orientar o leitor sobre os principais métodos laboratoriais disponíveis em laboratório clínico para auxiliar na determinação do diagnóstico, evolução e prognóstico em cardiologia.

O diagnóstico médico depende de conhecimento médico extensivo (afinal só procura-se o que se conhece), apoiado em cuidadosa e paciente anamnese na qual o examinador irá ouvir as queixas do paciente e realizar o exame físico completo e adequado, procurando os sinais clínicos de sua hipótese diagnóstica a fim de formar uma hipótese diagnóstica mais provável e uma lista de outros diagnósticos possíveis (também chamados de diagnósticos diferenciais). Após esta fase um examinador experiente formula uma lista de pelo menos quatro diagnósticos prováveis, sendo necessário então refinar qual o diagnóstico mais provável, encontrando-se aí a principal importância dos exames complementares.

LIDANDO COM PROBABILIDADES

No seu dia-a-dia os profissionais de saúde lidam (mesmo sem saber) com probabilidades, o diagnóstico clínico após a anamnese e o exame físico determinam a probabilidade da existência de uma determinada doença, os exames complementares servem para refinar esta probabilidade.

Tomando como exemplo: paciente diabético, hipertenso controlado com medicação e dislipêmico, que há duas horas iniciou com dor epigástrica em queimação irradiada para a região retroesternal e dorso, acompanhada de sudorese, e discreta taquipnéia e náuseas. Apresentando ao exame físico taquicardia (FC: 102bpm), palidez cutâneo-mucosa e sudorese fria. A partir destes dados poderíamos formular a seguinte lista de diagnósticos clínicos:

- Infarto agudo do miocárdio (com ou sem supradesnivelamento de ST).
- Angina instável.
- Aneurisma de aorta.
- Gastroduedenite.
- Úlcera gástrica.
- Espasmo esofágico.
- Flatulência.
- Dor de origem osteomuscular.

O referido paciente apresenta eletrocardiograma com inversão da onda T em parede anterior e Rx de tórax normal (podemos afastar infarto com supradesnivelamento do seguimento ST e aneurisma de aorta), ficando como diagnósticos mais prováveis angina instável e infarto agudo do miocárdio (IAM) sem supradesnivelamento de ST (sendo os outros diagnósticos mencionados menos prováveis devido a alteração do ECG). Após a interpretação dos resultados das enzimas (troponina I: 6mg/mL, CPK: 400mg% e CKmb: 80mg%) chegamos à conclusão que o diagnóstico mais provável é de infarto sem supradesnivelamento de ST.

Após este exemplo, notamos a importância dos exames complementares na prática clínica, muitas vezes estes podem ser usados para determinar o prognóstico de uma doença (por exemplo, a hiponatremia Na < 135mEq/L na insuficiência cardíaca está associada a uma mortalidade entre 40 e 60% ao ano), ou de uma intervenção (exames pré-operatórios) ou ainda para procurarmos efeitos colaterais de fármacos (por exemplo, elevação da creatinina após o uso de ciclosporina).

Com os avanços tecnológicos na área de saúde e a excessiva carga de trabalho de seus profissionais, muitas vezes estes abreviam ou mesmo pulam fases (anamnese e exame físico) na realização do diagnóstico médico e usam excessivamente os exames complementares, solicitando exames muitas vezes desnecessários, encarecendo o sistema de saúde e prejudicando, por vezes, a realização do diagnóstico médico.

Como regra básica só devemos solicitar exames complementares quando estes forem capazes de alterar nosso diagnóstico ou conduta clínica, caso contrário estes exames são dispensáveis.

Este capítulo tem como objetivo orientar o leitor e fazer uma revisão sobre a utilidade do laboratório clínico em cardiologia.

Anemias

Definem-se anemias em adultos como hemoglobina sérica menor que 13,5g/dL (hematócrito de 41%) em homens e 12,0g/dL em mulheres (hematócrito de 37%).

As anemias são classificadas de acordo com o volume do eritrócito através do volume corpuscular médio (VCM) em:

- Microcítica – VCM < 80 fl.
- Normocítica – VCM entre 80 e 100 fl.
- Macrocítica – VCM > 100 fl.

As anemias microcíticas ocorrem devido a: deficiência de ferro, talassemias e anemias da doença crônica.

As anemias normocíticas são decorrentes de perda sangüínea, deficiência de ferro (fase inicial), anemia da doença crônica, anemia ocasionada por insuficiência renal crônica e hemólise.

As anemias macrocíticas são decorrentes da deficiência de vitamina B_{12}, ácido fólico (anemia megaloblástica), mielodisplasia, mixedema, alcoolismo, hemólise, sangramentos, doença hepática e devido a quimioterapia.

Anemias microcíticas – cerca de 80 a 90% dos casos correspondem a anemia ferropriva. Neste tipo de anemia encontramos ferritina (proteína responsável pelos estoques medulares de ferro) em valores baixos, menores que 25mg/dL, porém esta é uma proteína que se eleva na ocorrência de inflamação (em doenças inflamatórias consideramos como valor de corte 50mg/dL e em pacientes em hemodiálise 100mg/dL).

Secundariamente nas anemias ferroprivas encontramos ferro sérico diminuído (< 40mcg/dL) e índice de anisocitose (RDW) elevado.

As talassemias são anemias hereditárias e seu diagnóstico é feito através de eletroforese de hemoglobina.

Anemias normocíticas – inicialmente devemos afastar a anemia por falta de ferro, posteriormente pesquisamos causas endocrinológicas (hipotireoidismo, hipopituitarismo e hipoadrenalismo), insuficiência renal e hepática, além de sangramentos e hemólise.

Anemias macrocíticas – devemos dosar vitamina B_{12} e ácido fólico, sendo confirmado a carência de vitamina B_{12} deve-se realizar avaliação da mucosa gástrica através de endoscopia digestiva alta e pesquisar a presença de anticorpos contra fator intrínseco (pesquisa de anemia perniciosa), outras causas são mixedema, hemólise e perdas sangüíneas (que devem ser pesquisadas de acordo com a história clínica).

Avaliação da coagulação sangüínea

Avaliar o sistema de coagulação é de grande importância para os pacientes que necessitam submeter-se a cirurgias cardiológicas, a tratamento trombolítico ou utilizar terapia de anticoagulação.

Plaquetas – são responsáveis pela primeira etapa da coagulação sangüínea, em um paciente saudável encontramos valores maiores que 100.000 plaquetas por mL de sangue, valores entre 50.000 e 20.000 podemos encontrar ecmoses e sangramento gengival espontâneos e abaixo de 10.000 podem ocorrer sangramentos espontâneos acarretando risco de morte.

TTPA (tempo de tromboplastina ativada) – avalia a via intrínseca do sistema de coagulação (fatores II, V, VIII, IX, X, XII, pré-calicreína e fibrinogênio), seu valor normal varia entre 29 e 44 segundos e encontra-se aumentado no uso de heparina (para realizar uma anticoagulação segura devemos manter o TTPA em torno de duas vezes seu valor obtido antes do início da terapia), nas deficiências dos fatores da coagulação citados acima e após o uso de fibrinolíticos.

TP (tempo de protrombina) – avalia a via extrínseca da coagulação (fatores II, V, VII, X, protrombina e fibrinogênio), é útil para avaliar coagulopatias assim como para monitorizar o uso de anticoagulantes orais. Como valor de referência encontramos atividade de 70 a 100% e INR (relação normatizada internacional – índice capaz de comparar resultados de laboratórios diferentes) igual a 1.

Avaliação laboratorial da tireóide

Tanto o hipotireoidismo quanto o hipertireoidismo são capazes de afetar o bom funcionamento cardíaco, sendo o laboratório clínico de grande importância para a avaliação destas afecções.

TSH – é o hormônio hipotalâmico responsável pelo estímulo para que a tireóide produza seus hormônios, ele encontra-se elevado no hipotireoidismo e diminuído ou mesmo suprimido no hipertireoidismo. Sozinho é suficiente para o diagnóstico de hipotireoidismo e necessário para o diagnóstico de hipertireoidismo.

T4 total – é a somatória da fração livre com a fração ligada às proteínas plasmáticas do hormônio T4, sua utilidade é de confirmar o diagnóstico de hipertireoidismo.

T4 livre – é a fração metabolicamente ativa do hormônio T4, corresponde a menos que 0,5% do hormônio T4. É dispensável para o diagnóstico de hipotireoidismo e sua grande utilidade está no diagnóstico de hipertireoidismo mediado por T4.

T3 – sua grande utilidade está no diagnóstico de tireotoxicose com T4 normal, não se presta ao diagnóstico de hipotireoidismo.

Avaliação da função renal

Creatinina – por ser um produto do metabolismo muscular livremente filtrado pelos glomérulos e praticamente não reabsorvido pelos túbulos, a creatinina é um bom marcador da função renal e da taxa de filtração glomerular (melhor estimado pelo *clearence* de creatinina). Os valores normais no adulto estão entre 0,8 e 1,3mg/dL e estima-se que a duplicação do valor normal equivale a perda de 50% da função excretora dos rins.

Clearence **de creatinina** – é uma forma prática de estimar a taxa de filtração glomerular, realizada através da determinação da creatinina no sangue e na urina coletada em um período de 24 horas. Seu valor normal é 100mL/mim/1,73m², valores menores que 29mL/mim/1,73m² indicam insuficiência renal grave e menores que 15mL/mim/1,73m² indicam a necessidade de terapia dialítica.

Uréia – é o produto final do catabolismo das proteínas, é sintetizada pelo fígado e filtrada livremente pelo glomérulo, sendo reabsorvida em taxas variáveis (de 30 a 70%). Em pacientes desidratados a reabsorção da uréia é maior (o que leva a um aumento da concentração desta substância no plasma). Normalmente a relação entre uréia e creatinina normal é 10:1 em estados de desidratação, em insuficiência pré-renal e insuficiência pós-renal esta relação pode superar 20:1.

Sódio – é o principal eletrólito responsável pela osmolaridade plasmática, no indivíduo saudável sua concentração normal varia entre 135 e 145mEq/L, hipernatremia é comum em pacientes desidratados, já a hiponatremia pode ocorrer por uma série de estados patológicos. Nestes pacientes devemos sempre avaliar a osmolaridade sérica pela fórmula:

Osmolaridade sérica = 2 × Na + glicose/18 + uréia/2,8

Hiponatremia com osmolaridade normal (280 a 295mosm/kg) – esta situação clínica ocorre em pacientes com hiperproteinemia ou hiperlipidemia.

Hiponatremia com osmolaridade alta (maior que 295mosm/kg) – comumente encontramos este distúrbio hidroeletrolítico principalmente associado a hiperglicemia (diabetes descompensado), podendo ocorrer também após o uso de maltose, glicerol, manitol ou sorbitol em doses elevadas.

Hiponatremia com osmolaridade baixa (menor que 280mosm/kg) – nestes casos devemos avaliar a volemia do paciente:

1. Hiponatremia associado à hipovolemia: desidratação, nefropatias perdedoras de sódio.
2. Hiponatremia associado à euvolemia: hiponatremia relacionada com período pós-operatório, hipotireoidismo, polidipsia psicogênica, consumo excessivo de cerveja (pois a cerveja possui concentração muito pequena de sódio), exercícios intensos e efeitos de fármacos (diuréticos tiazídicos e inibidores da enzima de conversão da angiotensina).
3. Hiponatremia associada com hipervolemia: síndrome nefrótica, insuficiência renal, doença hepática e insuficiência cardíaca (sendo que pacientes com ICC e hiponatremia possuem mortalidade entre 40 a 50% ao ano).

Hipernatremia – ocorre freqüentemente em pacientes com perda excessiva ou que recebem aporte insuficiente de água livre (comum em pacientes inconscientes). Teoricamente este distúrbio pode ocorrer por oferta excessiva de sódio (por via oral ou endovenosa), porém esta ocorrência é extremamente rara.

INTERPRETAÇÃO DE EXAMES LABORATORIAIS

Hipocalemia – o potássio é um eletrólito intracelular, seu déficit discreto a moderado (3,0 a 2,5mEq/L) pode levar a astenia, fadiga, constipação ou ílio paralítico. Em déficits maiores (menor que 2,5mEq/L) podemos encontrar paralisia flácida, hiporreflexia, tetania, rabdomiólise, bloqueio atrioventricular e fibrilação ventricular. A hipocalemia pode ocasionar arritmias em cardiopatas, principalmente em uso de digoxina.

Hipercalemia – a concentração excessiva de potássio sérico relaciona-se com o uso de fármacos (inibidores da enzima conversora da angiotensina, diuréticos poupadores de potássio, trimetropim e antiinflamatórios não hormonais), insuficiência renal (deficiência na excreção do íon), ou desvio do meio intracelular para o extracelular (acidose metabólica ou respiratória). Clinicamente podemos ter astenia, paralisia flácida, distensão abdominal e diarréia. Alterações eletrocardiográficas também são comuns (e não apresentam relação direta com a concentração plasmática do eletrólito), entre elas encontramos a presença de onda t apiculada, complexos qrs alargados, mais tardiamente, bradicardia, bloqueio atrioventricular e fibrilação ventricular.

Exame do sedimento urinário – trata-se de um exame muito útil para avaliar a função renal, assim como fornece informações importantes sobre a doença que acomete os rins.

Densidade urinária – normalmente a densidade urinária está em torno de 1.020, valores maiores que 1.015 sugerem insuficiência pré-renal e valores menores que 1.010 sugerem necrose tubular aguda.

Leucócitos – são encontrados na urina até 1.000 leucócitos/mL de urina no homem e 4.000 leucócitos/mL na mulher, valores superiores a este são encontrados em infecções do trato urinário e em doenças que cursam com inflamação renal.

Hemácias – no indivíduo saudável podemos encontrar até 1.000 hemácias no homem e 4.000/mL de urina no sedimento urinário, valores maiores podem ser encontrados em doenças infecciosas, inflamatórias ou em sangramentos dos rins e vias urinárias. Quando mais de 80% das hemácias encontradas no exame de urina são dismórficas é sinal de lesão glomerular.

Cilindros – são massas compostas de mucoproteínas em forma de cilindros encontradas no exame do sedimento urinário. Sua grande utilidade é diferenciar doença própria dos rins ou das vias urinárias:

1. Cilindros hemáticos: presentes na glomerulonefrite.
2. Cilindros hialinos: inespecíficos podendo ocorrer na urina normal ou quando em grande quantidade em condições nas quais o fluxo renal está diminuído.
3. Cilindros céreos: insuficiência renal avançada.
4. Cilindros epiteliais: necrose tubular aguda, glomerulonefrite ou síndrome nefrótica.

5. Granulosos: indica lesões tubulares.
6. Leucocitário: pode ocorrer na pielonefrite e também em outras inflamações dos rins.

Triglicérides, colesterol total e frações

Alguns cuidados são necessários na coleta do sangue para a determinação do colesterol total e suas frações assim como do triglicérides:

1. Deve-se colher o sangue com um jejum de 12 a 14 horas.
2. Evitar exercícios extenuantes antes da coleta.
3. Evitar o consumo de álcool e refeições ricas em gorduras (não habituais) na véspera do exame.
4. Colher a amostra de sangue após 5 minutos em posição sentado e evitar estase venosa (torniquete) maiores que 2 minutos.

O colesterol é uma substância fortemente relacionada com aterosclerose coronariana e não coronariana, nos adultos o valor desejável de colesterol é de 200mg/dL, consideram-se valores limítrofes entre 200 e 239mg/dL e altos acima de 240mg/dL.

O LDL-colesterol é a fração aterogênica do colesterol, os valores ideais são abaixo de 130mg/dL, limítrofes entre 130 e 160 e elevados acima de 160mg/dL.

Em pacientes de alto risco os valores devem ser menores que 100mg/dL.

O triglicérides possui baixa capacidade aterogênica, porém, com sua elevação, ocorre também elevação do LDL-colesterol, potente partícula aterogênica. Valores ideais até 150mg/dL.

Através dos exames laboratoriais classificamos as dislipidemias em:

1. Hipercolesterolemia isolada.
2. Hipertrigliceridemia isolada.
3. Hiperlipidemia mista.
4. Diminuição de HDL associada ou não a elevação do colesterol ou triglicérides.

Enzimas cardíacas

São marcadores de necrose miocárdicas, amplamente usados em doença isquêmica do miocárdio (infarto agudo do miocárdio ou angina instável de alto risco).

Troponinas – são marcadores sensíveis de lesão miocárdica, porém podem elevarse em lesões não isquêmicas do miocárdio, por exemplo, rejeição pós-transplante cardíaco. Esta enzima inicia sua elevação após o início do evento isquêmico, seu pico sérico é encontrado após 12 horas do início da lesão e sua normalização ocorre em 5 dias (troponina I) e em 15 dias (para troponina T).

CK MB – é um marcador menos sensível que a troponina, sua elevação ocorre após 6 horas do início da lesão miocárdica, seu pico ocorre em 24 horas e sua normalização após 2 dias do evento isquêmico, lesão do músculo esquelético pode levar a resultados falso-positivos (após cirurgias ou injeções intramusculares).

Avaliação da função hepática

Bilirrubina – é um pigmento formado a partir da degradação das hemeproteínas (hemoglobina, citocromos e catalases), não é um teste específico para avaliar a função hepática. A bilirrubina total é a somatória das frações conjugada (direta) e não conjugada (indireta). A hiperbilirrubinemia total à custa da fração direta encontra-se nas doenças da vesícula biliar e hepatocelular, porém, quando a elevação da bilirrubina total ocorre devido a fração indireta, pode ocorrer na hemólise, anemias megaloblásticas e na síndrome de Gilbert.

Fosfatases alcalinas – são um conjunto de isoenzimas encontradas no plasma que podem originar-se da placenta, fígado e ossos. Nas lesões hepáticas as fosfatases alcalinas aumentam acentuadamente na presença de colestase e em menor grau na lesão hepatocelular.

Gama glutamil transpeptidase – é uma enzima útil para detectar lesões colestáticas e lesões pancreáticas por alterações do ducto comum, eleva-se com o alcoolismo ou uso de medicamentos que induzem enzimas microssomais (por exemplo: paracetamol, fenobarbital e fenitoína).

Transaminases (TGO e TGP) – são indicadores sensíveis de lesão hepática, porém podem ser encontrados no coração, musculatura esquelética, cérebro e rins. A TGO é relativamente pouco específica, entretanto valores muito elevados sugerem fortemente lesão hepatocelular. A TGP é mais confiável, valores maiores que 500UI/L podem ocorrer em hepatites agudas (virais ou tóxicas) e isquêmicas (decorrentes da ICC). A relação entre TGO/TGP maior que a unidade é sugestiva de doença hepática mediada pelo álcool, relação menor sugere lesões não alcoólicas.

LEITURA RECOMENDADA

1. Friedland AS, Davorem JB, Shlipak MG, Bent SW, Subak LL, Mendelson T. Medicina baseada em evidências – uma estrutura para prática clínica. Guanabara Koogan, 2001. p 11-32.
2. Xavier RM, Albuquerque G, Barros E. Laboratório na prática clínica. Porto Alegre: Artmed, 2005.
3. Tierney LM, McPhee SJ, Papadakis MA. Current medical diagnosis & treatment. McGraw-Hill, 2000.
4. Crawford MH. Current diagnosis & treatment in cardiology. McGraw-Hill, 2003. p 57-88.
5. Beers MH, Berkow R, Bogin RM, Fletcher A. Manual Merck - diagnóstico e tratamento. J Roca, 2000.
6. Timerman A, César LAM, Ferreira JFM, Bertolami MC. Manual de cardiologia Sociedade do Estado de São Paulo. São Paulo: Atheneu. p 115-120.

NUTRIÇÃO

Cláudia Stéfani Marcílio

As condições fisiológicas diferentes e/ou mórbidas existentes ao longo da vida, como crescimento, puberdade, gravidez, envelhecimento, doenças agudas ou crônico-degenerativas entre outras, constituem a base da variabilidade das necessidades energético-nutricionais.

A avaliação correta do estado nutricional inclui diversas tarefas: se por um lado é comum e importante uma correta avaliação para o indivíduo em estado de saúde aparentemente bom, é também importante estimar as modificações do estado nutricional nas condições mórbidas, pois podem determinar caminhos duplos de direção com a doença[1].

A interpretação das modificações de marcadores bioquímicos do estado nutricional do cardiopata fornece medidas objetivas das alterações deste, porém com a vantagem de possibilitar seguimento ao longo do tempo e de intervenções nutricionais. No entanto, alguns fatores podem interferir e limitar a interpretação dos dados obtidos como: idade, sexo, condições ambientais e estado fisiológico; interpretação de testes únicos e isolados sem considerar outros parâmetros de avaliação nutricional; fatores como drogas, estresse e injúria[1].

Classicamente, são descritos como fatores de risco de doença arterial coronariana os baixos níveis da lipoproteína de alta densidade (HDL-colesterol), elevação na lipoproteína de baixa densidade (LDL-colesterol), hipertensão arterial, diabetes melito, obesidade, tabagismo, sexo masculino e pouca atividade física. Outros fatores lipídicos e não lipídicos têm sido observados, tais como níveis elevados de lipoproteína (a), de triglicérides, de fibrinogênio, de homocisteína, de ferritina e baixos níveis de alfa-tocoferol.

Os testes laboratoriais mais utilizados para avaliar o estado nutricional podem ser classificados em grandes blocos de avaliação de massa muscular corpórea, estado nutricional protéico e competência imunológica delineando uma melhor orientação nutricional ambulatorial em cardiologia.

AVALIAÇÃO DA MASSA MUSCULAR CORPÓREA

Índice creatinina-altura (ICA)

O músculo representa uma importante reserva de proteína. O peso das proteínas musculares é, portanto, de cerca de 6kg, correspondendo a 40-50% das proteínas corporais totais. A creatinina é um metabólito excretado na urina derivado da hidrólise não enzimática irreversível da creatinina e da fosfocreatina.

A creatinina é sintetizada em vários órgãos (fígado, pâncreas, cérebro, baço, glândula mamária e, sobretudo, rim) a partir da arginina e da glicina. O *pool* da creatina é caracterizado por um *turnover* relativamente lento de 1,5-2%/dia e por uma vida média de 42 dias. A creatina está localizada em 98% nos músculos.

Pode-se verificar um significativo consumo exógeno de creatinina e de creatina com a dieta: carne e peixe contêm, de fato, por 100g de produto cru comestível, cerca de 350mg de creatina e 18mg de creatinina. A creatina possui uma vida média muito breve, cerca de quatro horas, e é prontamente eliminada com a urina[1,2].

Por isso, antes de se proceder à coleta de material para a dosagem de creatinina urinária, prescreve-se uma dieta restrita em carne ou peixe apenas durante as 24-48 horas precedentes e durante os dias de coleta de urina, com o objetivo de eliminar o efeito da creatinina presente no alimento.

Além da dieta, outros fatores podem modificar a excreção da creatinina como sexo, idade, exercício intenso, imobilização e estresse emotivo.

De alta importância é também a precisão da coleta da urina nas 24 horas: a coleta com erro de 15 minutos em 24 horas aquém ou além do tempo marcado é responsável por um erro no valor final de 1%. É preferível, portanto, efetuar três períodos consecutivos de coleta da urina de 24 horas e fazer a média da excreção de creatinina urinária.

A combinação da excreção urinária de creatinina, considerando-se todas as críticas que já foram discutidas, foi combinada com a altura do indivíduo, categorizado por sexo e idade, formando o ICA. O ICA é a maneira laboratorial de exprimir um índice antropométrico.

O ICA é calculado pela relação:

$$ICA = \frac{\text{excreção de creatinina na urina do paciente nas 24 horas}}{\text{excreção teórica de creatinina em 24 horas}} \times 100$$

Um ICA de 60-80% é indicado de uma depleção moderada da massa magra muscular, enquanto valores menores de 60% são indicativos de depleção grave. A massa magra pode ser calculada pelos valores de creatinina urinária (expressos em mg/dia) através das seguintes fórmulas:

- Massa magra (kg) = 0,0291 × creatinina urinária (mg/dia) + 7,38 em indivíduos com dieta livre
- Massa magra (kg) = 0,0241 × creatinina urinária (mg/dia) + 20,7 em indivíduos com dieta restrita em carne

A excreção teórica de creatinina na urina de 24 horas:

- Homens – 23mg/kg de peso ideal
- Mulheres – 18mg/kg de peso ideal

A confiabilidade nas determinações da creatinina urinária é maior quando as amostras são colhidas com rigor, e a técnica é, particularmente, útil para medidas de controle da evolução em um mesmo paciente.

Excreção 3-metil-histina

A 3-metil-histidina (3-MH) urinária é geralmente indicada como um marcador de catabolismo musculoesquelético. A 3-MH não é reutilizada para a síntese protéica e é excretada inalterada na urina, na qual pode ser dosada por meio de técnicas cromatográficas. A 3-MH é correlacionada tanto com a massa muscular quanto com o catabolismo protéico.

A sua excreção é influenciada por diversos fatores, como consumo de carne na dieta, sexo, exercício físico intenso, estados de hipercatabolismo (hiperpirexia, infecções, traumas, entre outros). A 3-MH é produzida também na musculatura não-esquelética, e isto constitui um limite na validade do índice.

Devido às dificuldades na sua dosagem e alto custo, o uso da 3-MH urinário não é comum na prática clínica em terapia nutricional, sendo reservado para pesquisa.

AVALIAÇÃO DO ESTADO NUTRICIONAL PROTÉICO

Hematócrito e hemoglobina

Mais de 100g de proteína corpórea estão sob a forma de hemoglobina. Diferentemente das demais proteínas circulantes, a hemoglobina é intracelular, de modo que sofre transformação metabólica muito lenta[1].

Sendo assim, sua diminuição ocorre mais tardiamente na depleção protéica, havendo manutenção do número de hemácias mesmo quando as proteínas plasmáticas já estão diminuídas. Assim, constitui índice sensível, embora pouco específico, de desnutrição (Tabela 3.1).

Tabela 3.1 – Interpretação dos valores de hemoglobina e hematócrito*.

Exame	Sexo	Normal	Moderadamente reduzido	Gravemente reduzido
Hb g/100mL	Masculino	$\geq 14,0$	13,9-12,0	< 12,0
	Feminino	$\geq 12,0$	11,9-10,0	< 10,0
Ht %	Masculino	≥ 44	43-37	< 37
	Feminino	≥ 38	37-31	< 31

* Sauberlich e cols.

Proteínas plasmáticas

Considera-se que a diminuição da concentração sérica das proteínas de prevalente síntese hepática pode ser um bom índice de desnutrição protéico-energética (DPE). Todavia, numerosos outros fatores, além dos nutricionais, podem modificar a concentração das proteínas séricas. Entretanto, não existe nenhuma relação constante entre as proteínas séricas ou viscerais e as proteínas corpóreas[94].

A determinação das proteínas séricas totais tem significado nutricional controverso, pois pode ser pouco sensível e sujeita a resultados falsamente negativos devido à desidratação ou ao aumento das globulinas.

• Valor de referência: 6,4-8,1g/dL

Albumina

A albumina é a mais abundante proteína circulante do plasma e dos líquidos extracelulares, e tem importância na determinação da pressão colóido-osmótica do plasma. Exercendo também o papel de proteína de transporte do cálcio, cobre, esteróides, remédios, ácidos graxos de cadeia longa, entre outros[1,2].

Considera-se que em um indivíduo normal cerca de 5% da albumina circulante passa através da membrana capilar a cada hora e que, ao mesmo tempo, através da circulação linfática, uma quantidade equivalente retorna do espaço extravascular à circulação sangüínea. No adulto, além disso, cerca de 200g de albumina estão ligadas, provavelmente a glucopolissacarídeos, constituindo um *pool* de reserva.

A hipoalbuminemia depende de vários fatores. No trauma e na sepse a síntese da albumina está reduzida, o seu catabolismo aumentado e, devido à permeabilidade alterada da membrana celular, verifica-se uma passagem transcapilar de albumina para o espaço extravascular.

Valores baixos de albumina sérica, na ausência de estresse, podem sugerir uma carência nutricional. Existem outras causas de hipoalbuminemia, além da baixa ingestão protéica. Podem ser responsáveis a má absorção intestinal, perdas profusas (queimaduras, etc.), síntese inadequada (insuficiência cardíaca, cirrose, outras doenças hepáticas, etc.), carência de zinco, trauma, infecções, eclâmpsia, hiper-hidratação e enterites tropicais.

A longa vida média da albumina (18 a 20 dias) e a existência do *pool* extracelular a tornam um índice pouco sensível às rápidas variações do estado nutricional[1].

Blackburn[3] refere que albuminemia, em níveis menores que 3,5mg/dL, sugere início de desnutrição e nível menor que 3mg/dL representa depleção significativa. O ICNND (*Interdepartamental Committee on Nutrition for National Defense*) estabeleceu as seguintes graduações e interpretações para os níveis de albumina:

> < 2,8mg/dL = deficiente
>
> 2,80-3,49mg/dL = baixo
>
> > 3,5mg/dL = aceitável

Ferritina

A ferritina é uma proteína presente no plasma e em praticamente todos os tecidos corporais. Os níveis séricos de referência são, para homens, de 100 a 150mg/dL e, para mulheres, de 25 a 50mg/dL.

Em 1981, Sullivan[4] e cols. começaram a discutir a teoria de que os níveis de reserva tecidual de ferro poderia ser um fator de risco para a doença arterial coronariana e, recentemente, outros estudos corroboram com estes dados. Este trabalho sugere que, para cada 1% de aumento na ferritina sérica, há um aumento de 4% no risco de infarto agudo do miocárdio. Homens com ferritina maiores ou iguais a 200mg/dL teriam 2,2 vezes mais risco de infarto do que aqueles com níveis inferiores a 200mg/dL[1].

Indivíduos com níveis séricos de ferritina maiores do que 200mg/mL e LDL-colesterol maiores do que 193mg/dL possuem risco relativo de infarto do miocárdio de 4,7, enquanto para os pacientes apenas com níveis de ferritina maiores do que 200mg/dL o risco relativo é da ordem de 1,8.

Presume-se que o mecanismo pelo qual a ferritina seria aterogênica inclui a catálise da formação de radicais livres pelo ferro e subseqüente peroxidação de lípides. O radical superóxido (O_2) é capaz de reduzir o ferro estocado na ferritina na forma de íon férrico para o estado ferroso, sendo então liberado.

O íon ferroso livre catalisa a formação de radicais hidroxil (HO^-) a partir do peróxido de hidrogênio via reação de Fenton. O radical livre assim formado inicia a peroxidação de lípides.

Nesta linha de raciocínio, alguns autores têm sugerido que, mais do que o eventual efeito dos estrógenos, a perda mensal de sangue pelas mulheres e a conseqüente redução dos níveis teciduais e séricos de ferritina seriam responsáveis pela mais baixa incidência de doença aterosclerótica coronariana. Este ainda é um assunto controverso.

Transferrina

É um betaglobina de síntese hepática, transportadora do ferro sérico. A transferrina, também, tem sido proposta como proteína útil na avaliação do estado nutricional. A principal vantagem em relação à albumina é a sua vida biológico curta, cerca de 8 dias, o que a torna mais suscetível às alterações no processo do síntese protéica[1].

O resultado de sua dosagem pode ser mascarado por vários fatores que aumentam sua síntese hepática, tais como a deficiência de ferro e a infecção. Esta limitação pode ser ampliada para outras doenças como as hepáticas, renais, de medula óssea, insuficiência cardíaca congestiva e inflamações generalizadas.

Níveis de transferrina sérica, inferiores a 170mg/dL, podem ser considerados como indicativos de deficiência protéica moderada, enquanto níveis inferiores a 150mg/dL correspondem à deficiência grave. Pode ser estimada, indiretamente, pela fórmula:

Transferrina (mg/100ml) = (TIBC × 0,8) − 43

Proteína carreadora do retinol (RBP) e pré-albumina que se liga à tiroxina (TBPA)

A RBP, por apresentar meia-vida de apenas algumas horas (12 horas), e a TBPA, meia-vida de 2 dias, têm sido sugeridas como indicadores mais sensíveis, principalmente no reconhecimento do estágio agudo de desnutrição protéico calórica (DPC)[5].

Além da deficiência protéica, dentre os demais fatores determinantes da diminuição do sistema de transporte do retinol plasmático estão as doenças hepáticas, hipotireoidismo, fibrose cística do pâncreas, entre outras. Em pacientes, com insuficiência renal crônica, são descritos níveis elevados tanto de RBP, como dos parâmetros relacionados com deficiência energética, vitamina A e zinco.

Proteína C reativa (PCR)

A proteína C reativa (PCR) é uma das principais proteínas da fase aguda. Sua concentração pode aumentar precocemente de 10 a 100 vezes nas primeiras 12 horas, em processos infecciosos, inflamatórios, infarto do miocárdio, neoplasias, etc. É útil no seguimento terapêutico das doenças reumáticas, principalmente febre reumática, em que seu reaparecimento pode sugerir reagudização do processo, e nas vasculites sistêmicas, como parâmetro para acompanhamento do tratamento. Em algumas circunstâncias, a dosagem de PCR pode ser usada para discriminar processo infeccioso bacteriano viral, quando permanece em níveis baixos[5]. A PCR compõe, junto com a alfa-1-glicoproteína ácida, a albumina e a pré-albumina, o índice prognóstico inflamatório e nutricional (*Prognostic Imflammatory and Nutritional Index,* PINI).

- Método de dosagem: imunonefelometria
- Valor de referência: < 0,8mg/dL

Fibronectina

É uma alfa-2-glicoproteína de peso molecular de 450.000 dátons, presente nos líquidos extracelulares, nas membranas basais e na superfície celular em alguns tecidos. Tem um papel importante nos mecanismos de defesa não imunológicos do organismo. Também favorece a fagocitose por parte do sistema reticuloendotelial. O seu conteúdo plasmático apresenta-se reduzido durante a administração de dietas de conteúdo calórico muito baixo e/ou carentes de aminoácidos e lipídicos. Além do mais, a fibronectina apresenta-se reduzida após trauma ou nos estados de choque e durante a sepse. A terapia nutricional induz em pacientes depletados um aumento significativo da fibronectina já após uma semana de tratamento. A sua vida média é de quatro a 24 horas[1].

- Método de dosagem: turbidimetria
- Valor de referência: 220-400mg/L

AVALIAÇÃO DA COMPETÊNCIA IMUNOLÓGICA

Contagem total de linfócitos

A contagem total de linfócitos (CTL) ou linfocimetria mede de maneira grosseira as reservas imunológicas momentâneas, indicando as condições do mecanismo de defesa celular do organismo[1]. Pode ser calculada através do leucograma, utilizando-se o percentual de linfócitos e a contagem total de leucócitos:

$$CTL = \frac{\% \text{ linfócitos} \times \text{leucócitos}}{100}$$

Interpretação dos resultados, conforme Blackburn e cols.[3]:

    1.200-2.000/mm² = depleção leve
    800-1.199/mm² = depleção moderada
    < 800/mm² = depleção grave

ÍNDICES PROGNÓSTICOS

Colesterol sérico

A relação da hipocolesterolemia com a desnutrição e sua utilização como índice prognóstico tem sido estudada.

A ocorrência da hipocolesterolemia na fase tardia da desnutrição limita o seu uso como um índice de avaliação nutricional.

Entretanto, alguns estudos têm demonstrado sua relação com o aumento da mortalidade e o aumento da permanência hospitalar.

Estudo realizado em 1993 encontrou associação em pacientes com carcinoma de esôfago, cirúrgicos, desnutridos e associação da depleção do colesterol sérico com alterações imunológicas e nutricionais. Também piores resultados no pós-operatório de pacientes com colesterol abaixo de 150mg/dL[1].

Em pacientes críticos hospitalizados, os níveis séricos de colesterol podem estar reduzidos e o seu prognóstico pode estar associado ao grau de hipocolesterolemia presente.

Por outro lado, entretanto, em outro estudo nutricional, a resposta foi muito diversa, onde a variação da colesterolemia, traduzindo nível de LDL-c, foi de sete a oito vezes superior ao se alterar a ingestão de colesterol do que a proporção de gordura saturada e gordura poliinsaturada. Desta forma, podemos considerar que não se deve negligenciar a redução do colesterol alimentar no tratamento da hipercolesterolemia[6].

- Valores de referência: colesterol total até 200mg/dL

Lipoproteína de alta densidade (HDL-colesterol)

Estudos epidemiológicos têm demonstrado uma correlação inversa entre os níveis séricos de HDL-colesterol e a doença arterial coronariana. A evidência de que mulheres pré-menopausadas possuem níveis de HDL-colesterol mais elevado e menor incidência de doença coronariana, quando comparadas com homens e mulheres após a menopausa, suporta a ação protetora desta lipoproteína. Atualmente, considera-se que baixos níveis de HDL-colesterol se constituem em fator de risco de maior significado que o colesterol total e LDL-colesterol elevados.

Esta lipoproteína possui, proporcionalmente, o mais alto teor de proteínas quando comparada às demais, chegando o teor protéico ser mais de 50% de sua massa. A proteína predominante é a apolipoproteína A-I, seguida da apo A-II e pequenas quantidades das apolipoproteínas C, E e D. A composição lipídica aproximada é apresentada na tabela 3.2.

Tabela 3.2 – Composição lipídica da partícula HDL.

Lípide	Porcentagem do total
Fosfolípides	50
Colesterol esterificado	30
Colesterol livre	10
Triglicérides	10

A função depuradora de colesterol, atribuída à lipoproteína HDL, foi inicialmente responsabilizada por sua ação protetora, caracterizando o transporte reverso do colesterol. Outros mecanismos, porém, podem ser até de maior importância, tais como a ação antioxidante sobre a lipoproteína LDL e sua participação na anticoagulação.

O HDL-colesterol baixo está sempre associado a triglicérides de jejum elevado e presença de LDL menor e mais oxidada, portanto, mais aterogênica.

Do ponto de vista laboratorial, a avaliação de HDL-colesterol pode ser realizada por várias metodologias, tais como ultracentrifugação, eletroforese, precipitação seletiva e, mais recentemente, por método homogêneo. Alguns destes métodos permitem a determinação específica dos componentes protéicos enquanto outros se baseiam na dosagem do colesterol presente no complexo lipoprotéico.

Na prática, para a avaliação de risco, é quantificado o colesterol ligado à lipoproteína de alta densidade. Os valores de referência definidos pelo 2º Consenso Brasileiro Sobre Dislipidemias[6] nas diferentes faixas etárias estão apresentados na tabela 3.3.

Tabela 3.3 – Valores de referência para lipoproteína de alta densidade, expressos em teor de colesterol total.

Idade	Valor em mg/dL
Menos de 10 anos	Acima de 40
Acima de 10 anos	Acima de 35

Lipoproteína de baixa densidade (LDL-colesterol)

A importância da presença de LDL-colesterol em concentrações plasmáticas elevadas e maior risco de doença aterosclerótica está bem estabelecida. Mais recentemente, tem se tornado evidente que esta lipoproteína se apresenta numa família de subclasses, com diferenças significativas no tamanho e na densidade, como decorrência de variações na composição química.

Os mecanismos da ação aterogênica ainda não estão definitivamente estabelecidos, mas há evidências que eles incluem a maior suscetibilidade à oxidação, uma baixa afinidade das partículas menores aos receptores, talvez devido às modificações conformacionais da apopiloproteína e aumento na ligação aos proteinoglicanos da parede arterial[6].

Da mesma forma que o HDL-colesterol, há várias possibilidades metodológicas para a avaliação dos níveis de LDL-colesterol.

Na prática diária, a maioria dos laboratórios faz esta avaliação a partir da aplicação da fórmula de Friedewald que correlaciona a quantidade de colesterol das diferentes partículas, obedecendo a seguinte relação:

LDL-colesterol = Colesterol total – (HDL-colesterol + VLDL-colesterol)

Tanto o colesterol total quanto o HDL-colesterol são dosados por métodos enzimáticos e o VLDL-colesterol é avaliado a partir da concentração de triglicérides, considerando-se a relação: VLDL-colesterol = $^1/_5$ × triglicérides, quando os resultados são expressos em mg/dL. Esta relação atende aos propósitos clínicos apenas quando o triglicéride estiver abaixo de 400mg/dL.

Uma vez que esta avaliação inclui a dosagem de triglicérides, todos os cuidados pré-analíticos necessários para a dosagem deste parâmetro devem ser respeitados, ou seja: manutenção dos hábitos alimentares, abstinência de ingestão de bebidas alcoólicas nos três dias que antecedem ao exame e jejum de 12 horas para a coleta de sangue. Os valores de referência definidos pelo 2º Consenso Brasileiro Sobre Dislipidemias[6] nas diferentes faixas etárias estão apresentados na tabela 3.4.

Tabela 3.4 – Valores de referência para lipoproteína de baixa densidade, expressos em teor de colesterol total.

Idade	Valor em mg/dL		
	Desejável	Limítrofe	Elevado
Menos de 20 anos	Inferior a 110	110 a 130	Acima de 130
Acima de 20 anos	Inferior a 130	130 a 160	Acima de 160

Lipoproteína (a) [Lp (a)]

A Lp (a) foi descoberta por Berg em 1963 e foi rotulada como uma variante da lipoproteína LDL-colesterol. À medida que novos estudos foram realizados, descobriu-se que ela era homóloga do plasminogênio. Sua importância atual reside no fato de que muitos investigadores têm relatado aumento de seus níveis em portadores de doença arterial coronariana, independentemente dos níveis de colesterol total ou frações e de triglicérides[6].

Este complexo é formada por dois elementos estruturais, uma lipoproteína e um derivado do sistema de coagulação. Os componentes lipoprotéicos contêm apoproteína B-100 (APO B 100) com propriedades equivalentes às da LDL-colesterol. O componente derivado da coagulação é uma glicoproteína hidrófila chamada apoproteína-a (apo-a), cuja seqüência de aminoácidos e configuração espacial são homólogas ao plasminogênio. O plasminogênio, por sua vez, é formado por cadeias polipeptídicas que são cinco estruturas curvadas, ligadas por três pontes dissulfeto chamadas kringle, numerados de 1 a 5. A apo (a) é composta por uma cópia do kringle 5 e 37 cópias do kringle 4. A apo (a) liga-se à APO B 100 por uma ponte dissulfeto formando a Lp (a). O número de cópias do kringle 4 da apo (a) é variável, o que lhe confere um caráter polimórfico, com suas isoformas variando de 420 a 840kd, tornando esta lipoproteína heterogênea em tamanho e densidade. A herança genética deste polimorfismo obedece a um caráter autossômico dominante.

Apesar da homologia existente, a apo (a) não é ativada pelo ativador tissular do plasminogênio nem pela uroquinase. Isto se deve ao fato de o aminoácido arginina, existente na região de ativação do plasminogênio, ser substituído por serina na apo (a). A homologia também explica a reatividade cruzada dos anticorpos contra Lp (a) e plasminogênio.

A Lp (a) se comporta como proteína de fase aguda, logo seus níveis podem estar elevados na vigência de processos inflamatórios. O conhecimento dos fatores reguladores de sua síntese, secreção e metabolismo ainda é limitado.

O nível plasmático da Lp (a) está sob controle genético. É constante durante toda a vida, não dependendo, portanto, da idade, sexo ou hábitos alimentares. Os exercícios físicos aeróbios podem diminuir seu nível em até 25%. Medicamentos com vastatinas e resinas não são eficazes, mas os fibratos de última geração parecem ser eficientes na diminuição dos níveis de Lp (a).

Estudos populacionais mostraram que, nos indivíduos da raça branca, os níveis séricos de lipoproteína (a) são inferiores a 20mg/dL. Na raça negra, podem chegar a ser duas vezes mais elevados, sem qualquer correlação com doença arterial coronariana. A Lp (a) pode estar elevada em várias doenças, tais como aterosclerose, diabetes melito, insuficiência renal e síndrome nefrótica. As mulheres, na menopausa, também podem apresentar níveis mais elevados.

Os métodos mais usados para a dosagem são nefelometria e elisa. O valor de referência para risco de doença arterial coronariana é 30mg/dL.

- **Aterogênese:** a Lp (a) pode migrar do espaço intravascular para o subendotelial, alojando-se nas células espumosas. Além disto, por transportar muito colesterol, favorece a formação da placa de ateroma.
- **Trombogênese:** a Lp (a) inibe, por competição, a ligação entre o plasminogênio e seu ativador tissular, dificultando sua transformação em plasmina, criando um estado pró-trombótico que agrava a aterosclerose, já que compromete a dissolução do coágulo pela plasmina.

Triglicérides

A efetiva contribuição dos níveis séricos de triglicérides, isoladamente, para os riscos de doença arterial ainda é controversa. Alguns trabalhos recentes sugerem a existência de uma correlação significante entre hipertrigliceridemia e doença coronariana e cérebro-vascular. Os estudos de Framingham e de Helsinque estabelecem que triglicérides acima de 200mg/dL, em associação com a relação LDL-colesterol/HDL-colesterol acima de 5, constitui-se em fator de risco. Outros trabalhos sugerem que os níveis críticos seriam acima de 250mg/dL.

Ainda que a dosagem de triglicérides após 12 horas de jejum continue sendo o referencial, atenção especial tem sido dispensada a trigliceridemia pós-prandial a partir da demonstração da existência de um retardo na remoção de lipoproteínas após teste de sobrecarga oral, em portadores de coronariopatia.

A provável etiopatogenia dos triglicérides no processo aterosclerótico não está totalmente esclarecida, sendo plausível que sua participação seja indireta, ao interferir no transporte reverso do colesterol esterificado que seria deslocado da lipoproteína HDL para partículas mais ricas em triglicérides e, com isso, mantendo-se maior tempo em circulação[6].

É importante ressaltar, no entanto, que ainda não há nenhum estudo demonstrando benefício na prevenção de doença aterosclerótica pela redução dos níveis de triglicérides. Para a dosagem de triglicérides, todos os cuidados pré-analíticos devem ser respeitados, ou seja: manutenção dos hábitos alimentares, abstinência de ingestão de bebidas alcoólicas nos três dias que antecedem ao exame e jejum de 12 horas para a coleta de sangue. Os valores de referência definidos pelo 2º Consenso Brasileiro Sobre Dislipidemias[6] nas diferentes faixas etárias estão apresentados na tabela 3.5.

Tabela 3.5 – Valores de referência para triglicérides.

Idade	Valor em mg/dL
Menos de 10 anos	Até 100
Entre 10 e 19 anos	Até 130
Acima de 20 anos	Até 200

Fibrinogênio plasmático

Vários estudos têm demonstrado que níveis elevados de fibrinogênio plasmático aumentam o risco de doença coronariana por afetar, diretamente, os mecanismos de aterogênese, aumentar a viscosidade do plasma, a agregação plaquetária e o volume do depósito de fibrina. A atividade do fator VII da coagulação também tem sido associada à instalação de doença coronariana isquêmica.

Considerando as evidências de que exercício físico intenso reduz os níveis plasmáticos de fibrinogênio, o seu efeito benéfico poderia ser mediado mais por interferir na trombogênese do que na aterogênese propriamente[5].

Ainda que o fibrinogênio seja um fator de risco independente para doença arterial coronariana, é importante ressaltar que indivíduos fumantes possuem valores mais elevados.

É bastante difundida a informação de que as taxas de morbilidade e mortalidade do infarto agudo do miocárdio são mais altas no inverno do que no verão. Em um estudo incluindo 100 pacientes, com idade acima de 75 anos e acompanhados por 12 meses, constatou-se que: fibrinogênio, viscosidade sangüínea, colesterol total e lipoproteína HDL-colesterol apresentam variações sasonais significativas. O fibrinogênio foi o que mostrou as maiores modificações, chegando a ser 25% mais alto durante os seis meses mais frios.

Homocisteína

Homocisteína é um aminoácido derivado da metionina, que por sua vez é um aminoácido essencial. Uma das características desse aminoácido é ser bastante sociável, tanto que ele quase nunca está sozinho. Prefere ficar aos pares, formando homocistina, pela ligação entre os átomos de enxofre. É assim que ele é mais conhecido. Na verdade, o que dosamos é homocisteína, mas na maioria das vezes falamos homocistina.

Inicialmente, o interesse para a dosagem de homocistina não era muito grande porque estava relacionado apenas com uma situação chamada de homocistinúria, que não é uma doença, mas uma anormalidade bioquímica que pode aparecer numa série de doenças metabólicas hereditárias, muito raras (1:200.000). Os pacientes homozigóticos apresentam aterosclerose severa e prematura e os heterozigóticos são afetados em muito maior grau do que indivíduos não portadores do defeito genético[1].

As possíveis causas genéticas de homocistinúria são:

• deficiência de cistationina-beta-sintetase;
• metabolismo aberrante de vitamina B_{12};
• deficiência de N-5,10 metileno-tetraidrofolato redutase.

A mais freqüente causa adquirida de aumento da homocisteína é a deficiência de ácido fólico. A suplementação de ácido fólico e de vitamina B_{12} pode reduzir os níveis séricos de homocisteína.

Um maior interesse aconteceu quando foi observado que a hiper-homocistinemia estava relacionada com risco de doenças cardiovasculares e que a homocistina podia, também, funcionar como indicador de deficiência de ácido fólico.

Hoje, a homocisteína é considerada como um fator de risco independente para doença aterosclerótica coronariana e cerebral. Recentemente evidenciou-se a associação entre níveis elevados de homocisteína e estenose de carótida em idosos. Entende-se que a homocisteína seja um elemento agressivo para as células endoteliais, facilitando a ocorrência de fenômenos trombogênicos. Estudos experimentais têm demonstrado que células tratadas com homocisteína não se ligam ao fator tissular ativador de plasminogênio, que por sua vez gera plasmina, enzima que irá converter o fibrinogênio em fibrina.

Numerosos trabalhos, nos últimos anos, têm demonstrado uma correlação positiva entre doença arterial coronariana e níveis de homocisteína plasmática mesmo na ausência de homocistinúria.

Quando ofertamos uma grande quantidade de metionina para um indivíduo heterozigoto para homocistinúria, há um aumento da homocisteína maior do que o observado nas pessoas sem essa herança genética. Em 1976, estudo demonstrou o mesmo comportamento em pessoas que tinham aterosclerose precoce. Isso passou a ser utilizado como teste de triagem e corresponde à prova de sobrecarga de metionina.

A homocisteína pode ser dosada no soro, no plasma ou na urina, mas a dosagem na urina tem sido cada vez menos utilizada. O método atualmente disponível é a cromatografia líquida de alta pressão.

Tem sido adotada a nomenclatura homocisteína para descrever a soma da homocisteína livre e conjugada mais homocistina e a mistura de dissulfeto de homocisteína-cisteína.

Um ponto importante deste fator de risco reside no fato de que os níveis plasmáticos de homocisteína podem ser alterados pela suplementação de algumas substâncias, particularmente vitaminas B_6 e B_{12} e folato, as quais são co-fatores envolvidos em várias etapas do metabolismo da homocisteína.

Vitamina E

Há muitas evidências sugerindo que a oxidação da lipoproteína LDL-colesterol é um fator de importância na aterogênese. Esta oxidação está estreitamente relacionada com a formação de radicais livres, como discutido em relação a ferritina[7].

A teoria de radicais livres para a aterogênese está relacionada com a existência de vários agentes antioxidantes que reagem diretamente com eles, neutralizando-os antes que possam reagir com lípides essenciais insaturados, proteínas e várias outras substâncias.

Alfa-tocoferol, ou seja, a vitamina E, é um antioxidante que neutraliza radicais livres em lípides de membranas. Pelo menos dois trabalhos recentes demonstraram que a suplementação dietética com vitamina E reduz a incidência de doença arterial coronariana tanto em homens como em mulheres[1].

ÍNDICES PROGNÓSTICOS EM SITUAÇÕES ESPECÍFICAS

Hipertensão arterial

A hipertensão arterial constitui importante fator de risco para a doença aterosclerótica, levando-se em conta a freqüente associação com dislipidemias. Há uma tendência atual em considerar a hipertensão como uma doença relacionada às anormalidades do metabolismo dos carboidratos e, em particular, com a resistência à insulina[6].

Da mesma forma que ocorre com a concentração do colesterol, a relação entre pressão arterial diastólica e doença aterosclerótica é contínua e gradual. A redução de 5 a 6mmHg na pressão diastólica é associada a uma redução de, aproximadamente, 40% no risco de acidente vascular cerebral mas, especificamente para a doença coronariana, ainda não existe consenso. Alguns estudos populacionais têm sugerido que, mesmo proporcionando efeitos adversos sobre o perfil lipídico, o tratamento da hipertensão arterial exerce proteção ao paciente aterosclerótico, reduzindo a mortalidade.

A redução do colesterol, em geral, promove discreta, mas significativa diminuição nos níveis pressóricos. Ainda que os mecanismos deste efeito sejam pouco entendidos, considera-se que os níveis persistentemente elevados de lípides interfiram de alguma forma na função endotelial, dificultando o relaxamento vascular.

Diabetes melito

Pacientes diabéticos possuem risco de desenvolver doença aterosclerótica de duas a três vezes mais elevado que indivíduos não-diabéticos. O diabetes é uma causa importante de dislipidemias secundária, caracterizada por níveis elevados de triglicérides e lipoproteína de densidade intermediária (IDL-colesterol) e baixos de HDL-colesterol.

A excessiva glicolisação de proteínas, no paciente diabético, é universal, incluindo lipoproteínas. Este mecanismo promove modificações significativas no metabolismo da lipoproteína de baixa densidade e a formação de produtos protéicos que podem contribuir para a aterogênese. Um controle restrito dos níveis sangüíneos de glicose e insulina pode ser benéfico na evolução dos processos ateroscleróticos, ainda que não existam evidências objetivas a este respeito[5,6].

Alterações metabólicas de lípides e de lipoproteínas são freqüentes tanto no diabetes tipo 1 quanto no tipo 2. A insulina desempenha papel importante na produção e remoção das lipoproteínas carregadoras de triglicérides, sendo que cerca de um terço dos pacientes diabéticos apresenta hipertrigliceridemia.

Obesidade

Obesidade é um fator de risco para a doença aterosclerótica de importância relativamente baixa, principalmente se isolada. Sua influência é mais marcante entre as mulheres e é indiscutível quando associada à hipertensão arterial, diabetes melito e/ou dislipidemia.

No obeso, as concentrações plasmáticas de VLDL-colesterol e LDL-colesterol tendem a ser mais elevadas e da lipoproteína HDL mais baixa. Este perfil pode ser determinado pelo estado de hiperinsulinismo habitualmente presente no obeso, em razão do aumento na resistência periférica à insulina[6].

CONSIDERAÇÕES FINAIS

Após a avaliação nutricional, com a tabulação dos resultados, em geral, podem-se classificar os indívíduos em eutróficos, marasmáticos, kwashiokor e obesos, em relação ao metabolismo energético-protéico. A tabela 3.6 mostra um exemplo de resultados encontrados em indivíduos avaliados no Hospital das Clínicas de Ribeirão Preto. Entre uma situação e outra existe uma gama de variações que deve ser analisada, criteriosamente, e cada caso individualmente[8].

Tabela 3.6 – Exemplo de avaliação nutricional antropométrica bioquímica, encontrada em diferentes situações.

Parâmetros	Eutrofia	Atleta	Obeso	Kwashiokor	Marasmo
	Sexo				
	Masc.	Masc.	Fem.	Masc.	Fem.
Altura – m	1,70	1,68	1,60	1,73	1,58
Peso – kg	63	62	90	60	40
Peso/Alt² – kg/m²	22	22	35	20	16
CB – cm	28	28,4	50	27	18
PCT – mm	12	13,0	40	10	2
CM – cm	24	24	–	–	15
Creat. urinária – mg/d	1.400	1.550	800	500	400
ICA	0,92	1,08	0,83	0,33	0,42
Albumina sérica – g/100mL	4,0	4,2	3,9	1,8	3,0
Transferrina sérica – mg/100mL	280	270	250	100	90

REFERÊNCIAS BIBLIOGRÁFICAS

1. Waitzberg DL. Nutrição Oral, Enteral e Parenteral na Prática Clínica. 3 ed. São Paulo, Editora Atheneu, 2004, pp. 279-291.
2. Goldwasser P., Feldman J. Association of serum albumin and mortality risk. J Clin Epidemiol 50 (1997), p. 693. Summary Plus | Full Text + Links | PDF (1235 K)
3. Blackburn G.L., Bistrian B.R., Maini B.S. et al. Nutritional and metabolic assessment of the hospitalized patient. JPEN 1 (1977), p. 11. Abstract-MEDLINE
4. Sullivan D.H., Carte W.J. Insulin-like growth factor I as an indicator of protein-energy undernutrition among metabolically stable hospitalized elderly. J Am Coll Nutr 13 (1994), p. 184. Abstract-EMBASE | Abstract-Elsevier BIOBASE | Abstract-MEDLINE
5. Louay Omran M., John E., Morley MB. BCh Assessment of protein energy malnutrition in older persons, part II: laboratory evaluation Geriatric Research, Education, and Clinical Center, St. Louis VAMC, St. Louis, Missouri, USA.Available online 16 February 2000.
6. Consenso Brasileiro Sobre Dislipidemias. Arq Bras Cardiol, 67:1-16, 1996.
7. Krasinski S.D., Russell R.M., Otradovec C.L. et al. Relationship of vitamin A and vitamin E intake to fasting plasma retinol, retinol-binding protein, retinol esters, carotene, 2-tocopherol, and cholesterol among elderly people and young adults; increased plasma retinol esters among vitamin A-supplement users. Am J Clin Nutr 49 (1989), p. 112. Abstract-MEDLINE
8. Vannucchi H., de Unamuno M., do R Del L., Marchini J.S. Avaliação do Estado Nutricional. Medicina, Ribeirão Preto, 29: 5-18, jan/mar. 1996.

LEITURA RECOMENDADA

1. Berg K. A new serum type system in man: the Lp system. Acta Pathol. Microbiol. Scand: 59: 369-382, 1963.
2. Dahlen G. Incidence of Lp (a) lipoprotein among populations. In: Scanu, AM, ed.Lp (a). San Diego, Academic Press, pp. 151-173, 1990.
3. Sokejima S., Kagamimori S. Working hours as a risk factor for acute myocardial infarction in Japan: A case-control study. B M J, sept 19; 317:775-780, 1998.
4. Grimley E.J. Aging and nutrition: questions needing answers. Age Aging 37 (1989), p. 607.
5. Lowrie E., Lew N. Death risk in hemodialysis patients: the predictive value of commonly measured variables and an evaluation of death rate differences between facilities. Am J Kidney Dis 15 (1990), p. 458. Abstract-EMBASE
6. United States Renal Data System, Combined conditions and correlation with mortality risk among 3399 incident hemodialysis patients. Am J Kidney Dis 20 suppl 2 (1992), p. 32.
7. Guijarro C., Massy Z.A., Wiederkehr M.R. et al. Serum albumin and mortality after renal transplantation. Am J Kidney Dis 27 (1996), p. 117. Abstract-EMBASE | Abstract-MEDLINE
8. Knaus W.A., Wagner D.P., Draper E.A. et al. The APACHE III prognostic system-risk prediction of hospital mortality for critically ill hospitalized adults. Chest 100 (1991), p. 1619. Abstract-EMBASE | Abstract-MEDLINE
9. Phillips A., Shaper A.G., Whincup P.H. Association between serum albumin and mortality from cardiovascular disease, cancer, and other causes. Lancet 2 (1989), p. 1434. Abstract
10. Gillum R.F., Makuc D.M. Serum albumin, coronary heart disease, and death. Am Heart J 123 (1992), p. 507. Abstract

11. Klonoff-Cohen H., Barrett-Connor E.L., Edelstein S.L. Albumin levels as a predictor of mortality in the healthy elderly. J Clin Epidemiol 45 (1992), p. 207. Abstract

12. Corti M.C., Guralnik J.M., Salive M.E. et al. Serum albumin level and physical disability as predictors of mortality in older persons. JAMA 272 (1994), p. 1036. Abstract-EMBASE | Abstract-Elsevier BIOBASE | Abstract-MEDLINE

13. Law M.R., Morris J.K., Wald N.J. et al. Serum albumin and mortality in the BUPA study. Int J Epidemiol 23 (1994), p. 38. Abstract-EMBASE | Abstract-Elsevier BIOBASE | Abstract-MEDLINE

14. Kuller L.H., Eichner J.E., Orchard T.J. et al. The relation between serum albumin and risk of coronary heart disease in the multiple risk factor intervention trial. Am J Epidemiol 134 (1991), p. 1266. Abstract-EMBASE | Abstract-MEDLINE

15. Rothschild M.A., Oratz M., Schreiber S.S. Albumin synthesis. N Engl J Med 286 (1972), p. 748. Abstract-MEDLINE

16. Brackeen G.L. Serum albumin: differences in assay specificity. Nutr Clin Pract 6 (1989), p. 203. Abstract-MEDLINE

17. Gustafsson J.E.G. Improved specificity of serum albumin determination and estimation of acute phase reactants by use of the bromcresol green reaction. Clin Chem 22 (1976), p. 616. Abstract-EMBASE | Abstract-MEDLINE

18. Speicher G.E., Widish J.R., Gaudot F.J. et al. An evaluation of the overestimation of serum albumin by bromcresol green. Am J Clin Path 69 (1978), p. 347.

19. Koomen G.C.M., van Straalen J.P., Boeschoten E.W. et al. Comparison between dye binding methods and nephrotometry for the measurement of albumin in plasma of dialysis patients. Peritoneal Dial Int 12 (1992), p. 133.

20. Wells F.E., Addison G.M., Postlethwaite P.J. Albumin analysis in serum of hemodialysis patients: discrepancies between bromcresol purple, bromcresol green, and electro immunoassay. Ann Clin Biochem 22 (1985), p. 304. Abstract-EMBASE | Abstract-MEDLINE

21. Pinnel A.E., Northam B.E. New automated dye-binding method for serum albumin determination with bromcresol purple. Clin Chem 24 (1978), p. 80.

22. Mabuchi H., Nakahashi H. Underestimation of serum albumin by the bromcresol purple method and a major endogenous ligand in uremia. Clin Chim Acta 167 (1987), p. 89. Abstract

23. Maguire G.A., Price C.P. Bromcresol purple method for serum albumin gives falsely low values in patients with renal insufficiency. Clin Chim Acta 155 (1986), p. 83. Abstract

24. Rall L.C., Roubenoff R., Harris T.B. Albumin as a marker of nutritional and health status. In: I.H. Rosenberg Editor, Nutritional assessment of elderly populations, vol. 13 Raven Press, New York (1995), p. 40.

25. Tietz N., Shuey D., Wekstein R. Laboratory values in fit aging individuals–sexagenarians through centenarians. Clin Chem 38 (1992), p. 1167. Abstract-MEDLINE

26. Courtney M.E., Greene H.L., Folk C.C. et al. Rapidly declining serum albumin values in newly hospitalized patients: prevalence, severity, and contributory factors. JPEN 6 (1982), p. 143. Abstract-MEDLINE

27. Statland B.E., Bokelund H., Winkel P. Factors contributing to intra-individual variation of serum constituents in healthy subject. Clin Chem 20 (1974), p. 1513. Abstract-EMBASE | Abstract-MEDLINE

28. Hyltoft Peterson P., Felding P., Horder M. et al. Effects of posture on concentration of serum proteins in healthy adults. Dependence on the molecular size of protein. Scand J Clin Lab Invest 40 (1980), p. 623.

29. Dixon M., Paterson C.R. Posture and the composition of plasma. Clin Chem 24 (1978), p. 824. Abstract-EMBASE | Abstract-MEDLINE

30. Rothschild M.A., Oratz M., Schreiber S.S. Serum albumin. Hepatology 8 (1988), p. 385. Abstract-EMBASE | Abstract-MEDLINE

31. Doweiko J.P., Nompleggi D.J. The role of albumin in human physiology and pathophysiology, part III: albumin and disease states. JPEN 15 (1991), p. 476. Abstract-EMBASE | Abstract-MEDLINE
32. Grimble R. Serum albumin and mortality (letter). Lancet 335 (1990), p. 350. Abstract-EMBASE
33. Ballmer-Weber B.K., Dummer R., Kung E. et al. Interleukin 2-induced increase of vascular permeability without decrease of the intravascular albumin pool. Br J Cancer 71 (1995), p. 78. Abstract-EMBASE | | Abstract-MEDLINE
34. Huang Z., Himes J.H., McGovern P.G. Nutrition and subsequent hip fracture among a national cohort of white women. Am J Epidemiol 144 (1996), p. 124. Abstract-EMBASE | Abstract-MEDLINE
35. Mullen J.L., Buzby G.P., Waldsman M.T. et al. Prediction of operative morbidity and mortality by pre-operative nutritional assessment. Surg Forum 30 (1979), p. 80. Abstract-MEDLINE
36. Payette H., Rola-Pleszynski M., Ghadirian P. Nutrition factors in relation to cellular and regulatory immune variables in a free-living elderly population. Am J Clin Nutr 52 (1990), p. 927. Abstract-EMBASE | Abstract-MEDLINE
37. Phillips L.S. Nutrition, metabolism, and growth. In: W.H. Daughaday Editor, Endocrine control of growth Elsevier, New York (1981), p. 121.
38. Powell D.R., Rosenfeld R.G., Baker R.K. et al. Serum somatomedin levels in adults with chronic renal failure: the importance of measuring insulin-like growth factor I (IGF-I) and IGF-II in acid-chromatographed uremic serum. J Clin Endocrinol Metab 63 (1986), p. 1186. Abstract-EMBASE | Abstract-MEDLINE
39. Rainey-Macdonald C.G., Holliday R.L., Wells G.A. et al. Validity of two-variable nutritional index for use in selecting candidates for nutritional support. JPEN 7 (1983), p. 15. Abstract-MEDLINE
40. Roza A.M., Tuitt D., Shizgal H.M. et al. Transferrin-a poor measure of nutritional status. JPEN 8 (1984), p. 523. Abstract-EMBASE | Abstract-MEDLINE
41. Finucane P., Rudra T., Hsu R. et al. Markers of the nutritional status in cutely ill elderly patients. Gerontology 34 (1988), p. 304. Abstract-EMBASE | Abstract-MEDLINE
42. Georgieff M.K., Amrnath U.M., Murphy E.L. et al. Serum transferrin levels in the longitudinal assessment of protein-energy status in preterm infants. J Pediatric Gastroenterology Nutr 8 (1989), p. 234. Abstract-EMBASE | Abstract-MEDLINE
43. Ingenbleek Y., Van Den Schriek H.-G., De Nayer P. et al. Albumin, transferrin and thyroxin-binding prealbumin/retinol-binding protein (TBPA-RBP) complex in assessment of malnutrition. Clin Chim Acta 63 (1975), p. 61. Abstract
44. Awai M., Brown E.B. Studies of the metabolism of I-131 labeled human transferrin. J Lab Clin Med 61 (1963), p. 363. Abstract-MEDLINE
45. Irie S., Tavassoli M. Transferrin-mediated cellular iron uptake (review). Am J Med Sci 293 (1987), p. 103. Abstract-EMBASE | Abstract-MEDLINE
46. Bullen J.J. The significance of iron in infection. Rev Infect Dis 3 (1981), p. 1127. Abstract-MEDLINE
47. Mancini G., Carbonara A.O., Heremans J.F. Immunological quantitation of antigens by single immunodiffusion. Int J Immunochem 2 (1965), p. 235.
48. Bistrian B.R., Blackburn G.L., Sherman M. et al. Therapeutic index of nutritional depletion in hospitalized patients. Surg Gynecol Obstet 141 (1974), p. 512.
49. Miller S.F., Morath M.A., Finley R.K. Comparison of derived and actual transferrin: a potential source of error in clinical nutritional assessment. J Trauma 21 (1981), p. 548. Abstract-EMBASE | Abstract-MEDLINE
50. Tsung S.H., Rusenthal W.A., Milewski K.A. Immunological measurements of transferrin compared with chemical measurement of total iron-binding capacity. Clin Chem 21 (1974), p. 1064.

51. Spiekerman M. Proteins used in nutritional assessment. Clin Lab Med 13 (1993), p. 353.
52. Mitchell C., Lipschitz D. The effect of age and sex on the routinely used measurements to assess the nutritional status of hospitalized patients. Am J Clin Nutr 36 (1982), p. 340. Abstract-EMBASE | Abstract-MEDLINE
53. Fletcher J.P., Little J.M., Guest P.K. et al. A comparison of serum transferrin and serum prealbumin as nutritional parameters. JPEN 11 (1987), p. 144. Abstract-EMBASE | Abstract-MEDLINE
54. Rubin J., Depars G.D., Walsh D. et al. Protein losses and tobramycin absorption in peritonitis: treated by hourly peritoneal dialysis. Am J Kidney 8 (1986), p. 124. Abstract-EMBASE | Abstract-MEDLINE
55. Spiekerman A.M. Some recognized nutritional markers in liver and kidney disease. Poster session at the 1989 American Association of Clinical Chemistry Meeting in San Francisco, CA, August 1989.
56. Forse R.A., Shizgal H.M. Serum albumin and nutritional status. JPEN 4 (1980), p. 450. Abstract-MEDLINE
57. Reeds P.J., Laditan A.A.O. Serum albumin and transferrin in protein energy malnutrition. Br J Nutr 1076; 36:255.
58. Bernstein L. Measurement of visceral protein status in assessing protein and energy malnutrition: standard of care (Prealbumin in Nutritional Care Consensus Group). Nutrition 11 (1995), p. 169. Abstract-EMBASE
59. Cynober L., Prugnaud O., Lioret N. et al. Serum transhyterin levels in patients with burn injury. Surgery 109 (1991), p. 640. Abstract-EMBASE | Abstract-MEDLINE
60. Fischer J.E. Plasma proteins as indicators of nutritional. In: S.M. Levenson Editor, Nutritional assessment, present status, future directions and prospects Ross Laboratories, Columbus, OH (1982).
61. Rothchild M.A., Oratz M., Schreiber S.S. Albumin synthesis. N Engl J Med 14 (1972), p. 748.
62. Shetty P.S., Jung R.T., Watrasiewicz K.E. et al. Rapid turnover transport proteins: an index of subclinical protein-calorie malnutrition. Lancet 2 (1979), p. 230. Abstract
63. Clemmons D.R., Underwood L.E., Dickerson R.N. et al. Use of plasma somatomedin-C/insulin-like growth factor I measurements to monitor the response to nutritional repletion in malnourished patient. Am J Clin Nutr 41 (1985), p. 191. Abstract-EMBASE | Abstract-MEDLINE
64. Chatelain P.G., Van Wyk J.J., Coopeland K.C. et al. Effect of in vitro action of serum proteases or exposure to acid on measurable immunoreactive somatomedin-C in serum. J Clin Endocrinol Metab 56 (1982), p. 376.
65. Clemmons D.R., Underwood L.E., Dickerson R.N. et al. Use of plasma somatomedin-C/insulin-like growth factor I measurements to monitor the response to nutritional repletion in malnourished patients. Am J Clin Nutr 41 (1985), p. 191. Abstract-EMBASE | Abstract-MEDLINE
66. Minuto F., Barreca A., Adami G.F. et al. Insulin-like growth factor I in human malnutrition: relationship with some body composition and nutritional parameters. JPEN 13 (1989), p. 392. Abstract-EMBASE | Abstract-MEDLINE
67. Unterman T.G., Vazquez R.M., Slas A.J. et al. Nutrition and somatomedin. XIII. Usefulness of somatomedin-C in nutritional assessment. Am J Med 78 (1985), p. 228. Abstract
68. Jacob V., Le Carpentier J.E., Salzano S. et al. IGF-I, a marker of undernutrition in hemodialysis patients. Am J Clin Nutr 52 (1990), p. 39. Abstract-EMBASE
69. Rudman D., Nagraj H.S., Mattson D.E. et al. Hyposomatomedinemia in the men of a veterans administration nursing home; prevalence and correlates. Gerontology 33 (1987), p. 307. Abstract-MEDLINE
70. Hawker F.H., Stewart P.M., Baxter R.C. et al. Relationship of somatomedin-C/insulin-like growth factor I levels to conventional nutritional indices in critically ill patients.

Crit Care Med 15 (1987), p. 732. Abstract-EMBASE | Abstract-MEDLINE

71. Isley W.L., Lyman B., Pemberton B. Somatomedin-C as a nutritional marker in traumatized patients. Crit Care Med 18 (1990), p. 795. Abstract-EMBASE | Abstract-MEDLINE

72. Clemmons D.R., Van Wyk J.J. Factors controlling blood concentrations of somatomedin C. Clin Endocrinol Metab 13 (1984), p. 113. Abstract

73. Furlanetto R.W., Underwood L.E., Van Wyk J.J. et al. Estimation of somatomedin C levels in normal and patients with pituitary disease by radioimmunoassay. J Clin Invest 60 (1977), p. 648. Abstract-EMBASE

74. Howard L.J., Dillon B.C., Hofmann S.L. et al. Plasma fibronectin (opsonic glycoprotein) as an index of nutritional deficiency and repletion in human subjects (abstract). JPEN 5 (1981), p. 558.

75. Scott R.L., Sohmer P.R., Macdonald M.G. The effect of starvation and repletion on plasma fibronectin in man. JAMA 248 (1982), p. 2025. Abstract-EMBASE | Abstract-MEDLINE

76. Mosher D.F. Physiology of fibronectin. Annu Rev Med 35 (1984), p. 561. Abstract-MEDLINE

77. Saba T.M., Jaffe E. Plasma fibronectin (opsonic glycoprotein): its synthesis by vascular endothelial cells and role in cardiopulmonary integrity after trauma as related to reticuloendothelial function. Am J Med 68 (1980), p. 577. Abstract

78. Saba T.M. Reticuloendothelial systemic host-defense following surgery and traumatic shock. Circ Shock 2 (1975), p. 91. Abstract-EMBASE

78. Scovill W.A., Saba T.M., Blumenstock F.A. et al. Opsonic alpha-2 surface binding glycoprotein therapy during sepsis. Ann Surg 188 (1978), p. 521. Abstract-EMBASE | Abstract-MEDLINE

80. Grossman J.E., Demling R.H., Duy N.D. et al. Response of plasma fibronectin to major burn. J Trauma 20 (1980), p. 967. Abstract-EMBASE | Abstract-MEDLINE

81. Heymsfield S.B., Arteaga C., McManus C. et al. Measurement of muscle mass in humans: validity of the 24-hour urinary creatinine method. Am J Clin Nutr 37 (1983), p. 478. Abstract-EMBASE | Abstract-MEDLINE

82. Grant A. Nutrition assessment guidelines, 2nd ed. Seattle, WA, 1979.

83. Greene E., Hoogwerf B.J., Laine D. Diet composition affects urine creatinine excretion in healthy subjects (abstract). Clin Res 30 (1982), p. 779.

84. Astoor A.M., Armstrong M.D. 3-Methylhistidine, a component of actin. Biochem Biophys Res Commun 26 (1967), p. 168.

85. Young V.R., Munro H.N. Nt-methylhistidine (3-methylhistidine) and muscle protein turnover: an overview. Fed Proc Fed Am Soc Exp Biol 37 (1978), p. 2291. Abstract-EMBASE | Abstract-MEDLINE

86. Tripathy K., Lotero H., Bolanos O. Role of dietary protein upon serum cholesterol level in malnourished subjects. Am J Clin Nutr 23 (1970), p. 1345.

4.

HIPERCOLESTEROLEMIA

Aliny Stefanuto
Cristiane Kovacs
Eliane Cristina dos Santos
Ana Paula Serafim de Souza
Marcelo Chiara Bertolami

CLÍNICA

Marcelo Chiara Bertolami

O reconhecimento de que a hipercolesterolemia, representada particularmente pelo aumento do LDL-colesterol, é importante fator de risco para a doença aterosclerótica, principalmente coronária, data de muitos anos. Estudos como o de Framingham, MRFIT e PROCAM são unânimes em demonstrar esse fato[1-3]. Numerosos estudos clínicos randomizados mostraram que o tratamento da hipercolesterolemia, envolvendo pacientes em diferentes situações de risco, leva à redução da morbidade e mortalidade cardiovascular total. Diante disso, atualmente não é mais discutida a validade do tratamento, mas sim quais as metas para o LDL-colesterol que devem ser recomendadas nas diversas condições de risco cardiovascular, em geral admitindo-se que quanto mais baixos forem os níveis, melhor para os pacientes[4].

Para o adequado tratamento das hipercolesterolemias é necessário inicialmente que se faça seu diagnóstico. Este se baseia, na grande maioria dos casos, na determinação do perfil lipídico, composto por colesterol total (CT), triglicérides (TG), colesterol ligado à HDL (HDL-c) e cálculo do colesterol ligado à LDL (LDL-c) pela fórmula de Friedewald:

LDL-c = CT – (HDL-c + TG/5)

onde TG/5 corresponde ao colesterol ligado à VLDL (VLDL-c). Esta fórmula não deve ser empregada quando o nível de TG for $\geq$ 400mg/dL.

Uma vez feito o diagnóstico de hipercolesterolemia, caracterizando o aumento do LDL-c, antes do início de qualquer terapia é muito importante a diferenciação se ela é primária (decorrente de uma causa hereditária reconhecida ou não) ou secundária (decorrente de uma doença de base ou do uso de medicamentos). A tabela 4.1 mostra as principais causas secundárias de hipercolesterolemia. Essa caracterização é fundamental, uma vez que o tratamento das hipercolesterolemias secundárias objetiva controlar a causa desencadeante da alteração lipídica, enquanto o tratamento das hipercolesterolemias primárias é dirigido diretamente para a alteração lipídica.

Tabela 4.1 – Hipercolesterolemias secundárias a doenças ou a medicamentos.

Doença	Alterações lipídicas
Hipotireoidismo	↑ CT e às vezes do TG, ↓ do HDL-c
Síndrome nefrótica	↑ do CT e TG, ↓ do HDL-c nas formas graves
Icterícia obstrutiva	Pode causar ↑ acentuado do CT
Corticosteróides	↑ do CT e dos TG
Anabolizantes	↑ do CT e ↓ dos TG
Isotretinoína	↑ do CT

TRATAMENTO DAS HIPERCOLESTEROLEMIAS

O principal objetivo do tratamento das hipercolesterolemias é o da prevenção (primária ou secundária) da doença aterosclerótica (coronariana, cerebral e periférica). A terapia, para obtenção dos resultados desejáveis, deve ser mantida indefinidamente.

As metas de redução lipídica na prevenção da doença arterial coronária dependem do nível de risco apresentado por cada paciente. Para o cálculo desse risco (estratificação de risco), as IV Diretrizes Brasileiras sobre Dislipidemias da Sociedade Brasileira de Cardiologia (em fase final de elaboração) recomenda o emprego da tabela de risco usada pelo Programa Nacional de Educação em Colesterol do Instituto Nacional de Saúde Americano em sua terceira versão (ATP III)[5], que se baseia no estudo de Framingham. Essa tabela calcula o risco absoluto de ocorrência de morte ou de infarto do miocárdio para os próximos dez anos. Este pode ser dividido em três categorias: baixo risco (< 10% em 10 anos), risco intermediário (> 10% porém < 20% em 10 anos) e alto risco (≥ 20% em 10 anos) (Tabela 4.2). É efetuada a soma de pontos dos fatores de risco (sexo, idade, colesterol total, HDL-colesterol, pressão arterial sistólica e tabagismo). São, também, considerados de alto risco, os portadores de aterosclerose em qualquer artéria e os diabéticos.

Obs.: Recentemente, diante dos resultados de estudos de prevenção publicados de 2001 para cá, tem sido recomendada como meta valor mais baixo de LDL-c (< 70mg/dL) em situações de muito alto risco, caracterizadas por: portadores

Tabela 4.2 – Metas e estratificação de risco para o tratamento das dislipidemias.

Nível de risco	Metas lipídicas		
	LDL-c	HDL-c	TG
Alto risco			
Pacientes com DAC*, DVP* ou aterosclerose carotídea	< 100	> 40	< 150
Pacientes com diabetes	< 100	> 45	< 150
Risco de DAC* em 10 anos ≥ 20%	< 100	> 40	< 150
Médio risco			
Risco de DAC* em 10 anos > 10% e < 20%	< 130	> 40	< 150
Baixo risco			
Risco de DAC* em 10 anos ≤ 10%	< 130*	> 40	< 150

* A meta de LDL-c em pacientes de baixo risco é < 130mg/dL; entretanto, tolera-se LDL-c < 160mg/dL.

de doença coronariana com fatores de risco de difícil controle, como o diabetes ou o tabagismo (naqueles que não conseguem parar de fumar); portadores da síndrome metabólica (particularmente com TG > 200mg/dL e/ou HDL-c < 40mg/dL), ou ainda nas síndromes coronárias agudas.

A abordagem inicial das hipercolesterolemias deve ser focada nas adequações do estilo de vida, com modificações da alimentação, procurando atingir o peso adequado para o indivíduo, a prática regular de atividade física, o abandono do fumo e a redução do estresse emocional.

As medidas farmacológicas serão introduzidas em associação com mudanças no estilo de vida, quando estas não forem suficientes para alcançar as metas do tratamento. Ocasionalmente, nos pacientes de alto risco, em que as metas de tratamento são mais rigorosas, pode-se iniciar a terapia medicamentosa ao mesmo tempo em que são implementadas as mudanças do estilo de vida.

TRATAMENTO MEDICAMENTOSO[5-8]

Para tratarmos corretamente as hipercolesterolemias com medicamentos, devemos inicialmente conhecer intimamente os fármacos, sabendo suas indicações, doses, mecanismos de ação, efeitos colaterais, metabolismo e excreção, bem como possíveis interações medicamentosas. É de grande importância que o uso de medicamentos seja associado ao tratamento não medicamentoso (mudança de estilo de vida).

Seqüestrantes de ácidos biliares (resinas) – o único representante no Brasil é a colestiramina que é apresentada em pó (pacotes de 4g) que deve ser misturado a líquidos. A dose deve ser aumentada lenta e progressivamente até o máximo de 24g/dia, dependendo da tolerabilidade. Seus efeitos colaterais são freqüentes e incluem intolerância digestiva (constipação, flatulência e náuseas). Apresenta péssima palatibilidade e interfere na absorção de diversos medicamentos e vitaminas lipossolúveis. Deve ser administrada uma hora antes ou quatro horas depois da tomada de outros medicamentos. Existe a possibilidade de aumento de trigli-

HIPERCOLESTEROLEMIA

53

cérides com seu uso. Por não ser absorvida e, portanto, não ter efeitos sistêmicos, é particularmente recomendada para o tratamento de crianças hipercolesterolêmicas.

Fitosteróis – também chamados de esteróis vegetais, são componentes naturais dos óleos vegetais comestíveis como o óleo de girassol e soja. Os fitosteróis são encontrados em certos cremes vegetais que devem ser consumidos em quantidade de 20g/dia (1 colher de sopa) dividida entre as refeições.

Inibidor da absorção intestinal de colesterol (ezetimiba) – excepcionalmente a ezetimiba tem sido recomendada para uso isolado, o que pode levar à redução média do LDL-c de 15% a 20%. Entretanto, seu efeito maior é na associação com as estatinas, pela potencialização dos efeitos de ambos. Demonstrou-se que, quando empregada na dose de 10mg ao dia, em associação com a menor dose de qualquer estatina, seu efeito redutor sobre o LDL-c é semelhante ao da mesma estatina isolada em dose máxima. Em geral é bem tolerada, não apresentando efeitos colaterais significativos.

Inibidores da HMG-Coa redutase (estatinas) – hoje no mercado encontramos seis estatinas (em ordem de potência): fluvastatina 20mg a 80mg, pravastatina 10mg a 40mg, lovastatina 10mg a 80mg, sinvastatina 10mg a 80mg, atorvastatina 10mg a 80mg e rosuvastatina 10mg a 40mg. Sempre são levadas em consideração, para a prescrição desses fármacos, além da potência de modificação do perfil lipídico, suas vias de metabolização e eliminação, bem como o potencial de interação e disponibilidade na rede pública.

Entre os efeitos colaterais pode-se destacar intolerância gástrica, flatulência, dores musculares, prurido, hepatotoxicidade e xantoma cutâneo. Além de alertar o paciente quanto aos possíveis efeitos colaterais e interações desses medicamentos, é recomendada a monitorização periódica da função hepática (enzima mais sensível é a TGP) e da creatinofosfoquinase (CPK).

Fibratos – excepcionalmente os fibratos são empregados para tratamento das hipercolesterolemias, uma vez que sua ação se faz principalmente sobre os triglicérides. Nossa experiência maior é com bezafibrato, fenofibrato e ciprofibrato. Não existe grande diferença de potência entre esse tipo de medicação. Os principais efeitos colaterais desses medicamentos são: distúrbios gastrintestinais, distúrbios do sono, diminuição da libido, erupção cutânea e fraqueza muscular. Podem aumentar a litogenicidade da bile, levando à formação de cálculos biliares de colesterol. A associação com estatinas pode levar a maior freqüência de miosite e de rabdomiólise, devendo ser empregada criteriosamente. A dosagem de CPK e TGP deve ser realizada rotineiramente, principalmente no primeiro ano de tratamento. Quando há necessidade de associação, não é recomendado o emprego do genfibrozil, pela maior freqüência de interação com as estatinas e produção de miopatia.

Niacina ou ácido nicotínico – da mesma forma que os fibratos, em geral é empregada para tratamento das hipertrigliceridemias ou das hiperlipidemias mistas. Entretanto, em raras situações é recomendada na hipercolesterolemia, isoladamente ou em associação com as estatinas. Também pode ser associada às estatinas, após redução do LDL-c, na tentativa de aumentar o HDL-c. Seu emprego deve ser cauteloso em hepatopatas, etilistas e em pacientes com doença renal. Seus efeitos adversos incluem *flushing*, tonturas, palpitações, dispnéia, sudorese, calafrios e/ou inchaço. Além disso, pode potencializar os efeitos de anti-hipertensivos, bem como aumentar a glicemia. A dose preconizada é de 500mg a 2.000mg/dia, devendo ser atingida de forma gradual. A formulação de liberação intermediária, lançada recentemente no Brasil, é mais segura e apresenta menos probabilidade de causar efeitos colaterais.

Associação de medicamentos – medicamentos de efeitos diferentes poderão ser combinados, quando houver resistência a um tipo apenas, ou quando doses muito altas de apenas um medicamento forem necessárias para o controle adequado da hipercolesterolemia. Pode ser recomendado, também, como tratamento inicial da hipercolesterolemia, a combinação de uma estatina com a ezetimiba.

Evidências para o tratamento medicamentoso da hipercolesterolemia

Os primeiros estudos clínicos randomizados que empregaram medicamentos hipolipemiantes na expectativa de reduzir morbidade e mortalidade cardiovascular empregaram o clofibrato, a niacina ou a colestiramina. Seus resultados foram discretamente favoráveis quanto à morbidade e mortalidade cardiovasculares, mas houve sugestão da possibilidade de aumento da mortalidade total, por maior número de mortes decorrentes de problemas não cardiovasculares. Estabeleceu-se intensa polêmica se o tratamento hipolipemiante, enquanto capaz de levar à diminuição da morbidade e mortalidade cardiovasculares, poderia produzir aumento de outras causas de morte, inclusive por violências, com o que não haveria benefício sobre a mortalidade global. Note-se que os estudos realizados até então focavam primariamente a morbidade e a mortalidade cardiovasculares e apenas em segundo plano a mortalidade total.

Somente na década de noventa foi publicado o primeiro estudo que teve como objetivo principal a avaliação da mortalidade total. Trata-se do 4S (*Scandinavian Simvastatin Survival Study*)[9], marco entre os estudos de intervenção. Pela primeira vez foi empregado como tratamento hipolipemiante, uma estatina. Mostrou-se que o tratamento com sinvastatina de pacientes coronariopatas com aumento da colesterolemia (LDL-colesterol médio de 189mg/dL), por cinco anos, foi capaz de reduzir significativamente a mortalidade total em 30%, uma vez que reduziu a mortalidade por doença coronariana em 42%, sem aumentar outras causas de morte. Nesse sentido, uma das grandes contribuições do estudo 4S foi a demonstração da redução de mortalidade total, uma vez que estudos observacionais e experimentais anteriores com menor poder estatístico aventavam a hipótese de um aumento de mortes não cardiovasculares com o uso de estatinas.

A partir daí foram publicados numerosos outros ensaios clínicos randomizados, corroborando o papel do tratamento com medicação hipolipemiante na prevenção cardiovascular, em diferentes populações e com variado grau de risco cardiovascular.

O WOSCOPS (*West of Scotland Coronary Prevention Study*) incluiu apenas indivíduos do sexo masculino, sem infarto prévio, com níveis médios de colesterol total de 272mg/dL. Após acompanhamento próximo de cinco anos, observou-se redução, no grupo randomizado para tomar pravastatina 40mg ao dia, de infarto e mortalidade por doença coronariana somente quando combinados. Não houve redução da mortalidade total[10]. Este estudo sugeriu que a redução da colesterolemia para além de 24% não traria benefícios adicionais na prevenção.

No estudo CARE (*Cholesterol and Recurrent Events Trial*)[11], pacientes com história de infarto do miocárdio, entretanto, com níveis de colesterolemia semelhantes à média populacional (colesterol total < 240mg/dL) foram randomizados para receber pravastatina ou placebo durante 5 anos. Houve redução do desfecho combinado a eventos coronarianos fatais ou não fatais. Também não houve redução da mortalidade total. Este estudo reforçou a idéia do tratamento hipolipemiante após o infarto do miocárdio, agora em população sem níveis tão aumentados de colesterolemia, quanto os participantes do 4S. Seus resultados mostraram que os pacientes que apresentavam LDL-colesterol menor que 125mg/dL no início do acompanhamento, não se beneficiaram com o tratamento com pravastatina. Vale a ressalva de que esse achado foi estabelecido a partir de uma análise *post-hoc* e com poder estatístico limitado para confirmar essa hipótese, não sendo confirmado por ensaios clínicos randomizados posteriores.

O LIPID (*Long-Term Intervention with Pravastatin in Ischemic Disease*) estendeu as informações do CARE, demonstrando que o tratamento com pravastatina por cinco anos, de população portadora de angina ou infarto do miocárdio, com níveis de colesterolemia dentro da média populacional ou pouco elevados (colesterol total entre 155 e 270mg/dL), trouxe redução da mortalidade cardiovascular (25%) e total (22%)[12].

O mais ousado dos estudos foi o AFCAPS/TexCAPS (*Air Force/Texas Coronary Atherosclerosis Prevention Study*), que analisou população saudável, a maioria sem alteração lipídica, a não ser HDL-colesterol menor que 45mg/dL. Mostrou que o tratamento com lovastatina por cinco anos foi capaz de reduzir a incidência de eventos coronarianos em 33%[13].

O maior estudo até o momento foi o HPS (*Heart Protection Study*) que acompanhou por cinco anos, população de alto risco (20.536 indivíduos), comparando utilização de sinvastatina 40mg ao dia com placebo. Mostrou no grupo do tratamento ativo redução de 26% de infarto do miocárdio fatal ou não fatal e de 12,9% na mortalidade global[14]. Trouxe a informação de que, independentemente da colesterolemia de entrada, os pacientes se beneficiaram do tratamento. Mesmo nos incluídos no estudo com o LDL-colesterol já abaixo da meta proposta pelas diretrizes para a situação de alto risco (LDL-colesterol < 100mg/dL) houve redução do risco cardiovascular semelhante à observada nos grupos com LDL-colesterol inicial mais alto. Foi, assim, o primeiro estudo a questionar as metas das diretrizes para o LDL-colesterol.

Os estudos citados demonstraram que a intervenção com medicamento hipolipemiante:

- Reduz a incidência de novos eventos coronarianos.
- Reduz a mortalidade cardiovascular.
- Reduz a necessidade de procedimentos invasivos percutâneos e cirúrgicos.
- Não aumenta a incidência de mortes violentas.
- Reduz a mortalidade total.

Análises *post-hoc* e de subgrupos desses estudos evidenciaram que o tratamento hipolipemiante foi capaz também de reduzir a incidência de acidentes vasculares cerebrais (AVCs) (com exceção do estudo WOSCOPS), independentemente do sexo, da idade e das co-morbidades presentes. Assim, os subgrupos de idosos, mulheres, diabéticos, hipertensos e fumantes também apresentaram benefícios desse tratamento.

Outra área que apresentou avanço interessante foi a da análise da possibilidade de interferência sobre a progressão (e até possível regressão) das placas ateroscleróticas quantificadas por angiografias seriadas (após 1 a 15 anos de acompanhamento) com diferentes formas de tratamento hipolipemiante. Envolveram a utilização de um ou mais medicamentos, dietas muito restritivas e até a cirurgia de derivação ileal parcial. Mostraram que as intervenções em geral podem levar à não progressão das placas ateroscleróticas, com raros casos de regressão. Entretanto, embora não tenha ocorrido melhora na análise angiográfica, houve importante melhora clínica, com grandes reduções de eventos cardiovasculares maiores nos grupos tratados. Chamou-se a atenção, assim, para a possibilidade do tratamento proporcionar maior estabilidade às placas ateroscleróticas. Recentemente, o estudo REVERSAL[15] foi o primeiro a empregar o método de ultra-som intracoronário para analisar a possibilidade de mudanças em obstruções ateroscleróticas. Comparou duas formas de tratamento: uma mais agressiva com atorvastatina 80mg ao dia e a outra mais conservadora, com pravastatina 40mg/dia. Mostrou que, após 18 meses, o tratamento com atorvastatina foi capaz de levar a maiores reduções do LDL-colesterol e também da proteína C reativa, o que se acompanhou de praticamente não progressão das lesões em comparação com o grupo da pravastatina em que ocorreu importante avanço da aterosclerose. Alguns pacientes, mais freqüentes no grupo da atorvastatina, apresentaram evidente redução do volume das placas ateroscleróticas na segunda avaliação.

O tratamento hipolipemiante também foi testado durante as síndromes coronarianas agudas, uma vez que a redução rápida da colesterolemia nessas situações teoricamente deveria apresentar benefícios. Isso foi realmente evidenciado em estudos como o MIRACL (*The Myocardial Infarction Reduction with Aggressive Cholesterol Lowering Study*)[16] e o PROVE-IT (*Pravastatin or Atorvastatin Evaluation and Infection Therapy-Thrombolysis in Myocardial Infarction 22*)[17] que demonstraram redução, respectivamente, da recorrência de angina e de objetivo composto por morte por qualquer causa, infarto do miocárdio, angina instável que requeresse reinternação hospitalar, revascularização e acidente vascular cerebral, com o emprego de atorvastatina 80mg ao dia.

Como os resultados de análises de subgrupos não são definitivos (no máximo geradores de hipótese) quanto às evidências que fornecem, algumas situações têm sido testadas em estudos específicos, como é o caso dos idosos, hipertensos e diabéticos.

Assim, o estudo PROSPER (*Prospective Study of Pravastatin in the Elderly at Risk*)[18] mostrou os benefícios do emprego de pravastatina em população entre 70 e 82 anos com características de alto risco cardiovascular. Como o benefício da terapia com estatina é diretamente relacionado ao risco absoluto individual, sendo maior naqueles indivíduos de maior risco, este estudo mostrou que os idosos têm benefícios com o tratamento ainda maiores que os observados nas populações mais jovens.

O estudo ASCOT-LLA (*Anglo-Scandinavian Cardiac Outcomes Trial-Lipid Lowering Arm*)[19] comparou atorvastatina e placebo em pacientes hipertensos com níveis limítrofes de colesterol e pelo menos outros três fatores de risco cardiovascular. Este ensaio clínico foi interrompido precocemente, após seguimento médio de 3,3 anos, por ter sido observada redução de infarto e acidente vascular encefálico. Não houve diferença em relação à mortalidade total. Já o estudo ALLHAT (*The Antihypertensive and Lipid-Lowering Treatment to Prevent Heart Attack Trial*)[20] comparou utilização de pravastatina com "cuidados usuais" em hipertensos idosos e com hipercolesterolemia moderada com pelo menos um fator de risco cardiovascular adicional, sendo que 86% não possuiam manifestação de doença cardiovascular. Neste estudo não houve diferença entre pravastatina e placebo em relação à mortalidade total, infarto e acidente vascular encefálico. Trata-se do primeiro estudo a empregar uma estatina e que não teve resultado positivo. Acredita-se que isso tenha ocorrido porque muitos dos pacientes do grupo de cuidados usuais receberam estatinas prescritas pelos seus médicos assistentes, o que ocasionou diferença não significativa do LDL-colesterol entre os dois grupos.

O CARDS (*Collaborative Atorvastatin Diabetes Study*)[21] evidenciou que o tratamento de portadores de diabetes tipo 2 sem doença coronariana manifesta tem significativos benefícios com o emprego de atorvastatina 10mg ao dia por 3 anos. Este estudo chamou a atenção para que as vantagens do grupo de tratamento ativo foram independentes dos valores basais de colesterol, sugerindo que todos os pacientes diabéticos acima dos 40 anos devam receber uma estatina, independentemente de seu valor de colesterolemia, a não ser que exista contra-indicação para tal[22].

Com base em muitos desses estudos referidos, sugeriu-se que quanto mais baixos os níveis de LDL-colesterol obtidos com o tratamento, maiores os benefícios alcançados (hipótese do quanto mais baixo, melhor). Esse conceito foi testado em estudo recentemente publicado, o TNT (*Treating to New Targets*)[23]. Nesse estudo, portadores de angina estável foram randomizados para empregar, durante acompanhamento médio de 4,9 anos, o mesmo medicamento, a atorvastatina, na dose de 10mg ou de 80mg ao dia. Evidenciou que o tratamento mais agressivo, com reduções mais expressivas do LDL-colesterol, observadas no grupo dos 80mg ao dia, levou a menor incidência do objetivo primário caracterizado pela ocorrência do primeiro evento cardiovascular, definido como morte por doença coronariana, infarto não fatal, ressuscitação após parada cardíaca ou AVC fatal ou não fatal. No estudo TNT o uso de altas doses de atorvastatina foi seguro, uma vez que não se observou aumento significativo de efeitos adversos sérios durante o seguimento. Outros estudos que avaliam a hipótese do quanto mais baixo, melhor, ainda estão em andamento, tais como o IDEAL e o SEARCH.

Outra situação estudada foi a do tratamento com estatina após a revascularização do miocárdio, pela cirurgia ou pela angioplastia. Exemplo de estudo pós-cirurgia de revascularização do miocárdio foi o Post-CABG (*Post-Coronary Artery Bypass Graft trial*) que mostrou, em curto prazo[24], benefícios angiográficos do tratamento mais agressivo com lovastatina isolada ou associada ao colestipol, para levar o LDL-colesterol para menos de 100mg/dL e a mais longo prazo [25] que esses benefícios foram acompanhados de melhora da morbidade e mortalidade cardiovascular. Quanto ao tratamento pós-angioplastia, foi avaliado no estudo LIPS (*Lescol Intervention Prevention Study*). Neste estudo, a utilização de fluvastatina 80mg ao dia por pacientes pós-angioplastia, acompanhados por 3,9 anos levou à diminuição de eventos cardiovasculares maiores[26].

Hoje dispomos de vários medicamentos capazes de atuar sobre a colesterolemia, produzindo reduções significativas e potencialmente benéficas para os pacientes. Os grandes ensaios clínicos randomizados com medicamentos hipolipemiantes trouxeram importantes informações sobre sua capacidade de auxiliar na prevenção cardiovascular em diferentes situações clínicas. Além da boa tolerabilidade, com baixa incidência de efeitos colaterais importantes, em média, o que esses estudos salientaram é que para cada 1% de redução do LDL-colesterol há diminuição do risco cardiovascular de 1%, enquanto para cada 1mg/dL de aumento do HDL-colesterol o risco se reduz em 2 a 3%. Atualmente não mais se discute o papel dos fármacos na prevenção, mas sim quais os níveis que devem ser atingidos, se esses benefícios dependem de outros efeitos observados (efeitos pleiotrópicos) e se serão úteis no tratamento de outras doenças e situações como Alzheimer, osteoporose, insuficiência renal, pós-acidente vascular cerebral, alguns tipos de câncer, entre outras. Tais conclusões somente poderão ser validadas após a realização de estudos testando especificamente essas hipóteses.

REFERÊNCIAS BIBLIOGRÁFICAS

1. Kannel WB, Castelli WP, Gordon T, McNamara PM. Serum cholesterol, lipoproteins, and
the risk of coronary heart disease. The Framingham study. *Ann Intern Med* 1971 January; 74(1):1-12.
2. Stamler J, Wentworth D, Neaton JD. Is relationship between serum cholesterol and risk of premature death from coronary heart disease continuous and graded? Findings in 356,222 primary screenees of the Multiple Risk Factor Intervention Trial (MRFIT). *JAMA* 1986 November 28; 256(20):2823-8.
3. Assmann G, Cullen P, Schulte H. The Munster Heart Study (PROCAM). Results of follow-up at 8 years. *Eur Heart J* 1998 February; 19 Suppl A:A2-11.

4. Jones PH. Atherosclerosis target of lipid-lowering therapy: is lower LDL cholesterol better? *Am J Manag Care* 2003 August; Suppl:1, 4-1, 5.
5. Executive Summary of The Third Report of The National Cholesterol Education Program (NCEP) Expert Panel on Detection, Evaluation, And Treatment of High Blood Cholesterol In Adults (Adult Treatment Panel III). *JAMA* 2001 May 16; 285(19):2486-97.
6. Departamento de Aterosclerose da Sociedade Brasileira de Cardiologia. III Diretrizes Brasileiras sobre Dislipidemias e Prevenção da Aterosclerose. *Arq Bras Cardiol* 2001; 77(suppl III):1-48.
7. *Manual de Dislipidemias e Cardiometabolismo.* 1 ed. São Paulo: BBS Editora; 2004.
8. Giannini SD, Forti N, Diament J. Hipolipemiantes I. Ação Predominante na Hipercolesterolemia. In: Michel Batlouni, José FR Ramires (eds.). *Farmacologia e Terapêutica Cardiovascular.* Segunda ed. São Paulo: Editora Atheneu; 2004. p. 473-95.
9. Randomised trial of cholesterol lowering in 4444 patients with coronary heart disease: the Scandinavian Simvastatin Survival Study (4S). *Lancet* 1994 November 19; 344(8934):1383-9.
10. Shepherd J, Cobbe SM, Ford I et al. Prevention of coronary heart disease with pravastatin in men with hypercholesterolemia. West of Scotland Coronary Prevention Study Group. *N Engl J Med* 1995 November 16; 333(20):1301-7.
11. Sacks FM, Pfeffer MA, Moye LA et al. The effect of pravastatin on coronary events after myocardial infarction in patients with average cholesterol levels. Cholesterol and Recurrent Events Trial investigators. *N Engl J Med* 1996 October 3; 335(14):1001-9.
12. Prevention of cardiovascular events and death with pravastatin in patients with coronary heart disease and a broad range of initial cholesterol levels. The Long-Term Intervention with Pravastatin in Ischaemic Disease (LIPID) Study Group. *N Engl J Med* 1998 November 5; 339(19):1349-57.
13. Downs JR, Clearfield M, Weis S et al. Primary prevention of acute coronary events with lovastatin in men and women with average cholesterol levels: results of AFCAPS/TexCAPS. Air Force/Texas Coronary Atherosclerosis Prevention Study. *JAMA* 1998 May 27; 279(20):1615-22.
14. MRC/BHF Heart Protection Study of cholesterol lowering with simvastatin in 20,536 high-risk individuals: a randomised placebo-controlled trial. *Lancet* 2002 July 6; 360(9326):7-22.
15. Nissen SE, Tuzcu EM, Schoenhagen P et al. Effect of intensive compared with moderate lipid-lowering therapy on progression of coronary atherosclerosis: a randomized controlled trial. *JAMA* 2004 March 3; 291(9):1071-80.
16. Schwartz GG, Olsson AG, Ezekowitz MD et al. Effects of atorvastatin on early recurrent ischemic events in acute coronary syndromes: the MIRACL study: a randomized controlled trial. *JAMA* 2001 April 4; 285(13):1711-8.
17. Cannon CP, Braunwald E, McCabe CH et al. Intensive versus moderate lipid lowering with statins after acute coronary syndromes. *N Engl J Med* 2004 April 8; 350(15):1495-504.
18. Shepherd J, Blauw GJ, Murphy MB et al. Pravastatin in elderly individuals at risk of vascular disease (PROSPER): a randomised controlled trial. *Lancet* 2002 November 23; 360(9346):1623-30.
19. Sever PS, Dahlof B, Poulter NR et al. Prevention of coronary and stroke events with atorvastatin in hypertensive patients who have average or lower-than-average cholesterol concentrations, in the Anglo-Scandinavian Cardiac Outcomes Trial—Lipid Lowering Arm (ASCOT-LLA): a multicentre randomised controlled trial. *Lancet* 2003 April 5; 361(9364):1149-58.
20. Major outcomes in moderately hypercholesterolemic, hypertensive patients randomized to pravastatin vs usual care: The Antihypertensive and Lipid-Lowering Treatment to Prevent Heart Attack Trial (ALLHAT-LLT). *JAMA* 2002 December 18; 288(23):2998-3007.

21. Colhoun HM, Betteridge DJ, Durrington PN et al. Primary prevention of cardiovascular disease with atorvastatin in type 2 diabetes in the Collaborative Atorvastatin Diabetes Study (CARDS): multicentre randomised placebo-controlled trial. *Lancet* 2004 August 21; 364(9435):685-96.
22. Lee JD, Morrissey JR, Mikhailidis DP, Patel V. CARDS on the table: should everybody with type 2 diabetes take a statin? *Curr Med Res Opin* 2005 March; 21(3):357-62.
23. LaRosa JC, Grundy SM, Waters DD et al. Intensive lipid lowering with atorvastatin in patients with stable coronary disease. *N Engl J Med* 2005 April 7; 352(14):1425-35.
24. The effect of aggressive lowering of low-density lipoprotein cholesterol levels and low-dose anticoagulation on obstructive changes in saphenous-vein coronary-artery bypass grafts. The Post Coronary Artery Bypass Graft Trial Investigators. *N Engl J Med* 1997 January 16; 336(3):153-62.
25. Knatterud GL, Rosenberg Y, Campeau L et al. Long-term effects on clinical outcomes of aggressive lowering of low-density lipoprotein cholesterol levels and low-dose anticoagulation in the post coronary artery bypass graft trial. Post CABG Investigators. *Circulation* 2000 July 11; 102(2):157-65.
26. Serruys PW, de FP, Macaya C et al. Fluvastatin for prevention of cardiac events following successful first percutaneous coronary intervention: a randomized controlled trial. *JAMA* 2002 June 26; 287(24):3215-22.

Nutrição

Aliny Stefanuto
Cristiane Kovacs
Eliane Cristina dos Santos
Ana Paula Serafim de Souza

A compreensão do papel da nutrição na doença cardíaca começou em 1908, quando uma dieta com uso de carnes, leites e ovos desencadeou aterosclerose em coelhos, sendo, uma década mais tarde, o colesterol identificado como causador da patologia. Os estudos de epidemiologia que iniciaram em 1930 confirmaram esta correlação nos humanos, mas a importância da dieta em causar aterosclerose atraiu pouca atenção até 1950, quando o consumo de gordura saturada foi reconhecido como um fator de risco principal para o infarto do miocárdio e as gorduras trans como causadoras de mortes cardíacas repentinas[1].

Ao longo dos últimos anos a prevalência de doenças cardiovasculares (DCV) tem aumentado progressivamente, e, concomitantemente, grande ênfase tem sido dada-a terapia nutricional como fator de prevenção ou tratamento. De acordo com o Ministério da Saúde, a região sudeste possui o maior coeficiente de mortalidade por doenças do aparelho circulatório (207 mortes por 100 mil habitantes), enquanto a média brasileira é de 169 mortes/100 mil habitantes.

A elevação de LDL-colesterol (lipoproteína de baixa densidade) e diminuição da HDL-colesterol (lipoproteína de alta densidade) estão associadas com o aumento de doença coronariana em humanos e não-humanos. Na maioria dos casos, o consumo elevado de gordura e colesterol altera a concentração e composição das lipoproteínas no plasma[2].

Estudos de várias partes do mundo observaram os efeitos dos diferentes tipos de ácidos graxos dietéticos sobre os níveis de colesterol total em humanos[3-6]. Todos estes achados foram confirmados por uma série de outros estudos epidemiológicos após 25 anos por Epstein[7], confirmando a correlação entre gordura dietética, níveis de colesterol sérico e mortalidade por doença coronariana.

O estudo dos Sete Países[8] observou que em países onde o consumo de gordura saturada ultrapassava 15% do valor calórico total (VCT) havia uma elevação do colesterol plasmático superior a 200mg/dL, por outro lado, o consumo inferior a 10% traduzia em colesterol plasmático inferior a 200mg/dL, demonstrando mais uma vez a importância de corretos hábitos dietéticos na saúde de uma população.

O estudo Ni Hon San[9] observou a mudança de hábitos alimentares na população japonesa que migrava do Japão para o Havaí e Califórnia. A princípio, o padrão alimentar com conteúdo reduzido de gordura saturada e colesterol e elevado conteúdo de fibras foi modificado à medida que hábitos alimentares ocidentais foram adotados e, com isso, houve aumento do consumo de gordura saturada e colesterol nos indivíduos que migraram para o Havaí e este aumento foi ainda maior para os que migraram para a Califórnia. Além disto, este estudo demonstrou que existia uma correlação positiva entre consumo elevado de gordura saturada e colesterol e doença coronariana.

Outro grande estudo, MRFIT (*Multiple Risk Factor Intervention Trial*)[10], realizado durante um período de 10 anos, com acompanhamento de mais de 360 mil pacientes nos Estados Unidos, objetivou definir e estudar o comportamento dos principais fatores de risco coronarianos. Como conclusão, o estudo demonstrou que existia uma relação positiva entre aumento de LDL-c e doença coronariana, corroborando com os diversos dados já apresentados.

A hipercolesterolemia sendo considerada como fator indepedente para a doença cardiovascular, uma intervenção dietética eficaz no tratamento das dislipidemias, quando estas não são provenientes de causas genéticas, pode normalizar os níveis lípidicos plasmáticos, contribuindo para a redução do risco de desenvolvimento de aterosclerose. A orientação nutricional em dislipidemias tem como finalidade, através da avaliação e compreensão dos hábitos alimentares do indivíduo e aspectos socioeconômicos, explicar a importância da adesão às orientações prescritas, incentivando-o a um estilo de vida mais saudável.

GORDURAS

Uma alimentação saudável deve ser composta por uma grande variedade de alimentos, a fim de se obter todos os nutrientes necessários ao nosso organismo.

Os nutrientes são classificados como macro e micronutrientes: os macros são constituídos por carboidratos, gorduras e proteínas, e os micros, por vitaminas e minerais. Dentre os macros, as gorduras constituem um diverso grupo de compostos, sendo solúveis em solventes orgânicos e pouco solúveis em água[11]. Exercem diversas funções biológicas, como participantes dos componentes das membranas celulares, isolante térmico e reserva de energia[12]. São classificados de acordo com a sua estrutura química em ácidos graxos, triacilgliceróis e fosfolipídeos[11]. Os ácidos graxos são cadeias retas de hidrocarbono, possuindo um grupo carboxila em uma terminação e um grupo metil na outra. Existem 24 ácidos graxos comuns que diferem na extensão da cadeia, grau e natureza de saturação. A maioria das cadeias dos ácidos graxos tem entre 4 e 22 carbonos[13]. De acordo ou não com as duplas ligações são denominados saturados ou insaturados[11]. Os ácidos graxos saturados não apresentam duplas ligações, enquanto os insaturados possuem uma ou mais, sendo denominados monoinsaturados, com apenas uma dupla ligação, e poliinsaturados com mais de duas[14]. Geralmente a configuração das duplas ligações é denominada com o prefixo *cis* e *trans*[11]. Em um ácido graxo de configuração *cis*, a dupla ligação de átomos de hidrogênio está do mesmo lado na cadeia de carbono, já no *trans*, está diagonalmente um frente ao outro.

DIGESTÃO, ABSORÇÃO E METABOLISMO DOS LIPÍDEOS

Os processos iniciais do metabolismo dos lipídeos são digestão e absorção, em que "cerca de 95% da gordura ingerida está na forma de triglicérides que são digeridos no estômago e no intestino pelas respectivas lipases. Tais produtos lipolíticos são solubilizados pelos ácidos biliares, formando micelas lipídicas absorvidas pelos enterócitos. Dentro destas células, os ácidos graxos livres e os monoglicerídeos são reesterificados, formando novamente os triglicérides"[15]. Após a reesterificação, os triglicérides e os ésteres de colesterol são incorporados aos quilomícrons. O transporte de lipídeos é realizado através das lipoproteínas que são constituídas por um núcleo apolar de triglicerídeos e ésteres de colesterol, colesterol livre e apolipoproteínas que são proteínas de peso molecular variável e que recebem nomenclatura alfa-numérica (apolipoproteína AI, AII, AIV, B, CII e E), possuindo cada uma função distinta e específica no metabolismo das lipoproteínas. Existem seis classes de lipoproteínas que diferem no tamanho e densidade na composição química e apolipoproteínas presentes nas partículas[16]. São elas: *quilomícron*: partícula grande produzida pelo intestino, que possui cerca de 90% de triglicerídeos da dieta (exógeno), sendo pobre em colesterol e fosfolípides, contendo apenas 2% de proteína; *VLDL* é uma lipoproteína de densidade muito baixa, rica em triglicérides de origem endógena, que constitui cerca de 50% da partícula; *LDL* é uma lipoproteína de densidade baixa que constitui cerca de 50% do total das lipoproteínas no plasma, é a maior fonte de colesterol éster e apresenta uma apolipoproteína B 100; *HDL* é uma lipoproteína de alta densidade, constituída de 50% de proteína, 20% de colesterol, sendo responsável pelo transporte reverso deste; *IDL* é uma lipoproteína intermediária entre a VLDL e a LDL e a lipoproteína (a), por sua vez é pequena e apresenta uma composição lipídica similar a LDL, diferindo no conteúdo protéico onde a apolipoproteína (a) é ligada a apolipoproteína (b) por pontes dissulfeto. As apolipoproteínas "são proteínas que fazem parte da estrutura das lipoproteínas e desempenham diversas funções no metabolismo lipoprotéico: ligação com receptor específico, ativação ou inibição de determinadas enzimas envolvidas no metabolismo lipídico". O metabolismo dos lipídeos começa pelos quilomícrons, que, uma vez sintetizados, são secretados, passando pela linfa intestinal e tendo acesso ao sistema vascular pelo ducto torácico. Após a secreção, o quilomícron interage com a HDL e capta apo (CII, CIII e E) e colesterol. Ao adquirir a apo-CII, sofre ação da lipase lipoprotéica que hidrolisa os triglicérides dos quilimícrons e os ácidos graxos liberados podem ser utilizados como fonte de energia ou para ressíntese no tecido adiposo. Com essa hidrólise, há uma redução de seu tamanho, passando a se chamar quilomícron remanescente, contendo alto teor de colesterol e apo E que são captados por receptores específicos no fígado. O tecido hepático sintetiza e secreta a lipoproteína VLDL, onde a transformação inicial é mediada pelo *receptor-related-protein* (LRP) na presença de apo CII, produzindo partículas remanescentes de VLDL ou IDL, contendo éster de colesterol e apo E. A IDL possui dois caminhos: pode ser removida pelo fígado por um processo dependente da apo E ou sofre hidrólise pela lipase triglicéride hepática (LLH) para formar a LDL, onde é reconhecida por um receptor específico B/E em uma camada revestida da membrana, sendo levadas para um lisossoma onde a apolipoproteína B-100 se decompõe em aminoácidos e o éster de colesterol se converte em colesterol livre para as necessidades celulares. As partículas de HDL têm sido subdividas de acordo com seu conteúdo. Na sua forma discóide nascente, sob a ação contínua da enzima lecitina colesterol aciltransferase (LCAT) desenvolve um núcleo de éster de colesterol transformando-a em HDL_3, que por sua vez, continua a adquirir fosfolipídios e colesterol de membranas celulares e de componentes de VLDL e quilomícrons, sendo convertida em HDL_2, que são maiores e mais ricas em colesterol. Estas partículas são responsáveis pelo transporte reverso do colesterol, onde o excedente é levado para o fígado. O retorno ocorre diretamente ou pela transferência de colesterol esterificado para a VLDL e IDL, sob a ação da enzima *cholesterol ester transfer protein* (CETP), encontrada no plasma que, em troca, transfere triglicérides para a HDL[14]. "O transporte reverso de colesterol caracteriza-se pela retirada de colesterol livre das células, pelas lipoproteínas de alta densidade (HDL). O colesterol esterificado pela enzima lecitina colesterol aciltransferase (LCAT) é transferido para as lipoproteínas que contêm apo-B, por intermédio da proteína de transferência de colesterol esterificado (CETP). O colesterol das HDL é, seletivamente, removido pelos receptores SR-BI (via direta), após hidrólise dos triglicérides, pela lipase hepática (LLH). As lipoproteínas de muito baixa densidade (VLDL), as lipoproteínas de baixa densidade (LDL) e os quilomícrons são removidos pelos receptores B/E do fígado (via indireta). As partículas de HDL podem retornar ao interstício, onde reiniciam a retirada de colesterol, ou podem ser catabolizadas pelo rim por meio da endocitose mediada pelo complexo cubilina/megalina"[17].

IMPLICAÇÕES NUTRICIONAIS

A gordura saturada comparada com o colesterol alimentar aumenta três vezes mais o colesterol plasmático, fato este que trouxe mudanças no foco das orientações dietéticas.

O colesterol possui propriedades orgânicas tal qual as gorduras, apresentando-se livre ou ligado a ácidos graxos, sendo precursor na síntese de alguns hormônios, vitamina D e ácidos biliares. É encontrado nos alimentos de origem animal: leite e derivados (queijos amarelos, creme de leite, manteiga), carnes vermelhas, pele de aves, bacon, embutidos (presunto, salame, mortadela), gema de ovo, vísceras (fígado, coração, moela), frutos do mar (lagosta, camarão, ostra, marisco).

Há uma relação entre alguns ácidos graxos saturados com a elevação do colesterol sérico, sendo que os de cadeia curta, ácido cáprico (carne bovina, manteiga, coco e leite materno) e esteárico (gordura animal, manteiga, coco e gorduras hidrogenadas), não elevam o colesterol plasmático, já os que elevam o colesterol como ácido láurico (óleo de coco), o ácido mirístico (gordura animal, leite e seus derivados e óleo de coco) e o ácido palmítico (gordura animal e azeite de dendê) devem ser evitados.

Os insaturados, classificados como poliinsaturados e monoinsaturados, têm ação hipocolesterolêmica, porém os mecanismos pelos quais isso acontece não estão muito bem elucidados, sabendo-se que seu maior efeito é devido ao aumento dos receptores de LDL-colesterol, inibindo a remoção plasmática.

Os ácidos graxos poliinsaturados são representados pelo ômega-3 (ácido alfa-linolênico) e ômega-6 (ácido linoléico), sendo ambos essenciais ao organismo. O ômega-3 influencia no metabolismo dos triglicerídeos, portanto será discutido no próximo item.

O ômega-6 diminui os níveis séricos de LDL-colesterol, é precursor do ácido araquidônico que promove a produção de mediadores químicos (prostaglandinas, leucotrienos e tromboxanes) que participam dos processos imunológicos, inflamatórios, vasodilatadores e agregatórios. Suas principais fontes são os óleos vegetais (óleo de açafrão, girassol, soja e milho).

Os ácidos graxos monoinsaturados são representados pela série ômega-9 (ácido oléico), os quais possuem propriedades de redução do colesterol total e LDL-colesterol como também inibição da agregação plaquetária. Suas principais fontes são o azeite de oliva, óleo de canola, azeitona, abacate e oleaginosas (nozes, amêndoas, castanhas, etc.).

No processo de hidrogenação dos óleos vegetais (produção de margarinas, gordura vegetal hidrogenada) ocorre a formação de gorduras denominadas trans que possuem semelhança estrutural com as gorduras saturadas que, portanto, provocam a elevação do colesterol com uma desvantagem maior de elevar o LDL-colesterol diminuindo o HDL-colesterol.

Sendo assim, quanto mais dura for a consistência da margarina, maior será seu teor de gordura trans. Essas gorduras são encontradas em óleos e gorduras hidrogenadas, sorvetes, chocolates, pães recheados, molhos para salada, maionese, cremes para sobremesa, biscoitos simples e recheados, etc.

Ingestão dietética recomendada segundo
III Diretrizes Brasileiras sobre Dislipidemias[18]

Nutrientes	Ingestão recomendada
Gordura total	25 a 25% das calorias totais
Ácidos graxos saturados	< 7% das calorias totais
Ácidos graxos poliinsaturados	Até 10% das calorias totais
Ácidos graxos monoinsaturados	Até 20% das calorias totais
Carboidratos	50 a 60% das calorias totais
Proteínas	Aproximadamente 15% das calorias totais
Colesterol	< 200mg/dia
Fibras	20 a 30g/dia
Calorias	Para atingir e manter o peso desejável

DICAS PARA DIMINUIR O COLESTEROL

- Colocar pouco óleo para preparar os alimentos.
- Ao preparar carnes, aves ou peixes retirar as gorduras ou peles aparentes antes de cozinhá-las.
- Ter cuidado com o alto consumo de alimentos industrializados que contenham gordura vegetal hidrogenada.
- Consumir alimentos desnatados ao invés dos integrais.
- Aumentar o consumo de fibras e beber 2 litros de água/dia.

ALIMENTOS PROIBIDOS

- Frituras.
- Carnes gordas (bacon, toucinho, miúdos).
- Leite e derivados integrais (queijos amarelos como o mussarela).
- Gordura animal (manteiga, banha, creme de leite, gema de ovo).
- Embutidos (presunto, mortadela, salsicha, lingüiça).
- Bebidas alcoólicas.
- Tortas, biscoitos recheados, chocolates.
- Preparações gordurosas (feijoada, dobradinha).
- Evitar preparações com creme de leite e molho branco.

ALIMENTOS PERMITIDOS

- Leite e derivados desnatados (queijo branco, ricota).
- Frango (sem pele), peixes, carne bovina magra.
- Legumes, verduras e frutas à vontade.
- Leguminosas: feijão, lentilha e ervilha.
- Cereais em geral (arroz, farinha de trigo, milho e pães).

Temperar a salada com azeite de oliva extravirgem (1 colher de sopa).

REFERÊNCIAS BIBLIOGRÁFICAS

1. Katz AM. Trans-fatty acids and sudden cardiac death. Circulation 2002; 105:669-671.
2. Wilson PWF. Atlas of Atherosclerosis. Risk Factors and Treatment. 2000; 8: 128-150.
3. Groen JB, Tijong BK, Kamminga CE, Willebrands A. Influence of nutrition, individuality, and some other factors, including various forms of stress, on the serum cholesterol: an experiment of nine months´s durantion in 60 normal volunteers. Voeding 1952; 13: 556-590.
4. Kinsell LW, Partridge J, Boling L, Margen S, Michaels G. Dietary modification of serum cholesterol and phospholipid levels. J Clin Endocrinol.1952; 12: 909-913.
5. Keys A, Anderson JT, Grande F. prediction of serum-choleterol responses of man to changes in fats in the diet. Lancet 1957; 2: 959-966.
6. Ahrens Jr EH. Seminar on atherosclerosis. Nutrional factors and serum lipid levels. Am J Med 1957; 23: 928-952.
7. Epstein FH. the relationship of lifestyle to international trends in CHD. Int J Epidemiol 1989; 18: S203-S209.
8. Keys A et al. The Seven Country Study. Circulation 1970; 41(suppl 1): 1.
9. Gianini SD. Dislipidemias 1993; 4: 15-20.
10. Martin et al. MR FIT Study. Lancet 1986; ii 933-936.
11. Mendes ACR, Albino E, David PRBS, Neto AC. Ácidos Graxos Trans-Isômeros: "Uma revisão sobre alguns aspectos tecnológicos da hidrogenação de gorduras vegetais e suas implicações nutricionais". Higiene Alimentar 1998; 12 (57): 11-17.
12. Marzzoco A, Torres BB. Bioquímica Básica. 2 ed. Rio de Janeiro: Guanabara Koogan, 1999; p.94.
13. Krummel D. Lipídeos. In: Krause Alimentos, Nutrição e Dietoterapia. 9 ed. São Paulo: Roca, 1998, p 50-62.
14. Scartezini M et al. Metabolismo dos lipídeos e lipoproteínas. In: Manual de condutas clínicas em Dislipidemias. Rio de Janeiro: Medline, 2003; p 21-33.
15. Lima JG, Nóbrega LHC, Nóbrega MLC, Bandeira F, Sousa AGP. Dislipidemia pós-prandial como achado precoce em indivíduos com baixo risco cardiovascular. Arq Bras Endocrinol Metab 2002; 46 (3): 249-254.
16. Pasqualucci C, Uint L, Lage SG. Aterosclerose – Parte II. O papel dos lípides e lipoproteínas na aterosclerose. Rev Bras Cardiol 1999; 1 (2): 62-67.
17. Passarelli M, Quintão ECR. Metabolismo das lipoproteínas de alta densidade. Rev Soc Cardiol Estado de São Paulo 2000; 10 (6): 734-741.
18. III Diretrizes Brasileiras sobre Dislipidemias e Diretriz de Prevenção da Aterosclerose do Departamento de Aterosclerose da Sociedade Brasileira de Cardiologia. Arquivos da Sociedade Brasileira de Cardiologia 2001; 77 (suppl II): 1-48.

5.
HIPERTRIGLICERIDEMIA

Liliana Paula Bricarello
Thereza Cristina Xavier da Silva
Giuseppe S. Dioguardi

CLÍNICA

Thereza Cristina Xavier da Silva
Giuseppe S. Dioguardi

Os triglicérides (TG), também chamados de triacilgliceróis, são lipídeos formados pela ligação covalente de glicerol a três ácidos graxos, que variam quanto ao comprimento da cadeia e o número de duplas ligações (mono ou poliinsaturados). Constituem a principal fonte de lipídios da dieta, sendo uma das formas de armazenamento energético mais importante do organismo, depositando-se nos tecidos adiposo e muscular. Participam em diferentes proporções da formação de lipoproteínas tais como a VLDL, LDL e HDL-colesterol[1,2].

São absorvidos pelos enterócitos na forma de ácidos graxos e diacilglicerol. Após absorção, os ácidos graxos são reesterificados, gerando ésteres de colesterol e novas moléculas de triacilgliceróis incorporadas aos quilomícrons em formação. Os quilomícrons percorrem então a circulação linfática até alcançarem a circulação sistêmica, onde interagem com a LPL (lipase lipoprotéica), gerando quilomícrons remanescentes, que juntamente com triceridéos secretados endogenamente irão constituir os VLDL nascentes[3].

A hipertrigliceridemia é definida como a elevação dos níveis séricos de triglicérides, decorrentes do aumento das lipoproteínas de muito baixa densidade (VLDL), quilomícrons ou ambos. Os valores de referência para indivíduos maiores de 20 anos de idade são: ótimo (< 150mg/dL); limítrofe (150-200mg/dL); alto (201-499mg/dL) e muito alto (> 500mg/dL). É mais freqüentemente observada na presença de obesidade; indivíduos com dieta rica em calorias, açúcares e gordura saturada; no estresse agudo; ingestão de álcool; gravidez; estrogenoterapia; terapia de glicocorticóides e doenças como: diabetes, pancreatite aguda, síndrome nefrótica, gota e uremia, dentre outras. É também um dos componentes da síndrome metabólica associada à diminuição do HDL-colesterol e de níveis normais de LDL-colesterol, mas com predomínio da LDL pequena e densa (fenótipo B) mais aterogênica, além de aumento geral das lipoproteínas contendo apolipoproteína B (apoB)[4-6].

O aumento nos níveis de triglicerídeos no soro estão associados a quatro condições patogênicas que aceleram aterosclerose: diminuição dos níveis de HDL no soro; aumento das lipoproteínas remanescentes; pequena elevação na LDL e aumento das condições trombogênicas. Isto sugere que a hipertrigliceridemia pode ser uma das causas de aterosclerose e um fator de risco independente para doenças coronarianas. O tamanho das partículas de VLDL liberadas depende da disponibilidade de triglicerídeos, no fígado. As VLDL muito grandes, ricas em triglicerídeos, são secretadas quando está ocorrendo síntese excessiva de triglicerídeos hepáticos, como na obesidade, no diabetes melito não-insulino-dependente (DMNID) e no excesso de consumo de álcool. Em contrapartida, as pequenas VLDL são secretadas quando a disponibilidade de triglicerídeos, mas não a de colesterol, é diminuída[7].

Um dos estudos epidemiológicos que mostra a associação de elevação de triglicérides e doença coronariana, o "Prospective Cardiovascular Muenster" (PROCAM), mostrou em um subgrupo de participantes que apresentavam hipertrigliceridemia associada à relação LDL-colesterol/HDL-colesterol superior a cinco, taxas de eventos coronários de aproximadamente 26,9%, elevando em seis vezes o risco coronariano nesse pequeno subgrupo de indivíduos. O PROCAM também considerou a correlação entre mortalidade por doença coronária e hipertrigliceridemia como fator de risco independente para eventos coronários, não considerando os níveis de HDL-colesterol e de LDL-colesterol[8].

Classificação e riscos da hipertrigliceridemia

A hipertrigliceridemia pode ser subdividida em primária ou familiar e secundária. A hipertrigliceridemia familiar apresentada no quadro 5.1 e tabela 5.1 é identificada pela presença de níveis séricos significativamente elevados de quilomícrons (hiperquilomicronemia) resultantes de mutações nos genes que codificam a lipase lipoprotéica. É reconhecida na infância ou adolescência pela presença de níveis séricos plasmáticos acima de 1.000mg/dL de triglicerídeos, além de dor abdominal recorrente e xantomas eruptivos. O acúmulo destas lipoproteínas no pâncreas pode também causar quadros de pancreatite, por uma provável irritação química do pâncreas aos ácidos graxos livres liberados pela ação das lipases pancreáticas[9].

Quadro 5.1 – Dislipidemias primárias.

Doenças	Fenótipo	Causas
Hipercolesterolemia comum	2a	Poligênica
Hipercolesterolemia familiar homozigótica	2a, 2b	Ausência total de LDL-receptores
Hipercolesterolemia familiar heterozigótica	2a, 2b	Ausência parcial de LDL-receptores
Hipertrigliceridemia comum	4	Poligênica
Hipertrigliceridemia familiar	4, 5	Desconhecida
Hipertrigliceridemia familiar combinada	2a, 2b, 4	↑ Síntese de apo B-100
Disbetalipoproteinemia	3	Alteração de apo E, VLDL, LDL
Hiperquilomicronemia	1,4	Deficiência da LLP

Os fenótipos a e b acima citados referem-se às subclasses de LDL sendo que no fenótipo a predominam partículas grandes e menos densas e no fenótipo b predominam partículas pequenas e mais densas. As alterações do perfil lipídico são mostradas na tabela 5.1.[2]

Tabela 5.1 – Alterações de lípides relacionadas ao fenótipo.

Fenótipo	Qm	VLDL	IDL	LDL	CT (mg/dL)	TG (mg/dL)
1	↑↑↑				160-400	1500-5000
2a				↑ a ↑↑↑	> 240	< 200
2b		↑ a ↑↑		↑ a ↑↑↑	240-500	200-500
3			↑↑ a ↑↑↑		300-600	300-600
4		↑ a ↑↑↑			< 240	300-1000
5	↑ a ↑↑↑	↑ a ↑↑↑			160-240	1500-5000

Em crianças e adolescentes, as dislipidemias secundárias são causadas principalmente por erros alimentares, doenças associadas ou por uso de medicamentos que alterem o perfil lipídico[2] (Quadros 5.2 e 5.3). Os ácidos graxos trans são usados na fabricação de sorvetes, bolos, biscoitos.

São sintetizados durante o processo de hidrogenação dos óleos vegetais para a produção de margarinas. Possuem semelhança estrutural com os ácidos graxos saturados e provocam hipercolesterolemia, elevando o LDL-c e reduzindo o HDL-c.

As hipertrigliceridemias podem ainda ser decorrentes de doenças (Quadro 5.2) (como diabetes, intolerância a glicose, obesidade e insuficiência renal crônica) ou medicamentos (Quadro 5.3) (como diuréticos, betabloqueadores destituídos de atividade simpaticomimética intrínseca, anticoncepcionais, estrógenos, corticosteróides, ciclosporinas e inibidores de protease) e hábitos de vida inadequados (etilismo, ingestão excessiva de carboidratos)[10].

Níveis de triglicérides superiores a 400mg/dL aumentam o risco de coronariopatias, principalmente em pacientes do sexo feminino e em jovens. Contudo, quando são realizados ajustes estatísticos para avaliar o efeito de outros fatores de risco, principalmente com HDL-colesterol, o poder dos triglicérides enfraquece ou desaparece. As lipoproteínas VLDL e HDL são, no entanto, estreitamente ligadas metabolicamente, e as concentrações da HDL são usualmente baixas, quando a concentração dos triglicérides (VLDL) está elevada. A HDL, portanto, torna-se um indicador reverso ao que ocorre no metabolismo das VLDL (triglicérides)[5].

Quadro 5.2 – Dislipidemias secundárias às doenças.

Doenças	Alterações laboratoriais e lipídicas
Hipotireoidismo	↑ LDL e, às vezes, de TG; ↓ HDL
Síndrome nefrótica	↑ LDL e TG; ↓ HDL nas formas graves
Insuficiência renal crônica	↑ LDL e TG; ↓ HDL
Diabetes mellitus	↑ TG
Obesidade	↑ TG e ↓ HDL
Alcoolismo	↑ TG e, às vezes, de HDL; nível variável de LDL
Icterícia obstrutiva	↑ acentuado de LDL; acúmulo de LPX

LPX = lipoproteína de baixa densidade, constituída de colesterol livre de fosfolípide.

Quadro 5.3 – Dislipidemias secundárias ao uso de medicamentos.

Medicamentos	CT	TG	HDL
Diuréticos		↑	↓
Anticoncepcionais	↑	↑	
Corticosteróides	↑	↑	
Anabolizantes	↑		↓
Isotretinoína	↑	↑	↑
Ciclosporinas	↑		

Exames bioquímicos

Os níveis pós-prandiais de triglicerídeos aumentam dentro de duas horas (faixa de duas a dez horas) após a ingestão de alimentos. Recomenda-se, portanto, jejum de 12 a 16 horas antes da coleta da amostra, pois pode haver uma variação de 25% a 50% (faixa de 18% a 100%) entre os dias. Esta grande variação de um dia para outro está bem observada nos níveis dosados de triglicerídeos[11].

Tratamento não medicamentoso

A hipertrigliceridemia é um distúrbio lipídico de fácil controle, pois na maior parte dos casos os níveis de triglicérides podem ser satisfatoriamente controlados por mudanças nos hábitos de vida, dieta equilibrada, aumento da atividade física e restrição ao álcool. Raramente encontra-se hipertrigliceridemia isolada, sendo freqüentemente acompanhada por aumento no colesterol total, no LDL-colesterol e diminuição no HDL-colesterol.

Tratamento dietético

A terapia nutricional deve ser a primeira conduta adotada no tratamento das dislipidemias. Para alcançar esse objetivo, os pacientes devem ser informados sobre a importância da adesão à dieta, a necessidade na mudança de estilo de vida, e como proceder diante dessas situações. Três fatores dietéticos possuem efeitos adversos sobre o metabolismo das lipoproteínas: a alta ingestão de gordura saturada, de colesterol e a excessiva ingestão calórica, que leva à obesidade.

Na hiperquilomicronemia, na presença de concentrações muito elevadas de triglicérides, o tratamento baseia-se na restrição total de gorduras (ingestão de ácidos graxos saturados e insaturados) da dieta, para que sejam atingidos valores de triglicérides inferiores a 1.000mg/dL, minimizando o risco de pancreatite. Alcançada essa meta, deve-se considerar a adoção de dieta hipogordurosa, com níveis de gordura total da dieta de 10 a 20g/dia, dependendo da resposta clínica. Na prática, restringem-se carnes gordas, leites e seus derivados, óleos de modo geral, e permite-se a adição de óleos com triglicérides de cadeia média (absorvidos diretamente na circulação portal, sem geração de quilomícrons) no alimento preparado. A resposta é satisfatória[9,12].

Se a quilomicronemia estiver associada à hipertrigliceridemia, secundária à obesidade ou diabetes, a orientação alimentar torna-se mais complexa, recomendam-se: dieta hipocalórica, redução na ingestão de carboidratos simples (açúcares, geléias, mel, doces em geral), restrição total do consumo de bebidas alcoólicas e compensação do diabetes melito[9,12,13].

Dieta hipocalórica

O plano alimentar deverá ser individualizado de acordo com o sexo, a idade, o estado tanto fisiológico como metabólico, a atividade física, a situação financeira, aspectos culturais e as necessidades nutricionais específicas. Com esse levantamento, há condição de ser definida uma dieta hipocalórica individualizada. Normalmente é feita restrição de 500 a 1.000 calorias/dia para gerar o emagrecimento. Não é recomendável a adoção de uma dieta inferior a 1.200 calorias/dia, para que não haja prejuízo na oferta de macro e micronutrientes para o organismo. A perda ponderal deverá ser gradativa, decorrente de um processo de reeducação alimentar, com emagrecimento de 500g a 1kg por semana, respeitando-se o ritmo individual e com acompanhamento da evolução nutricional. A redução de 5% a 10% do peso inicial já promove bom controle de todos os fatores de risco enumerados, sem que obrigatoriamente seja atingido o peso "ideal"[14].

Ácidos graxos ômega-3 (AGω3)

Dentre os ácidos graxos poliinsaturados, a série ômega-3 (ácido linolênico) apresenta papel importante na prevenção de doenças cardiovasculares através da redução dos níveis de triglicerídeos. Este grupo de ácidos graxos apresenta dois derivados importantes (EPA – ácido eicosapentaenóico – e DHA – ácido docosaexaenóico). O EPA possui ação na prevenção de doenças cardiovasculares e hipertensão e o DHA possui capacidade de reduzir a taxa de triglicerídeos, além de ser importante no desenvolvimento da função visual e cerebral[15].

A redução nos níveis de triglicerídeos plasmáticos acontece por inibição da secreção hepática de VLDL devido a diminuição da atividade de várias enzimas hepáticas, responsáveis pela síntese de triglicerídeos. Além disso, há redução da produção da apolipoproteína B no fígado, fundamental para a secreção dos VLDL[15].

Os AGω3 exercem ainda outros efeitos cardiovasculares no homem, não relacionados ao metabolismo dos eicosanóides, tais como: (1) reduzem a viscosidade do sangue total, por aumentarem a deformabilidade das hemácias, que ocorre com a incorporação do EPA na membrana eritrocitária; (2) aumentam a atividade fibrinolítica endógena, elevando os níveis dos ativadores do plasminogênio tissular e reduzindo os níveis dos inibidores do ativador; (3) aumentam o relaxamento endotélio-dependente das artérias coronárias em resposta à bradicinina, serotonina, difosfato de adenosina e trombina; (4) induzem redução discreta da pressão arterial em indivíduos normotensos e com hipertensão arterial leve; (5) reduzem a resposta vasoespástica às catecolaminas e possivelmente à angiotensina; (6) a ingestão de altas doses de óleo de peixe ou de animais marinhos pode, ocasionalmente, reduzir a contagem das plaquetas, raramente, a níveis abaixo do limite inferior da normalidade[15].

O EPA e DHA estão presentes em peixes de águas muito frias, como, por exemplo, salmão, arenque, bacalhau e cavala. Contudo as quantidades variam entre espécies e dentro da mesma espécie dependendo das variáveis ambientais e se são de captura ou criados em cativeiro[10,16] (Tabela 5.2).

Tabela 5.2 – Fontes de ômega-3.

100g	EPA + DHA (g)
Cavala	1,8 a 5,1
Sardinha	1,7
Arenque	1,2 a 3,1
Salmão	1,0 a 1,4
Atum	0,5 a 1,6
Truta	0,5
Bacalhau	0,2 a 0,3
Linguado	0,2

Os efeitos hipotrigliceridêmicos dos AGω3 estão bem documentados. A trigliceridemia pós-prandial é especialmente sensível ao consumo crônico de AGω3, bastando doses inferiores a 2g/dia para produzirem efeitos preventivos. Segundo o *Food and Nutrition Board, Institute of Medicine,* a ingestão recomendada de ácido linolênico está estimada em 0,6 a 1,2% do valor calórico/dia, ou seja, de 1,3g a 2,7g para uma dieta de 2.000kcal. Valores, aproximadamente, 10 vezes maiores que a ingestão atual de EPA + DHA[16].

Daviglus et al.[17] apresentaram os resultados de 30 anos de *follow-up* do *Chicago Western Electric Study,* em que demonstraram claramente que homens que consumiam 35g ou mais de pescado diariamente, em comparação a indivíduos que não consumiam qualquer quantidade de peixe, apresentavam um risco relativo de morte por doença coronária de 0,62 e um risco de morte não súbita por enfarte de miocárdio de 0,33. Estes resultados são confirmados por Zhan et al.[18]. Neste estudo, estes autores demonstram que o consumo de pescado estava associado a uma diminuição significativa do risco de DCV isquêmica e acidente vascular cerebral

(AVC) no universo de 36 países. Hu et al.[19], ao analisarem a freqüência do consumo de peixe no *Nurse's Health Study*, constataram que comparando mulheres que raramente consumiam peixe (menos de uma vez/mês) com as que consumiam 1-3 vezes/mês, uma vez/semana, 2-4 vezes/semana e mais do que 5 vezes/semana, o risco de morte precoce por doença cardiovascular diminuía muito significativamente (p = 0,001) nestas últimas, em 21%, 29%, 31% e 34% respectivamente.

Apesar dos efeitos benéficos, estudos recentes demonstraram tanto em pacientes com hipertrigliceridemia como em indivíduos normais, que a ingestão de óleo de peixe, provendo 4,5g e 7,8g de ômega-3, respectivamente, causou redução significativa dos níveis plasmáticos de triglicérides e de VLDL, sem alterações do colesterol total ou de HDL-colesterol. Entretanto, aumentaram paradoxalmente os níveis de LDL e da apolipoproteína B, bem como o índice LDL/HDL, indicando a necessidade de monitorizar as lipoproteínas plasmáticas durante a suplementação com ômega-3[16]. Além disso, a maior ingestão de ômega-3 aumenta o conteúdo de ácidos graxos poliinsaturados no organismo e, conseqüentemente, a possibilidade de auto-oxidação e de peroxidação lipídica[15] (Quadro 5.4).

Quadro 5.4 – Risco de efeitos colaterais por consumo de AGω3.

	Problemas gastrointestinais	Hemorragias	Sabor residual a peixe	Agravamento da glicemia*	Aumento do LDL-c**
Até 1g/dia	Muito baixo	Muito baixo	Baixo	Muito baixo	Muito baixo
1 a 3g/dia	Moderado	Muito baixo	Moderado	Baixo	Moderado
> 3g/dia	Moderado	Baixo	Provável	Moderado	Provável

LDL = lipoproteína de baixa densidade; LDL-c = colesterol das LDL.

* Geralmente apenas em doentes com baixa tolerância à glicose ou diabetes.
** Geralmente apenas em doentes com hipertrigliceridemia.

Álcool

Vários estudos populacionais sugerem que o consumo moderado de bebidas alcoólicas protege contra doença coronariana e cardiovascular. As evidências existentes sugerem que o consumo de 1-2 doses diárias de álcool propicia uma redução de 20-40% de eventos cardiovasculares em relação aos indivíduos abstêmios[20].

O limite máximo de consumo recomendado é de 30g de etanol ao dia para o sexo masculino e metade para as mulheres. Acima desse limite há elevação nos níveis da pressão arterial, além da influência na carga calórica total. Na síndrome metabólica, para as mulheres e para os pacientes com elevação dos níveis de triglicérides e do peso corporal, esses valores devem ser reduzidos à metade[21].

O álcool afeta o metabolismo de lipoproteínas em diversas fases. O consumo regular pode estar associado a um aumento de síntese de lipoproteínas, diminuição da degradação do HDL-c e maior metabolização hepática de LDL-c. No período pós-prandial, o álcool é responsável por um aumento adicional da trigliceridemia, com inibição da oxidação de ácidos graxos livres. Também é responsável por modificar a dinâmica e o metabolismo das lipoproteínas do HDL-c. A maior quantidade de lipídeos agregados às lipoproteínas com o consumo de álcool no período pós-prandial pode aumentar a remoção tecidual através do aumento da mobilização dos ésteres de colesterol e triglicerídeos presentes. Ressalte-se que, em indivíduos com doença coronariana, a hipertrigliceridemia pós-prandial é maior e mais prolongada e que a hipertrigliceridemia ou o aumento de ácidos graxos livres estão associados a uma redução da vasodilatação endotelial em indivíduos normais e insulino-resistentes[20,22].

Embora o álcool traga benefícios em doses controladas, seus efeitos deletérios devem ser considerados, principalmente em indivíduos propensos à hipertrigliceridemia, nos quais a alta ingestão de etanol pode causar elevação dos níveis de triglicerídeos por meio da estimulação da produção da VLDL pelo fígado[22].

Soja

Em uma metanálise de 38 estudos (envolvendo 743 pessoas), publicada em 1995 por Anderson et al.[23], os resultados mostraram que a ingestão de 47g de proteína de soja/dia (contendo 100mg de isoflavonas) promoveu reduções significativas no colesterol total (9,3%), LDL-colesterol (12,9%) e triglicerídeos (10,5%), com um pequeno, porém insignificante aumento (2,4%) da proteína de alta-densidade (HDL). Observou-se também que, quanto maior o colesterol total, maior o percentual de redução. Potter[24], em análise de regressão linear indicou que o nível limiar de ingestão de soja, no qual os efeitos sobre os lipídeos do sangue se tornaram significativos, é de 25g. Assim em 1999, o FDA (*Food and Drug Administration*) autorizou o uso de alegação de saúde em alimentos contendo proteínas de soja, atestando o papel deste componente na redução do risco de doenças cardiovasculares.

Atividade física

A prática de atividade física traz grande impacto no metabolismo dos lipídeos, pois quantidades variáveis de energia são mobilizadas a fim de possibilitar o trabalho muscular e dentre as fontes energéticas utilizadas estão os triglicerídeos. O exercício regular promove aumento da atividade da lipase lipoprotéica, enzima chave na quebra e remoção dos triglicerídeos contidos nas lipoproteínas, além de induzir um aumento do HDL-colesterol. É importante salientar que a queda nos níveis plasmáticos de triglicérides não ocorre imediatamente após o término da sessão de treinamento, inicia-se em torno de 18 a 24 horas após o término do treino, permanecendo reduzida por até 72 horas[9].

Deste modo fica claro que a prática de atividade física regular, cerca de três a seis vezes por semana, com aproximadamente 40 minutos de exercício aeróbico, na faixa de 60-80% da freqüência cardíaca máxima, também deve ser incluída nas mudanças de estilo de vida[12].

Tratamento medicamentoso

O tratamento farmacológico das hipertrigliceridemias está indicado principalmente nos indivíduos com alto e médio risco para o desenvolvimento de aterosclerose ou quando as mudanças de estilo de vida falham. Nesses casos, o fibrato e o ácido nicotínico são as drogas de primeira escolha no tratamento das hipertrigliceridemias endógenas em adultos. Reduzem níveis de LDL e CT em até 30% e de triglicérides e VLDL em até 80%. O uso de ácidos graxos ômega-3, em doses terapêuticas superiores a 4g/dia, também pode ser considerado como adjuvante ao tratamento dos fibratos[9,12].

Dentre os efeitos colaterais: o ácido nicotínico pode causar alterações cutâneas, disfunção hepática e desconforto gastrointestinal, e os fibratos podem causar alterações gastrointestinais e miosites, principalmente em pacientes com doença renal[25].

A implementação de um plano alimentar adequado, realização de exercício físico, controle de situações estressantes, cessação do fumo e restrição da ingestão de bebida alcoólica em demasia parecem em grande parte dos casos serem mudanças satisfatórias para que o sucesso do controle da hipertrigliceridemia não dependa de tratamento farmacológico.

REFERÊNCIAS BIBLIOGRÁFICAS

1. Wyngaarden JB, Smith LH. Cecil Tratado de Medicina Interna. 18 ed. Rio de Janeiro: Guanabara Koogan, 1990.
2. Braunwald E, Zipes DP, Libby P. Tratado de Medicina Cardiovascular. 6 ed. São Paulo: Roca, 2003.
3. Gomes APF, Carmo MGT. Dislipidemia Pós-Prandial e Doença Cardiovascular. Rev Bras Nutr Clin, 2006; 21 (1):60-71.
4. Casulari LA, Wesgueber M, Soares RCBSH, Domingues L. Hipertrigliceridemia Familiar Grave durante a Gestação. Rev Bras Ginecol Obstet, vol 23, n 6, Rio de Janeiro, July 2001.
5. Magalhães CC, Chagas ACP, Luz PL. Dislipidemias: Atualização e Controvérsias Hipertrigliceridemia: implicações clínicas e terapêuticas. Revista da SOCESP, vol 15, n 6, Novembro/Dezembro 2005.
6. Rapp RJ. Hypertriglyceridemia: a review beyond low-density lipoprotein. Cardiology in Review, 2002; 10(3): 163-72.
7. Schiavo et al. Influência da dieta na concentração sérica de triglicerídeos. Jornal Brasileiro de Patologia e Medicina Laboratorial Rio de Janeiro, v 39, n 4, 2003.
8. Assmann G, Cullen P, Schulte H. The Muenster Heart Study (PROCAM). Results of follow-up at 8 years. Eur Heart J, 1998; 19 Suppl A:A2-11.
9. Lopes AC, Martinez TL. Dislipidemias da Teoria à Prática. 1 ed. São Paulo: Atheneu, 2004.
10. Piegas LS, Armaganijan D, Timerman A. Condutas Terapêuticas do Instituto Dante Pazzanese de Cardiologia. 1 ed, São Paulo, Atheneu, 2006.
11. Ravel R. Laboratório clínico: aplicações clínicas dos dados laboratoriais. 6 ed. Rio de Janeiro: Guanabara Koogan, 1997.
12. III Diretrizes Brasileiras Sobre Dislipidemias e Diretriz de Prevenção da Aterosclerose do Departamento de Aterosclerose da Sociedade Brasileira de Cardiologia. Arq Bras Cardiol, 2001; 77(suppl 3):1-48.
13. Forti et al. Dislipidemias em crianças e adolescentes. Arq Bras Cardiol, 1998; vol 71(6).
14. Clinical guidelines on the identification, evaluation, and treatment of overweight and obesity in adults: executive summary. Expert Panel on the Identification, Evaluation, and Treatment of Overweight in Adults. Am J Clin Nutr. 1998; 68:899-917.

15. Bertolami M. Ácidos Graxos Omega-3 e Cardiopatia Isquêmica. Arq Bras Cardiol, 1989; 52/4: 175-180.
16. Rodrigues PO, Morais MG, Agostinho M, Loureiro RG. Efeitos da Suplementação Dietética com Ácidos Gordos Poliinsaturados W3 no Metabolismo Lipídico e Lipoprotéico. Departamento de Bioquímica da Faculdade de Ciências Médicas da UNL. Campo Mártires da Pátria, 130 de 1169-056 Lisboa, Portugal.
17. Daviglhns ML, Stamler J, Orencia AJ et al. N Engl J Med, 1997; 336:1046.
18. Zang J, Sasaki S, Amano K et al. Prev Med, 1999; 28:520.
19. Hu FB, Bronner L, Willet WC et al. JAMA, 2002; 287:1815.
20. Foppa et al. Álcool e doença aterosclerose. Arq Bras Cardiol, 2000; 76(2):165-70.
21. I Diretriz Brasileira de Diagnóstico e Tratamento da Síndrome Metabólica Arquivos Brasileiros de Cardiologia – Volume 84, Suplemento I, Abril 2005.
22. Costa RP, Martinez TL. Terapia nutricional na hipercolesterolemia. Universidade Federal de São Paulo – Escola Paulista de Medicina. Rosana Revista vol 7, n 4.
23. Anderson RL, Wolf WJ. Compositional changes in trypsin inhibitors, phytic acid, saponins and isoflavones related to soybean processing. J Nutr, 1995; 125: 581S–588S.
24. Potter SM, Baum JA, Teng H, Stillman RJ, Shay NF, Erdman JW. Soy protein and isoflavones: their effects on blood lipids and bone density in postmenopausal women. Am J Clin Nutr, 1996; 68(Suppl): 1375S-9S.
25. Kwiterovich Peter O. Identificacion and Treatment of Heterozygous Familial Hypercholesterolemia in Children and Adolescents. Am J Cardiol, 1993; 72: 30D-37D.

NUTRIÇÃO

Liliana Paula Bricarello

A dieta é o principal fator exógeno que influi sobre a concentração e a composição dos lípides que circulam no sangue. Por este motivo, o tratamento inicial de qualquer dislipidemia deverá ser a modificação de hábitos alimentares precoce, prevenindo a pancreatite aguda.

As últimas diretrizes do *National Cholesterol Education Program* de 2001 (NCEP, 2001)[1] e as III Diretrizes Brasileiras Sobre Dislipidemias, da Sociedade Brasileira de Cardiologia (SBC, 2001)[2], mostram que o tratamento dietético vem sofrendo adequações. Isso porque cada vez mais os órgãos competentes vem dando maior ênfase à mudança de estilo de vida para o tratamento de várias doenças, dentre elas as cardiovasculares. As dietas preconizadas anteriormente por esses órgãos apresentavam-se em duas fases I e II, como terapia nutricional nas dislipidemias. Nas atuais recomendações há maior restrição ao consumo de gordura saturada, colesterol e ácidos graxos trans e aumento no consumo total de gordura na forma insaturada, especificamente da monoinsaturada.

No quadro 5.5 encontram-se as recomendações dietéticas para pacientes dislipidêmicos.

Quadro 5.5 – Recomendações dietéticas para o tratamento das hipercolesterolemias.

Nutriente	Ingestão recomendada
Gordura total	25 a 35% das calorias totais
Ácidos graxos saturados	Menos que 7% das calorias totais
Ácidos graxos poliinsaturados	Até 10% das calorias totais
Ácidos graxos monoinsaturados	Até 20% das calorias totais
Carboidratos	50% a 60% das calorias totais
Proteínas	Aproximadamente 15% das calorias totais
Fibras	20 a 30 gramas
Colesterol	< 200mg/dia
Calorias totais	Para atingir ou manter o peso desejável

Fonte: *National Cholesterol Education Program* de 2001.

Avaliação nutricional ambulatorial

A avaliação nutricional deve ser realizada por nutricionista e direcionada no sentido da identificação de uma possível falha na alimentação. O paciente deve ser interrogado sobre ganho ou perda ponderal recente, alergias alimentares, sinais de doenças gastrintestinais como náuseas, vômitos ou diarréias.

Também devem ser inquiridas as restrições alimentares, locais das refeições, o consumo de água/dia, o funcionamento intestinal, alterações na alimentação do fim de semana, a realização de atividade física, assim como o uso de suplementos de vitaminas, minerais e/ou alimentos funcionais.

Um instrumento bastante utilizado é o recordatório de 24 horas, no qual o paciente responde um questionário sobre o que ingeriu nas últimas 24 horas[3]. Utiliza-se também o questionário de freqüência alimentar para obter informações adicionais sobre o consumo de alimentos em particular, ou grupo de alimentos que o paciente ingere diária, semanal ou mensalmente. Essa informação auxilia a verificação da veracidade das respostas do registro de 24 horas e esclarece o padrão alimentar real do paciente[4].

Com base nos dados do preenchimento desses formulários realiza-se o cálculo da dieta habitual e em seguida é realizado o cálculo da dieta individualmente, a partir dos dados de peso, altura e idade.

Avaliação antropométrica

A avaliação antropométrica deverá abranger a aferição do peso corporal expresso, em quilogramas (kg), assim como da estatura e da circunferência abdominal, inscritos em centímetros (cm).

A circunferência abdominal deverá ser aferida utilizando-se fita métrica, tipo inelástica.

O índice de massa corpórea (IMC) deverá ser determinado para a avaliação do estado nutricional. O cálculo é realizado a partir da razão: $IMC = P/E^2$, sendo o peso (P) expresso em quilogramas, a estatura (E) em metros e o resultado do IMC em kg/m^2. A classificação do IMC segue as recomendações da Organização Mundial da Saúde[5,6].

Tratamento dietético

Pacientes com níveis elevados de triglicérides (até 500mg/dL) deverão receber uma orientação dietética conforme as recomendações do *National Cholesterol Education Program* (Quadro 5.6), aqueles com níveis muito elevados de TG e que apresentem quilomicronemia, devem reduzir a ingestão de gordura total da dieta[1]. Recomenda-se a ingestão de no máximo 15% das calorias diárias na forma de gordura[1]. Na hipertrigliceridemia secundária à obesidade ou diabetes, recomenda-se, respectivamente, dieta hipocalórica, adequação do consumo de carboidratos e gordura, e compensação do diabetes[2]. Recomenda-se restrição total do consumo de álcool. No quadro 5.6 encontram-se algumas dicas práticas utilizadas para orientação em ambulatórios.

Quadro 5.6 – Dicas importantes aos pacientes com hipertrigliceridemia.

1. Inclua fibras na alimentação: cereais matinais sem açúcar, verduras, frutas, legumes e leguminosas (feijão, soja, ervilha, lentilha, grão de bico).
2. Alterne carnes vermelhas magras com peixes e aves durante a semana.
3. Evite frituras e alimentos gordurosos.
4. Controle o consumo de massas, pães e cereais, evite consumir dois tipos deste na mesma refeição. Exemplo: arroz com macarrão, batata com arroz, pão nas refeições.
5. Não esqueça de tomar líquidos durante o dia.
6. Elabore sua refeição bem colorida e variada (arroz, feijão, alface, cenoura ralada, frango com cebolinha, suco de goiaba e gelatina de abacaxi); coloque em seu prato alimentos de várias cores e sabores.
7. Utilize óleos vegetais em pequenas quantidades para o preparo dos alimentos.
8. Sempre que possível pratique atividade física (nunca em jejum).
9. Se estiver acima do peso, ou se tiver diabetes, evite consumir doces, refrigerantes, balas, mel, bolos e qualquer tipo de bebida alcoólica.

REFERÊNCIAS BIBILIOGRÁFICAS

1. NCEP Executive Summary of the Third Report of the National Cholesterol Education Program (NCEP) Expert Panel on Detection, Evaluation and Treatment of High Blood Cholesterol in Adults (Adult Treatment Panel III). JAMA 285 (19): 2486-2497, 2001.
2. III Diretrizes Brasileiras sobre Dislipidemias e Diretriz de Prevenção da Aterosclerose da Sociedade Brasileira de Cardiologia. Arq Bras Cardiol, 77(Suppl. III), 2001.
3. Karvetti RL, Knuts JR. Validity of the 24-hour dietary recall. J Am Diet Assoc 1985; 85:1437.
4. Karkeck JM. Improving the use of dietary survey methodology. J Am Diet Assoc 1987; 87:869.
5. Jelliffe DB, Jelliffe EFP. Underappreciated pioneers Quételet: man and woman index. Am J Clin Nutr 1979; 32:2519-21.
6. Word Health Organization. Obesity-preventing and managing the global epidemic. Geneve, WHO, 1997 (report of a WHO Consultation on Obesity).

6.

HDL-c BAIXO E
DISLIPIDEMIAS MISTAS

André Arpad Faludi
Marcelo Chiara Bertolami

A ocorrência de dislipidemia mista é freqüente na prática clínica. Depois de afastadas as causas secundárias de dislipidemia, o tratamento sempre deve ser iniciado com modificações de estilo de vida, por meio de orientação alimentar (restrição de alimentos ricos em gordura saturada, colesterol e ácidos graxos *trans*, como também restrição total da ingestão de açúcar e álcool) e atividade física aeróbica regular[1]. Caso não se obtenha o resultado desejado no perfil lipídico com as modificações de estilo de vida, deve-se introduzir terapêutica medicamentosa. Entretanto, é importante salientar que não se deve iniciar o tratamento dos pacientes com dislipidemia mista já com associação de medicamentos, por exemplo vastatina + fibrato ou ácido nicotínico. Às vezes, podemos obter resultados satisfatórios com a utilização de um medicamento isoladamente, e, além do mais, a associação de medicamentos hipolipemiantes deve ser realizada com cautela, pois aumentam a possibilidade de ocorrência de eventos adversos, entre os quais, a toxicidade musculoesquelética.

O tratamento da dislipidemia mista depende de qual fração lipoprotéica predomina. Quando ocorre predomínio de elevação de colesterol sobre triglicérides, temos optado em iniciar o tratamento com uma vastatina, fármaco que apesar de atuar predominantemente sobre as concentrações de colesterol total e LDL-colesterol, possui a capacidade de reduzir também os triglicérides e aumentar o HDL-colesterol. Quando predomina elevação das concentrações séricas de triglicérides, preferimos iniciar a terapia com fibrato ou ácido nicotínico. Os seqüestrantes biliares, apesar de reduzirem o colesterol e o LDL-colesterol quando empregados em doses adequadas, têm o inconveniente de poder aumentar as concentrações de triglicérides. Assim, em pacientes com hipertrigliceridemia, a utilização destes fármacos é contra-indicada pelo risco de pancreatite aguda.

Os fibratos são fármacos eficazes, com reduções significativas dos triglicérides e do VLDL-colesterol (35 a 55%), aumento do HDL-colesterol (10 a 25%) e resposta variável no colesterol total e LDL-colesterol (às vezes, diminuição, não alteração ou até elevação em aproximadamente um terço dos casos). O principal mecanismo de ação desses fármacos é pela diminuição da síntese hepática de triglicérides e pelo aumento do catabolismo das VLDL através do aumento da atividade da lipase lipoprotéica. Além disso, os fibratos aumentam a produção da apo A-I e apo A-II, elevando as concentrações de HDL-colesterol. São medicamentos bem tolerados, raramente podendo causar intolerância gástrica, diarréia, mialgia, cefaléia, prurido ou leucopenia. Podem potencializar os efeitos dos anticoagulantes e fenitoína.

Na tabela 6.1 encontram-se os fibratos e suas respectivas doses que dispomos atualmente.

Tabela 6.1 – Fibratos e suas doses.

Medicamento	Dose (mg/dia)
Bezafibrato	400 a 600
Bezafibrato retard	400
Ciprofibrato	100
Etofibrato	500
Fenofibrato	250
Fenofibrato micronizado	200
Genfibrozil	1.200
Genfibrozil retard	900

Quanto ao ácido nicotínico, medicamento que também atua de forma predominante na redução dos triglicérides, é outra classe terapêutica que pode ter sido indicada no tratamento das dislipidemias mistas. Entretanto, apesar de apresentar efeito hipolipemiante eficaz, é pouco usado pelos efeitos colaterais freqüentes (náuseas, epigastralgia, rubor facial ou generalizado, hiperglicemia e hiperuricemia). Recentemente foram lançadas no mercado apresentações de liberação prolongada que parecem possuir menos efeitos colaterais. Seu principal mecanismo de ação é redução da atividade da lipase tecidual, diminuindo a liberação de ácidos graxos para o fígado e, conseqüentemente, reduzindo a oferta de matéria-prima para a produção de VLDL. Ocorre também aumento da produção de apo A-I e de HDL nascente. Em conseqüência, reduz significativamente as concentrações de triglicérides, VLDL-colesterol e LDL-colesterol em até 30% e elevam o HDL-colesterol.

Quando não se obtém controle adequado dos níveis lipídicos com a medicação instituída, podemos associar medicamentos com mecanismos de ações diferentes como, por exemplo, uma vastatina com fibrato, freqüentemente utilizada na prática clínica[2]. Entretanto, é fundamental ressaltar que a associação da vastatina com um fibrato aumenta a possibilidade de eventos adversos hepáticos e musculares (em aproximadamente 3%)[3]. Portanto, é imperativa a avaliação das respectivas provas funcionais (transaminases e CPK), em geral, mais precocemente e com maior freqüência do que quando da utilização desses fármacos de forma isolada. Têm sido descritas elevações desses exames ocorrendo até dois anos após a introdução desses fármacos. Assim, na nossa experiência, temos realizado essas provas de segurança inicialmente após um mês do início da sua utilização e repetidas trimestralmente. Além disso, a associação da vastatina com ácido nicotínico requer os mesmos cuidados[4,5].

HDL BAIXO

As HDL são produzidas no fígado, intestino e pela liberação de componentes de superfície das lipoproteínas ricas em triglicérides (quilomícrons e VLDL), mediada pela enzima lipase lipoprotéica (LLP), formando as partículas de HDL nascentes, precursoras do HDL. Pelo fato de a atividade física aumentar a atividade da LLP e, conseqüentemente, aumentar o catabolismo das lipoproteínas ricas em triglicérides, haverá aumento de produção de HDL nascente. Além disso, colabora também para o aumento do HDL a maior atividade da lecitina-colesterol-aciltransferase (LCAT). A LCAT produz maior conversão de colesterol livre para a forma esterificada, aumentando a produção de HDL2, fração esta considerada responsável pela propriedade antiaterogênica da HDL. A diminuição da atividade da lipase hepática (LH) contribui para elevar a fração HDL2. Haverá menor hidrólise dos triglicérides e fosfolípides da HDL2 e, conseqüentemente, menor formação de HDL3, lipoproteína mais densa, derivada da HDL2 por ação dessa enzima.

Assim, a prática de exercícios físicos leves a moderados de forma regular induz a um aumento médio do HDL-colesterol de 1,2mg%.

Quanto à ingestão de bebidas alcoólicas, sabe-se que também aumentam o HDL-colesterol. Entretanto, não se recomenda a sua ingestão com esta finalidade em decorrência dos sabidos malefícios que podem causar à saúde.

Do ponto de vista prático, não existem medicamentos que tenham a capacidade de elevar as concentrações de HDL-colesterol quando estes estão baixos[6]. Fármacos como os fibratos e o ácido nicotínico elevam o HDL-colesterol somente quando o HDL-colesterol baixo está associado a níveis elevados de triglicérides.

Sabe-se que a resposta do HDL-colesterol às medidas terapêuticas que envolvem o estilo de vida (parar fumo, emagrecer, aumentar atividade física e melhorar a alimentação) e/ou a adição de medicamentos depende basicamente de dois fatores:

1. *Dos próprios níveis de HDL-colesterol* – quando esses níveis não são muito baixos (30 a 35mg/dL), a resposta pode ser melhor. Entretanto, quando esses níveis forem muito baixos (20 a 25mg/dL), em geral a resposta a qualquer medida terapêutica é muito ruim, uma vez que a determinante genética para um HDL-colesterol baixo deve ser o que comanda a cena.

2. *Dos níveis de triglicérides* – quando estes forem mais altos (próximos dos 150 a 200mg/dL ou mais), a resposta a qualquer medida terapêutica farmacológica ou não para aumentar o HDL-colesterol costuma ser melhor, ocorrendo redução dos níveis dos triglicérides e aumento dos de HDL-colesterol.

Assim, quando o HDL-colesterol é baixo com níveis de triglicérides também baixos, a resposta às medidas não farmacológicas e farmacológicas (niacina/fibratos) na tentativa de aumentar o HDL-colesterol não apresenta bons resultados. Sugere-se, nessas situações, que se obtenha maior redução dos níveis de LDL-colesterol – "quando não se consegue melhorar o bom, diminui-se o ruim". Lembramos que no momento não dispomos de medicamentos específicos para aumentar o HDL-colesterol, uma vez que fibratos e niacina foram originalmente propostos para tratamento da hipercolesterolemia e da hipertrigliceridemia. Entretanto, as pesquisas nessa área são intensas, na tentativa de obtenção de medicamentos capazes de aumentar os níveis de HDL-colesterol ou de mimetizar a ação da HDL. Nesse sentido, a apo A1 *Milano*[7] injetada na veia de pacientes coronariopatas, uma vez por semana, durante apenas cinco semanas, mostrou-se capaz de produzir certa regressão do processo aterosclerótico evidenciado pelo ultra-som intracoronário. Outro medicamento que mostrou resultados iniciais bastante interessantes é o torcetrapib[8], que foi capaz de, em alguns pacientes, aumentar o HDL-colesterol em até 100%. Este medicamento é um competidor da CETP (enzima de transferência do colesterol esterificado), que troca colesterol entre a HDL e outras lipoproteínas (particularmente as ricas em triglicérides). A inibição dessa enzima leva ao acúmulo de colesterol na HDL, o que pode ser interessante. Entretanto, sabe-se de estudos em pessoas que têm deficiência genética dessa enzima que seu comportamento quanto à aterosclerose depende do grau de deficiência. Assim, aqueles que apresentam deficiência parcial da enzima parecem ser mais protegidos contra o desenvolvimento da aterosclerose, enquanto naqueles em que a deficiência é total ocorre uma evolução mais rápida da aterosclerose.

REFERÊNCIAS BIBLIOGRÁFICAS

1. Duncan GE, Anton SD, Sydeman SJ et al. Prescribing exercise at varied levels of intensity and frequency: a randomized trial. Arch Intern Med; 165:2362-9, 2005.
2. Xydakis AM, Ballantyne CM. Combination Therapy for combined dyslipidemia. Am J Cardiol; 90:21K-29K, 2002.
3. Vasudevan AR, Jones PH. Effective use of combination lipid therapy. Curr Cardiol Rep; 7:471-9, 2005.
4. Worz CR, Bottorff M. Treatingdyslipidemic patients with lipid-modifyng and combination therapies. Pharmacotherapy; 23:625-637, 2003.
5. Davidson MH, Toth PP. Combination therapy in the management of complex dyslipidemias. Curr Opin Lipidol; 15:423-431, 2004.
6. Nicholls SJ, Rye K-A, Barter PJ. High-density lipoproteins as therapeutic targets. Current Opinion Lipidology; 16:345-349, 2005.
7. Nissen SE, Tsunoda T, Tuzcu EM et al. Effect of recombinant ApoA-I Milano on coronary atherosclerosis in patients with acute coronary syndromes: a randomized controlled trial. JAMA; 290:2292-300, 2003.
8. Brousseau ME, Diffenderfer MR, Millar JS et al. Effects of cholesteryl ester transfer protein inhibition on high-density lipoprotein subspecies, apolipoprotein A-I metabolism, and fecal sterol excretion. Arterioscler Thromb Vasc Biol; 25:1057-64, 2005.

7.
DIABETES

Isabela Cardoso Pimentel
Jairo Borges

CLÍNICA

Jairo Borges

O diabetes melito (DM) tipo 2 é uma condição clínica sindrômica de elevada prevalência na população mundial. Sua freqüência aumenta progressivamente em presença de marcadores clínicos como envelhecimento, sedentarismo e aumento do peso corpóreo, representado principalmente pela obesidade do tipo abdominal.

Estima-se atualmente a existência de 170 milhões de diabéticos no mundo e que este índice deverá aumentar quase 50% até o ano 2010. Embora as regiões mais atingidas pelo DM hoje sejam Ásia e Europa, a prevalência da doença deverá elevar-se mais significativamente em áreas pobres do globo como África e América Latina (Figura 7.1).

No Brasil, um levantamento feito na década de 1980 estimou em 7,6% a prevalência de DM na população adulta. Dados mais recentes, no entanto, relativos à população da cidade de Ribeirão Preto no Estado de São Paulo, elevaram este percentual para cerca de 12%.

IMPORTÂNCIA CLÍNICA

Nas duas últimas décadas do século XX, a mortalidade cardiovascular (CV) experimentou diminuição progressiva; a doença neoplásica, por sua vez, manteve-se

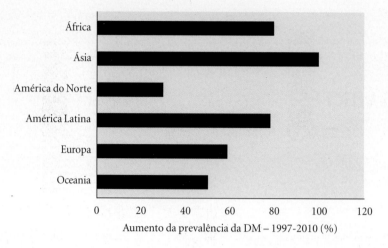

Figura 7.1 – Aumento estimado da prevalência de DM entre 1997 e 2010 (Diabetic Medicine 1997; 14:S7-S85).

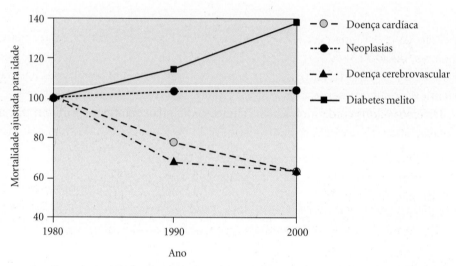

Figura 7.2 – Mortalidade por diabetes permanece em ascensão (National Center for Health Statistics, 2000).

estável. A mortalidade por DM, por outro lado, vem aumentando progressivamente, em função da não identificação e do tratamento inadequado da doença e de suas graves complicações potenciais (Figura 7.2).

A correlação entre diabetes e doenças CV é de grande magnitude e importância na prática clínica. Estima-se que 80% dos óbitos e 75% das internações hospitalares em diabéticos sejam decorrentes de causas CV. No Brasil, pelo menos 40% dos gastos do Sistema Único de Saúde (SUS) com internações hospitalares envolvem pacientes diabéticos.

No estudo clássico denominado EAST-WEST, pacientes diabéticos apresentaram risco de morte CV, infarto do miocárdio (IM) e acidente vascular cerebral (AVC), similar ao de não-diabéticos que já sofreram IM ou AVC. Pacientes diabéti-

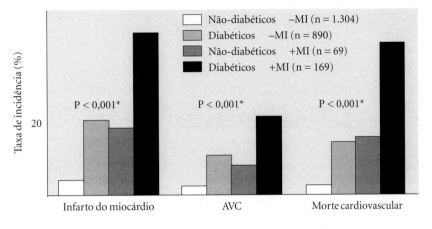

−MI = sem infarto prévio do miocárdio; +MI = com infarto prévio do miocárdio; CV = cardiovascular. * Para diabetes *vs.* sem diabetes e IM prévio *vs.* sem IM prévio.

Figura 7.3 – Aumento do risco de eventos cardiovasculares em 7 anos em diabéticos tipo 2 no estudo EAST-WEST (Haffner SM, et al. N Engl J Med, 1998; 339:229-234).

cos são considerados hoje candidatos à prevenção secundária de desfechos CV maiores, devido a esta equivalência de risco (Figura 7.3). Pode-se observar, também, que a associação entre doença aterosclerótica e DM no mesmo paciente aumenta exponencialmente o risco CV.

Diversos dados epidemiológicos e clínicos adicionais também permitem traçar a situação atual do paciente diabético e conhecer melhor seu elevado risco potencial:

- O DM reduz a expectativa de vida em 5 a 10 anos.
- A morbimortalidade CV de diabéticos é 2 a 4 vezes maior que a de não-diabéticos.
- O DM é a maior causa de cegueira adquirida.
- O DM é a maior causa de amputação não-traumática de membros inferiores (MMII).
- O DM é a maior causa de falência renal e de iniciação de programa de hemodiálise.
- O DM é a sexta causa de morte hoje.
- Entre 60% e 70% dos pacientes diabéticos desenvolvem lesão neuronal.

As complicações vasculares do DM são classificadas em macrovasculares (IM, AVC, morte CV) e microvasculares (nefropatia, neuropatia, retinopatia).

CLASSIFICAÇÃO E DIAGNÓSTICO LABORATORIAL DO DIABETES TIPO 2 E DO *STATUS* PRÉ-DIABÉTICO

Estima-se que 90% da população diabética apresente o chamado tipo 2 da doença, ou seja, DM não-insulino-dependente. Entre os diabéticos tipo 2, no entanto, até 10% manifestam uma forma mais tardia de DM tipo 1, denominada LADA (*late-*

onset type 1 diabetes) que leva com freqüência à necessidade de insulinização precoce. Para fins práticos, no entanto, este capítulo estará voltado para a abordagem do DM tipo 2.

Os critérios atualmente adotados para o estabelecimento do diagnóstico de DM exigem glicemia de jejum em duas ocasiões diferentes ≥ 126mg/dL. Outras modalidades de definição diagnóstica da doença são: glicemia, casual em presença de sintomatologia clínica de DM, ou 2 horas após teste de tolerância ao açúcar com 75 gramas de dextrosol, ≥ 200mg/dL. Pacientes com glicemia de jejum entre 100 e 125mg/dL são classificados como tendo a condição denominada glicemia de jejum alterada (GJA). A tabela 7.1 resume a classificação atual do *status* glicêmico da população.

Tabela 7.1 – Valores de referência para diabetes e pré-diabetes.

Categoria	Glicemia (mg/dL)		
	Jejum	Casual	2h TTG
Normal	< 100	–	< 140
Glicemia de jejum alterada[+]	≥ 100 e < 126	–	< 140
Tolerância anormal à glicose[+]	≥ 100 e < 126	–	≥ 140 e < 200
Diabetes	≥ 126*	≥ 200 com sintomas	≥ 200*

TTG = teste de tolerância à glicose.
[+] Em conjunto, denominadas homeostase da glicose alterada (pré-diabetes).
* Necessita de confirmação laboratorial em outra ocasião.

Diversos estudos recentes têm sugerido que o risco de complicações macrovasculares de pacientes com GJA nos próximos 10 a 15 anos é equivalente ao dos que já apresentam DM estabelecida. Esta é, talvez, uma das explicações para o fato de o tratamento específico do DM não haver demonstrado resultados tão brilhantes até o momento como a abordagem da hipertensão arterial e da dislipidemia, na redução do risco de desfechos CV maiores.

Outra condição com elevado risco CV é a situação denominada tolerância anormal à glicose (TAG) que é definida por glicemia entre 140 e 199mg/dL, duas horas após sobrecarga oral de glicose, com glicemia de jejum < 126mg/dL. Pacientes com TAG têm risco anual entre 5% e 10% de se tornarem diabéticos nos próximos 5 a 10 anos. As populações de risco para desenvolver diabetes têm indicação para realizar o teste de tolerância à glicose (TTG) e estão apresentadas no quadro 7.1.

Quadro 7.1 – Subgrupos populacionais e condições clínicas de risco para desenvolvimento de DM com indicação para TTG.

• Idade > 45 anos	• HAS
• História familiar de diabetes	• HDL colesterol < 40mg/dL
• História de doença CV	• Triglicérides > 250mg/dL
• Sobrepeso (IMC > 25kg/m^2)	• Diabetes gestacional ou recém-nascido > 4kg
• Sedentarismo	• Síndrome dos ovários policísticos
• Glicemia de jejum alterada	

FISIOPATOLOGIA DO DIABETES TIPO 2

Embora o estilo de vida possa contribuir como gatilho para a eclosão e agravamento do DM tipo 2, fatores hereditários estão envolvidos na patogenia da doença. História familiar aumenta em 2,4 vezes o risco de DM. Entre 15% e 25% dos parentes de primeiro grau de diabéticos tipo 2 desenvolverão DM ou TAG. O risco de desenvolver DM ao longo da vida (até os 80 anos) é de 38% se um dos pais for diabético, e de 60% (até os 60 anos) se ambos os pais tiverem DM.

A insulina é a peça-chave na manutenção do balanço glicêmico. A glicemia normal é mantida graças ao equilíbrio entre a ação periférica da insulina e a capacidade de produção deste hormônio pelo pâncreas. Mesmo entre diabéticos tipo 2 com glicemia próxima dos valores normais e elevado grau aparente de resistência à insulina (RI), já existe déficit progressivo da produção de insulina, há pelo menos 10 anos. Entre os índios norte-americanos Pima, população conhecida por apresentar RI elevada, a menor capacidade de produzir insulina foi diretamente responsável pela passagem do estado de normoglicemia para TAG. A perpetuação e agravamento da RI têm como resultado final a falência pancreática, o que leva o diabético tipo 2 a tornar-se insulino-dependente. A glicotoxicidade, condição resultante da elevação progressiva e mantida da glicemia, também contribui para a destruição das células beta-pancreáticas.

Na fase de instalação do DM, caracterizada principalmente pelo aumento da RI, o pâncreas eleva a produção de insulina de forma compensatória, estabelecendo uma relação inversa entre a secreção deste hormônio e a sensibilidade dos tecidos periféricos à sua ação. A insulina produzida em situação de RI, no entanto, entra mais tardiamente na circulação e persiste em níveis elevados no sangue por mais tempo. Perde-se o assim denominado "primeiro pico de liberação de insulina", o que contribui diretamente para a elevação da glicemia pós-prandial, condição sabidamente relacionada ao aumento do risco de complicações macrovasculares do DM.

A RI pode ser observada clinicamente quando os efeitos biológicos da insulina tornam-se insuficientes para garantir o aporte de glicose à musculatura esquelética e suprimir a produção endógena de glicose pelo fígado, que se torna acelerada no DM tipo 2 e na TAG. Como o aumento da produção endógena de glicose ocorre na vigência de hiperinsulinemia, pelo menos nas fases inicial e intermediária da doença, a resistência hepática à insulina passa a exercer o papel de divisor de águas para a manutenção da estabilidade da glicemia. A secreção de insulina pelo pâncreas reduz a neoglicogênese hepática, aumenta a captação periférica de glicose e inibe a liberação de ácidos graxos livres (AGL) pelo tecido adiposo. Os AGL, por seu turno, têm o poder de aumentar a resistência hepática à insulina e de inibir a produção deste hormônio pelas células beta-pancreáticas. Tem sido utilizado hoje o termo lipotoxicidade para se referir às devastadoras ações dos lípides sobre o metabolismo glicídico.

A obesidade e o sedentarismo relacionam-se diretamente à RI. Vários hormônios circulantes, como citocinas inflamatórias (TNFα, interleucina-6), além de combustíveis metabólicos como os AGL não esterificados (AGLNE), originam-se do tecido adiposo e modulam a ação da insulina. O acúmulo de triglicérides, principalmente na gordura visceral, leva à formação de depósitos de adipócitos de grande diâmetro, que inibem a insulina de bloquear a lipólise, aumentando desse modo os níveis séricos de AGLNE e glicerol, ambos, fatores agravantes da RI. A produção de adiponectina pelo tecido adiposo também encontra-se diminuída no paciente com RI aumentada. A adiponectina apresenta diversos efeitos metabólicos benéficos: inibe a gliconeogênese hepática, aumenta a captação muscular de glicose, atua na oxidação de ácidos graxos e diminui a lipólise.

TRATAMENTO DA HIPERGLICEMIA

O tratamento inicial do diabetes tipo 2 baseia-se na modificação do estilo de vida, tendo como pilares fundamentais o estímulo à perda de peso e à prática regular de atividade física. Mesmo quando há necessidade de terapêutica farmacológica, a adoção dessas medidas potencializa o efeito dos medicamentos e retarda a progressão da doença.

Como, no entanto, o DM tipo 2 é uma doença inexoravelmente progressiva, independentemente do regime terapêutico adotado, a introdução e a combinação de fármacos tornam-se rapidamente necessárias no curso do tratamento do DM.

A RI desempenha papel fundamental na etiopatogenia do DM tipo 2 e especialmente no aumento do risco CV da doença. Desse modo, o tratamento farmacológico inicial do DM deve basear-se na escolha de medicamentos que melhorem a sensibilidade tecidual periférica à ação da insulina. São eles: tiazolidinedionas, metformina e inibidores da alfaglicosidase.

Tiazolidinedionas (TZD) ou glitazonas

Estes medicamentos têm como principal mecanismo de ação o aumento da sensibilidade periférica à ação da insulina; reduzem a glicemia e protegem o endotélio; melhoram a dislipidemia e inibem a resposta inflamatória tecidual. As TZD ativam o receptor nuclear PPARγ no tecido adiposo e contribuem para reduzir a gordura visceral. Aumentam a adiponectina sérica. A redistribuição de triglicérides por estes agentes pode ajudar a reduzir a esteatose hepática. As TZD têm efeito protetor renal, manifesto pela diminuição da excreção urinária de albumina. Podem ser utilizadas, portanto, por pacientes com insuficiência renal. Estão disponíveis em nosso meio a rosiglitazona (4 a 8mg/dia) e a pioglitazona (15 a 45mg/dia). Seus principais efeitos adversos são ganho de peso e retenção de líquido, podendo levar, embora mais raramente, à descompensação de pacientes com insuficiência cardíaca. As TZD apresentam ainda pequeno risco de promover lesão de fígado e por esta razão requerem monitorização de enzimas hepáticas.

Metformina

É uma agente hipoglicemiante oral de grande potência; atua diminuindo a resistência hepática à insulina e inibindo a neoglicogênese produzida neste órgão. Parece reduzir o risco de desfechos CV. Tem efeito menos consistente que as TZD sobre a RI, os marcadores inflamatórios e o endotélio. Pode, porém, ao contrário das TZD, promover alguma perda de peso, ajudando indiretamente o pâncreas na secreção de insulina. Deve ser utilizada inicialmente na dose de 500mg/dia após o jantar. A seguir, deve ser prescrita em duas tomadas diárias, preferencialmente após o café da manhã e jantar, nas doses de 500, 850 ou 1.000mg. Doses maiores que 2g/dia não parecem adicionar eficácia terapêutica. A utilização de metformina 3 vezes ao dia deve também ser evitada. Pacientes com insuficiência renal não podem utilizar este medicamento. Situações de risco potencial de acidose lática como: insuficiência cardíaca descompensada, insuficiência respiratória, bem como indicação para realização de procedimentos como cinecoronariografia, que requerem a injeção venosa de contraste, requerem a suspensão temporária deste medicamento.

Inibidores da alfaglicosidade

Em nosso meio está disponível apenas a acarbose. Este medicamento atua no intestino, inibindo a absorção de glicose. Embora tenham efeito hipoglicemiante inferior ao de outros agentes orais reguladores da glicemia, podem ser úteis na fase inicial do controle farmacológico do DM ou como medicamentos de associação. Devem ser iniciados em dose baixa, que pode ser elevada progressivamente até atingir o alvo de 50 a 100mg, 3 vezes ao dia. Seus efeitos adversos mais comuns são cólica, flatulência e aceleração do trânsito intestinal que, no entanto, podem ser contornados espontaneamente com a continuidade do tratamento e evitando-se a utilização de carboidratos simples de absorção rápida na dieta. Outra vantagem destes agentes é o baixo risco de provocar hipoglicemia, o que pode ser especialmente útil em idosos.

Secretagogos

Estes medicamentos são assim denominados porque atuam aumentando a produção de insulina pelo pâncreas. Como regra, não devem ser utilizados como agentes de primeira escolha no tratamento inicial do DM tipo 2, devido ao perfil fisiopatológico da doença nesta fase, que se caracteriza por RI aumentada e produção excessiva de insulina. Tornam-se mandatórios, no entanto, como drogas de associação, quando os agentes sensibilizadores de insulina isoladamente não conseguirem manter o controle do DM. São medicamentos potentes para controlar a glicemia. Estão divididos em duas categorias: sulfoniluréias e glinidas.

Sulfoniluréias – seu mecanismo de ação decorre do fechamento dos canais de potássio no pâncreas, levando ao aumento da secreção de insulina; têm duração prolongada e por isso apresentam efeitos adversos freqüentes, representados principalmente pelo aumento do peso corpóreo e por crises de hipoglicemia. São exemplos de sulfoniluréias: glibenclamida, glipizida, gliclazida e glimepirida. A clorpropamida deve ser evitada na prática clínica atual. As sulfoniluréias têm potência similar entre si e atuam reduzindo principalmente a glicemia de jejum. As principais características farmacológicas das sulfoniluréias podem ser encontradas na tabela 7.2. As sulfoniluréias podem ser indicadas como agentes de primeira escolha isoladamente para pacientes magros, com DM sintomática e indícios clínicos claros de redução da capacidade pancreática de produzir insulina.

Tabela 7.2 – Características farmacológicas das sulfoniluréias.

Medicamento	Dose média equivalente (mg)	Dose diária máxima (mg)	Meia-vida (h)	Duração de ação	Via de eliminação
Clorpropamida	250	500	36	60	Renal
Glibenclamida	5	20	10	18-24	Renal 50% Biliar 50%
Gliclazida	80	320	6-12	16-24	Renal 70% Biliar 30%
Glicazida MR	30	120	20	24	Renal 70% Biliar 30%
Glipizida	5	40	2-4	16-24	Renal 80% Biliar 20%
Glimepirida	2	8	9	24	Renal 60% Biliar 40%

Glinidas – constituem um novo grupo de medicamentos, disponibilizados mais recentemente e com modo de ação muito similar às sulfoniluréias; seu início de ação, no entanto, é mais rápido e a duração de seus efeitos é mais curta. Com isso atuam mais eficazmente na diminuição da glicemia pós-prandial e tendem a apresentar menor risco de induzir hipoglicemia que as sulfoniluréias. Devem ser utilizadas até 30 minutos antes das principais refeições. Em nosso meio, são representados pela repaglinida e nateglinida. As principais características farmacológicas das glinidas estão apresentadas na tabela 7.3.

Tabela 7.3 – Perfil farmacológico das glinidas.

Medicamento	Dose média equivalente	Dose diária máxima	Dose diária recomendada em cada refeição	Duração de ação
Repaglinida	0,5mg	16mg	0,5-4mg	3-4h
Nateglinida	120mg	720mg	120mg	3-4h

Combinação de agentes hipoglicemiantes orais

A maior parte dos pacientes diabéticos tipo 2, a exemplo do que acontece no tratamento da hipertensão arterial, necessitará da combinação de fármacos para alcançar o controle adequado da glicemia. As combinações mais utilizadas e recomendáveis são: TZD e metformina, visando a maior eficácia na redução da RI;

metformina ou TZD e sulfoniluréias ou glinidas, para pacientes que além de RI apresentem falência progressiva do pâncreas; associação tríplice entre metformina, TZD e secretagogos de insulina, sobretudo em casos de pacientes muito obesos com difícil controle glicêmico. A acarbose pode ser utilizada como droga de associação em qualquer etapa do processo. Do ponto de vista prático, no entanto, a conduta mais freqüentemente adotada tem sido a associação entre um agente sensibilizador da ação periférica da insulina e um secretagogo, inclusive por razões econômicas.

Insulinização

A inclusão de insulina no regime terapêutico do DM torna-se obrigatória a partir do momento em que os agentes hipoglicemiantes orais em associação não conseguirem alcançar o controle adequado da glicemia. Devem-se manter os medicamentos orais e adicionar a insulina NPH em doses baixas, por exemplo, 10 UI subcutâneas à hora de deitar. O risco de indução de hipoglicemia é muito baixo quando se utiliza esta estratégia corretamente. A insulina glargina tem como maior vantagem, em relação à formulação intermediária, o mecanismo uniforme de liberação ao longo das 24 horas, estando indicada principalmente para pacientes propensos a sofrer crises de hipoglicemia. Sua principal desvantagem é o custo mais elevado. As TZD, quando utilizadas em conjunto com insulina, podem aumentar ainda mais seu risco de provocar edema e insuficiência cardíaca; por isso, esta associação é proibida em vários países da Europa. A insulinização plena estará indicada quando a combinação insulina/hipoglicemiantes orais não mais controlar adequadamente a glicemia. Neste momento, como regra, os agentes orais devem ser suspensos.

ALVOS GLICÊMICOS NO CONTROLE DO DIABETES

O controle adequado da glicemia constitui o alvo principal do tratamento do DM. A monitorização dos resultados deve ser feita principalmente pela glicemia de jejum e pela mensuração da hemoglobina glicosilada A1c (HbA1c), 2 a 6 vezes ao ano, de acordo com o resultado terapêutico alcançado. A HbA1c representa a glicemia média dos últimos 2 a 3 meses. A avaliação periódica da glicemia pós-prandial de 2 horas é também muito útil para a avaliação de eficácia do tratamento do DM e ajuda a definir qual a melhor forma de combinação de hipoglicemiantes a ser utilizada.

O tratamento ideal do DM tipo 2 visa alcançar glicemia de jejum abaixo de 100mg/dL, glicemia pós-prandial de 2 horas < 140mg/dL e HbA1c pelo menos inferior a 7. Sabe-se hoje que HbA1c < 7 reduz o risco de complicações microvasculares do DM. Para se alcançar redução efetiva das complicações macrovasculares, no entanto, tudo indica que é necessário atingir-se HbA1c inferior a 6. O maior risco potencial desta estratégia terapêutica, no entanto, é o aumento do risco de indução de hipoglicemia, sobretudo em populações idosas ou mais fragilizadas.

MANUSEIO DE OUTROS FATORES E
CONDIÇÕES CLÍNICAS DE RISCO NO DIABÉTICO

Síndrome metabólica (SM) – representa a somação de uma constelação de fatores de risco que constituem a marca registrada do DM tipo 2 e da RI. Está representada por elevação da glicemia, hipertensão arterial (HA) e por um pefil lipídico característico que engloba: redução do HDL-colesterol e elevação da trigliceridemia. Associa-se a isso o aumento do diâmetro da cintura abdominal, como marcador clínico deste conjunto de alterações metabólicas e hemodinâmicas. O diagnóstico de SM pode ser estabelecido, de acordo com o NCEP ATP III, quando pelo menos três dos cinco fatores citados no quadro 7.2 estiverem presentes.

Quadro 7.2 – Critérios diagnósticos da síndrome metabólica.

* Glicemia de jejum $\geq$ 100mg/dL
* Circunferência abdominal: *homens* > 102cm / *mulheres* > 88cm
* TG sérico $\geq$ 150mg/dL
* HDL-c: *homens* < 40mg/dL / *mulheres* < 50mg/dL
* Pressão arterial $\geq$ 130/80mmHg ou em tratamento atual de HAS

Adaptado de NCEP ATP III. Circulation, 2002; 106:3143-3421.

A exigência de três destes fatores de risco para o estabelecimento do diagnóstico clínico de SM garante excelente nível de especificidade diagnóstica (92%); perde sensibilidade diagnóstica, no entanto, de forma muito significativa (20%). Análise recente sugeriu que a adoção alternativa de apenas dois fatores da SM para o diagnóstico de RI permitiria o alcance de sensibilidade diagnóstica de 64% com especificidade de 76%.

A SM por si só parece constituir fator de risco independente para ocorrência de desfechos CV maiores, aumentando este risco em 2 a 4 vezes.

Na SM e no DM, os níveis de LDL-colesterol não se encontram muito elevados; no entanto, estão presentes as LDL pequenas e densas (LDLpd), partículas sabidamente mais aterogênicas que as LDL convencionais de maior diâmetro.

Dislipidemias – o alvo terapêutico a ser alcançado, em termos de redução do LDL-colesterol sérico em pacientes diabéticos, é pelo menos < 100mg/dL. As estatinas constituem os agentes de primeira escolha visando a este fim. Alternativamente, especialmente em presença de doenças CV concomitantes, pode-se adotar o alvo de 70mg/dL de LDL-colesterol, com meta terapêutica a ser alcançada. A associação de hipolipemiantes orais, como ezetimiba e niacina, permite o alcance destes alvos terapêuticos com doses menores de estatina e melhor controle das LDLpd. Níveis rebaixados de HDL-colesterol constituem um dos maiores marcadores de risco CV no diabetes e na SM. Devem ser alcançados alvos de HDL-colesterol > 45mg/dL em pacientes diabéticos. A niacina é o agente de primeira escolha para este fim. Os níveis recomendados de triglicérides em diabéticos são, idealmente, < 150mg/dL. Os fibratos são os agentes mais eficazes para reduzir a hipertrigliceridemia.

Hipertensão arterial – o estudo epidemiológico ARIC demonstrou que hipertensos não-diabéticos de meia-idade têm mais RI, maior nível de glicemia, maior elevação dos níveis tensionais sistólicos, mais dislipidemia e 2 a 3 vezes mais doenças CV e insuficiência renal. Além disso, têm o dobro de chance de se tornarem diabéticos nos próximos anos, em comparação com populações não-hipertensas de mesmo perfil. Os inibidores da enzima de conversão da angiotensina (IECA) ou, alternativamente, os antagonistas de receptores de angiotensina 2 constituem os agentes de primeira escolha no tratamento da HA do paciente diabético, sobretudo em presença de microalbuminúria ou proteinúria concomitante. No estudo HOPE, a utilização de IECA em diabéticos > 55 anos com pelo menos um fator de risco adicional reduziu o risco de desfechos CV maiores, independentemente do controle dos níveis tensionais da população avaliada. O alvo terapêutico a ser alcançado no controle da HA do paciente diabético é < 130/80mmHg; < 120/75 mmHg, em caso de nefropatia e proteinúria concomitante > 1g/dia.

Agregação plaquetária – pacientes diabéticos ou com SM e escore de risco de Framingham entre 10% e 20% têm indicação formal para utilizar doses baixas de ácido acetilsalicílcico (75 a 150mg/dia), visando à redução do risco de desfechos CV maiores, mesmo na ausência de doença aterosclerótica clinicamente estabelecida. Alternativamente, pode ser indicado o clopidogrel, sobretudo em caso de intolerância ou contra-indicação à aspirina.

Doenças cardiovasculares no diabético – as doenças CV são mais freqüentes e devastadoras na população diabética. Como regra, pacientes diabéticos tendem a apresentar pior resposta à angioplastia transluminal coronária (ATC) e parecem beneficiar-se mais da utilização de *stents* revestidos que dos convencionais. No momento atual, os estudos clínicos têm demonstrado melhor resultado clínico, em termos de morbimortalidade CV, quando pacientes diabéticos com indicação para tratamento intervencionista coronário são indicados para cirurgia de revascularização miocárdica, em comparação com a ATC convencional.

Hipotireoidismo – pacientes diabéticos apresentam freqüentemente hipotireoidismo concomitante, mesmo que latente, de modo que devem ser investigados laboratorialmente pela avaliação do TSH e do T_4 livre.

ABORDAGEM ABRANGENTE DOS FATORES DE RISCO NO DIABÉTICO

O estudo escandinavo STENO 2, publicado recentemente, foi o primeiro a demonstrar em 7 anos de seguimento que o controle mais rigoroso e intensivo de marcadores, como HbA1c, níveis tensionais e lípides séricos, reduziu em 53% o risco de desfechos CV em diabéticos, em comparação com a postura tradicionalmente adotada no manuseio clínico do DM (Figura 7.4).

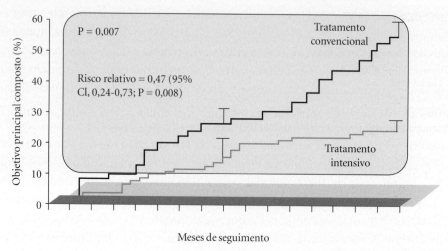

Figura 7.4 – Redução do risco de ocorrência do objetivo principal* no estudo STENO 2 pelo tratamento intensivo dos fatores de risco em pacientes diabéticos com microalbuminúria.

* Objetivo composto: morte CV, IAM não-fatal, revascularização miocárdica.
AVC não-fatal e amputação ou cirurgia na DAOP. N Engl J Med 2003; 348:383-393.

Por outro lado, é amplamente conhecido que o desenvolvimento do processo aterosclerótico e das doenças e complicações CV começa a ocorrer 10 a 15 anos antes do estabelecimento clínico do diagnóstico de DM. Portanto, tudo indica que a identificação precoce das populações de risco para desenvolver DM e o manuseio intensivo e correto dos fatores de risco em pacientes com DM e/ou SM parecem constituir o melhor caminho para a modificação da história natural das doenças e complicações CV neste subgrupo populacional específico.

CONSIDERAÇÕES FINAIS

- O DM tipo 2 tornou-se uma condição clínica epidêmica e crescente no século XXI.
- Apesar disso, pelo menos a metade dos pacientes diabéticos não tem sido sequer identificada na população geral.
- Percentual muito menor tem sido correta, precoce e intensivamente tratado em relação ao controle dos fatores de risco e das condições de aterosclerose e co-morbidade CV.
- A identificação e o manuseio adequado dos pacientes com DM e/ou SM parece constituir, sem dúvida, a melhor alternativa a ser adotada, visando à modificação da triste história natural do DM e de suas graves complicações cardiovasculares potenciais.

LEITURA RECOMENDADA

1. Isomaa B, Almgren P, Tuomi T, et al. Cardiovascular morbidity and mortality associated with the metabolic syndrome. Diabetes Care 2001; 24:683-9.
2. Lakka HM, Laaksonen DE, Lakka TA, et al. The metabolic syndrome and total and cardiovascular disease mortality in middle-aged men. J Am Med Assoc 2002; 288:2709-16.
3. Ford ES. The metabolic syndrome and mortality from cardiovascular disease and all-causes: findings from the National Health and Nutrition Examination Survey II Mortality Study. Atherosclerosis 2004; 73:307-12.
4. Alexander CM, Landsman PB, Teutsch SM, Haffner SM. Third National Health and Nutrition Examination Survey (NHANES III); National Cholesterol Education Program (NCEP). NCEP-defined metabolic syndrome, diabetes, and prevalence of coronary heart disease among NHANES III participants age 50 years and older. Diabetes 2003; 52:1210-4.
5. Adult Treatment Panel III. The third report of the National Cholesterol Education Program (NCEP) expert panel on detection, evaluation, and treatment of high blood cholesterol in adults. J Am Med Assoc 2001; 285:2486-97.
6. Ballantyne CM, Hoogeveen RC. Role of lipid and lipoprotein profiles in risk assessment and therapy. Am Heart J 2003; 146:227-33.
7. American Diabetes Association. Clinical practice recommendations, 2005. Diabetes Care 2005; 28(Suppl 1):S1-S79.
8. American Association of Clinical Endocrinologists. The American Association of Clinical Endocrinologists medical guidelines for the management of diabetes mellitus: the AACE system of intensive diabetes self-management – 2002 update. Endocr Pract 2002; 8(Suppl 1):40-82.
9. Haffner SM, Lehto S, Ronnemaa T, Pyorala K, Laakso M. Mortality from coronary heart disease in subjects with type 2 diabetes and in nondiabetic subjects with and without prior myocardial infarction. N Engl J Med. 1998; 339:229-234.
10. Gaede P, Vedel P, Larsen N, Jensen GVH, Parving H-H, Pedersen O. Multifactorial intervention and cardiovascular disease in patients with type 2 diabetes. N Engl J Med. 2003; 348:383-393.
11. UK Prospective Diabetes Study (UKPDS) Group. Effect of intensive blood-glucose control with metformin on complications in overweight patients with type 2 diabetes (UKPDS 34). Lancet. 1998; 352:854-865.
12. Grundy SM, Cleeman JI, Merz CN, et al. Implications of recent clinical trials for the National Cholesterol Education Program Adult Treatment Panel III guidelines. Circulation. 2004; 110:227-39.
13. Grundy SM, Brewer Jr HB, Cleeman JI, Smith Jr SC, Lenfant C for the conference participants. Definition of metabolic syndrome. Report of the National Heart, Lung, and Blood Institute/American Heart Association conference on scientific issues related to definition. Circulation. 2004; 109:433-438.
14. Grundy SM, Hansen B, Smith Jr SC, Cleeman JI, Kahn RA for conference participants. Clinical management of metabolic syndrome. Report of the American Heart Association/National Heart, Lung, and Blood Institute/American Diabetes Association conference on scientific issues related to management. Circulation. 2004; 109:551-556.
15. I Diretriz Brasileira de Diagnóstico e Tratamento da Síndrome Metabólica. Acesso disponível no endereço: *http://www.sbh.org.br/documentos/index.asp.*
16. Willett LL, Albright ES. Achieving glycemic control in type 2 diabetes: a practical guide for clinicians on oral hypoglycemics. South Med J. 2004; 97(11):1088-92.
17. Type 2 diabetes: Principles of pathogenesis and therapy. Lancet. 2005; 365:1333-46.

NUTRIÇÃO

Isabela Cardoso Pimentel

Classicamente a dieta apresenta importante papel no tratamento do diabetes melito (DM). As alterações da glicemia e demais alterações metabólicas inerentes a enfermidade sugerem a necessidade de um planejamento alimentar amplo e detalhado que contemple as necessidades socioeconômicas e culturais do paciente.

Fenômenos fisiopatológicos do desenvolvimento do diabetes melito tipo 2 (DM 2) demonstram a importância da dieta também na sua prevenção. O quadro de resistência à insulina, que precede o desenvolvimento do DM 2, pode ser minimizado, retardado ou prevenido pelo controle calórico e pelo consumo de alimentos que favoreçam o aumento da sensibilidade insulínica.

Muitos estudos apóiam o papel crucial dos fatores ambientais, incluindo dieta e inatividade, na patogênese e manutenção da resistência à insulina. Particularmente, estudos com japoneses, índios Pima e populações das ilhas do Pacífico mostraram que a prevalência de resistência à insulina e diabetes é expressivamente maior entre aqueles que adotaram um "estilo de vida ocidental", apesar da similaridade genética com outros indivíduos que não adotaram o mesmo estilo de vida[1,2]. Observados conjuntamente, estes dados apóiam a hipótese de que o excesso de nutrientes e a presença crônica de balanço energético positivo podem desempenhar importante papel na resistência à insulina em indivíduos geneticamente predispostos[3].

O Estudo Finlandês de Prevenção do Diabetes (*Finnish Diabetes Prevention Study* – DPS)[4] foi um dos primeiros estudos controlados e randomizados a comprovar que o DM 2 pode ser prevenido pela mudança de estilo de vida. Neste estudo, mudanças no padrão alimentar e atividade física regular resultaram na redução de 58% do aparecimento de diabetes em indivíduos com intolerância à glicose após 3 anos de seguimento comparado ao grupo controle.

No diabetes melito tipo 1 (DM 1), o *status* euglicêmico é uma meta que deve ser alcançada por meio do controle dietético e utilização de insulina exógena orientada pelo médico. O principal objetivo da intervenção alimentar é prevenir as crises hiper e hipoglicêmicas, e prevenir em logo prazo as lesões microvasculares que se correlacionam com perda da acuidade visual, amputação de membros e insuficiência renal. Em grupos especiais como gestantes e crianças a abordagem alimentar deve considerar as necessidades específicas para o ciclo de vida.

TERAPIA NUTRICIONAL MÉDICA (TNM)

O diagnóstico do diabetes é sabidamente um momento delicado e marcante para o paciente. Em muitas ocasiões, o indivíduo ou a própria família não reconhecem a importância do tratamento não-medicamentoso, dentre outras causas, pelas dificuldades em implementar as novas rotinas e hábitos necessários para adequado controle da doença e prevenção das alterações micro e macrovasculares secundárias. A desinformação é um componente que aumenta a dificuldade em realizar adequado controle e autocuidado. O aspecto penoso e traumático do termo "dieta" pode inibir e desestimular os pacientes a seguir adequadamente a orientação nutricional. E para agravar ainda mais a dificuldade de cumprimento das orientações, as penalidades pela desobediência nem sempre são aparentes e a recompensa por seguir a dieta é observada a longo prazo, pela ausência ou suavidade das complicações[5].

A orientação nutricional para indivíduos portadores de diabetes historicamente passou por várias mudanças[6] (Tabela 7.4). Dietas arbitrárias e restritivas como a de Frederick M Allen[7] que em 1912 prolongou a sobrevida de indivíduos portadores de diabetes tipo 1 com a "dieta da fome" – menos de 1.000kcal/dia e somente 10g de carboidratos – foram se modificando gradualmente com o advento da insulina. Nos dias atuais, a distribuição dos macronutrientes é flexível aproximando-se da alimentação da população não-diabética e a promoção de modificações dos hábitos alimentares (e também de atividade física) constitui um dos maiores desafios para a equipe que atua com esses pacientes.

Tabela 7.4 – Evolução histórica da conduta nutricional para indivíduos portadores de diabetes[6].

Ano	Carboidratos (%)	Proteínas (%)	Lipídeos (%)
Antes de 1921	"Dietas de fome"		
1921	20	10	70
1950	40	20	40
1971	45	20	35
1986	≤ 60	12-20	< 30
1991	*	10-20	**

* Com base na avaliação nutricional e objetivos do tratamento.
** Menos que 10% de calorias das gorduras saturadas.

A partir de 1994, a Associação Dietética Americana introduziu o termo Terapia Nutricional Médica (TNM) para melhor articulação do processo da orientação nutricional[8,9]. Em portadores de diabetes, esta estratégia tem sido amplamente divulgada pelos benefícios apresentados na evolução metabólica, especialmente na glicemia e nos níveis de Hb A1c[10-11].

A TNM é acima de tudo um processo dinâmico com participação ativa do paciente que envolve quatro etapas: a) anamnese alimentar voltada para avaliação do estilo de vida do paciente, seus conhecimentos sobre nutrição e auto-cuidado com relação ao diabetes; b) identificação e discussão dos objetivos nutricionais estabelecidos individualmente; c) intervenção nutricional que inclua abordagem planejada das refeições e material didático apropriado e d) monitoramento da evolução nutricional e comportamental, considerando a evolução clínica[9] (Figura 7.5).

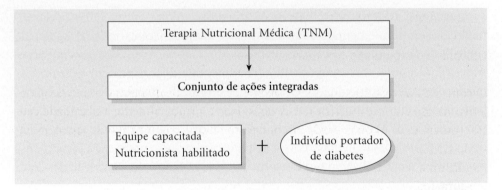

Figura 7.5 – A TNM é um conjunto de ações que inclui a participação ativa do paciente. A melhora na glicemia e da Hb1Ac comprovam a eficácia desse tipo de abordagem nutricional em portadores de DM 1 e DM 2.

Nesse âmbito, o nutricionista habilitado tem papel encorajador, orientador e direcionador nas mudanças necessárias para alcance das metas predeterminadas junto à equipe e ao paciente (Quadro 7.3).

Quadro 7.3 – Responsabilidades do médico e do nutricionista relacionadas à TNM[12].

Responsabilidades do médico:
- encaminhar o paciente ao nutricionista para a TNM
- fornecer dados de encaminhamento: esquema das medicações; dados laboratoriais (glicemia, hemoglobina glicosilada; colesterol e frações; pressão arterial; microalbuminúria; objetivos da equipe para o atendimento do paciente; história clínica; orientações para o exercício físico)
- comunicar os objetivos do paciente para o tratamento médico dele
- ajustar medicações, com base na evolução clínica
- reforçar a orientação nutricional do auto-cuidado

Responsabilidades do nutricionista:
- obter dados do encaminhamento e objetivos do tratamento
- identificar e avaliar itens referentes à alimentação e obter dados referentes ao exercício, da automonitoração da glicemia capilar, tópicos psicossociais e econômicos
- avaliar o conhecimento do paciente, o nível de habilidade e facilidade para as modificações
- identificar os objetivos do paciente perante o tratamento nutricional
- estabelecer e implementar uma prescrição nutricional adequada
- orientar o planejamento alimentar/refeições e autocuidado, utilizando instrumentos adequados para o aprendizado
- avaliar a eficácia da TNM sobre as evoluções clínicas e ajustá-la conforme necessário
- estabelecer recomendações para o médico (origem do encaminhamento) com base nas evoluções das intervenções nutricionais
- comunicar o progresso e as evoluções para todos os membros da equipe
- planejar o acompanhamento

PLANEJAMENTO ALIMENTAR

Calorias e distribuição dos macronutrientes

O controle do consumo energético entre portadores de diabetes é importante objetivo na intervenção nutricional. A obesidade e principalmente a obesidade central (ou visceral) é considerada um poderoso fator de risco para o desenvolvimento do DM 2 e doenças cardiovasculares. Em estudos com tomografia computadorizada, uma técnica de imagem relevante para a avaliação do acúmulo regional de gordura, foram identificadas fortes associações entre a distribuição central de tecido adiposo e complicações metabólicas sabidamente relacionadas com risco de desenvolvimento do DM 2[13-14].

A urgência em se tratar o excesso de peso nesses pacientes está associada ao importante papel fisiopatológico que a obesidade exerce sobre o diabetes. Além disso, é sabido que a redução do peso corporal também influencia a redução da morte prematura entre os portadores de diabetes. Mulheres que foram obesas aos 18 anos, por exemplo, e que ganharam peso adicional na idade adulta possuem um risco nove vezes maior de desenvolver diabetes que mulheres eutróficas na mesma faixa etária e que não ganharam peso na fase adulta[15].

O excesso de peso não incide apenas no maior risco de diabetes, mas uma vez estabelecida a doença, o tecido adiposo, como um tecido metabólico, está diretamente associado às alterações metabólicas inerentes à doença e a maior risco de desenvolvimento de doenças cardiovasculares.

Entidades como a Associação Americana do Coração[16], Comitê de Nutrição da Associação Britânica de Diabetes[17] e Associação Européia para o Estudo de Diabetes[17] são unânimes em recomendar que portadores de diabetes mantenham peso corporal abaixo de $25kg/m^2$. Para determinados pacientes (especialmente idosos, obesos grau II e III, pacientes resistentes a terapia) metas de peso menos rigorosas podem ser definidas. Vários estudos demonstram que a redução de 5 a 10% do peso atual tem apresentado bons resultados na diminuição da pressão arterial, dislipidemia e glicemia[18].

Dietas com muito baixo valor calórico (menos de 1.200kcal/dia) não são recomendadas em atendimentos ambulatoriais. É apropriado que a determinação do valor energético da dieta seja realizada a partir de instrumentos como recordatório alimentar habitual (Quadro 7.4) ou registro alimentar de 3 dias. O déficit calórico de 500 a 1.000kcal por dia proporcionará a redução de 0,5 a 1kg por semana de modo seguro e eficaz[19].

Não é incomum que a redução calórica e posterior redução do peso corporal exija a reavaliação da terapia medicamentosa com redução de doses ou mesmo suspensão de medicamentos. A comunicação entre a equipe interdisciplinar é importante durante esse processo. O médico responsável deve ser comunicado sobre os objetivos individuais sugeridos pelo nutricionista e as características da intervenção. O próprio paciente, especialmente os idosos, devem ser alertados para a possibilidade de ocorrência de eventos hipoglicêmicos e orientados como prevenir e agir nessa circunstância.

Quadro 7.4 – Recordatório alimentar habitual (RAH).

> O recordatório alimentar habitual (RAH) é mais um instrumento para identificação do perfil alimentar de pacientes atendidos em ambulatório. Diferente do recordatório alimentar de 24h, o objetivo do RAH é a obtenção de informações do consumo habitual de alimentos ao longo do dia em diferentes situações com enfoque qualitativo. A quantificação dos alimentos em *pouco* e *muito* é permitida, bem como a utilização dos termos *às vezes, raramente e freqüente*. Em situações específicas (como em portadores de diabetes e obesos), além do levantamento qualitativo, características quantitativas das porções são necessárias. Nesta abordagem, as perguntas apresentam carácter direcionador, de acordo com as informações que o nutricionista deseja saber. São perguntas freqüentes: o que costuma comer pela manhã? Sente fome no período da tarde? O que habitualmente consome entre o almoço e o jantar? Após o jantar, é freqüente o consumo de algum alimento até a hora de dormir? Acorda à noite para comer? Na prática, está técnica tem auxiliado a redução da omissão de informações e facilitado a intervenção nutricional, podendo ser associada ao registro alimentar de 3 dias para determinação do consumo alimentar em calorias e macro e micronutrientes. (Opinião do autor.)

A recomendação de macronutrientes para portadores de DM 1 e DM 2 é semelhante e está apresentada na figura 7.6. Mesmo em dietas hipocalóricas, é aconselhável que maior parcela de energia deve ser obtida por meio de alimentos com alto teor de carboidratos e gorduras monoinsaturadas. Conjuntamente, esses nutrientes devem representar até 70% das calorias totais. Proteínas, ácidos graxos poliinsaturados e saturados são secundariamente responsáveis pelo valor calórico restante da dieta. Uma das razões pelas quais carboidratos e gorduras monoinsaturadas apresentam grande flexibilidade nas suas proporções na dieta é a diversidade cultural e étnica da população portadora de diabetes. A TNM deve fazer recomendações realistas que possam ser adaptadas aos padrões alimentares que refletem essa diversidade e, é claro, refletem as preferências individuais. A maior flexibilida-

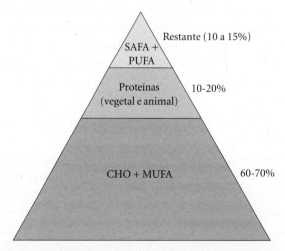

Figura 7.6 – Distribuição de macronutrientes para portadores de diabetes: conduta atual.
SAFA: ácido graxos saturados; PUFA: ácidos graxos poliinsaturados; CHO: carboidratos; MUFA: ácidos graxos monoinsaturados.

de com relação aos carboidratos e gorduras monoinsaturadas também está associada aos potenciais efeitos dos carboidratos em agravar a dislipidemia e no potencial benefício das gorduras monoinsaturadas[20].

Carboidratos

O componente dietético que tem a maior influência sobre a glicemia são os carboidratos. Outros macronutrientes como as gorduras e as proteínas podem influenciar nos níveis pós-prandiais, contudo, de modo menos expressivo. Apesar disso, não existem evidências de que o consumo muito reduzido possa trazer benefícios em longo prazo e que seu consumo na dieta deva ser muito diferente daquele que é recomendado para a população não-diabética[21].

Especialmente em indivíduos portadores de DM 2, a glicemia pode se elevar não somente nos períodos pós-prandiais como também durante o jejum. Essa anormalidade metabólica é decorrente da secreção insulínica insuficiente, da resistência periférica à insulina ou a combinação das duas situações. Por isso que, apesar de os carboidratos apresentarem importante impacto na glicemia, a sua restrição severa (ou total) não garante a normalização das taxas sangüíneas[22]. Pelo contrário, os carboidratos são a principal fonte energética do tecido cerebral e nervoso e são elementos importantes na elaboração de um programa alimentar saudável, já que alimentos fontes de carboidratos também contêm outros nutrientes como fibras, vitaminas, minerais e componentes antioxidantes[23].

A contribuição individual dos carboidratos deve ser determinada individualmente baseada na avaliação nutricional, perfil metabólico, peso e metas de tratamento podendo variar entre 45 e 65% das calorias totais, com consumo mínimo de 130g de carboidratos por dia para adultos[23].

Em relação aos efeitos glicêmicos pós-prandiais, a quantidade total de carboidratos consumida nas grandes refeições e lanches intermediários é mais importante que a qualidade e origem desse macronutriente tanto no DM 1 quanto no DM 2[21].

Estudos controlados e não controlados[24] mostram que a glicemia pós-prandial e insulinemia não são diferentes se quantidades similares de carboidratos provenientes do amido ou da sacarose forem consumidos[25,26].

A utilização de sacarose e demais açúcares deve, porém, respeitar a orientação de uma alimentação saudável para indivíduos não-diabéticos não ultrapassando 10% das calorias totais[27,28].

A seleção dos alimentos contendo sacarose deve ser feita considerando outros nutrientes comumente presentes, como gorduras e colesterol. Bolos, tortas, pudins e sorvetes deverão ter seu conteúdo nutritivo computado no dia alimentar e seguindo às orientações para indivíduos não-diabéticos, esses alimentos não devem fazer parte da rotina alimentar, uma vez que pela alta densidade calórica estão associados ao aumento do peso corporal, além de substituírem alimentos saudáveis, fontes de fibras, micronutrientes e fitoquímicos como são as frutas e cereais não-refinados.

A limitação para o consumo de açúcares também se refere aos efeitos deletérios dos produtos finais de glicação avançada (*advanced glycation end products* – AGEs).

Os AGEs são formados quando o açúcar é ligado por reação não-enzimática a proteínas. No organismo estão relacionados à redução da elasticidade de tecidos, à aterosclerose e à neuropatia diabética[29].

Na prática clínica, a utilização dos termos "carboidratos de rápida absorção", carboidratos complexos e "açúcares simples" deve ser desestimulada, pois não são bem definidos e podem gerar informações conflitantes para o paciente. Os termos "açúcares", "fibras" e "amido" são preferíveis[21]. Na classificação de acordo com o grau de polimerização são definidas três classes de carboidratos: açúcares, oligossacarídeos e polissacarídeos (Quadro 7.5)[19,30].

Quadro 7.5 – Classificação dos carboidratos de acordo com o grau de polimerização.

Classificação	Nº de moléculas	Representantes	Produtos finais da digestão	Fontes alimentares
Açúcares* Monossacarídeos	1	*Pentoses:* Ribose Xilose Arabinose	Ribose Xilose Arabinose	Não ocorrem na forma livre. São derivadas das pentosanas das frutas e ácidos nucléicos de produtos cárneos e frutos do mar
		Hexoses: Glicose Frutose Galactose Manose	Glicose Frutose Galactose Manose	Frutas, mel e xaropes de cereais Frutas e mel Não ocorre livre Não ocorre livre
Dissacarídeos	2	Sacarose Maltose Lactose	Gli e Fru Gli e Gli Gli e Galac	Cana-de-açúcar, beterraba, mel e frutas Produtos do malte Leite e derivados
Oligossacarídeos	3 a 9	Lactulose Trealose	— Glicose	Produto sintético Cogumelos, insetos e leveduras
Polissacarídeos	10 a 10.000 ou mais	**Amido*** Glicogênio Rafinose	Glicose Glicose Gli, Fru e Galac	Grãos, tubérculos e cereais Produtos cárneos e frutos do mar Açúcar de beterraba, feijão, soja e grãos
		Fibras* Inulina Celulose Hemicelulose Pectina Gomas e mucilagens Polidextrose	Frutose — — — — —	Alcachofra, alho, cebola e cogumelos Talos e cascas de vegetais Camada externa dos grãos e cereais Frutas Sementes e secreção de vegetais Produto sintético

* Açúcares, amido e fibras são os termos sugeridos para designar os tipos de carboidratos em atendimento ambulatorial.

Gli: glicose

Fru: frutose

Galac: galactose

Adaptação da ref. 19.

Produtos derivados de carboidratos, sob a forma de alcoóis são chamados de polióis. Os polióis retêm parte do poder adoçante dos açúcares dos quais foram originados, porém fornecem aproximadamente metade das calorias provenientes dos carboidratos (2,4kcal/g)[31]. Freqüentemente os polióis são utilizados como substitutos da sacarose ou outro açúcar em produtos dietéticos. Os principais polióis utilizados são o sorbitol, manitol, xilitol, lactitol, maltitol e hidrolisado de amido hidrogenado[21]. Por apresentarem uma digestão mais lenta, os polióis estão associados a produção de fezes amolecidas e diarréia quando consumidos em quantidade superior a 30g[19].

A polidextrose é um polissacarídeo sintetizado pela polimerização randômica da glicose, na presença de quantidades menores de sorbitol e um catalisador ácido adequado, sob alta temperatura e vácuo parcial. Sua funcionalidade é servir como agente de corpo em produtos industrializados sem adicionar muitas calorias. A polidextrose é parcialmente fermentada no intestino grosso, mas não é digerida nem absorvida no intestino delgado, e em sua maior parte é excretada pelas fezes, demonstrando efeito similar às fibras alimentares. Cada grama de polidextrose fornece 1kcal[31]. O consumo diário de 12g de polidextrose não está associado a diarréia[32].

Índice glicêmico

Índice glicêmico (IG) corresponde à medida da variação glicêmica após a ingestão de um alimento com carboidratos comparado à resposta glicêmica de um alimento padrão (em geral pão branco ou glicose) contendo o mesmo teor de carboidratos que o alimento-teste[33]. Alguns alimentos geram uma resposta glicêmica branda com redução gradual da glicose sangüínea enquanto outros alimentos resultam num incremento maior da glicemia, seguido pela queda menos ou mais abrupta da glicemia (Figura 7.7). É esperado que os alimentos que aumentem mais a glice-

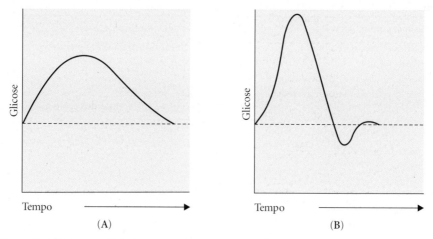

Figura 7.7 – Resposta glicêmica esperada após ingestão de alimento com baixo (A) e alto (B) índice glicêmico.

Tabela 7.5 – Classificação dos alimentos de acordo com o IG[47].

Índice glicêmico	Classificação
Baixo	≤ 55
Médio	56-69
Alto	≥ 70

mia pós-prandial sejam classificados como alto IG, alimentos com resposta intermediária são definidos como de IG médio e incrementos menores na glicemia pós-prandial classificam o alimento como de baixo IG[34] (Tabela 7.5).

Em geral, alimentos que contêm maior quantidade de mono e dissacarídeos tendem a apresentar maior resposta glicêmica que alimentos com maior teor de amido quando comparadas as mesmas quantidades de carboidrato. A exceção é a frutose que, apesar de ser um monossacarídeo, não produz grandes elevações na glicemia[5]. Embora a frutose já tenha sido indicada como adoçante para portadores de diabetes, atualmente seu consumo é restrito considerando seu impacto na elevação dos níveis de triglicérides[35] e também no peso corporal (4kcal/g).

Alimentos com alto teor de amidos também apresentam diferenças entre si no índice glicêmico. Batatas e pães elevam mais a glicose sangüínea que os grãos, como, por exemplo, o feijão. O pão branco é um exemplo de alimento altamente processado. O amido, no pão, é totalmente gelatinizado possibilitando rápida digestão e absorção, logo, alto índice glicêmico[36]. Nas leguminosas e nos grão de cereais pouco processados, os nutrientes estão encapsulados pela parede celular (celulose) o que retarda a digestão e absorção do amido, justificando parcialmente os menores índices glicêmicos. Outros fatores são o modo de preparo e processamento, a presença natural de compostos inibidores de enzimas digestivas e a formação de ácidos graxos de cadeia curta pela fermentação das bactérias colônicas que podem agir no metabolismo glicídico no fígado[5] (Quadro 7.6).

Quadro 7.6 – Fatores que interferem no índice glicêmico dos alimentos.

Fatores que aumentam o IG	Fatores que diminuem o IG
• Consistência pastosa e líquida	• Consistência sólida do alimento
• Consumo rápido	• Consumo lento
• Conteúdo de mono e dissacarídeos	• Conteúdo de gorduras
• Grau avançado de maturação de frutas	• Conteúdo de fibras
	• Conteúdo de amido (especialmente amilose)

Outros fatores intervenientes

• Métodos de preparo do alimento
• Efeitos fisiológicos:
 - pré-hidrólise gástrica
 - digestão gástrica
 - velocidade de esvaziamento gástrico
 - digestão e absorção intestinal
 - respostas de hormônios pancreáticos e do aparelho digestório
 - fermentação colônica

Fonte: adaptação ref. 5 e 22.

O armazenamento frio de alimentos cozidos também interfere no IG, possivelmente pela indução da formação de amido resistente. Em geral, o resfriamento de alimentos cozidos está inversamente relacionada ao IG do alimento[37].

Apesar das inúmeras publicações sobre o impacto do índice glicêmico nas doenças crônicas como câncer, obesidade, cardiopatias e diabetes, a utilização prática desse indicador é controversa não sendo recomendada pela Associação Americana de Diabetes. Duas principais considerações se referem a dificuldade em colocar os valores de IG dos alimentos na prática e os possíveis efeitos adversos na escolha de alimentos e consumo de gorduras. Outras instituições como a Associação Canadense de Diabetes[38], Associação Européia para o Estudo do Diabetes[39] e a Associação Australiana de Nutricionistas[40] defendem a utilização de alimentos e dietas com baixo IG por portadores de diabetes a fim de melhorar a glicemia pós-prandial e o controle ponderal.

Carga glicêmica

Carga glicêmica (CG) é um indicador obtido pela multiplicação entre o índice glicêmico (IG) de um alimento e a quantidade de carboidratos que uma porção deste fornece[33,41] (Quadro 7.7 e Tabela 7.6).

Quadro 7.7 – Carga glicêmica: conceito matemático do efeito dos carboidratos sobre a glicemia de acordo com a porção (em gramas) de alimento consumido.

Carga glicêmica (CG) = IG × quantidade de carboidratos por porção/100

Tabela 7.6 – Classificação dos alimentos e da dieta de acordo com a carga glicêmica[41].

Carga glicêmica	Classificação	
	Alimento	Dieta
Baixa	≤ 10	< 80
Média	11-19	–
Alta	≥ 20	> 120

Este conceito foi introduzido inicialmente por estudiosos da Escola de Harvard em 1997 com a finalidade de refinar a análise do impacto do IG no risco de doenças[42]. Na tabela 7.7 estão alguns alimentos selecionados e o respectivo IG e CG. É necessário observar que nem todos os alimentos com alto IG apresentam alta CG, como por exemplo a melância e a cenoura, indicando que a quantidade de alimento consumido é relevante para determinar o impacto da quantidade de carboidrato na glicemia.

Vários estudos indicam a associação entre dietas com alta CG e risco de doenças associadas ao diabetes, como alterações nos níveis sangüíneos de triglicérides e HDL-c, bem como nos níveis de proteína C-reativa (PCR), além do controle glicêmico. Alguns trabalhos recentes classificam dietas com alta CG como potencial fator de risco para doença arterial coronariana, principalmente em pacientes resistentes à insulina[43-44].

Apesar da importância dessas evidências, a utilização clínica do conceito de CG permanece em debate por ser uma análise matemática do controverso IG.

Tabela 7.7 – Índice glicêmico e carga glicêmica de alimentos selecionados.

Alimento	Índice glicêmico	Porção (g/mL)	Carboidrato/ porção	Carga glicêmica
Amendoim	13	50	7	1
Leite integral	21	250	12	3
Castanha de cajú	22	50	13	3
Feijão preto cozido	20	150	25	5
Iogurte desnatado	27	200	24	7
Lentilha cozida	29	150	18	5
Damasco seco	31	60	28	9
Laranja (com bagaço)	33	120	10	3
Sopa de tomate	38	250	17	6
Cereal matinal All Bran®	38	30	23	9
Leite fermentado (com açúcar)	45	65	12	6
Uva*	46	120	18	11
Arroz parboilizado*	48	150	36	18
Pão com farelo de aveia	50	30	18	9
Macarrão à bolonhesa	52	360	48	25
Suco de laranja	53	250	18	9
Arroz polido cozido	56	150	43	24
Mel de abelhas puro	58	25	21	12
Kiwi	58	120	12	7
Manga	60	120	15	9
Refrigerante à base de cola (comum)	63	250	26	16
Abacaxi	66	120	10	6
Croissant	67	57	26	17
Arroz arbório cozido	69	150	53	36
Batata cozida	70	150	25	18
Banana	70	120	23	16
Biscoito *cream cracker*	71	25	18	14
Pão branco	71	30	13	9
Pipoca	72	20	11	8
Melância	72	120	6	4
Purê de batata	74	150	20	15
Batata frita	75	150	29	22
Bebida para esportista	78	250	15	12
Cornflakes	80	30	26	21
Cenoura	92	80	6	5

Valores referentes à estudos com pessoas saudáveis.

* Exceção para arroz parboilizado e uva cujos dados foram obtidos de estudos com diabéticos.
Índice glicêmico refere-se a análise comparativa com glicose.

Cinza claro: baixo IG
Cinza: médio IG
Cinza escuro: alto IG.

Adaptação de ref. 33.

Gorduras

A presença do diabetes representa para o indivíduo um risco sensivelmente superior de desenvolver doenças cardiovasculares comparável ao risco de um paciente não-diabético portador de infarto agudo do miocárdio[45]. Por esse fator único, o controle alimentar das gorduras assume papel preponderante na orientação desses pacientes.

No DM 2, os objetivos da dietoterapia objetivam primariamente a redução do consumo de gorduras saturadas, *trans* e colesterol. Dietas com restrição total de gorduras, porém, não representam benefícios para esses pacientes, salvo em situações de hipertrigliceridemia grave ($\geq$ 500mg/dL) com risco de pancreatite. Pelo contrário, dietas com baixo ou muito baixo teor de gorduras favorecem a redução da fração HDL-c e o aumento dos triglicérides sangüíneos pelo alto teor de carboidratos contido[46,47] agravando o perfil lipídico pró-aterogênico já característico desta população.

A Associação Americana de Diabetes[48] considera adequado que o consumo diário de gorduras saturadas seja menor que 10% das calorias totais e que o colesterol dietético não ultrapasse 300mg/dia em pacientes com LDL-c $\leq$ 100mg/dL. Porém, considerando portadores de diabetes indivíduos em prevenção secundária para as doenças cardiovasculares é recomendável que o consumo de gorduras saturadas se mantenha inferior a 7% das calorias totais e colesterol dietético inferior a 200mg/dia de acordo com o aconselhamento do Programa Nacional de Educação sobre Colesterol (NCEP)/Painel de Tratamento de Adultos III (ATP III)[49] (ref. do consenso) que foi incluído nas III Diretrizes Brasileiras sobre o Controle e Tratamento das Dislipidemias/Sociedade Brasileira de Cardiologia[50].

As gorduras que mais afetam a sensibilidade insulínica são as gorduras saturadas de cadeia longa, principalmente o ácido palmítico e o mirístico[51-52] (Quadro 7.8). Dietas com alto teor de gorduras saturadas promovem a modificação das membranas celulares alterando a sinalização celular do transporte de glicose, via GLUT-4.

O ácido palmítico (C 16:0) é o maior ácido graxo saturado da dieta ocidental. Na dieta americana, o ácido palmítico constitui aproximadamente 60% do total das gorduras saturadas ingeridas. Está presente em produtos tanto animais como vegetais, embora a maior redução no consumo alimentar de ácido palmítico ocorra restringindo as gorduras animais[53].

Quadro 7.8 – Principais ácidos graxos de cadeia longa (superior a 12 carbonos)[52-56].

Nome comum	Nome sistemático	Nº de átomos de carbono	Fonte
Mirístico	Tetradecanóico	14	Noz moscada, cerne de palmeira, óleo de coco, gordura do leite
Palmítico	Hexadecanóico	16	Óleo de palmeira e gordura animal (peixe, carne e aves)
Esteárico	Octadecanóico	18	Manteiga de cacau e gorduras animais (peixe, carne, aves)
Araquídico	Eicosanóico	20	Óleo de amendoim
Beênico	Docososanóico	22	Óleo de amendoim
Lignocérico	Tetracosanóico	24	Óleo de castanhas

Em relação ao colesterol dietético, a restrição de alimentos gordurosos de origem animal não necessariamente garante a sua redução sendo necessário uma abordagem específica como relatado no capítulo específico para dislipidemias.

Vários estudos demonstram o benefício das gorduras monoinsaturadas na prevenção e controle do diabetes. A substituição de gorduras saturadas pelas monoinsaturadas na dieta favorece o controle da glicemia de jejum e pós-prandial[54] e redução do risco cardiovascular, estimada em 37% quando 5% das gorduras saturadas são substituídas por gorduras monoinsaturadas[55].

Agudamente, o consumo de azeite de oliva, rico em ácido oléico, induz a redução de triglicérides sangüíneos e favorece o aumento da HDL-c, em indivíduos portadores diabetes[57].

Evidências também sugerem que as gorduras monoinsaturadas previnem a glicotoxicidade e lipotoxicidade nas células beta do pâncreas. A exposição de cultura de células beta à gordura saturada e/ou elevada concentração de glicose aumenta a fragmentação do DNA e diminui a sua proliferação, ao passo que gorduras monoinsaturadas não afetam o DNA e promovem a proliferação celular[58].

Vários estudos sugerem efeitos adversos das gorduras *trans* na sensibilidade à insulina, causando aumento da resistência periférica ao hormônio e diabetes[59]. O Estudo das Enfermeiras demonstrou que o consumo de gorduras *trans* aumentava o risco para DM 2 e que a substituição das gorduras *trans* pelas gorduras poliinsaturadas poderiam minimizar ou reverter esse risco[60].

É também recomendável que os ácidos graxos poliinsaturados componham 10% das calorias totais da dieta. Dentre eles, atenção particular tem sido dada aos ácidos graxos da série ômega-3 (encontrados nos óleos de peixes). Os ácidos graxos da série ω-3 reduzem as concentrações séricas de triglicérides e alguns estudos sugerem benefícios na condução elétrica e menor risco de arritmias e morte súbita[61]. Contudo, apesar desses importantes benefícios potenciais, o alto consumo de ômega-3 tem sido relacionado com piora do controle glicêmico e agravo da resistência à insulina. A fim de evitar os possíveis efeitos adversos desses ácidos graxos, a recomendação favorável para redução dos triglicérides pode ser atingida sem efeitos adversos se a ingestão diária não ultrapassar 3g/dia[62,63].

Proteínas

As informações sobre recomendações de proteínas para a população diabética são limitadas. Em indivíduos com DM 1 tratados com terapia insulínica convencional, estudos de cinética de curto prazo demonstraram catabolismo protéico aumentado o que representaria risco aumentado para desnutrição protéica. Porém grande parte dos adultos consome pelo menos 50% a mais que a recomendação protéica para indivíduos não-diabéticos, sugerindo que a população diabética possa estar protegida deste efeito[21].

A ingestão protéica habitual não parece se correlacionar com o desenvolvimento de nefropatia diabética, porém indivíduos com redução da taxa de filtração glomerular em tratamento conservador devem ser aconselhados a reduzir parte do consumo habitual de alimentos com proteínas e fósforo a fim de retardar a progressão da insuficiência renal[64].

110   NUTRIÇÃO AMBULATORIAL EM CARDIOLOGIA

A utilização da proteína de soja para o tratamento de portadores de diabetes com insuficiência renal é ainda controversa. Alguns autores[65,66] relatam redução da albuminúria, retardo da redução da taxa de filtração glomerular e melhora da relação entre colesterol total e HDL-c, porém outros estudos não revelaram benefícios significantes na substituição da proteína animal pela proteína de soja[67,68].

Micronutrientes

Os micronutrientes com maior associação com diabetes são o magnésio e o cromo. A hipomagnesemia é uma ocorrência comum entre portadores de DM 2[69]. Apesar de o diabetes poder induzir a redução dos níveis séricos de magnésio, a deficiência do mineral também tem sido associada a maior risco de DM 2[70]. O magnésio é um co-fator necessário para várias enzimas que desempenham importante papel no metabolismo da glicose. Estudos com animais demonstram que o possível mecanismo de ação é o efeito negativo na sinalização celular pós-receptor da insulina na deficiência de magnésio[71,72]. A ação do magnésio, em humanos, entre outros ensaios, foi testada em um estudo controlado, duplo-cego, randomizado com 63 indivíduos portadores de DM 2 apresentando hipomagnesemia. O grupo tratado recebeu 50mL de solução de cloreto de magnésio a 5% durante 16 semanas. Os indivíduos que receberam magnésio apresentaram aumento dos níveis plasmáticos do mineral, redução da resistência à insulina (medida pelo HOMA-IR), melhora significativa da glicemia e níveis de Hb1Ac em relação ao grupo controle[73]. Esses resultados aconselham que os pacientes com diabetes com risco de deficiência do mineral sejam investigados e suplementados, caso necessário.

Com relação ao cromo, durante muitos anos, a sua deficiência foi considerada importante fator para o desenvolvimento de diabetes. Vários estudos indicam que o cromo é um elemento essencial envolvido na ação insulínica como demonstrado em estudos com carência do mineral. Contudo, parece que a maioria dos portadores de diabetes não apresenta deficiência de cromo. A única situação caracterizada com redução dos níveis tissulares de cromo é entre pacientes recebendo nutrição parenteral total de longa duração. Assim a sua suplementação de rotina também não é aconselhada[74].

A ausência de evidências de que portadores de diabetes se beneficiem com suplementação de vitaminas ou minerais não autoriza o uso terapêutico desses nutrientes. Uma vez diagnosticada a presença de carências subjacentes, a suplementação é indicada. Os pacientes, de modo geral, devem ser estimulados a manter uma dieta variada e equilibrada para que alcancem as DRI's de acordo com a idade, sexo e ciclo de vida e previnam o aparecimento das carências de micronutrientes[75].

Fibras

Evidências atuais sugerem que dietas com moderado e alto teor de fibras alimentares interferem positivamente na melhora do metabolismo glicídico e lipídico em portadores de diabetes, associando-se a prevenção de complicações tardias, incluindo as cardiovasculares[76].

Os mecanismos envolvidos com a redução nos níveis de glicose e insulina através das fibras, especialmente solúveis, não estão completamente esclarecidos. É aceito que esse efeito metabólico esteja relacionado a propriedades químicas de viscosidade e solubilidade em água[77,78]. Essas propriedades reduzem o esvaziamento gástrico e diminuem a digestão dos carboidratos, gerando uma redução significativa na glicemia pós-prandial. Os níveis reduzidos de glicose no soro reduzem, conseqüentemente, a quantidade de insulina necessária para efetuar o *clareamento* da carga de glicose, o que com o decorrer do tempo pode resultar na regulação positiva dos receptores de insulina e aumentado a sensibilidade à insulina[79].

Outro mecanismo proposto é pela produção de ácidos graxos de cadeia curta (AGCC), produtos da fermentação das enterobactérias. Evidências sugerem que os AGCC atingem a circulação portal e estimulam a oxidação de glicose pelos hepatócitos, resultando em menor liberação de ácidos graxos livres e aumento do *clareamento* de insulina[80,81].

Apesar de a fibra solúvel (contida em alimentos como farelo de aveia, grãos integrais e polpa de frutas) associar-se à redução da glicemia pós-prandial e insulinemia, em portadores de DM 2, os efeitos da fibra solúvel em indivíduos portadores de DM 1 parece se restringir a redução dos eventos hipoglicêmicos[21].

Da mesma maneira que na população em geral, os indivíduos com diabetes devem ser estimulados a consumir alimentos que forneçam fibras alimentares ao longo do dia para que alcancem a recomendação de 20 a 30g diários, sendo 25% (ou 5 a 7,5g) de fibras solúveis.

Contagem de carboidratos

Em 1994, a Contagem de carboidratos foi aprovada pela Associação Americana de Diabetes como uma estratégia válida de terapia nutricional para o controle do DM 1, DM 2 e diabetes gestacional[8]. Os benefícios do método no controle metabólico e na satisfação dos pacientes é alvo de estudo em todo o mundo. No Brasil, um grupo de pesquisadores de Fortaleza[82] avaliou o grau de satisfação de 50 indivíduos portadores de DM 1 submetidos a Contagem de carboidratos sob terapia insulínica intensiva, com múltiplas doses de insulina incluindo insulina rápida ou ultra-rápida. Os benefícios sobre a qualidade de vida foram avaliados por meio de um questionário. Ao fim do estudo, a maior parte dos pacientes relatou favorável ao método e melhora de itens relacionados à qualidade de vida, especialmente com relação a maior flexibilidade para a escolha dos alimentos e liberdade para decidir os números de refeições em vez da tradicional recomendação de três refeições principais e lanches intermediários.

A Contagem de carboidratos se baseia em dois principais fundamentos: a) carboidratos, com exceção as fibras, são 100% convertidos em glicose, comparado a 60 e 10% de conversão das proteínas e gorduras, respectivamente, e b) a *quantidade* de carboidratos ingerida apresenta papel mais importante do que a *qualidade* do carboidrato na elevação da glicemia.

Uma vez avaliado o estado nutricional e identificada as necessidades energéticas individuais, define-se a quantidade de carboidratos necessários por dia (entre 45 e 55% das calorias totais) e distribui-se o conteúdo total de carboidratos por refeições o que deve ser realizado considerando o estilo de vida, incluindo atividade física. A partir daí, em portadores de diabetes em *terapia intesiva com múltiplas doses de insulina*, são ajustadas as doses de hormônio (bolos de alimentação) em função dos carboidratos da refeição, o que oferece grande flexibilidade ao paciente em relação a sua alimentação. Pacientes em *terapia convencional* devem seguir as mesmas etapas descritas acima, reforçando a necessidade de manutenção das mesmas quantidades de carboidratos por refeição, respeitando os horários programados, a fim de evitar crises hipo ou hiperglicêmicas, resultantes do uso de insulina NPH.

Naqueles que utilizam terapia intensiva com bomba de infusão, a utilização do método de Contagem de carboidratos é fundamental. A bomba de insulina, atuando como o pâncreas, é capaz de oferecer doses precisas de insulina de acordo com a ingestão de carboidratos[73].

Em pacientes portadores de DM 2 sob tratamento dietético exclusivo ou associado a antidiabéticos orais, da mesma maneira como na terapia convencional, é fundamental que o paciente respeite a prescrição da quantidade de carboidratos nas refeições, bem como os horários estabelecidos. Aqueles que utilizam antidiabéticos orais que estimulam a secreção pancreática de insulina (repaglinida e nateglinida) poderão ter maior flexibilização no planejamento alimentar o que deverá ser considerado pela equipe interdisciplinar.

A orientação dos pacientes para que dominem a técnica de Contagem de carboidratos pode ser feita em duas etapas: Contagem de carboidratos básica e avançada. O entendimento básico inclui a relação do alimento com a atividade física e os níveis de glicose. O avançado inclui a compreensão dos padrões de gerenciamento e como utilizar a razão insulina: carboidrato[84].

Contagem de carboidratos básica: Como contar carboidratos?

Esta fase da orientação auxilia os pacientes a iniciarem o método. Devem ser identificados todos os alimentos de consumo comum que contenham carboidratos como amidos, frutas, leite e sobremesas e, então, devem aprender a contar os carboidratos presentes nesses alimentos.

Os pacientes podem ser orientados a quantificar os carboidratos de suas refeições por dois métodos: lista de equivalentes ou contagem em gramas. No método de lista de equivalentes os alimentos são agrupados de forma a fornecer ao redor de 15g de carboidratos por porção (Quadro 7.9 e Tabela 7.8)[84,85].

É recomendado que os grupos sejam formados com base na função nutricional e na composição química do alimento, por exemplo: grupos das frutas, dos pães, leite e derivados, grãos, vegetais, etc. Este é um método mais simples, que utiliza dados aproximados. No método de Contagem em gramas de carboidratos, o paciente é orientado a somar diretamente os gramas de carboidratos de cada alimento que sua refeição contém. Para isso, a observação de rótulos e tabelas de composi-

Quadro 7.9 – Exemplo de porções com 15g de carboidratos[84].

> • Amidos: 1 fatia de pão; $1/3$ xícara de macarrão cozido; $3/4$ de cereal matinal; 4 a 6 biscoitos tipo *cream craker*
> • Frutas: 1 pedaço pequeno de fruta ou $1/2$ copo de suco de fruta natural
> • Leite: 1 xícara de leite desnatado ou $3/4$ de xícara de iogurte comum
> • Sobremesas: 2 *cookies* pequenos ou $1/2$ xícara de sorvete comum

Tabela 7.8 – Determinação dos equivalentes de carboidratos de acordo com a quantidade de carboidratos (em gramas) em uma porção de alimento.

Gramas de carboidrato	Equivalente
0-5	Não é considerado
15 (6-22)	1
30 (23-38)	2
45 (39-52)	3
60 (53-68)	4

Adaptação da ref. 83.

ção química de alimentos é necessária. O nutricionista deverá fornecer material com a quantidade de carboidratos dos alimentos mais comuns para o início do tratamento e o próprio paciente poderá ser estimulado a montar seu próprio banco de dados. Por meio de ações educativas e direcionadoras, o nutricionista deve auxiliar o paciente e familiares (no caso de crianças ou idosos com dificuldades cognitivas) a estarem aptos a identificar os alimentos que contêm carboidratos e se familiarizarem com medidas caseiras e gramaturas.

Como mostra a tabela 7.9 pode haver pequena diferença na quantidade de carboidratos computada pelos diferentes métodos. No exemplo, pelo método de Lista de equivalentes, o total de equivalentes (4) multiplicado por 15g resulta em 60g de carboidrato, e pelo método de contagem em gramas, obtém-se 57g de carboidrato. Embora essa diferença, que ocorre pelo método de Lista de equivalentes ser um instrumento indireto de quantificação de carboidratos, não é, porém, relevante para obtenção do controle glicêmico.

Tabela 7.9 – Exemplo de uma refeição para portadores de diabetes e os dois métodos de Contagem de carboidratos – Lista de equivalentes ou Contagem em gramas.

Alimento	Quantidade	Lista de equivalentes	Contagem em gramas
Escarola crua	1 prato de sobremesa	–	1,0
Tomate cru	3 fatias	–	2,0
Azeite de oliva	2 colheres de chá	–	–
Arroz branco	4 colheres de sopa	2	24,0
Feijão cozido	8 colheres de sopa	1	16,0
Frango assado	1 sobrecoxa média	–	–
Brócolis cozido	4 colheres de sopa	–	2,0
Pêssego em calda (comum)	1 metade	1	12,0
Total		4	57,0

De qualquer modo, é fundamental a monitoração glicêmica pré e pós-prandial, especialmente pelos pacientes que iniciaram recentemente o método. A identificação de alterações não desejáveis na glicemia capilar pode indicar desacordo com a relação entre insulina e teor de carboidratos ou contagem equivocada de carboidratos.

Contagem de carboidratos avançada: relação insulina: carboidrato

Para os indivíduos que compreenderam a Contagem de carboidratos básica e estão submetidos a terapia com múltiplas doses de insulina ou bomba de infusão é recomendado que iniciem a Contagem de carboidratos avançada. Para isso são necessários alguns pré-requisitos: a) que reconheçam as metas glicêmicas em diferentes situações (jejum, pré e pós-prandial); b) tenham habilidade para aplicar todos os aspectos da Contagem de carboidratos básica; c) entendam a ação da insulina e o conceito de bolos de alimentação; d) cumpram os padrões de monitoração (glicemia capilar) e e) tenham disponibilidade e habilidade para realizar registro da monitoração e da alimentação, este último especialmente no início do método[84].

Existem vários métodos para determinar a relação entre insulina: carboidrato para obtenção da dose de insulina necessária para cobrir o carboidrato consumido em uma refeição. De modo geral, para pacientes com DM 1, a maior parte dos indivíduos necessita de metade da dose diária de insulina para insulina basal. A outra metade é utilizada para cobrir as refeições[84].

Para definição dos bolos de alimentação, em adultos, é utilizada a regra genérica onde 1 UI de insulina rápida ou ultra-rápida cobre 15g ou um equivalente de carboidrato (1:15). Como o peso corporal é um dos fatores que alteram a sensibilidade à insulina, é possível que seja utilizada a relação insulina: carboidrato de acordo com o que mostra a tabela 7.10. Para crianças e adolescentes: a relação utilizada é 1 UI de insulina para 20 a 30g de carboidratos. Pode-se ainda utilizar a regra de 500, em que se divide 500 pelo valor total de insulina diária, obtendo a razão aproximada de insulina por carboidrato.

Tabela 7.10 – Estimativa da relação insulina: carboidrato de acordo com o peso corporal[83].

Peso (kg)	Unidades de insulina por grama de carboidrato (UI: g CHO)
45-49	1:16
49,5-58	1:15
58,5-62,5	1:14
63-67	1:13
67,5-76	1:12
76,5-80,5	1:11
81-85	1:10
85,5-89,5	1:9
90-98,5	1:8
99-107,5	1:7
> 108	1:6

É comum a necessidade de aproximação da dose de insulina de acordo com o equivalente ou gramas de carboidrato. Tendo o cardápio da tabela 7.9 como exemplo, pelo método de Lista de equivalentes, uma refeição com 4 equivalentes (= 60g de carboidratos) será coberta por 4 UI de insulina rápida ou ultra-rápida. A mesma refeição pelo método de Contagem em gramas necessita 3,8 UI, o que aproximando será 4 UI. Pacientes em uso de bomba de infusão devem utilizar a medida exata de unidades de insulina, uma vez que o equipamento permite o ajuste da medicação.

A maior flexibilidade em termos de tipo de alimento e horários e números de refeições que a Contagem de carboidratos oferece pode também fazer do controle de peso um desafio. Os pacientes podem ser seduzidos pelo maior autocontrole de sua alimentação e colocar em segundo plano a manutenção do peso corporal desejado. Esse assunto deve ser abordado e o paciente alertado antes mesmo de iniciar o método de Contagem de carboidratos[84].

Características da dieta e Contagem de carboidratos

Outras observações também são importantes no gerenciamento da glicemia. Refeições com alto teor de gorduras podem causar demora no esvaziamento gástrico e da absorção de carboidratos o que pode requerer um ajuste na dose de insulina ou no tempo de aplicação da dose a fim de prevenir hipoglicemia precoce ou hiperglicemia tardia. De modo semelhante, alimentos com mais de 5g de fibras por porção devem ter o conteúdo de fibras descontado do total de carboidratos antes do cálculo da dose de insulina para não haver superestimativa da dose de medicamento[84]. Em relação aos polióis e polidextrose, recomenda-se que metade do conteúdo referente aos polióis e toda quantidade de polidextrose presente no alimento devam ser subtraídas da quantidade total de carboidratos do alimento[86].

Alimentos *diet* e *light*

Orientar os pacientes e familiares a adquirir alimentos e produtos alimentícios apropriados é uma tarefa trabalhosa, porém necessária.

Ler e entender o rótulo de alimentos é recomendado para a compreensão da qualidade e da quantidade de nutrientes e calorias contidas no produto por todos os portadores de diabetes.

Termos como *diet* e *light* freqüentemente geram dúvidas e o esclarecimento é necessário para evitar o consumo continuado de alimentos que prejudiquem o controle alimentar global.

A legislação brasileira atual[87] define que alimentos *diet* são alimentos com restrição de nutrientes atendendo às necessidades de pessoas em condições metabólicas e fisiológicas específicas. Nesse caso, a restrição pode ser de carboidratos, proteínas, gorduras ou sódio. Para a restrição de carboidratos é permitido que o alimento contenha no máximo 0,5g de sacarose, frutose e ou glicose por 100g ou 100mL do produto final a ser consumido. Como essa quantidade é muito pequena, é comum a definição de alimento *diet* sendo o produto isento de um nutriente específico.

Em relação aos alimentos *light,* o emprego deste termo ocorre quando produtos apresentam redução mínima de 25% em determinado nutriente ou calorias comparadas com o alimento convencional[88]. A redução calórica, porém, ocorre somente quando nutrientes energéticos são reduzidos (carboidratos, proteínas ou gorduras). Dessa maneira, a redução de um nutriente não energético, por exemplo, sódio (sal *light*) não interfere na quantidade de calorias do alimento.

Os pacientes devem ser alertados que nem todo alimento *diet* é isento de açúcares (a isenção que lhe permite essa denominação poderá ser de outro nutriente) e que nem todos alimentos *light* possuem redução significativa de calorias, como ocorre em produtos com alto teor de gorduras.

Adoçantes artificiais

Adoçantes ou edulcorantes artificiais são produtos especificamente produzidos para conferir o sabor doce aos alimentos e bebidas, geralmente em substituição ao açúcar comum (sacarose).

A partir do início da década de 80, ocorreu intensa popularização desses produtos que passaram também a ser consumidos por indivíduos não-diabéticos, preocupados com a redução de calorias da dieta e a forma física.

Atualmente, pela maior flexibilização da dieta para o controle do diabetes, o uso de adoçantes artificiais não é obrigatório, porém continua a ser um instrumento que facilita a adequação dos macronutrientes, especialmente dos carboidratos. Considerando que o açúcar comum (sacarose) não contém outros nutrientes a não ser carboidratos, para que portadores de diabetes consumam alimentos com açúcar será necessário que alimentos mais nutritivos que também contenham carboidratos (cereais, frutas, leite, etc.) sejam substituídos para não haver sobrecarga de carboidratos e descontrole glicêmico e/ou aumento do peso corporal o que certamente não deve ser estimulado.

Existem dois tipos de adoçantes: os nutritivos (adoçantes de corpo) e não-nutritivos. Os adoçantes nutritivos (ou adoçantes de corpo) fornecem energia e textura aos alimentos, geralmente contêm o mesmo valor calórico do açúcar, e são utilizados em quantidades maiores, como por exemplo a frutose e glicose. Em geral, não são recomendados para substituição da sacarose em dietas para controle do diabetes. Os adoçantes não-nutritivos fornecem somente o sabor doce ao alimento e geralmente são pouco ou não são calóricos e são utilizados em quantidades muito pequenas[89].

Nos Estados Unidos estão aprovados para o uso cinco adoçantes não-nutritivos: sacarina, aspartame, acesulfame-K, sucralose e neotame.

A sacarina é um produto sintético estável a temperaturas elevadas com alto poder edulcorante, sendo de 200 a 700 vezes maior que a sacarose, porém tem gosto residual amargo, com perfil de sabor tardio e persistente. A sacarina, originalmente associada a efeitos carcinogênicos em ratos na década de 80, saiu da lista de produtos causadores de câncer e hoje é considerada um produto seguro desde que o consumo não ultrapasse a ingestão diária aceitável (IDA) que é de 5mg/kg peso/dia[21,90,91].

O aspartame é rapidamente hidrolisado no intestino ao dipeptídio L-aspartil-L-fenilalanina e metanol. Por conter fenilalanina é contra-indicado a portadores de fenilcetonúria, o que deve estar especificado nas embalagens dos produtos que contêm aspartame. Adoça de 43 a 400 vezes mais que a sacarose, dependendo da forma como se apresenta e do alimento onde se encontra. Sua IDA é de 50mg/kg/dia[90,91].

O acesulfame-K não é metabolizado pelo homem. Os estudos com acesulfame-K comprovaram não apresentar efeitos tóxicos, carcinogênicos, mutagênicos ou teratogênicos. É cerca de 180 a 200 vezes mais doce que a sacarose e sua IDA é de 15mg/kg/dia[90,91].

A sucralose é o composto 4, 1', 6'-triclorogalactossacarose obtida por cloração seletiva dos grupos hidroxílicos das posições 4 e 6 da sacarose. É 400 a 800 vezes mais doce que a sacarose, sendo dependente de pH e temperatura, apresentando boa estabilidade. A IDA da sucralose é de 5mg/kg/dia[90,91].

O último adoçante aprovado pelo FDA em julho de 2002 foi o neotame, um dipeptídeo composto pelo ácido aspártico e fenilalanina. Apesar da sua semelhança com o aspartame, produtos com neotame não requerem rotulagem específica para fenilcetonúricos[92]. Devida a presença do grupo 3,3-dimetilbutil, as peptidases, que tipicamente atuam nas ligações entre os peptídeos, são bloqueadas reduzindo a disponibilidade da fenilalanina[93].

Dependendo da sua aplicação, o neotame é aproximadamente 7.000 a 13.000 vezes mais doce que o açúcar. É um produto solúvel em água e também estável a temperaturas elevadas, podendo ser submetido à cocção. O uso do neotame foi aprovado em produtos de panificação, bebidas não-alcoólicas, sobremesas congeladas, gelatinas, pudins, geléias, sucos de frutas processados, balas e gomas de mascar[94].

A segurança desse adoçante foi definida a partir da revisão de dados obtidos em mais de 113 estudos em animais e humanos, sugerindo que não existem evidências de possíveis efeitos reprodutivos ou neurológicos deletérios, bem como efeitos carcinogênicos[94].

No Brasil, além desses quatro adoçantes, é permitida a comercialização e consumo de produtos com ciclamato (banido nos Estados Unidos e utilizado em outros 50 países) e a estévia que é obtida de uma planta brasileira nativa, cujo extrato das folhas, que confere o paladar doce, é denominado genericamente de esteviosídeo e adoça de 110 a 300 vezes mais que a sacarose[95]. A IDA do ciclamato e da estévia é respectivamente de 11mg/kg peso/dia e 5,5mg/kg peso/dia. Apesar de todos os adoçantes apresentarem segurança quando consumidos dentro da Ingestão diária aceitável (IDA), é recomendado que os pacientes sejam moderados com relação à quantidade de consumo e que evitem utilizar apenas um tipo de adoçante a fim de reduzir possíveis riscos tóxicos.

Utilização de bebidas alcoólicas

O efeito do uso de bebidas alcoólicas em portadores de diabetes pode repercutir tanto em eventos hipo quanto hiperglicêmicos. Esses efeitos são determinados pela quantidade ingerida, pela presença ou não de alimentos e pelo uso crônico ou excessivo.

Em adultos com diabetes, o consumo contínuo leve a moderado de bebidas alcoólicas (5 a 15g de etanol/dia) foi associado a redução do risco coronariano, possivelmente por elevação do HDL-c. Porém, pelos sabidos efeitos deletérios na pressão arterial e em situações de gravidez, pancreatite, neuropatia avançada, hepatopatias e hipertrigliceridemia, não é usual a recomendação de bebidas alcoólicas. Aqueles pacientes que decidirem ingerir álcool devem ser orientados a realizar refeições próximas e a não ultrapassar 2 doses (30g de etanol) para homens e 1 dose (15g de etanol) para mulheres por dia. Uma dose de álcool representa 1 lata de cerveja ou 1 taça pequena de vinho tinto ou 40mL de bebida destilada[96].

Por ser o álcool metabolizado de forma semelhante às gorduras e não convertido em glicose, durante a Contagem de carboidratos, bebidas alcoólicas, como cerveja, vinho seco, uísque, não devem ser consideradas para cálculo na determinação dos carboidratos totais da dieta ou para determinação de doses de insulina[83]. Bebidas preparadas com outros ingredientes como batidas, drinques ou vinho do porto, contudo, devem ser consideradas pelo teor de carboidratos que contêm.

Conduta nos eventos hipoglicêmicos

O consumo adequado de carboidratos é fundamental para uma perfeita associação entre a medicação hipoglicemiante (esquema insulínico ou utilização de drogas com atividade secretagoga), ótimo controle glicêmico e prevenção da hipoglicemia[97].

Em episódios hipoglicêmicos (glicemia inferior a 60mg/dL), pacientes com nível de consciência preservado devem receber 15 a 20g de carboidratos (mono ou dissacarídeos) via oral (Quadro 7.10). Após 15 minutos, se a glicemia capilar permanecer inferior a 70mg/dL, recomenda-se repetir a dose de carboidrato via oral. O conteúdo de 15g de carboidratos pode ser obtido pelos alimentos listados no quadro 7.10. A associação de alimentos pode resultar em hiperglicemia e dificultar o controle glicêmico[83].

Quadro 7.10 – Alimentos que podem ser utilizados para tratamento de crises hipoglicêmicas. Cada porção fornece em média 15g de carboidratos[83].

1 colher de sopa rasa de açúcar
150mL de refrigerante comum (com açúcar)
150mL de suco integral de laranja
3 balas de caramelo

Grupos especiais: gestantes e crianças

Para gestantes portadoras de diabetes ou para aquelas que desenvolveram diabetes durante a gestação (diabetes gestacional) o objetivo da TNM é prover nutrição materna e fetal adequada para apropriado aumento de peso materno, mantendo normoglicemia e prevenção da cetose.

Da mesma maneira como em gestantes não-diabéticas, o primeiro trimestre não requer aporte adicional de energia. Gestantes portadoras de diabetes eutróficas, a partir do 2º trimestre devem receber 30kcal/kg/dia baseado no peso atual. Aquelas com IMC > 30kg/m², a restrição de 33% da necessidade calórica estimada (ou 25kcal/kg/dia baseado no peso atual) não está associada a elevação de ácidos graxos livres ou cetonúria[98,99]. Restrição calórica adicional poderá ser realizada em pacientes obesas graves (IMC > 40kg/m²), porém o controle da cetonemia deve ser ainda maior[99], uma vez que cetose materna durante a gestação está associada a menor QI (quociente de inteligência) e prejuízo no desenvolvimento psicomotor da criança.

O controle glicêmico pós-prandial deve ser estimulado entre gestantes portadoras de diabetes, pois este indicador tem sido mais bem relacionado com a macrossomia que os níveis de glicemia em jejum[100]. A adoção de dietas com baixo índice glicêmico tem sido relatada com uma importante ferramenta de controle glicêmico pós-pandial, especialmente na fase final da gestação[101].

A suplementação de micronutrientes para gestantes com diabetes deve ser semelhante a pacientes não-diabéticas.

Com relação ao uso de adoçantes artificiais, como relatado anteriormente, os adoçantes aprovados são seguros também para gestantes[21].

A maior parte das crianças portadoras de diabetes é do tipo 1, apesar que a grande prevalência de obesidade nessa faixa etária também tem demonstrado repercussão na prevalência de diabetes tipo 2 na infância e adolescência. Para crianças com DM 1 o foco principal da terapia nutricional é manter os níveis glicêmicos normais sem excessiva hipoglicemia, enquanto entre as crianças com DM 2 os objetivos se centralizam na mudança de estilo de vida, incluindo atividade física como parte integrante do tratamento para controle da glicemia.

Não existem recomendações específicas para esse grupo de portadores de diabetes. A princípio, deve-se seguir as recomendações das DRI's por meio de planos dietéticos individualizados, associados ou não a insulinoterapia[21].

CONSIDERAÇÕES FINAIS

Em portadores de diabetes tipo 1 a quantidade de carboidratos ingerida deve ser cautelosamente definida a fim de prevenir eventos hipo ou hiperglicêmicos. Naqueles que utilizam terapias de múltiplas doses de insulina ou terapia com bomba de infusão é crucial a utilização do método de Contagem de carboidratos. Nos pacientes portadores de diabetes tipo 2, as mudanças de estilo de vida que incluem: a) prática de atividade física; b) controle do consumo de calorias para manutenção do peso corporal desejado; c) redução rigorosa do consumo de gorduras animais e d) aumento no consumo de grãos e cereais integrais fazendo parte de uma dieta balanceada é desejada especialmente para a prevenção das doenças macrovasculares.

A utilização da classificação dos alimentos pela sua resposta glicêmica (índice glicêmico e carga glicêmica) ainda é alvo de debates, já que vários estudos consideram essa classificação relevante como instrumento terapêutico, apesar das dificuldades metodológicas e intensa variabilidade interpessoal, porém, a obtenção de

dados da monitoração da glicemia capilar é bastante útil para avaliar individualmente o impacto de alimentos com alto índice e carga glicêmica. A individualiza-
ção e flexibilização da dieta são pontos fundamentais para adequada adesão e obtenção do máximo benefício metabólico.

REFERÊNCIAS BIBLIOGRÁFICAS

1. Helmrich, S.P.; Ragland, D.R.; Leung, R.W.; Paffenbarger, R.S.J. Physical activity and reduced occurrence of non – insulin – dependent diabetes mellitus. N Engl J Med. 325: 147 – 152, 1991.
2. Zimmet, P., Taylor, R., Ram, P.; et al. Prevalence of diabetes and impaired glicose tole-rance in the bracial (Melanesian and Indiam) population of Fiji: a rural – urban compa-rison. Am J Epidemiol, 118: 673 – 688, 1983.
3. Patt, M.E. Nutrient Modulation of cellular insulin action. Ann N Y Acad Sci; 892: 187 – 203, 1999.
4. Tuomilehto J., Lindstrom J., Eriksson J.G., Valle T.T., Hamalainen H., Ilanne-Parikka P., Keinanen-Kiukaanniemi S., Laakso M., Louheranta A., Rastas M., Salminen V., Aunola S., Cepaitis Z., Moltchanov V., Hakumaki M., Mannelin M., Martikkala V., Sundvall J., Uusitupa M., the Finnish Diabetes Prevention Study Group. Prevention of Type 2 Dia-betes Mellitus by Changes in Lifestyle among Subjects with Impaired Glucose Tolerance. N Eng J Med, 344:1343-1350, 2000.
5. Anderson, J.W. Tratamento Nutricional do Diabetes Mellitus. In: Shils M.E., Olson, J.A., Shike, M., Ross, A.C. Tratado de Nutrição Moderna na Saúde e na Doença. 9 ed. Mano-le, 2003, pp.1459-1491.
6. American Diabetes Association III. Recomendações de Nutrição para Pacientes Diabéti-cos. Diabetes Clínica. 4:128-132, 2000.
7. Allen, F.M. JAMA, 63:639-643, 1914.
8. American Diabetes Association. Identifying patients at risk: ADA's definition for nutriti-on screening and nutrition assessment. Council on Practice (COP) Quality Manage-ment Committee. J Am Diet Assoc, 94: 838-839, 1994.
9. Pastors, J.G. Medicações ou modificação do estilo de vida com a terapêutica nutricional médica. Curr Diab Rep – Latin América, 3:105-111, 2004.
10. UKPDS Group: UK Prospective Diabetes Study 7: Response of fasting plasma glucose to diet therapy in newly resenting type II patients with diabetes. Metabolism 39:905–912, 1990.
11. Franz, M.J., Monk, A., Barry, B., McLain, K., Weaver, T., Cooper, N., Upham, P., Bergens-tal, R., Mazze, R. Effectiveness of medical nutrition therapy provided by dietitians in the management of non-insulin-dependent diabetes mellitus: a randomized, controlled clinical trial. J Am Diet Assoc 95:1009–1017, 1995.
12. Franz, M., Pastors, G., Warshaw H, Daly, A. Does "diet" fail? Clin Diab 2000; 18:162-168.
13. Després, J.P., Nadeau, A., Tremblay, A., Ferland, M., Lupien, P.J. Role of deep abdominal fat in the association between regional adipose tissue distribuition and glucose tolerance in obese women. Diabetes, 38:304-309, 1989.
14. Després, J.P, Lemieux, S. Lamarche, B. Prud'Homme D., Moorjani, S. Brun, L.D., Gagné, C. Lupien, P.J. The insulin-resistance syndrome: Contribution of visceral obesity and therapeutic implications. Int J Obes, 19(suppl): S76-S86, 1995.
15. Després, J.P., Ferland, M., Moorjani, S., Nadeau, A., Tremblay, A., Lupien, P.J., Theriault, G., Bouchard, C. Role of hepatic-triglyceride lipase activity in the association between intra-abdominal fat and plasma HDL cholesterol in obese women Arterioscler Thromb Vasc Biol, 9: 485 – 492, 1989.

16. Després, J.P., Moorjani, S., Ferland, M., Tremblay, A., Lupien, P.J., Nadeau, A., Pinault, S., Theriault, G., Bouchard, C. Adipose tissue distribution and plasma lipoprotein levels in obese women. Importance of intra-abdominal fat. Arterioscler Thromb Vasc Biol, 9: 203 – 210, 1989.

Frauss, R., Eckel, R., Howard, B., Appel, L.J., Daniels, S.R., Deckelbaum, R.J., Erdman, J., Kris-Etherton, P., Goldberg, I., Kotchen, T., Lichtenstein, A., Mitch, W., Mullins, R., Robinson, K., Wylie-Rosett, J., St. Jeor, S., Suttie, J.,Tribble, D., Bazzarre, T.L. AHA Guidelines Revision 2000: A statement for healhcare professionals from the Nutrition Committee of the American Heart Association. Circulation 102:2296-2311, 2000.

17. Nutrition Committee of the British Diabetic Association's Professional Advisory Committee: Dietary recommendations for people with diabetes: na update for the 1990's. Diabet Med. 9:198-202, 1992.

Pouliot, M.C., Despres, J.P. Nadeau, A., Moorjani, S., Prud'Homme, D., Lupien, P.J., Tremblay, A., Bouchard, C. Visceral obesity in men. Associations with glucose tolerance, plasma insulin, and lipoprotein levels. Diabetes, 41: 826-834, 1992.

18. Després, J.P., Moorjani, S., Tremblay, A., Ferland, M., Lupien, P.J., Nadeau, A., Bouchard,C. Realtion of high plasma triglyceride levels associated with obesity and regional adipose tissue distribution to plasma lipoprotein-lipid composition in premenopausal women. Clin Invest Med,12:374-380, 1989.

18. Anderson, J.W., Kendall, C.W.C., Jenkins, D.J.A., Importance of weight management in type 2 diabetes: review with meta-analysis of clinical studies. J Am Coll Nutr, 22(5): 331-339, 2003.

19. Mahan, L.K.; Stump, S.E. Krause. Alimentos, Nutrição e Dietoterapia. 9 ed. São Paulo, Roca, 1998.

20. Kelley, D.E. Sugars and starch in the nutritional management of diabetes mellitus. Am J Clin Nutr. 78(suppl):858S–64S, 2003.

21. Franz, M.J., Bantle, J.P., Beebe, C.A., et al. Evidence-Based Nutrition Principles and Recommendations for the Treatment and Prevention of Diabetes and Related Complications. Diabetes Care, 25 (1), p 148-198, 2002.

22. Sheard, N.F., Clark, N.G., Brand-Miller, J.C., Franz, M.J., Pi-Sunyer, F.X., Mayer-Davis, E., Kulkarni, K., Geil P. Dietary Carbohydrate (Amount and Type) in the Prevention and Management of Diabetes: A statement by the American Diabetes Association. Diabetes Care 2004 27: 2266-2271.

23. Institute of Medicine of the National Academies: Dietary Reference Intakes for Energy, Carbohydrate, Fiber, Fat, Fatty Acids, Cholesterol, Protein, and Amino Acids (Macronutrients). Washington, DC, National Academy Press, 2002.

24. Bantle, J.P., Laine, D.C., Castle, G.W., Thomas, J.W., Hoogwerf, B.J., Goetz, F.G. Postprandial glucose and insulin responses to meals containing different carbohydrates in normal and diabetic subjects. N Engl J Med 309:7–12, 1983.

25. Hollenbeck, C.B., Coulston, A.M., Donner, C.C., Williams, R.A., Reaven, G.M. The effects of variations in percent of naturally occurring complex and simple carbohydrates on plasma glucose and insulin response in individuals with non-insulin dependent diabetes mellitus. Diabetes 34:151–155, 1985.

26. Malerbi, D.A., Paiva, E.S., Duarte, A.L., Wajchenberg, B.L. Metabolic effects of dietary sucrose and fructose in type 2 diabetic subjects. Diabetes Care 19: 1249–1256, 1996.

27. Alexandrer, J., Andersen, S.A., Aro, A., Becker, W., Fogelholm, M., Lyhne, N., Meltzer, H.M., Pedersen, A.N., Pórsdóttir, I., Perdersen, J.I., Planning diets for groups. In Nordic Nutritient Recommendations 2004. Integrating Nutrition and Physical Activity. 4th Copenhagen, Denmark, Nordic Council of Ministers, 2005, p.13-22.

28. Lau, C., Faerch, K., Glumer, C. et al. Dietary Glycemic index, glycemic load, fiber, simple sugars, and insulin resistance. The Inter99 Study. Diabetes Care. 28(6):1397-1403, 2005.

29. Howard, B., Rosett-Wylie, J. AHA Scientific Statement. Sugar and cardiovascular disease: a statement for healthcare professionals from the committee on nutrition of the

council on nutrition, physical activity and metabolism of the American Heart Association. Circulation, 106:523-527, 2002.

30. World Health Organization and Food and Agriculture Organization of the United Nations. Carbohydrates in Human Nutrition. Food and Agriculture Organization of the United Nations, Rome, 1998.

31. Brasil. ANVISA – Agência Nacional de Vigilância Sanitária. Resolução – RDC nº 360, de 23 de dezembro de 2003. Regulamento Técnico Sobre Rotulagem Nutricional de Alimentos Embalados.

32. Jie, Z., Bang-Yao, L., Ming-jie, X., et al. Estudo sobre os efeitos da ingestão de polidextrose sobre as funções fisiológicas em chineses. Am J Clin Nutr. 72: 1503-1509, 2000.

33. Power-Foster, K., Holt, S.H.A., Brand-Miller, J.C. International table of glycemic indez and glycemid load values. Am J Cin Nutr. 76:5-56, 2002.

34. Brand-Miller, J.C., Powell, K.F., Colagiuri, S., Wolever, T.M.S. The New Glucose Revolution: The Authoritative Guide to the Glycemic Index-the Dietary Solution for Lifelong Health. New York: Marlowe and Co, 2003.

35. Bantle, J.P., Raatz, S.K, Thomas, W., Georgopoulos, A. Effects of dietary fructose on plasma lipids in healthy subjects. Am J Clin Nutr. 72:1128-1134, 2000.

36. Menezes, E.W., Lajolo, F.M., Seravalli, E.A.G.; Vannucchi, H.; Moreira, E.A. Starch availability in brazilian foods: "in vivo" and "in vitro" assays. Nutr. Res., *16* (8): 1425-1436, 1996.

37. Menezes, E. W., Rosin, P., Carreira, M.C., Lajolo, F.M. The impact of stored starchy foods (–20ºC) on glycemic index. Workshop Glycemic index and health, the quality of the evidence, Danone Vitapole, 2001. [Anais Wokshop, França, 21-23 de fevereiro de 2001].

38. Canadian Diabetes Association. Guidelines for the nutritional management of diabetes mellitus in the new millennium. A position statement by the Canadian Diabetes Association. Can J Diabetes Care 23:56-69, 2000.

39. Diabetes and Nutrition Study Group of the European Association for the Study of Diabetes. Nutritional recommendations for individuals with diabetes mellitus. Metabolism; 1:145-9, 1988.

40. Perlstein RWJ, Hines C, Milsavljevic M. Dietitians Association of Australia review paper: glycaemic index in diabetes management. Aust J Nutr Diet, 54:57-63, 1997.

41. Brand-Miller JC, Holt, SHA. Glycemic load values. Am J Clin Nutr, p. 994, 2003.

42. Salmeron, J., Ascherio, A., Rimm, E.B., Colditz, G.A., Spiegelman, D., Jenkins, D.J., Stampfer, M.J. Wing, A.L., Willett, W.C. Dietary fiber, glycemic load, and risk of NIDDM 1n men Diabetes Care 20: 545-550, 1997.

43. Franceschi, S., Dal, M.L., Augustin, L., Negri, E., Parpinel, M., Boyle, P., Jenkins, D., La, V.C. Dietary glycemic load and colorectal cancer risk. Ann. Oncol. 12: 173–178, 2001.

44. Brand-Miller, J.C., Thomas, M., Swan, V., Ahmad, Z.I., Petocz, P., Colagiur, S. Physiological Validation of the Concept of Glycemic Load in Lean Young Adults J. Nutr., Sep 2003; 133: 2728-2732.

45. Haffer, S.M., Lehto, T., et al. Mortality from coronary heart disease in subjects with type 2 diabetes and in nondiabetic subjects with or without prior myocardial infarction. N Engl J Med, 339:229-324, 1998.

46. Ornish, D., Brown, S.E., Scherwitz, L., et al. Can Lifestyle Changes Reverse Coronary Heart Disease? The Lancet, 336: 129-133, 1990.

47. Dansinger, M.L., Gleason, J.A., Griffith, J.L., Selker, H.P., Schaefer, E.J. Comparison of the Atkins, Ornish, Weight Watchers, and Zone diets for weight loss and heart disease risk reduction: a randomized trial. JAMA. 293(1):43-53, 2005.

48. Evidence-Based Nutrition Principles and Recommendations for the Treatment and Prevention of Diabetes and Related Complications Diabetes Care 26: 51S-61S, 2003.

49. Executive Summary of the Third Report of the National Cholesterol Education Program (NCEP) Expert Panel on Detection, Evaluation, and Treatment of High Blood Cholesterol in Adults (Adult Treatment Panel III). JAMA; 285 (19):2486-2497, 2001.

50. III Diretrizes Brasileiras sobre Dislipidemia e Diretriz de Prevenção da Aterosclerose do Departamento de Aterosclerose da Sociedade Brasileira de Cardiologia. Arq Bras Cardiol 77 (Supl III), nov 2001.

51. Storlein, LH; Jenkins, AB; Chisholm, DJ, et al. Influence of dietary fat composition on the development of insulin resistance in rats: relationship to muscle triglyceride and ω-3 fatty acids in muscle phospholepidic. Diabetes 40: 280-289, 1991.

52. Murray RK, et al. Harper's Biochemistry. 25 ed. Appleton & Sangi; Stamford, Connecticut, 2000.

53. Grundy, SM. Influence of stearic acid on cholesterol metabolism relative to other long – chain fatty acids. Ann J Clin Nutr; 60 (suppl) 986S-90S, 1994.

54. Garg A. High-monounsaturated-fat diets for patients with diabetes mellitus: a meta-analysis. Am J Clin Nutr 1998; 67(suppl):577S-82S.

55. Tanasescu M, Cho E, Manson JM, Hu FB. Dietary fat and cholesterol and the risk of cardiovascular disease among women with type 2 diabetes Am. J. Clin Nutr, Jun 2004; 79: 999-1005.

56. Waitzberg, DL. Nutrição Oral, Enteral e Parenteral na Prática Clínica. 3 ed. São Paulo: Atheneu, 2000.

57. Thomsen C, Storm H, Holst JJ, Hermansen K. Differential effects of saturated and mo-nounsaturated fats on postprandial lipemia and glucagon-like peptide 1 responses in patients with type 2 diabetes. Am J Clin Nutr 2003; v.77(3), 605-611.

58. Maedler K, Oberholzer J, Bucher P, Spinas, GA, Donath, MY. Monounsaturated Fatty Acids Prevent the Deleterious Effects of Palmitate and High Glucose on Human Pancre-atic β-Cell Turnover and Function Diabetes, Mar 2003; 52: 726-733.

59. Riserus U, Arner P, Brismar K, Vessby B. Treatment with dietary trans 10cis12 conjuga-ted linoleic acid causes isomer-specific insulin resistance in obese men with the meta-bolic syndrome. Diabetes Care; 25:1516-21, 2002.

60. Clandinin M, Wilke M. Do *trans* fatty acids increase the incidence of type 2 diabetes? Am J Clin Nutr; 73:1001-2, 2001.

61. Segal-Isaacson, C., Carello, E., Wylie-Rosett, J. Dietary fats and diabetes mellitus: is there a good fat? Curr Diabetes Rep, 1:161-9, 2001.

62. Friedberg, C., Janssen, M., Heine, R., Grobbee, D. Fish oil and glycemic control in dia-betes: a meta-analysis. Diabetes Care, 21: 494-500,1998.

63. Toft, J., Bonaa, K., Ingebretsen, O., Nordoy, A., Jennsen, T. Effects of ω-3 polyunsatura-ted fatty acids on glucose homeostasis and blood pressure in essential hypertension. Ann Intern Med, 123:911-8, 1995.

64. Franz, M.J., Wheeler, M.L. Terapêutica nutricional para a nefropatia diabética. Curr Diab Repor – Latin América. 3:130-135, 2004.

65. Fernandes, I.C., Freire, C.R.S, Pereira, G.M.A, et al. Nefropatia Diabética. JBM, separata, 85(2), 2003.

66. Teixeira, S.R., Tappenden, K.A., Carson, L.A., Jones, R., Prabhudesai, M., Marshall, W.P., Erdman Jr, LW. Isolated Soy Protein Consumption Reduces Urinary Albumin Excretion and Improves the Serum Lipid Profile in Men with Type 2 Diabetes Mellitus and Ne-phropathy J Nutr, 134(8):1874-1880, 2004.

67. Anderson, J.W., Blake, J.E., Turner, J., Smith, B.M., Effects of soy protein on renal functi-on and proteinuria in patients with type 2 diabetes. Am J Clin Nutr. 68(suppl): 1347S-1353S, 1998.

68. Hanna, T.J., Fanti, P., Anderson, J.W. Soy protein decreases workload of kidneys in type 1 diabetes at risk for diabetic nephropathy FASEB J. 13: A272, 1999.

69. Ma, J., Folsom, A.R., Melnick, S.L., Eckfeldt, J.H., Sharrett, A.R., Nabulsi, A.A., Hutchin-son, R.G., Metcalf, P.A. Associations of serum and dietary magnesium with cardiovascu-lar disease, hypertension, diabetes, insulin, and carotid arterial wall thickness: the ARIC study: Atherosclerosis Risk in Communities Study. J Clin Epidemiol 48:927-940, 1995.

70. Lopez-Ridaura, R., Willett, W.C., Rimm, E.B., Liu, S., Stampfer, M.J., Manson, J.E., Hu, F.B. Magnesium Intake and Risk of Type 2 Diabetes in Men and Women Diabetes Care 27:134-140, 2004.

71. Dzurik, R., Stefikova, K., Spustova, V., Fetkovska, N. The role of magnesium deficiency in insulin resistance: an in vitro study. *J Hypertens* (Suppl. 9):S312-S313, 1991.

72. Suarez, A., Pulido, N., Casla, A., Casanova, B., Arrieta, F.J., Rovira, A. Impaired tyrosinekinase activity of muscle insulin receptors from hypomagnesaemic rats. *Diabetologia* 38:1262-1270, 1995.

73. Rodriguez-Moran, M., Guerrero-Romero, F. Oral Magnesium Supplementation Improves Insulin Sensitivity and Metabolic Control in Type 2 Diabetic Subjects. Diabetes Care, 26:1147-1152, 2003.

74. Cefalu, W.T., Hu, F.B. Role of Chromium in Human Health and in diabetes. Diabetes Care, 27(11): 2741-2751, 2004.

75. Institute of Medicine. Washington. National Academy Press, 2001. Pesquisa no site: *http://www.nal.usda.gov/fnic/etext/000105.html*

76. Chandalia, M., Garga, A., Lutjohann, D., Von Bergamann, K., Grundy, S.M., Brinkley, L.J. Beneficial effects of high dietary fiber intake in patients with type 2 diabetes mellitus. N Engl J Med., 342(19):1392-8, 2000.

77. Anderson, J.W., Allgood, L.D., Turner, J. et al. Effects of psyllium on glucose and serum lipid responses in men with type 2 diabetes and hypercolesterolemia. Am J Clin Nutr, 70(4):466-473, 1999.

78. Weinstock, R.S., Levine, R.A. The role of dietary fiber in the management of diabetes mellitus. Nutrition, 4(3): 187-193, 1988.

79. Song, Y.J., Sawamura, M., Ikeda, K., Igawa, S., Yamori, Y. Soluble dietary fiber improves insulin sensitivity by increasing muscle GLUT 4 content in stroke-prone spontaneously hypertensive rats. Clin Exp Pharmacol Physiol. 27:41-45, 2000.

80. Thorburn, A., Muir, J., Proietto, J. Carbohydrate fermentation decreases hepatic glucose output in healthy subjects. Metabolism, 42: 780-785, 1993.

81. Venter, C.S., Vorster, H.H, Cummings, J.H. Effects of dietary propionate on carbohydrate and lipid metabolism in healthy volunteers. Am J Gastroenterol. 85:549-553, 1990.

82. Hissa, A.S.R., Albuquerque, L.L., Hissa, M.N. Avaliação do grau de satisfação da contagem de carboidratos em diabetes mellitus tipo 1. Arq Bras Endocrinol Metab, 48(3), 2004.

83. Sociedade Brasileira de Diabetes. Manual Oficial de Contagem de Carboidratos. Rio de Janeiro: Diagraphic, 2003, 60p.

84. Kulkarni KD Carbohydrate Counting: A Practical Meal-Planning Option for People With Diabetes Clin. Diabetes, 23: 120-122, 2005.

85. American Diabetes Association. Carbohydrate Counting: The Basics. Clin. Diabetes, 23: 123-124, 2005.

86. National Nutritional Committee, Canadian Diabetes Association. Guidelines for Assigning Food Choice Values and Symbols Beta Release. 17 (3):11-15, 1993.

87. Brasil. ANVISA – Agência Nacional de Vigilância Sanitária. Portaria nº 29, de 13 de janeiro de 1998 (Versão Republicada – 30.03.1998).

88. Brasil. SVS/MS – Ministério da Saúde. Secretaria de Vigilância Sanitária. Portaria nº 27, de 13 de janeiro de 1998.

89. Food and Agriculture Organization of the United Nations/World Health Organization. Codex Alimentarius Comission. Codex guidelines on nutrition labelling. CAC/GL 2-1985, p.33-41, 1985.

90. American Dietetic Association. Position of the American Dietetic Association: Use of Nutritive and Nonnutritive Sweeteners. J Am Diet Assoc. 104(2):255-75, 2004.

91. Powers, M. Sugar alternatives and fat replacers. In American Diabetes Asscociation Guide for Medical Nutrition Therapy for Diabetes. Franz, M.J., Bantle, J.P. Alexandria, VA. American Diabetes Association, 1999, p. 148-164.

92. Stargel, W.W., Mayhew, D.A., Comer, P., Andress, S.E., Butchko, H.H. Neotame. In Alternative Sweeteners. Nabors LO, ed. New York, Marcel Dekker, p129-145, 2001.

93. Neotame. A scientific overview. The NutraSweet Company. Pesquisa no site: *http://www.neotame.com/about.asp*

94. Department of Health and Human Services. Food and Drug Administration [Docket No. 2003E–0257] Determination of Regulatory Review. Period for Purposes of Patent Extension; Neotame. Federal Register. 69 (129), July 7, 2004.

95. Cardello, H.M.A.B., Da Silva, M.A.A.P., Damasco M.H. Análise descritiva quantitativa de edulcorantes em diferentes concentrações. Cienc Tecnol Aliment. 20(3), 2000.

96. American Diabetes Association. Princípios de Nutrição e Recomendações em Diabetes. Diabetes Care 3(2): 85-95, 2004.

97. Tomky, D. Detection, Prevention, and Treatment of Hypoglycemia in the Hospital Diabetes Spectrum, 18 (1); 39-44, 2005.

98. Jovanovic-Peterson, L., Peterson, C.M. Nutritional management of the obese gestational diabetic pregnant woman. J Am Coll Nutr 11:246-250, 1992.

99. Knopp, R.H., Magee, M.S., Raisys, V., Benedetti, T. Metabolic effects of hypocaloric diets in management of gestational diabetes. Diabetes 40 (Suppl. 2):165-171, 1991.

100. Jovanovic-Peterson, L., Peterson, C.M., Reed, G.F., Metzger, B.E., Mills, J.L., Knopp, R.H., Aarons, J.H. Maternal postprandial glucose levels and infant birth weight: the Diabetes in Early Pregnancy Study. Am J Obstet Gynecol 164:103-111, 1991.

101. Clapp JF. Effect of dietary carbohydrate on the glucose and insulin response to mixed caloric intake and exercise in both nonpregnant and pregnant women. Diabetes Care 21 (Suppl. 2):B107-B112, 1998.

8.

HIPERTENSÃO ARTERIAL

Flávia Maria De Carlucci
Flávio Borelli
Eduardo Pimenta

CLÍNICA

Flávio Borelli
Eduardo Pimenta

As doenças cerebrovasculares representam a principal causa de mortalidade no Brasil e a doença arterial coronária é a segunda causa, sendo a hipertensão arterial (HA) um dos principais fatores de risco para o desenvolvimento destas morbidades.[1] Os estudos sobre prevalência da HA no Brasil variam de 22,3% a 43,9% de acordo com a população estudada, faixa etária e metodologia utilizada.[2-5]

A HA é considerada uma variável de risco contínua e estudos observacionais mostraram que a partir de 115mmHg na pressão sistólica e 75mmHg na pressão diastólica ocorre aumento de mortalidade por acidente vascular cerebral e doença coronária. A cada aumento de 20mmHg na pressão sistólica ou 10mmHg na pressão diastólica o risco duplica.[6]

DIAGNÓSTICO E CLASSIFICAÇÃO

A aferição da pressão arterial deve ser realizada em toda avaliação clínica por profissionais de saúde adequadamente treinados. Para tanto deve-se utilizar aparelhos calibrados e técnica padronizada especificada nas IV Diretrizes Brasileiras de Hipertensão Arterial.[7]

Os valores estabelecidos na classificação da pressão arterial levam em conta o risco de desenvolvimento de doença cardiovascular, contudo deve-se avaliar a presença de lesão em órgãos-alvo e os fatores de risco concomitantes. O paciente deve ser considerado no seu contexto global e não apenas no valor numérico da medida pressórica. A classificação da pressão arterial de acordo com as IV Diretrizes Brasileiras encontra-se na tabela 8.1.

Tabela 8.1 – Classificação da pressão arterial (> 18 anos).

Classificação	Pressão sistólica (mmHg)	Pressão diastólica (mmHg)
Ótima	< 120	< 80
Normal	< 130	< 85
Limítrofe	130-139	85-89
Hipertensão		
Estágio 1 (leve)	140-159	90-99
Estágio 2 (moderada)	160-179	100-109
Estágio 3 (grave)	≥ 180	≥ 110
Sistólica isolada	≥ 140	< 90

O valor mais alto de sistólica ou siatólica estabelece o estágio do quadro hipertensivo. Quando as pressões sistólica e diastólica situam-se em categorias diferentes, a maior deve ser utilizada para classificação do estágio.

Outras classificações importantes foram propostas pelo VII Joint[8] e pela Sociedade Européia[9].

TRATAMENTO MEDICAMENTOSO

O uso de medicamentos auxilia na redução dos níveis pressóricos quando as medidas não farmacológicas não são suficientes, mas também visam à redução de eventos cardiovasculares fatais e não fatais. Existem diversos medicamentos anti-hipertensivos divididos em seis classes, sendo que todos promovem a redução da pressão arterial (Quadro 8.1). Na maioria dos casos é necessária a associação de medicações buscando um sinergismo entre elas. Iremos dar ênfase ao tratamento não medicamentoso, especialmente ao componente nutricional.

Quadro 8.1 – Classes de anti-hipertensivos.

1. Diuréticos
2. Inibidores adrenérgicos
   - ação central
   - alfa-1 bloqueadores
   - betabloqueadores
3. Vasodilatadores diretos
4. Inibidores da enzima conversora da angiotensina
5. Bloqueadores dos canais de cálcio
6. Antagonistas do receptor AT_1 da angiotensina II

Nutrição

Flávia Maria De Carlucci

As mudanças de estilo de vida devem ser implementadas na prevenção e no tratamento de todos os estágios de hipertensão arterial, pois comprovadamente reduzem os níveis pressóricos.

Atualmente as modificações no estilo de vida são aceitas como as mais efetivas na prevenção e controle da hipertensão e as mais importantes são:

- Adoção de dieta com níveis reduzidos de sódio e rica em potássio e cálcio.
- Redução de peso nos indivíduos portadores de sobrepeso e obesidade.
- Atividades físicas aeróbicas regulares.
- Consumo moderado de álcool (30mL/dia de etanol para homens e 15mL/dia para as mulheres). Isto corresponde a 720mL de cerveja, 240mL de vinho, 60mL de bebida destilada (homens).[7]

SÓDIO E PRESSÃO ARTERIAL

O sódio é o eletrólito principal do fluido extracelular e um dos principais minerais do plasma. A bile e o suco pancreático contêm quantidades elevadas de sódio e aproximadamente 35 a 40% estão no esqueleto.[10,11]

Do sódio ingerido apenas uma pequena quantidade é absorvida no estômago, sendo sua maioria absorvida no intestino. O sódio é filtrado nos rins e em seguida retorna ao sangue para manter os níveis apropriados.[10-12]

A maior parte é excretada pela via urinária, cerca de 90%, e o restante é eliminado pelo suor e fezes (10mEq ou menos). A excreção média é de 100 a 140mEq (1 a 2mEq/kg) pelo rim. Normalmente a quantidade de sódio excretada por dia equivale a quantidade ingerida.[10,11]

O excesso de sódio pode aumentar a pressão arterial por aumento da volemia e do débito cardíaco. Por meio do mecanismo de auto-regulação há um aumento da resistência vascular periférica, mantendo os níveis de pressão arterial elevados.[13]

O alto consumo de sal ativa diversos mecanismos pressores, como aumento da vasoconstrição renal e da reatividade vascular aos agentes vasoconstritores e elevação dos inibidores da Na^+/K^+ ATase.[13]

Existem indivíduos que apresentam respostas diferentes quanto à sensibilidade ao sal, por isso é realizada a divisão entre indivíduos sal-sensíveis e sal-insensíveis. A ingestão de sal eleva a pressão arterial nos indivíduos sal-sensíveis, que geneticamente são mais suscetíveis.[14]

Os indivíduos sal-sensíveis apresentam níveis menores de renina e aldosterona do que os não sensíveis, quando submetidos a uma dieta hipossódica. Quando há uma sobrecarga de sódio, os sal-sensíveis suprem menos os seus níveis de noradrenalina plasmática do que os normotensos. Essa mesma sobrecarga pode aumentar a retenção de sódio e da pressão arterial, em uma maior atividade do sistema nervoso adrenérgico.[14]

Entre os normotensos cerca de 26% são resistentes e na população de hipertensos este número eleva-se para 55%.[13]

Restrição de sódio

Desde o início do século passado, nos estudos pioneiros, já se tinha notícia da relação entre ingestão de sódio e hipertensão. Kempner, em 1948, difundiu a rígida restrição de sódio na dieta, no tempo em que os recursos para a hipertensão eram escassos, com a chamada "dieta do arroz", que se mostrava efetiva devido aos baixos teores desse íon nela contidos.[15] Vários estudos têm se reproduzido através das décadas, nesse sentido.[16,17]

Levantamentos epidemiológicos recentes, como o INTERSALT, estudos clínicos como TOHP II e DASH têm mostrado a íntima relação entre ingestão de sódio e hipertensão arterial sistêmica.[16-21]

Embora não se disponha de dados que evidenciem os efeitos da restrição salina na morbimortalidade em longo prazo, os seus benefícios na redução da pressão arterial são demonstrados por metanálises de vários ensaios clínicos. Além disso, muitos estudos indicam que a redução moderada de sódio aumenta a eficácia de todas as classes de medicamentos anti-hipertensivos (exceto os bloqueadores dos canais de cálcio, talvez, por seu efeito natriurético intrínseco), reduz a perda de potássio induzida pelo diurético e diminui a hipertrofia ventricular. Em adição, a restrição de sódio deprime a excreção urinária de cálcio, oferecendo proteção contra cálculos renais e osteoporose.

O estudo TOHP II mostrou a influência decisiva da restrição salina associada ou não à redução de peso, prevenindo a instalação da hipertensão em indivíduos com níveis pressóricos limítrofes.[18]

No estudo DASH, inicialmente, Svetkey demonstrou a importância de uma dieta rica em frutas, vegetais e laticínios com baixo teor de gordura, e com redução de gorduras saturadas totais na queda significativa da pressão arterial, mesmo sem redução de sódio ou perda de peso. Saks indicou que a restrição de sódio, associada à "dieta DASH", foi mais efetiva na queda dos níveis pressóricos, sendo esse efeito maior em afro-americanos.[18,19]

Diretrizes internacionais recentes (NHLBI e ISH-WHO) recomendam uma redução moderada de sódio na dieta, a um nível inferior a 6 gramas de sal/dia (cloreto de sódio) ou 100mEq (2,4g) de sódio/dia. Na prática deve-se considerar como sal a ser ingerido apenas 4 gramas, o que corresponde a 70mEq de sódio extrínseco, pois aproximadamente 26 a 30mEq são provenientes do sódio intrínseco.[13,22-26]

Os pacientes devem ser orientados a escolher alimentos com pouco sódio conforme tabelas disponíveis, sendo que a orientação nutricional visa inibir o consumo de alimentos processados. Law e cols. documentaram a necessidade de os pacientes permanecerem em restrita dieta de sal por um período superior a cinco semanas para que se obtenha o efeito total desta medida.[25]

A substituição do uso do sal convencional pelo sal *light*, à base de cloreto de potássio, poderá ser usada, mas deve ser monitorizada nos quadros clínicos de insuficiência renal.[13]

A restrição de sal na alimentação apresenta vários benefícios como:

- Menor prevalência de complicações cardiovasculares.
- Redução dos níveis de pressão arterial.
- Menor incremento da pressão arterial com o envelhecimento.
- Possibilidade de prevenção de elevação da pressão arterial.

Alimentos ricos em sódio que devem ser evitados

- Carnes processadas: presunto, apresuntado, mortadela, bacon, paio, salsicha, lingüiça, salame, copa, charque (carne seca), chouriço.
- Peixes processados e salgados: sardinha, atum, aliche, salmão, bacalhau.
- Aves processadas comerciais (ex.: *nuggets* de frango, frango à milanesa).
- Alguns queijos como parmesão, roquefort, camembert, provolone, cheddar cremoso.
- Margarina ou manteiga com sal.
- Chucrute, vegetais enlatados como palmito, milho, ervilha, cogumelos, picles e azeitonas.
- Bicarbonato de sódio usado em doces, hortaliças e produtos de panificação.
- Bolachas de água e sal, pão salgado, salgadinhos industrializados como chips, nozes salgadas, amendoim; salgadinhos de lanchonetes como pastel, quibe, coxinha.
- Bolos e pastelarias comerciais.
- Temperos prontos, sopas desidratadas e enlatadas, caldo de carne, de galinha, de legumes, temperos para feijão concentrado, extrato e molho de tomate, mostarda, catchup, maionese, molho de soja, molho inglês, molho tártaro, molho de salada.
- Patês comerciais ou preparados com produtos industrializados ricos em sódio.
- Bala de alcaçuz (na sua formulação existe uma substância que provoca retenção de sal no organismo).

A tabela 8.2 lista a quantidade de sódio e potássio presentes em alguns alimentos utilizados habitualmente.

Existem outras substâncias que são utilizadas para preservar alimentos e que possuem sódio, portanto é muito importante observar sempre os rótulos das embalagens. Caso contenha sódio ou sal, devem ser evitadas.[27]

Tabela 8.2 – Quantidade de sódio e potássio (em miligramas) presentes em 100g de alguns alimentos utilizados habitualmente.

Alimentos (100mg)	Sódio (mg)	Potássio (mg)	Alimentos (100mg)	Sódio (mg)	Potássio (mg)
Água de coco verde	105	250	Lingüiça	1.294	361
Azeitona	2.400	55	Maionese	645	49
Bacon	545	0,12	Manteiga com sal	747	26
Bacalhau seco	7.027	1.458	Margarina com sal	417	184
Biscoito polvilho	188	54	Mortadela	981	157
Cachorro-quente	651	275	Mostarda	1.252	130
Camarão fresco	148	185	Pão francês	580	94
Capuccino pó	687	1.608	Presunto	1.317	332
Carne magra	132	122	Queijo minas	271	152
Chocolate pó	64,6	580	Queijo parmesão	1.600	92
Catchup	1.186	481	Ricota	84	105
Fermento químico	11.800	49	Sal cozinha	38.758	8
Feijão mulatinho	174	1.220	Sal *light*	19.900	24.200
Leite integral pó	458	1.113	Salame	1.065	198
Leite desnatado	115	136	Salsicha	1.120	86

Fonte: Philippi S.Tabela de composição de alimento, 2002.[28,29]

Como fugir do consumo excessivo de sal?

Explorar novos sabores com os temperos naturais livres de sódio indicados no quadro 8.2.

POTÁSSIO

Constitui 5% do conteúdo mineral total do organismo e conjuntamente com o sódio fazem parte da manutenção normal do equilíbrio hídrico, osmótico e ácido-básico. É absorvido no intestino delgado por difusão ativa, cerca de 90% é excretado pelos rins e o restante é excretado pelo suor e fezes. [11]

Em 1928, Addison relatou que a adição de potássio na alimentação diminuía os níveis pressóricos, fato este que ficou conhecido logo depois por Kempner e sua "dieta de arroz", mencionado anteriormente.[16] O mecanismo de redução da pressão arterial é por meio do aumento da natriurese, diminuição da secreção de renina e noreprinefrina e aumento da secreção de prostaglandinas, além de proteger contra danos cardiovasculares e auxiliar a terapia com diuréticos.[30,31]

Sua recomendação diária é de 2 a 4 gramas por dia que são facilmente atingidos no consumo de alimentos ricos em potássio como frutas, vegetais e leguminosas, não sendo necessária a suplementação deste eletrólito na dieta.[7,11,12,32]

Quadro 8.2 – Temperos naturais livres de sódio.

Arroz	Cominho, alho, cebola, salsinha, cebolinha, pimenta, açafrão, sálvia.
Feijão	Manjericão, alho, mostarda seca, cebola, cebolinha, salsinha, semente de papoula, pimentas, alecrim, sálvia, folhas de louro.
Sopas	Cebola, alho, manjerona, manjericão, folhas de louro, colorau, orégano, páprica, salsinha, pimentas, curry, estragão, tomilho.
Molhos	Manjericão, louro, cominho, algo, cebola, orégano, páprica, colorau, sementes de papoula, salsinha, cebolinha, pimentas, pimentão, alecrim, sálvia, tomilho, manjerona, mostarda seca e semente de mostarda, cravo-da-índia.
Carne bovina	Páprica, salsinha, cebolinha, alho, cebola, pimentas, alecrim, tomilho, sálvia, estragão, vinho, vinagre, suco de limão, curry, cominho, manjericão, manjerona, mostarda seca, noz moscada, orégano, louro.
Aves	Páprica, salsinha, cebolinha, alho, cebola, pimentas, alecrim, tomilho, sálvia, estragão, vinho, vinagre, suco de limão, curry, manjerona, mostarda seca, noz moscada, orégano, folhas de louro, gengibre.
Peixe	Alecrim, açafrão, sálvia, gergelim, manjericão, louro, curry, cravo-da-índia, cominho, alho, manjerona, mostarda seca ou semente, cebola, alecrim, sálvia, tomilho, maçã desidratada.
Verduras cozidas	Sálvia, tomilho, estragão, louro, curry, cravo-da-índia, cominho, gengibre, alho, cebola, manjerona, mostarda seca e semente, noz moscada, orégano, páprica, salsinha, cebolinha, pimentas, tomilho, estragão, pimentão, colorau, alecrim.
Saladas	Manjericão, suco de limão, vinagre, alho, cebola, mostarda seca e semente, páprica, salsinha, cebolinha, pimentas, tomilho, estragão, pimentão.
Massas	Manjericão, alho, orégano, páprica.
Pães/Tortas	Cravo-da-índia, gengibre, noz moscada, orégano, semente de papoula, gergelim, extrato de amêndoas, extrato de baunilha, canela, aniz.

Fonte: Tabela "Sódio: sem sal, com gosto!" 1997.[27]

CÁLCIO E MAGNÉSIO

O cálcio está presente especialmente nos ossos e dentes e possui grandes estoques no organismo, com a finalidade de ativar algumas das reações da coagulação sangüínea, ou liberar energia necessária para a contração muscular.[11] A absorção ocorre principalmente no duodeno e apenas 20 a 30% da quantidade total ingerida é absorvida.[10,33]

O magnésio atua na função da contração muscular e excitabilidade nervosa. Possui distribuição semelhante à do potássio, é encontrado em grande quantidade nos ossos e cerca de 50 a 60% está no compartimento intracelular.[11,34-36]

Para a diminuição da pressão arterial as suplementações deles não mostraram benefício. Apenas deve-se seguir a recomendação da *Recommended Dietary Allowances* (RDA), o que é facilmente atingido com o consumo de uma dieta variada e equilibrada (Tabela 8.3).

Tabela 8.3 – *Recommended Dietary Allowances* (1989).

	Fonte	Recomendação (RDA)
Cálcio	Leite e derivados, vegetais folhosos, sardinha, salmão.	1.200mg (19-24 anos) 800mg (> 24 anos)
Magnésio	Cereais integrais, leguminosas, vegetais folhosos verde-escuros.	280mg (Mulheres) 300mg (Homens)

REDUÇÃO DE PESO

O excesso de peso, que hoje se constitui em um dos maiores problemas de saúde pública nos países industrializados, mostrou-se fortemente associado à hipertensão arterial sistêmica em todos os grandes estudos epidemiológicos.[37-39]

Os possíveis mecanismos para explicar esse fato são o aumento do débito cardíaco e do volume de sangue total nos obesos, maior ativação simpática, aumento da reabsorção do sódio pelos túbulos renais, resistência à leptina, entre outros. No entanto, é provável que o mais importante seja o aumento da resistência à insulina com conseqüente hiperinsulinemia, a qual está presente em todo hipertenso obeso.[37,40,41]

Os parâmetros mais utilizados atualmente para avaliação da obesidade, por serem mais práticos, são o índice de massa corpórea (IMC) e a circunferência abdominal (CA). A hipertensão está comumente associada à obesidade visceral ou abdominal, que por sua vez se associa mais à dislipidemia, diabetes e mortalidade por doenças cardiovasculares.[41,42]

As recomendações atuais são a manutenção do IMC entre 18,5 e 24,9kg/m^2 (normalidade) e a CA de 80cm para as mulheres e 94cm para os homens, embora a diminuição de 5% a 10% do peso corporal inicial já seja capaz de diminuir a pressão arterial. Tem-se observado que o efeito médio da diminuição de 1kg no peso corpóreo determina uma queda na pressão arterial sistólica e diastólica de 1,6 e 1,3mmHg, respectivamente.[23,24,43]

Todo paciente hipertenso acima do peso deve ser submetido a uma programação conduzida de redução calórica, juntamente com atividades físicas orientadas, para que se obtenham os efeitos benéficos na redução dos níveis pressóricos e a diminuição dos fatores de risco com um menor número de medicamentos.

REFERÊNCIAS BIBLIOGRÁFICAS

1. www.datasus.gov.br
2. Fuchs FD, Moreira LB, Moraes RS et al. Prevalência de hipertensão arterial sistêmica e fatores associados na região urbana de Porto Alegre: estudo de base populacional. Arq Bras Cardiol 1995;63:473-9.
3. Freitas OC, Resene CF, Marques NJ et al. Prevalência de hipertensão na população urbana de Catanduva, no Estado de São Paulo, Brasil. Arq Bras Cardiol 2001;77(1):9-21.
4. Martins IS, Marucci MF, Velasquez-Melendez G et al. Doenças cardiovasculares ateroscleróticas, dislipidemias, hipertensão, obesidade e diabete melito em população da área

metropolitana da região sudeste do Brasil. III-Hipertensão. Rev Saúde Pública 1997;31(5):466-71.

5. Lolio CA. Prevalência de hipertensão arterial em Araraquara. Arq Bras Cardiol 1990;55:167-73.

6. Lewington S, Clarke R, Qizilbash N et al. Age-specific relevance of usual blood pressure to vascular mortality: A meta-analysis of individual data for one million adults in 61 prospective studies. Prospective Studies Collaboration. Lancet 2002;360:1903-13.

7. IV Diretrizes Brasileiras de Hipertensão Arterial. Arq Bras Cardiol 2004;82(supl IV).

8. Chobaniam AV, Bakris GL, Black HR et al. The Seventh Report of the Joint National Committee on Prevention, Detection, Evaluation, and Treatment of High Blood Pressure. The JNC 7 Report. Hypertension 2003;42:1206-52.

9. Guidelines Committee. 2003 European Society of Hypertension – European Society of Cardiology guidelines for the management of arterial hypertension. J Hypertens 2003;21:1011-53.

10. Mahan LK, Arlin M. Krause Alimentos, Nutrição e Dietoterapia. São Paulo: Rocca;1995. pp 409-415.

11. Dutra-de-Oliveira JE, Marchini JS. Ciências Nutricionais. São Paulo: Sarvier; 2003. pp 120-123.

12. Douglas. Tratado de Fisiologia à Nutrição. São Paulo: Robe Editorial; 2002. pp 411-433.

13. Cuppari L. Nutrição Clínica no Adulto. São Paulo: Manole; 2002. pp 275-280.

14. Maxwell MH & Waks AU. Cátions e hipertensão. In: Clin Med Am Norte, Rio de Janeiro: Interlivros, v 5, p 895-914, 1987.

15. Kempner W. Treatment of Hypertensive Vascular Desease with Rice Diet. Am J Med 1948; 4:545-577.

16. Liebsons PR, Grandits GA, Dianzumba S et al. For the Treatment of Hypertension Study Research Group. Comparison of five Antyhypertensive Monotherapies and Placebo for Change in Left Ventricular Mass in Patients Receiving Nutritional-hygienic Therapy in the Treatment of Mild Hypertension Study (TOMHS). Circulation 1995; 91:698-706. RA.

17. Rotman F. Pressão alta a comida salva. Rio de Janeiro: Imago; 1994.

18. Svetkey LP, Simons Morton D, Vollmer WM, Appel LJ, Conlin PR, Ryan DH, Kennedy BM. Effects of Dietary Patterns on Blood Pressure Subgroup Analysis of the Dietary Aproaches to Stop Hypertension (DASH) Randomized Clinical Trial. Arch Intern Med 1999; 159:285-93 PMID 9989541.

19. Saks FM, Svetkey LP, Vollmer WM, Appel LJ, Bray GA, Harsha D, Obarzanek E, Conlin PR, Miller III ER, Simons-Morton DG, Karanaja N, Lin P. Effects on Blood Pressure of Reduced Dietary Sodium and the Dietary Aprroaches to Stop Hypertension (DASH) diet. NEJM 2001; 344:3-10.

20. Elliot P, StamLer J, Nichols R et al. For the Intersalt Cooperative Research Group. Intersalt Revisited: Further Analysis of 24 hour Sodium Excretion and Blood Pressure Within and Across Populations. BMJ 1996; 312:1249-1253.

21. Dyer AR, Elliot P, Shipley M et al. Body Mass Index and Association of Sodium and Potassium with Blood Pressure in Intersalt. Hypertension 1994; 23:729-736.

22. National High Blood Pressure Education Program. Implementing Recommendations for Dietary Salt Reduction NIH Publication Nº 55-728n November 1996 National Institutes of Health National Heart, Lung , and Blood Institute. PMID:12054423.

23. Subcommittee Guidelines World Health Organization International Society of Hypertension Guidelines for Management of Hypertensio. J Hypertens 1999; 17:151-83. PMID: 10067786

24. World Health Organization. Obesity. Preventing and managing the global epidemic. WHO/NUT/NCD 98.1. Genebra, Jun 1997.

25. Law MR, Frost CD, Wald NJ. III-analysis of Data from Trials of Salt Reduction. Br Med J 1991; 302:819-824.

26. U.S. Department of Agriculture and U.S. Department of Health and Human Services. Nutrition and Your Health: Dietary Guidelines for American, Fourth edition. Home and Garden Bulletin Nº 232. Washington, DC. U.S. Department of Agriculture;1995.

27. Martins C. Sódio sem sal, com gosto! Nutroclínica; 1997.

28. Philippi ST. Tabela de Composição de Alimentos. São Paulo: Coronário; 2002; 01-106.

29. Franco G. Tabela de Composição Química dos Alimentos. Rio de Janeiro. Atheneu. pp 01-300.

30. Addison WLT. Can Med Assoc J, 18: pp 281-285, 1928.

31. Cutler JA, Follmann D, Allender OS. Randomized Trials of Sodium Reduction: an Overview. Am J Clin Nutr 1997; 65(suppl): 643S-651S.

32. Ram CVS, Garret BN, Kaplan NM. Moderate Sodium Restriction and Various Diuretics in Treatment of Hypertension. Effects of Potassium Wastage and Blood Pressure Control. Arch Intern Med, 1981; 141:1015-1019.

33. Morgan T, Anderson A, Wilson D et al. Paradoxical Efecct of Sodium Restriction on Blood Pressure in People on Slow-channel Calcium Blocking Drugs. Lancet 1986; 1:793.

34. Massey LK, Whiting SJ. Dietary Salt Urinary Calcium, and Kidney Stone Risk. Nutr Ver, 1995; 53:131-139.

35. Douglas. Tratado de Fisiologia à Nutrição. São Paulo: Robe Editorial; 2002. pp 411-433.

36. Reis NT, Cople CS. Nutrição Clínica na Hipertensão Arterial. Rio de Janeiro: Revinter; 1999.

37. Kannel WB, Zhang T, Garrison RJ. Is Obesity-related Hypertensionless of Cardiovascular Risk? The Framingham Sutdy. Am Heart J 1990; 120:1195-1201.

38. Fung TT, Rimm EB, Spiegelman NR et al. Association Between Dietary Patterns and Plasma Biomarkers of Obesity and Cardiovascular Disease Risk Am JClin Nutr, 2001; 73:61-7.

39. Ferrannini E. Physiological and Metabolic Consequences of Obesity. Metabolism, 1995; 9: 15-17.

40. The Trials of Hypertension Prevention Efects. Effects of Weight Loss and Sodium Reduction Intervention on Blood Pressure and Hypertension Incidence on Overwight People with High Normal Blood Pressure. Arch Intern Med, 1997; 157: 657-67.

41. Karter AJ, Mayer-Davis EJ, Selby JV et al. Insulin Sensitivity and Abdominal Obesity in African –American, Hispanic, and Non-Hispanic white Men and Women. Diabetes, 1996, 45; 1547-1555.

42. Pouliot MC, Després JP, Lemieux S et al. Waist Circunference and Abdominal Sagital Diameter: Best Simple Anthropometric Indexes of Abdominal Visceral Adipose Tissue Accumulation and Related Cardiovascular Risk in Men and Women. Am J Cardiol, 1994; 73:460-468.

43. He J, Whelton PK, Appel LJ, Charleston J, Klag MJ. Long-term Effects of Weight Loss and Dietary Sodium Reduction on Incidence of Hypertension. Hypertension, 2000; 35:544-9.

9.

INSUFICIÊNCIA RENAL

Karine Mayumi Moritaca
Leda A. Daud Lotaif

CLÍNICA

Leda A. Daud Lotaif

INSUFICIÊNCIA RENAL AGUDA

A insuficiência renal aguda (IRA) é definida como uma queda abrupta, potencialmente reversível, do ritmo de filtração glomerular (RFG) associada ao acúmulo de escórias nitrogenadas como a uréia e a creatinina (azotemia). A oligúria (diurese < 400mL/dia) está presente em aproximadamente 50% dos casos. Um consenso sobre a definição bioquímica e a classificação da IRA está em andamento pois até a presente data existem mais de 30 definições diferentes para IRA[1].

A excreção diária de solutos é de aproximadamente 600mOsm e a concentração urinária máxima do rim dos seres humanos é de 1.200mOsm/kg de água. Assim, quando a diurese for inferior a 400mL/24h, a carga diária de soluto não poderá ser eliminada, tornando a retenção de solutos inevitável[2].

CAUSAS DE IRA

A habilidade dos rins em excretar os produtos nitrogenados e regular a composição do meio interno requer a manutenção: (1) da perfusão renal; (2) das funções das células renais e (3) da passagem da urina formada pelo trato urinário inferior.

A IRA pré-renal é uma resposta fisiológica à hipoperfusão renal na qual a integridade do tecido renal está preservada. Responsável por 30-60% dos casos de IRA, é freqüentemente adquirida na comunidade, especialmente na população idosa.

A IRA pós-renal é bem menos freqüente (1-10% das IRA hospitalares), é causada por obstrução intra ou extra-renal ao fluxo urinário e é quase sempre reversível dependendo da duração da obstrução.

A IRA renal é causada por um processo agudo intrínseco ao rim e é classificada de acordo com o principal sítio afetado, sendo este vascular, glomerular ou intersticial em aproximadamente 15% das IRA hospitalares. A principal causa de azotemia renal, porém, é a necrose tubular aguda (NTA) que pode ser de origem isquêmica ou nefrotóxica em 50% e 35% das IRA hospitalares, respectivamente.

Devemos ter em mente que em 50% dos casos a causa é multifatorial. A idade mais avançada dos pacientes e a maior severidade das doenças de base são razões importantes pela não melhora da incidência e prognóstico da IRA nas últimas décadas, apesar dos avanços dos métodos dialíticos, do suporte nutricional, do uso de drogas vasoativas e da antibioticoterapia[3]. A maioria dos que morrem são pacientes de terapia intensiva com acometimento de vários órgãos sendo que a sepse precede a IRA em 50% das vezes.

Além das alterações vasculares, obstrução tubular e retrodifusão do filtrado glomerular para os capilares peritubulares (*backleak*), estão surgindo conceitos mais recentes na fisiopatologia da NTA, que incluem a inflamação intersticial, a lesão celular "subletal", a apoptose e o reparo celular após a lesão.

Dois componentes são importantes na queda abrupta do RFG: a vasoconstrição intra-renal, com queda da pressão de filtração glomerular, congestão vascular na medula externa e ativação do *feedback* túbulo-glomerular (FTG) (o "componente vascular"), e a obstrução tubular, retrodifusão transtubular do filtrado glomerular e inflamação intersticial (o "componente tubular").

Até recentemente a evolução clínica da NTA era dividida arbitrariamente em três fases: fase inicial, de manutenção e de recuperação. Baseado no reconhecimento do importante papel da isquemia da medula externa e da interação entre o endotélio e os leucócitos, uma quarta fase, a de "extensão", tem sido descrita entre as fases inicial e de manutenção. A maioria das intervenções preventivas na IRA em seres humanos deve ser realizada nesta fase. Este capítulo resumirá os conhecimentos atuais da fisiopatologia da IRA pré-renal e NTA pós-isquêmica. A patogênese da IRA na sepse[4] e da IRA nefrotóxica[5] pode ser revista em outro local.

FISIOPATOLOGIA DA IRA PRÉ-RENAL

A IRA pré-renal é uma resposta fisiológica apropriada à hipoperfusão renal. Quando não corrigida resulta em NTA isquêmica sendo que ambas as condições fazem perpetuar a hipoperfusão renal. A IRA pré-renal pode complicar qualquer doença com hipovolemia verdadeira ou com redução do volume circulante efetivo, como baixo débito cardíaco, vasodilatação sistêmica ou vasoconstrição intra-renal. A redução da pressão arterial secundária à hipovolemia causa ativação dos barorreceptores cardiovasculares, do sistema nervoso simpático, do sistema renina-angiotensina-aldosterona, liberação de vasopressina e de outros vasopressores como a endotelina (ET-1). Todos estes fatores agem em conjunto para manter a pressão arterial e preservar o débito cardíaco e a perfusão cerebral[6]. Drogas que interferem com a auto-regulação do fluxo sangüíneo renal (FSR) e do RFG também podem provocar IRA pré-renal.

Mecanismos intra-renais

Auto-regulação renal – os rins respondem às alterações da perfusão renal com um mecanismo denominado auto-regulação renal que possibilita manter os níveis do FSR e do RFG relativamente constantes. Assim, quando a pressão arterial sistêmica cai ocorre vasodilatação das arteríolas aferentes glomerulares mediada por um mecanismo miogênico intrínseco. Este relaxamento do tônus aferente permite a transmissão da pressão arterial sistêmica ao glomérulo. Concomitantemente há vasoconstrição das arteríolas eferentes por ação da angiotensina II (AII)[7]. Esse jogo de resistências glomerulares permite manter a fração de filtração pelo aumento da pressão hidrostática do capilar glomerular. A auto-regulação do FSR e do RFG pode não funcionar sob condições severas de depleção de volume ou de comprometimento circulatório sistêmico.

Feedback **túbulo-glomerular** – outro mecanismo intra-renal de controle do RFG é o *feedback* túbulo-glomerular. O FTG consiste em uma comunicação complexa entre a mácula densa e a microcirculção glomerular. Sob condições de depleção aguda de volume ocorre redução do RFG resultando em menor oferta de cloreto de sódio e da osmolaridade ao túbulo distal. Essas alterações servem de sinal para a mácula densa modificar a secreção de um mediador vasodilatador da arteríola aferente, e aumentar a reabsorção no túbulo contornado proximal, atenuando a redução do RFG[8].

Mecanismos humorais

O comprometimento da hemodinâmica sistêmica provoca vasodilatação protetora mediada pela geração intra-renal de AII, de vasodilatadores (ex.: prostaglandinas (PGI_2) e óxido nítrico (NO)). A inibição aguda da ciclooxigenase (COX I ou COX II) reduz o RFG e FSR em situações de depleção de volume (ex.: cirrose), estresse cirúrgico, débito cardíaco diminuído (ex.: insuficiência cardíaca congestiva) e doença renal preexistente. O óxido nítrico é um potente vasodilatador sintetizado à partir da L-arginina pela ação da enzima óxido nítrico sintase (NOS).[9] Embora o NO seja antagonista da AII, ele também pode estimular o sistema renina-angiotensina (SRA) e a redução crônica da atividade do NO pode acarretar em redução da produção de AII intra-renal. Outros fatores importantes no processo de auto-regulação incluem a serotonina[10] e os metabólitos do citocromo P-450 do ácido aracdônico (inclusive o ácido 20-hidroxi-eicosatetraenóico (20-HETE))[11].

A IRA pré-renal pode ser corrigida se os fatores extra-renais causadores da hipoperfusão renal forem revertidos.

FISIOPATOLOGIA DA NECROSE TUBULAR AGUDA (NTA)

A NTA é a forma mais freqüente de IRA no paciente crítico.

Fatores vasculares

Mecanismos de vasoconstrição renal na NTA experimental e em seres humanos – a figura 9.1 demonstra que a fisiopatologia da IRA isquêmica e nefrotóxica muitas vezes se sobrepõe. A agressão isquêmica ou nefrotóxica provoca vasoconstrição intra-renal, resultante do aumento da resistência das arteríolas aferente e eferente[12], com concomitante redução do fluxo plasmático glomerular e queda da pressão hidrostática do capilar glomerular. A vasoconstrição pode também levar à diminuição da superfície de filtração glomerular, K_f, devido à contração da célula mesangial. Com a alteração na pressão de perfusão ocorre a liberação de vários hormônios vasoconstritores como as catecolaminas, AII, prostaglandinas e ET-1[13] assim como de hormônios vasodilatadores como as prostaciclinas e NO[14]. Na presença de isquemia, porém, o equilíbrio entre estes hormônios é perdido e a conseqüente vasoconstrição paradoxal impossibilita a manutenção de uma perfusão renal adequada, perpetuando o desarranjo e destruição celular. Dessa forma, a perda da auto-regulação do FSR torna o rim vulnerável às lesões isquêmicas recorrentes pois qualquer queda da pressão arterial média resulta em nova queda do FSR e vasoconstrição paradoxal. Isto explica a presença de lesões isquêmicas tubulares recentes mesmo 4 semanas após o início da IRA[15]. Outros vasoconstritores endoteliais também podem participar, como o fator ativador de plaquetas (PAF), um metabólito vasoconstritor das fosfolipases, serotonina e adenosina.

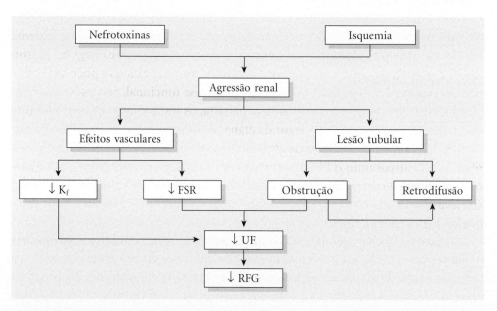

Figura 9.1 – Fisiopatologia da redução do RFG na NTA (adaptado de Brenner et al.)[2].
K_f = coeficiente de ultrafiltração do capilar glomerular; FSR = fluxo sangüíneo renal; UF = ultrafiltração; RFG = ritmo de filtração glomerular.

A magnitude da queda do FSR não explica a interrupção quase total do RFG. Além do mais, após a agressão inicial, mesmo com o retorno do FSR pode não haver o restabelecimento paralelo do RFG. Hoje sabemos que a reperfusão pode até agravar o grau de lesão pela geração de radicais livres ou pelas mudanças do meio intracelular como a concentração de cálcio citosólico ou do pH intracelular. Além do mais, a reperfusão renal não implica recuperação imediata das funções e estrutura celulares[16].

Estudos recentes avaliam o papel da lesão isquêmica subletal da célula endotelial, provocando desequilíbrio entre a produção de ET-1 e NO endotelial. Os antagonistas do receptor da ET-1 melhoram a hemodinâmica renal na IRA experimental. O NO é vasodilatador e diminui a atividade da ET-1 no endotélio vascular. A atividade do NO parece estar normal a aumentada, e não diminuída, na vasculatura renal, contrabalançando o estímulo vasoconstritor produzido pela isquemia. Por outro lado, uma diminuição do NO endotelial foi observada em outras formas de IRA isquêmica e na sepse experimental.

Heterogeneidade do fluxo sangüíneo renal – o rim é um dos órgãos que recebe o maior fluxo sangüíneo em relação ao seu peso. Por outro lado, possui uma diferença arteriovenosa de oxigênio baixa o que faria supor que teria condição de tolerar a isquemia. Na prática, não é isto que ocorre. Na figura 9.2 podemos observar que o rim possui heterogeneidade de néfrons, tanto morfológica quanto funcional, e sabemos que eles reagem com intensidades diferentes diante do estímulo agressor. A distribuição do FSR intra-renal também não é homogênea, tendo preferência para a região cortical levando a uma hipóxia regional seletiva da medula. A faixa interna da medula externa tem uma menor pressão parcial tecidual de oxigênio tornando-a mais suscetível à lesão isquêmica[17].

Na etapa inicial após o evento agressor, ocorre vasoconstrição cortical com desvio do FSR para a medula e diminuição da atividade metabólica na alça ascendente espessa de Henle pela redução do volume de fluido tubular que chega ao néfron distal. A conseqüência é a hipoperfusão cortical, resposta esta que pode ser considerada protetora perante a hipóxia. Esta é uma fase funcional, reversível e corresponde à IRA pré-renal. Caso a isquemia persista, os mecanismos de proteção medular são superados e ocorre a segunda etapa, de hipoperfusão medular. Nesta etapa a capacidade de reabsorção de cloreto de sódio na alça ascendente espessa está prejudicada disparando o FTG. Esta etapa pode ser reversível embora não de maneira imediata e corresponde à NTA iminente. Finalmente, a progressão da agressão leva à isquemia medular com profundas modificações funcionais e estruturais que correspondem à NTA.

As situações de hipovolemia são o maior estímulo para a concentração urinária e reabsorção ativa de sódio, exigindo alto consumo de oxigênio numa situação de hipóxia celular. Esta hipóxia medular pode ser melhorada ou por um aumento na oferta de oxigênio (i.e., com o uso de vasodilatadores como NO ou PGE_2)[18] ou por redução do seu trabalho (i.e., com hidratação e oferta salina adequada ou com inibição do transporte ativo usando diuréticos de alça)[17]. A redução do RFG na IRA pode, em parte, ser conseqüência da redução da reabsorção tubular proximal

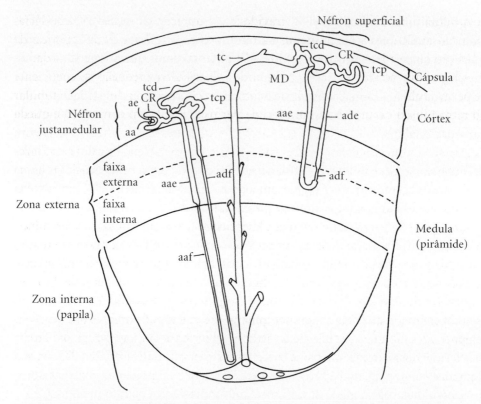

Figura 9.2 – Heterogeneidade de néfrons. Dois tipos principais de néfrons e seus sistemas coletores. Os néfrons superficiais têm glomérulos próximos à superfície renal e não possuem alças de Henle longas. Os néfrons justamedulares têm glomérulos na junção córtico-medular e alça de Henle longa, importantes para a concentração urinária. Os néfrons com glomérulos médio-corticais têm tanto alças longas quanto curtas[2].

aa = arteríola aferente; ae = arteríola eferente; tcp = túbulo contornado proximal; tcd = túbulo contornado distal; tc = túbulo coletor; DC = ducto coletor; MD = mácula densa; CR = corpúsculo renal; adf = alça descendente fina de Henle; aae = alça ascendente espessa de Henle; aaf = alça ascendente fina de Henle.

de sódio com conseqüente aumento da oferta de cloreto de sódio para a mácula densa. Este aumento de oferta ativa o FTG e estimula a secreção de renina[19] reduzindo o ritmo de filtração por néfron (SNGFR) por um aumento da absorção de cloreto pelo co-transporte Na—2Cl—K na mácula densa.

A isquemia da medula externa na IRA também pode ser explicada, ao menos em parte, pelo impedimento físico do fluxo sangüíneo neste segmento causado pela associação da lesão endotelial com a ativação dos leucócitos[20]. A ET-1 modula a adesão dos neutrófilos e leucócitos. Estes leucócitos liberam espécies reativas de oxigênio e enzimas que lesam as células[21]. Há liberação de vasoconstritores, incluindo algumas prostaglandinas, leucotrienos e tromboxanes, e lesão endotelial direta pela liberação de ET-1 e redução de NO[21]. O NO, além de afetar o tônus vascular e de ter efeito tóxico direto nas células, também modula a adesão dos neutrófilos e das células epiteliais. Possivelmente estas interações entre os leucócitos e o endotélio têm um impacto maior na isquemia da medula externa do que a vasoconstrição das arteríolas pré-glomerulares.

Hemodinâmica renal na IRA – a gravidade e a duração da isquemia necessárias para causar IRA em seres humanos não são conhecidas, havendo um período de transição entre a IRA funcional pré-renal e a IRA pós-isquêmica estabelecida.

A hipofiltração persistente na NTA pode ser atribuída à redução do coeficiente de permeabilidade glomerular, K_f, ou a fatores tubulares como a obstrução tubular ou retrodifusão tubular. A diminuição da perfusão renal com conseqüente queda da filtração glomerular provoca obstrução tubular por restos celulares, aumento da pressão intratubular e retrodifusão do filtrado glomerular para os capilares peritubulares. Ocorre edema tubular principalmente nos segmentos situados na medula externa causando congestão medular. O papel da vasoconstrição cortical na redução do RFG na NTA ainda é questionável.

Em um modelo experimental de IRA séptica houve redução do fluxo sangüíneo renal após a indução da sepse ou endotoxemia[4]. Por outro lado, como a circulação renal participa da vasodilatação sistêmica observada na sepse e/ou choque severo, a perfusão renal pode permanecer inalterada ou até mesmo estar elevada. Em um modelo de choque séptico hiperdinâmico em porco foi observado um aumento no fluxo sangüíneo renal total[22]. Isto demonstra que a IRA pode ocorrer independentemente de uma queda importante do FSR sugerindo um papel para os fatores tubulares e a constrição da arteríola aferente reflexa, por ativação do FTG, na sua fisiopatologia.

Fatores tubulares na fisiopatologia da NTA

Necrose celular e apoptose – a lesão tecidual tóxica ou isquêmica desencadeia uma série devastadora de distúrbios metabólicos culminando com a morte celular, que pode ocorrer de duas formas: necrose ou apoptose. Diferentemente da necrose, a apoptose celular é um processo ativo, que não resulta em liberação de material intracelular no espaço extracelular e portanto não causa resposta inflamatória. É uma morte celular organizada, geneticamente predeterminada[23].

Mecanismos de lesão celular – quando as células sofrem isquemia, uma das primeiras conseqüências é a depleção de adenosina trifosfato (ATP) celular com diminuição do metabolismo aeróbio, disfunção dos transportes ativos (bombas ATPase) e da respiração mitocondrial. Isto resulta em um aumento do cálcio citosólico (i.e., influxo > efluxo de cálcio), que por sua vez ativa o metabolismo do ácido aracdônico pela fosfolipase A_2 e estimula a produção de superóxido causando lesão celular[13,16].

A privação de oxigênio celular, além de resultar em rápida degradação do ATP disponível, depleta o reservatório para restauração do ATP durante a fase de reperfusão. A isquemia prolongada leva à perda irreversível da função mitocondrial, piorando mais ainda a regeneração de ATP após a reperfusão. A duração da isquemia determina a velocidade de recuperação do ATP celular após a reperfusão e a capacidade da célula em sobreviver[24].

A sensibilidade individual da célula tubular renal à lesão isquêmica é determinada por três fatores: as necessidades energéticas da célula, sua capacidade glicolítica e a severidade da hipóxia. Assim, as células com alta capacidade glicolítica são geralmente menos sensíveis à privação de oxigênio do que as células que dependem predominantemente ou exclusivamente da respiração mitocondrial. Isto explica o porquê da célula tubular proximal ser mais suscetível do que o néfron distal à depleção de ATP. Em outras palavras, as porções do néfron que possuem alta taxa de reabsorção tubular com gasto de energia, como o túbulo contornado proximal e a alça espessa ascendente de Henle, são mais suscetíveis à isquemia por apresentarem maior consumo de ATP[24].

A deficiência de ATP provoca ruptura do citoesqueleto levando à perda de função da célula do túbulo contornado proximal com alteração da reabsorção de água, íons e solutos. Mais ainda, além da ativação de proteases e da fosfolipase, promove liberação de NO que é um importante mediador da lesão tubular proximal induzida pela hipóxia. A resposta inflamatória intersticial provocada pela lesão de isquemia-reperfusão resulta em infiltração de leucócitos, edema e comprometimento do fluxo sangüíneo microvascular. Os leucócitos potencializam a lesão renal pela geração de espécies reativas de oxigênio e pela síntese de metabólitos de fosfolípides que são moduladores importantes do tônus vascular[25].

1. Mecanismos oxidantes na IRA – após a reperfusão o oxigênio molecular entra novamente nos tecidos causando uma explosão na produção de superóxido. As mitocôndrias também produzem ânions superóxido com a reperfusão. Outra origem importante de metabólitos reativos de oxigênio são os leucócitos ativados. O ferro é importante em vários modelos de lesão tecidual e quelantes do ferro como a desferroxamina, por inibição da geração de radicais hidroxila, têm uma ação protetora na lesão de isquemia-reperfusão em vários órgãos, incluindo o rim. Em uma situação de estresse oxidativo, a formação de NO pode gerar espécies reativas de oxigênio. A NOS do túbulo proximal é capaz de gerar superóxido e NO. O bloqueio da expressão da iNOS (isoforma induzível NOS) renal com oligonucleotídeos é capaz de reduzir os índices funcionais e morfológicos da lesão de isquemia-reperfusão. Nos últimos anos, inibidores seletivos da iNOS têm sido desenvolvidos para o tratamento de várias doenças em seres humanos, particularmente o choque séptico. Inibidores NOS não seletivos não são eficazes e podem até aumentar a mortalidade[5,26].

2. *Heat-shock proteins* (HSP) – conhecidas também como proteínas de estresse, a sua síntese aumenta em situações de agressão aguda. Durante a fase de recuperação, estas proteínas são fundamentais na restauração da arquitetura e da função celular[27].

TRATAMENTO DA IRA

A abordagem no tratamento da IRA tem duas metas: a primeira, prevenir ou melhorar o grau de severidade da lesão renal, e a segunda, impedir as complicações ou tratá-las prontamente (Quadro 9.1).

Quadro 9.1 – Tratamento da IRA.

Prevenção
Usar a menor dose de drogas
Evitar uso de contraste iodado no DM, IRC, idoso
Alopurinol antes de Q_T citolítica
Expansão de volume no pré-operatório

Fase inicial
Repor déficit de volume
Prevenir hiper-hidratação
Pesar paciente diariamente
Avaliar obstrução pós-renal
Suspender nefrotoxinas
Tratar doença de base
Considerar uso de furosemide, manitol

Fase de extensão
Manter balanço de água e sódio
Prevenir hipercalemia
Corrigir acidose metabólica
Administrar quelantes de fósforo e/ou suplementos de cálcio
Otimizar ingestão protéica e calórica

Fase de manutenção
Atentar para sinais ou sintomas de uremia
Corrigir hipercalemia
Procurar focos de infecção
Ajustar doses de medicamentos
Diálise

Fase diurética (poliúrica)
Monitorar perda de fluidos e eletrólitos
Monitorar infecção
Ajustar doses de medicamentos

DM = *diabetes mellitus*; IRC = insuficiência renal crônica; Q_T = quimioterapia.

Tratamento clínico

Prevenção – lembrar que a IRA pré-renal e a pós-renal (obstrutiva) são causas relativamente freqüentes de IRA em pacientes provenientes da comunidade, enquanto a NTA é a causa mais comum de IRA adquirida no hospital.

O conhecimento das circunstâncias que causam NTA possibilita a adoção de medidas preventivas. Estas incluem: redução do volume de contraste iodado e uso de contraste de baixa osmolaridade em pacientes diabéticos, renais crônicos e idosos; ajuste das doses de antibióticos ou drogas nefrotóxicas em pacientes idosos e com redução do RFG; hidratação adequada e administração de alopurinol antes do tratamento de tumores linfoproliferativos com quimioterapia ou radioterapia; expansão intravascular antes de procedimentos cirúrgicos para reduzir a possibilidade de NTA relacionada à hipotensão intra ou pós-operatória.

Fase inicial – na fase mais precoce da IRA as medidas terapêuticas são mais eficazes em prevenir ou minimizar a doença renal irreversível. Assim, o diagnóstico deve ser rápido com o objetivo de tratar a doença de base, ex., tromboembolismo, glomerulonefrite, hipercalemia, etc. Freqüentemente iniciamos tratamento empírico até que os testes laboratoriais estejam prontos. Devemos avaliar se o volume intravascular do paciente está adequado. Na dúvida, expandimos e tentamos manter a pressão venosa capilar (PVC) acima de 5mmHg ou pressão capilar pulmonar ao redor de 15mmHg.

Caso seja constatada redução do débito cardíaco, corrigimos procurando manter o índice cardíaco acima de 4,5 litros/min/m^2.

Devemos excluir a existência de obstrução do trato urinário, incluindo a realização de ultra-som renal e das vias excretoras. Caso esteja presente, corrigimos.

Procuramos otimizar as condições clínicas do paciente: manutenção da pressão arterial média acima de 70mmHg (maior em pacientes portadores de hipertensão arterial sistêmica), oxigenação adequada, hematócrito maior ou igual a 30%.

O uso de manitol e diuréticos de alça para prevenir o desenvolvimento de NTA é controverso. Por princípio estes agentes devem aumentar o fluxo sangüíneo renal, o fluxo do fluido tubular, diluir as toxinas intraluminais, minimizar a precipitação de compostos orgânicos insolúveis e, no caso do manitol, reduzir o edema celular. Todos esses efeitos tendem a minimizar a lesão celular. Mesmo que a IRA não seja prevenida essas drogas podem converter a IRA oligúrica em não oligúrica diminuindo a morbidade por desequilíbrio hidroeletrolítico.

Fase de extensão – devemos prevenir a hiper-hidratação. Naqueles pacientes em que isto não foi possível, o uso precoce de diuréticos de alça deve ser tentado. Apesar de a dopamina ter efeito sinérgico com a furosemida, o seu uso deve ser reservado para situações especiais, desaconselhando-se o seu uso rotineiro. O paciente deve ser pesado diariamente. A IRA é uma doença hipercatabólica portanto o paciente poderá perder de 200 a 500g de massa muscular por dia na ausência de ingestão de alimentos. Caso não esteja perdendo peso provavelmente o paciente está em balanço positivo e nesta situação devemos restringir a ingestão de sal e água e a infusão de volume.

A prevenção da hipercalemia é feita com redução da ingestão e da administração de potássio, evitando o uso de drogas que interferem com a excreção do potássio (inibidores da enzima de conversão da angiotensina II, antagonistas dos receptores da angiotensina II, diuréticos poupadores de potássio, antiinflamatórios não hormonais, trimetropim, etc.). O uso de resinas trocadoras de íons (Sorcal®, que troca potássio por cálcio, ou Kayexalate®, que troca potássio por sódio) pode ser necessário. Os casos de hipercalemia associada a alterações de ECG, potássio ≥ 6,5mEq/L ou elevações bruscas do potássio sérico associadas à lise celular ou drogas hipercalemiantes são considerados como emergência e tratados de acordo (gluconato de cálcio, insulina e glicose, albuterol ou salbutamol, bicarbonato ou diálise).

Fase de manutenção – nesta fase o RFG está significantemente reduzido e o débito urinário pode permanecer relativamente estável na faixa normal ou de oligúria, mesmo que o fator causal tenha sido removido ou tratado. A maior causa de mortalidade na IRA é infecção. Devemos evitar a antibioticoterapia desnecessária, quebras de barreira cutaneomucosa (sondas, cateteres, etc.) e pesquisar cuidadosamente a presença de focos infecciosos.

Fase poliúrica – durante esta fase da IRA a maior preocupação é a poliúria com perda excessiva de líquidos e eletrólitos. A atenção cuidadosa ao balanço hidroeletrolítico na fase de manutenção e a prevenção de azotemia severa evitam que o paciente fique hiper-hidratado e assim evita-se a diurese osmótia pela sobrecarga de uréia endógena. A poliúria pode acarretar hipocalemia e hipomagnesemia. A reposição de líquidos e sal deve ser dirigida pelo balanço hídrico e pelo peso. Com a recuperação do RFG ocorre a excreção de fósforo.

A taxa de mortalidade é significante nesta fase de modo que devemos permanecer em alerta para sinais de sepse, hemorragia e outras complicações em potencial.

Indicações de diálise na IRA

O tratamento dialítico deve ser iniciado o mais precocemente possível quando as alterações clínicas e bioquímicas são menores. As principais indicações para diálise nos pacientes com IRA são:

- níveis plasmáticos elevados de uréia e creatinina, em geral uréia > 180mg/dL e/ou creatinina > 6mg/dL;
- excessiva sobrecarga de volume, hipercalemia ou acidose refratária ao tratamento convencional;
- sinais ou sintomas de uremia, ex., asterixe, pericardite, complicações hemorrágicas, coma ou convulsões;
- necessidade de nutrição parenteral ou administração de grandes volumes em paciente oligúrico;
- presença de nefrotoxinas dialisáveis cuja remoção melhorará o prognóstico e a recuperação.

CONSIDERAÇÕES FINAIS E RECOMENDAÇÕES

O tratamento dos pacientes com IRA ainda hoje é basicamente de suporte, embora a pesquisa básica tenha trazido muitas possibilidades de terapias futuras. Do exposto neste capítulo, parece estar claro que, devido à sua natureza multifatorial e aos diferentes processos fisiopatológicos envolvidos na IRA pós-isquêmica, a monoterapia nunca será eficaz e que múltiplos agentes serão necessários para melhorar os resultados. Além do mais, as drogas devem ser administradas precocemente no curso da doença; portanto, a detecção precoce da IRA, especialmente no curso de disfunção de múltiplos órgãos, é crucial. Em relação à modalidade dialítica devemos escolher a que seja mais segura, efetiva e a que tenha o melhor custo-benefício para o paciente.

INSUFICIÊNCIA RENAL CRÔNICA

MECANISMOS RESPONSÁVEIS PELA PROGRESSÃO DA DOENÇA RENAL CRÔNICA

A insuficiência renal crônica (IRC) é uma síndrome de diferentes etiologias caracterizada pela perda, geralmente lenta e progressiva, do ritmo de filtração glomerular (RFG) com conseqüente acúmulo de toxinas nitrogenadas. Esta observação sugere que existem mecanismos comuns na progressão da doença renal e que intervenções terapêuticas podem inibir estas vias oferecendo nefroproteção independentemente do fator causal inicial. A doença renal pode progredir mesmo na ausência do fator causal inicial.

Hemodinâmica capilar glomerular

Ratos submetidos à nefrectomia subtotal desenvolvem hipertensão, proteinúria e queda progressiva do RFG, características semelhantes às da IRC em seres humanos. Com a perda de néfrons ocorrem adaptações hemodinâmicas nos glomérulos remanescentes que resultam em aumento do RFG por néfron (SNGFR) e da pressão hidrostática do glomérulo (P_{CG}) permitindo compensação parcial pela queda do RFG global[1]. Com o passar do tempo, estas alterações hemodinâmicas resultam em maior perda de néfrons criando um círculo vicioso de doença renal progressiva[1].

Estudos experimentais demonstraram que a atenuação da resposta hemodinâmica glomerular com dieta hipoprotéica normalizou o SNGFR e a P_{CG} protegendo os néfrons residuais da progressão da doença[1]. O tratamento com inibidores da enzima de conversão da angiotensina (IECA) teve pouco efeito no SNGFR porém normalizou a P_{CG} e resultou em proteção renal, sugerindo que a P_{CG} e não o SNGFR é determinante da lesão glomerular no rim remanescente[2]. Mais ainda, o tratamento combinado com hidralazina, hidroclorotiazida e reserpina resultou em redução da pressão arterial equivalente ao da monoterapia com IECA mas não reduziu a P_{CG} nem ofereceu nefroproteção. Em estudos de micropunção em ratos com nefropatia diabética demonstrou-se que a hipertensão e hiperfiltração glomerular também estão presentes nesta forma de IRC. A dieta hipoprotéica[3] ou o tratamento com IECA[4] normalizaram a P_{CG} também neste modelo, prevenindo a lesão renal apesar da hiperglicemia persistente.

Ultrafiltração anormal das proteínas plasmáticas

A proteinúria ocorre como resultado da hipertensão capilar glomerular e da lesão da barreira de permeabilidade do glomérulo. Essas proteínas plasmáticas filtradas pelo glomérulo doente são captadas pelas células tubulares proximais por endocitose. Isto causa sobrecarga protéica nestas células com ativação da ECA intra-renal e produção anormal de citocinas que estimulam a fibrose, apoptose e infiltração de monócitos, perpetuando a lesão renal[5]. Portanto, a proteinúria pode ser o elo entre a lesão glomerular e a fibrose túbulo-intersticial subseqüente. Além do mais, em modelo experimental demonstrou-se que o aumento da ultrafiltração protéica provoca acúmulo de proteínas nos podócitos com lesão destes associada à maior expressão de fator transformador de crescimento (TGF)-β que causa ainda mais glomeruloesclerose[6].

Consistente com o seu papel na fisiopatologia, a proteinúria é um forte fator preditivo de progressão da doença renal. A velocidade da queda do RFG é proporcional à severidade da proteinúria[5].

Angiotensina II

A AII tem participação importante em vários mecanismos envolvidos na lesão renal progressiva e, portanto, é alvo lógico para a intervenção terapêutica.

A regulação do sistema renina-angiotensina (SRA) intra-renal é independente do sistêmico e sua participação é crítica tanto na auto-regulação quanto na fisiopatologia da IRC. Além dos seus efeitos hemodinâmicos, a AII tem ação direta sobre o capilar glomerular aumentando a permeabilidade às macromoléculas e tem vários efeitos não-hemodinâmicos. Dentre estes últimos podemos citar o estímulo da fibronectina e outras citocinas e fatores de crescimento que favorecem a fibrogênese e o recrutamento de macrófagos. Alguns exemplos são TGF-β, inibidor da ativação de plasminogênio (PAI)-1, ET-1 e aldosterona, esta última recentemente reconhecida como mediadora da lesão renal.[7] Esta visão recente da interação entre os mecanismos hemodinâmicos e não-hemodinâmicos da AII que contribuem para a lesão renal progressiva pode ser vista na figura 9.3[8].

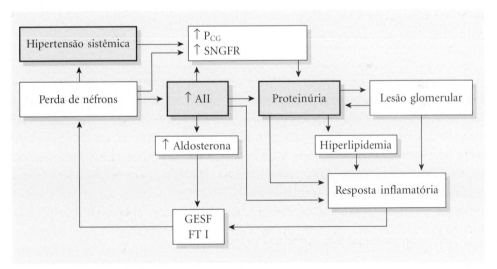

Figura 9.3 – Esquema mostrando a interação de múltiplos mecanismos que contribuem para o círculo vicioso de perda progressiva de néfrons na IRC (adaptado de Taal, M.W.)[8].

As caixas sombreadas indicam alvos terapêuticos para retardar a progressão da IRC.
AII = angiotensina II; GESF = glomeruloesclerose segmentar e focal; FTI = fibrose túbulo-intersticial; SNGFR = filtração glomerular por néfron; P_{CG} = pressão hidráulica do capilar glomerular; ↑ = aumento.

INTERVENÇÕES PARA RETARDAR A PROGRESSÃO DA IRC

Tratamento da hipertensão

A hipertensão é quase uma conseqüência universal da IRC causada pelo excesso de sódio, hipervolemia e ativação do SRA. Além disso, o estímulo aferente renal pode ativar o sistema nervoso simpático e contribuir para a hipertensão. É indiscutível que a hipertensão acelerada causa lesão renal severa porém no caso da hipertensão moderada é incerto se ela pode ser a causa primária da lesão renal. Estudos epidemiológicos identificaram a hipertensão como fator de risco importante para o desenvolvimento da IRC[9,10] mas isto não prova que ela seja a sua causa. A hipertensão acelera o declínio da função renal provavelmente por causar hipertensão capilar glomerular e o seu tratamento é fundamental para retardar a progressão da IRC.

Metas terapêuticas para a pressão arterial – vários estudos relatam uma diminuição do risco cardiovascular com pressões mais baixas porém esta associação ainda não foi demonstrada em relação à doença renal. A *American Diabetes Association*[11], *US National Kidney Foundation* (NKF)[12] e o *Joint National Committee on Prevention, Detection and Treatment of High Blood Pressure* [13] recomendam redução da pressão arterial < 130/80mmHg nos pacientes com IRC. As IV Diretrizes Brasileiras de hipertensão arterial recomendam níveis de pressão arterial inferiores a 125/75mmHg nos pacientes com proteinúria > 1,0 g/dia e principalmente > 3,0g/dia, e naqueles com proteinúria menor, níveis inferiores a 130/80mmHg[14]. A Sociedade Brasileira de Nefrologia recomenda PA < 125/75mmHg para portadores de nefropatia não diabética com proteinúria > 1g/24 horas e PA < 135/85mmHg para portadores de nefropatia não diabética com proteinúria < 1g/24 horas[15].

Escolha do anti-hipertensivo – o agente anti-hipertensivo de primeira escolha na IRC com proteinúria deve ser um IECA ou antagonista do receptor da angiotensina (ARA) a não ser que haja contra-indicação para o seu uso. Os resultados de *trials* de hipertensão que indicam o uso dos diuréticos como primeira escolha no tratamento da hipertensão não devem ser extrapolados para os pacientes renais crônicos. Para os pacientes com IRC os diuréticos raramente são eficazes como monoterapia mostrando, porém, controle adequado das cifras pressóricas quando usados em combinação com IECA ou ARA. Os antagonistas de canais de cálcio diidropiridínicos (DHP) não têm efeito antiproteinúrico e podem ter efeitos adversos na progressão da IRC por permitirem maior transmissão da pressão sistêmica na microcirculação renal[16,17]. Por outro lado, os antagonistas de canal de cálcio não-DHP parecem ter ação protetora na nefropatia diabética[18]. Está em andamento um estudo multicêntrico para investigar o uso combinado de um IECA com um bloqueador de canal de cálcio ou DHP ou não-DHP tendo a proteinúria como *end point*[19].

Redução da proteinúria

Do exposto neste capítulo fica clara a associação entre a gravidade da proteinúria e o risco de progressão da IRC. A redução da proteinúria para < 0,5g/dia, independentemente da pressão arterial, está associada à menor progressão da IRC e deve ser considerada uma meta independente na nefroproteção[20,21].

Inibição farmacológica do sistema renina-angiotensina

Inibidores da ECA – estas drogas bloqueiam a transformação da angiotensina I em II no sangue e nos tecidos pela inibição da enzima conversora. A AII aumenta a resistência vascular renal causando diminuição do FPR e conseqüentemente do RFG. A AII age seletivamente na arteríola eferente em relação à aferente, aumentando desproporcionalmente mais a resistência da arteríola eferente. Isto promove um aumento da P_{CG} e da pressão de ultrafiltração, o que contrabalança a redução do FPR e mantém o RFG através do aumento da fração de filtração.

Os IECA dilatam preferencialmente a arteríola eferente e, portanto, têm como efeitos hemodinâmicos a redução da hipertensão glomerular e da proteinúria[4]. Devem ser utilizados como primeira escolha no tratamento dos pacientes diabéticos e não diabéticos com doença renal. Podem ser usados mesmo na presença de insuficiência renal crônica[17]. Nos diabéticos os IECA previnem a progressão da microalbuminúria mesmo naqueles com pressão arterial controlada. O benefício é proporcional ao grau da proteinúria sendo que a preservação do RFG é diretamente proporcional ao grau de redução da proteinúria que serve então como indicador de prognóstico[7,17]. Como a doença cardiovascular é a principal causa de morbidade e mortalidade em diabéticos tipo 2, o uso de IECA deve ser considerado também para reduzir o risco cardiovascular nestes pacientes.

Antagonistas do receptor da angiotensina – os ARA bloqueiam o receptor AT_1 da angiotensina II responsável pela vasoconstrição, síntese e liberação de aldosterona e reabsorção tubular de sódio e água. Portanto os efeitos do ARA e IECA sobre o sistema renina-angiotensina (SRA) são diferentes. O IECA só inibe a produção de AII dependente da ECA. Apesar disso, em estudos experimentais em modelos de IRC, os IECA e ARA foram equivalentes em termos de nefroproteção[7].

Muitos pacientes apresentam intolerância aos IECA, principalmente por tosse, tornando o uso do ARA cada vez maior para retardar a progressão da lesão renal. Embora não tenham sido publicados estudos em larga escala comparando os ARA e IECA em relação à progressão da doença renal, pequenos estudos demonstraram benefícios comparáveis em relação aos efeitos antiproteinúricos[18] e velocidade de progressão em diabéticos tipo 1 em um ano[20]. Portanto, as evidências atuais permitem o uso de ARA como alternativa em pacientes que têm efeitos colaterais com IECA.

Combinação de IECA e ARA – os efeitos distintos do IECA e ARA sugerem que a sua combinação possa inibir de forma mais completa o SRA, resultando em maior nefroproteção. Com a terapia combinada fica difícil separar o benefício da redução adicional da pressão arterial do benefício do duplo bloqueio do SRA[22,23]. Apesar disso, alguns estudos conseguiram demonstrar o efeito nefroprotetor da terapia combinada na ausência de redução adicional da pressão arterial tanto em pacientes diabéticos como em não diabéticos[24,25]. O tratamento combinado também foi avaliado em pacientes com nefropatia diabética com maior redução da pressão arterial e da albuminúria do que cada medicamento isoladamente[26]. Assim, nos pacientes com IRC nos quais a meta terapêutica de redução da pressão arterial e proteinúria não for alcançada com IECA ou ARA, recomenda-se a terapia combinada. Futuros estudos serão necessários para identificar os pacientes que terão benefício com a terapia combinada.

IECA e ARA: segurança terapêutica – para minimizar os riscos da terapia com IECA e/ou ARA de elevação da creatinina sérica e hipercalemia, algumas precauções são pertinentes. Antes de iniciar a terapia com estes agentes devemos suspender os suplementos de potássio, evitar os diuréticos poupadores de potássio e alimentos ricos em potássio. Os eletrólitos séricos devem ser dosados antes do início do tratamento para assegurar que o potássio não está alto. Devemos excluir a presença de doença renovascular bilateral ou em rim único que são contra-indicação para o uso de IECA/ARA. A elevação da creatinina inicial pode ser conseqüência do efeito renal hemodinâmico do IECA que inclusive é indicativo de um maior efeito nefroprotetor.[27] Nessa situação, se o aumento inicial da creatinina for < 30% e não for progressivo, não há motivo para suspensão da terapia com IECA/ARA. Os pacientes com perfusão renal prejudicada têm maior risco de apresentar piora significante da função renal. Portanto, é importante assegurar que os pacientes renais crônicos tenham hidratação adequada, suspendam os diuréticos 48-72 horas e evitem o uso de antiinflamatórios não hormonais antes de iniciar o tratamento com IECA/ARA. Além disso, devemos iniciar estes medicamentos com dosagem baixa e titulá-la gradativamente. Os níveis de creatinina e potássio séricos devem ser checados 3-5 dias após cada aumento de dose.

Seria esperado que a terapia combinada com IECA e ARA causasse maior incidência de hipercalemia e elevação de creatinina. Porém, estes efeitos adversos não foram observados em incidência diferente da encontrada com a monoterapia[24-26]. Por outro lado, em pacientes com insuficiência cardíaca tratados com IECA e ARA houve maior incidência de elevação de creatinina e de hipercalemia obrigando a interrupção do tratamento quando comparados com pacientes em monoterapia com IECA[28].

Restrição protéica na dieta

A restrição protéica da dieta foi uma das primeiras intervenções propostas para reduzir a progressão da IRC. A introdução da dieta hipoprotéica deve ser individualizada e deve ser evitada nos pacientes com albumina sérica baixa por síndrome nefrótica ou desnutrição. Este tópico será abordado em mais detalhes neste capítulo.

Tratamento da dislipidemia

A IRC comumente está associada à dislipidemia caracterizada por elevação dos níveis de triglicérides e das frações VLDL e LDL e redução da fração HDL do colesterol[29]. Além de contribuírem para o maior risco cardiovascular dos pacientes renais crônicos estas alterações lipídicas também podem acelerar a progressão da IRC. O tratamento da dislipidemia atenuou a lesão renal em vários modelos de IRC[30,31] e o uso do inibidor da HMG-CoA redutase (estatina) foi aditivo ao efeito nefroprotetor da combinação de IECA e ARA[32]. Em estudo de pacientes não diabéticos com IRC, o uso de dose máxima de IECA associou-se à redução da hipertrigliceridemia e da hipercolesterolemia. Os efeitos sobre o colesterol parecem estar relacionados ao aumento da albumina sérica mas a redução dos triglicérides não se correlacionou com as alterações da albumina sérica[33]. Torna-se portanto claro que devemos adotar medidas para corrigir a dislipidemia com dieta e com o uso de drogas.

Interrupção do tabagismo

O tabagismo é fator de risco para a progressão da nefropatia diabética[34] e não diabética. Adicionalmente, é o mais forte fator preditivo de aumento da creatinina em pacientes com hipertensão essencial[35]. Fumantes portadores de doença renal primária têm possibilidade significante de evolução da lesão renal[36]. Assim, dentre os pacientes com doença renal policística do adulto ou nefropatia por IgA, os fumantes apresentam risco dez vezes maior de progressão para IRC terminal quando comparados aos não-fumantes[37]. Além disso, o tabagismo é um fator de risco para proteinúria, independente da presença de diabetes ou hipertensão, contribuindo para a progressão da lesão renal. Outros mecanismos incluem a hiperfiltração glomerular, disfunção endotelial, aumento de ET-1, aceleração da aterosclerose e nefropatia isquêmica. Não existem estudos prospectivos mostrando que a interrupção do tabagismo seja benéfica para o rim.

Controle da hiperglicemia

Existe forte evidência que o controle rígido da glicemia reduz significantemente a incidência de microalbuminúria e nefropatia franca nos pacientes com diabetes tipo 1[38] e 2[39]. Diabéticos tipo 1 normo ou microalbuminúricos apresentam reversão histológica das lesões da glomerulopatia diabética após transplante de pâncreas sugerindo que o controle rígido da glicemia é benéfico neste grupo[40]. O UKPDS demonstrou o benefício do controle glicêmico rígido em retardar o aparecimento de proteinúria e a velocidade de elevação da creatinina em diabéticos tipo 2 com microalbuminúria[41].

Do exposto, recomenda-se o controle rígido da glicemia (hemoglobina glicosilada < 7%) para todos os pacientes diabéticos para prevenção das complicações microvasculares, incluindo a nefropatia. Apesar dos dados conflitantes na literatura, também recomendamos este controle rígido aos pacientes que apresentam microalbuminúria ou nefropatia franca[8]. Deve-se destacar que as decisões quanto ao controle da glicemia devem ser individualizadas pois os riscos de hipoglicemia severa podem sobrepujar os benefícios do controle rigoroso da glicemia em alguns pacientes.

INSUFICIÊNCIA RENAL

INDICAÇÃO DE DIÁLISE

Os pacientes com IRC terminal, que apresentam sintomas de uremia ou que não têm uma qualidade de vida boa em tratamento conservador, devem ser encaminhados para diálise. Na prática é utilizada a média aritmética das depurações de uréia e creatinina para definir o início do programa dialítico crônico. Assim, quando esta média for inferior à $10,5\text{mL}/\text{min}/1,73\text{m}^2$, ou seja, depuração de creatinina entre 9 e $14\text{mL}/\text{min}/1,73\text{m}^2$ e depuração de uréia entre 6 e $7\text{mL}/\text{min}/1,73\text{m}^2$, o paciente deve ser orientado a iniciar o tratamento dialítico. Os pacientes diabéticos devem ser encaminhados mais precocemente, com depuração de creatinina menor que $15\text{mL}/\text{min}/1,73\text{m}^2$.[42]

Os tipos de diálise crônica são a hemodiálise, a diálise peritoneal ambulatorial contínua e a diálise peritoneal automática.

CONSIDERAÇÕES FINAIS E RECOMENDAÇÕES

O aumento mundial do número de pacientes com IRC e conseqüente IRC terminal necessitando de terapia de reposição renal ameaça atingir proporções epidêmicas na próxima década e somente poucos países têm uma economia forte o suficiente para enfrentá-la. O diagnóstico precoce dos pacientes com IRC, a prevenção primária e secundária mais agressiva e a identificação dos marcadores de progressão da IRC devem ser incluídos na abordagem para retardar este processo.

REFERÊNCIAS BIBLIOGRÁFICAS

Insuficiência renal aguda

1. Kellum, J.A. et al. Developing a consensus classification system for acute renal failure. Current Opinion in Critical Care, 8:509-514, 2002.
2. Brenner, B.M. The Kidney. 6 ed. WB Saunders Company, 2000.
3. Liano, F. & Pascual, J. Epidemiology of acute renal failure: a prospective, multicenter, community-based study. Madrid acute renal failure study group. Kidney International, 50:811-818, 1996.
4. De Vriese, A.S. Prevention and treatment of acute renal failure in sepsis. Journal of the American Society of Nephrology, 14:792-805, 2003.
5. Schor, N., Boim, M.A., Santos, O.F.P. Insuficiência Renal Aguda: fisiopatologia, clínica e tratamento. São Paulo, Sarvier, 1997.
6. Badr, K.F. & Ichikawa, I. Prerenal failure: a deleterious shift from renal compensation to decompensation. New England Journal of Medicine, 319:623-629, 1988.
7. Conger, J.D., Robinette, J.B., Schrier, R.W. Smooth muscle calcium and endotheliu-derived relaxing factor in the abnormal vascular responses of acute renal failure. J Clin Invest, 82:532-537, 1988.
8. Blantz, R.C. Pathophysiology of pre-renal azotemia. Kidney International, 53:512-523, 1998.
9. Wilkes, B.M. et al. Glomerular endothelin receptors during initiation and maintenance of ischemic acute renal failure in rats. Am J Physiol, 260:110-118, 1991.
10. Verbeke M., et al. Influence of ketanserin in experimental loss of renal blood flow auto-regulation. Kidney International, 67:S238-S241, 1988.

11. Maier, K.G.& Roman, R.J. Cytochrome P$%) metabolites of arachdonic acid in the control of renal function. Current Opinion in Nephrology and Hypertension, 10:81-87, 2001.

12. Daugharty, T.M. & Brenner, B.M. Reversible hemodynamic defect in glomerular filtration rate after ischemic injury. American Journal of Physiology. 228:1436-1439, 1975.

13. Lieberthal, W. Biology of acute renal failure: therapeutic implications. Kidney International, 52:1102-1115, 1997.

14. Goligorsky, M.S., Noiri, E., Tsukahara, H. et al. A pivotal role of nitric oxide in endothelial cell dysfunction. Acta Physiologica Scandinavica, 168:33-40, 2000.

15. Solez, K., Morel-Maroger, L. & Sraer, J.D. The morphology of "acute tubular necrosis" in man: analysis of 57 renal biopsies and a comparison with the glycerol model. Medicine, 58:362-376, 1979.

16. Laranja, S.M.R., Boim, M.A, Schor, N. IRA isquêmcia: necrose tubular aguda. In Schor, N., Boim, M.A., Santos, O.F.P. Insuficiência Renal Aguda: fisiopatologia, clínica e tratamento. São Paulo, Sarvier, p 143-162, 1997.

17. Brezis, M. & Rosen, S. Hypoxia of the renal medulla – its implications for disease. New England Journal of Medicine. 332:647-655, 1995.

18. Chou, S.Y., Porush, J.G. & Faubert, P.F. Renal medullary circulation: hormonal control. Kidney International, 37:1-13, 1990.

19. Schnermann J. & Briggs, J.P. Function of the juxtaglomerular apparatus: control of glomerular hemodynamics and renin secretion. In Seldin DW & Giebisch G (eds). The Kidney – Physiology and Pathophysiology. Philadelphia: Lippincott Williams & Wilkins, p 945-980, 2000.

20. Rabb, H. & Postler, G. Leucocyte adhesion molecules in ischaemic renal injury: kidney specific paradigms? Clinical and Experimental Pharmacology and Physiology, 25: 286-291, 1988.

21. Espinosa, G. Lopez, F.A, Cernadas, M.R. et al. Role of endothelin in the pathophysiology of renal ischaemia-reperfusion in normal rabbits. Kidney International, 50:776-782, 1996.

22. Ravikant, T. & Lucas, C.E. Renal blood flow distribution in septic hyperdinamic pigs. Journal of Surgical Research, 22:294-298, 1977.

23. Bonegio, R. & Lieberthal, W. Role of apoptosis in the pathogenesis of acute renal failure. Current Opinion in Nephrology and Hypertension. 11:301-308, 2002.

24. Weinberg, J.M. The cell biology of ischemic renal injury. Kidney International, 39:476-500, 1991.

25. Atkinson, S.J. & Molitoris, B.A. Cytoskeletal alterations as a basis of cellular injury in acute renal failure. In Molitoris, B.A. & Finn, W.F. (eds). Acute Renal Failure – A Companion to Brenner and Rector's The Kidney. Philadelphia: Saunders, p 119-131, 2001.

26. Baliga, R. Ueda, N. et al. Oxidant mechanisms in toxic acute renal failure. Drug Metabolism Reviews. 31:971-997, 1999.

27. van Why, S.K. & Siegel, N.J. Heat shock proteins: role in prevention and recovery from acute renal failure. In Molitoris, B.A. & Finn, W.F. (eds). Acute Renal Failure – A Companion to Brenner and Rector's The Kidney. Philadelphia: Saunders, p 143-155, 2001.

Insuficiência renal crônica

1. Hostetter, T.H., Olson, J.L., Rennke, H.G. et al. Hyperfiltration in remnant nephrons: a potentially adverse response to renal ablation. Am J Physiol, 241:F85-93, 1981.

2. Anderson, S., Rennke, H.G., Brenner, B.M. Therapeutic advantage of converting enzyme inhibitors in arresting progressive renal disease associated with systemic hypertension in the rat. J Clin Invest, 77: 1993-2000, 1986.

3. Zatz, R., Meyer, T.W., Rennke, H.G. et al. Predominance of hemodynamic rather than metabolic factors in the pathogenesis of diabetic glomerulopathy. Proc Natl Acad Sci USA, 82:5963-7, 1985.

4. Zatz, R., Dunn, B.R., Meyer, T.W., et al. Prevention of diabetic glomerulopathy by pharmacological amelioration of glomerular capillary hypertension. J Clin Invest, 77: 1925-30, 1986.

5. Zoja, C., Begnini, A., Remuzzi, G. Cellular responses to protein overload: key event in renal disease progression. Curr Opin Nephrol Hypertens, 13:31-7, 2004.

6. Abbate, M., Zoja, C., Morigi, M. et al. Transforming growth factor-beta is up-regulated by podocytes in response to excess intraglomerular pasage of proteins: a central pathway in progressive glomerulosclerosis. Am J Pathology, 161:2179-93, 2002.

7. Taal, M.W., Brenner, B.M. Renoprotective benefits of RAS inhibition: from ACEI to angiotensin II antagonists. Kiney Int, 57:1803-1817, 2000.

8. Taal, M.W. Slowing the progression of adult chronic kidney disease. Therapeutic advances. Drugs, 64(20):2273-2289, 2004.

9. Klag, M.J., Whelton, P.K. et al. Blood pressure and end-stage renal disease in men. N Engl J Med, 334:13-18, 1996.

10. Haroun, M.K., Jaar, B.G. et al. Risk factors for kidney disease: a prospective study of 23,534 men and women in Washington County (MD). J Am Soc of Nephrol, 14:2934-2941, 2003.

11. Arauz-Pacheco, C., Parrot, M.A., Raskin, P. Treatment of hypertension in adults with diabetes. Diabetes Care, 26:S80-82, 2003.

12. National Kidney Foundation Kidney Disease Outcome Quality Initiative Advisory Board. K/DOQI clinical practice guidelines for chronic kidney disease: evaluation, classification and stratification. Am J Kidney Disease, 39:S1-S246, 2002.

13. Chobanian, A.V., Bakris, G.L. et al. Seventh report of the Joint National Committee on Prevention, Detection, Evaluation and Treatment of High Blood Pressure. Hypertension, 43:1-3, 2004.

14. IV Diretrizes Brasileiras de Hipertensão Arterial, 2002.

15. Diretrizes de condução de doença renal crônica. JBN, volume XXVI, número 3, suplemento 1, 2004.

16. Ruggenenti, P., Perna, A., Benini, R. et al. Effects of dihydropyridine calcium channel blockers, angiotensin-converting enzyme inhibition and blood pressure control on chronic, nondiabetic nephropathies: Gruppo Italiano di Studi Epidemiologici in Nefrologia (GISEN). J Am Soc Nephrol 9:2096-2101, 1998.

17. Agodoa, L.Y., Appel, L., Bakris, G.L. et al. Effect of ramipril vs. amlodipine on renal outcomes on hypertensive nephrosclerosis: a randomized controlled trial. JAMA, 285:2719-2728, 2001.

18. Bakris, G.L., Weir, M.R., DeQuattro, V. et al. Effects of an ACE inhibitor/calcium antagonist combination on proteinuria in diabetic nephropathy. Kidney Int, 54:1283-1289, 1998.

19. Boero, R., Rollino, C., Massara, C. et al. Verapamil versus amlodipine in proteinuric non-diabetic nephropathies treated with trandolapril (VVANNTT study): design of a prospective randomized multicenter trial. J Nephrol, 14:15-18, 2001.

20. Brenner, B.M. Retarding the progression of renal disease. Kidney Int, 64:370-378, 2003.

21. Schieppati, A., Remuzzi, G. The future of renoprotection: frustration and promises. Kidney Int, 64:1947-1955, 2003.

22. Kincaid-Smith, P., Fairley, K., Packham, D. Randomized controlled crossover study of the effect on proteinuria and blood pressure of adding an angiotensin II receptor antagonist to an angiotensin converting enzyme inhibitor in normotensive patients with chronic renal disease and proteinuria [published erratum appears in Nephrol Dial Transplant, Jun; 17(6):1153, 2002]. Nephrol Dial Transplant, 17:597-601, 2002.

23. Ruilope, L.M., Aldigier, J.C., Ponticelli, C. et al. Safety of the combination of valsartan and benazepril in patients with chronic renal disease: European Group for the Investigation of Valsartan in Chronic Renal Disease. J Hypertens, 18:89-95, 2000.

24. Nakao, N., Yoshimura, A., Morita, H. et al. Combination treatment of angiotensin II receptor blocker and angiotensin-converting enzyme inhibitor in non-diabetic renal disease (COOPERATE): a randomised controlled trial. Lancet, 361:117-124, 2003.

25. Campbell, R., Sangalli, F. et al. Effects of combined ACE inhibitor and angiotensin II antagonist treatment in human chronic nephropathies. Kidney Int, 63:1094-1103, 2003.

26. Mogensen C.E., Noltham, S. et al. Randomised controlled trial of dual blockade of renin-angiotensin system in patients with hypertension, microalbuminuria, and non-insulin dependent diabetes: the candesartan and lisinopril microalbuminuria (CALM) study. BMJ, 321:1440-1444, 2000.

27. Bakris, G.L., Weir, M.R. Angiotensin-converting enzyme inhibitor-associated elevations in serum creatinine: is this a cause for concern? Arch Intern Md, 160:685:693, 2000.

28. McMurray, J.J., Ostergren, J. et al. Effects of candesartan in patients with chronic heart failure and reduced left-ventricular systolic function taking angiotensin-converting-enzyme inhibitors: the CHARM-Added trial. Lancet, 362:767-771, 2003.

29. Monzani, G., Bergesio, F. et al. Lipoprotein abnormalities in chronic renal failure and dialysis patients. Blood Purif, 14:262-272, 1996.

30. Fried, L.F., Orchard, T.J., Kasiske, B.L. Effect of lipid reduction on the progression of renal disease: a meta-analysis. Kidney Int, 59:260-269, 2001.

31. O'Donnel, M.P., Kasiske, B.L. et al. Lovastatin retards the progression of established glomerular disease in obese Zucker rats. Am J Kidney Dis, 22:83-89, 1993.

32. Zoja, C., Corna, D. et al. How to fully protect the kidney in a severe model of progressive nephropathy: a multidrug approach. J Am Soc Nephrol, 13:2898-2908, 2002.

33. Ruggenenti, P., Mise, N. et al. Diverse effects of increasing lisinopril doses on lipid abnormalities in chronic nephropathies. Circulation, 107:586-592, 2003.

34. Chuahirun, T., Wesson, D.E. Smoking predicts faster progression of established diabetic nephropathy despite ACE inhibition. Am J Kidney Dis, 39:376-382, 2002.

35. Regalado, M., Yang, S., Wesson, D.E. Cigarette smoking is associated with augmented progression of renal insufficiency in severe essential hypertension. Am J Kidney Dis, 35:687-694, 2000.

36. Stengel, B., Couchoud, C. et al. Age, blood pressure and smoking effects on chronic renal failure in primary glomerular nephropathies. Kidney Int, 57:2519-2526, 2000.

37. Orth, S.R., Stockmann, A. et al. Smoking as a risk factor for end-stage renal failure in men with primary renal disease. Kidney Int, 54:926-931, 1998.

38. The Diabetes Control and Complications (DCCT) Research Group. The effect of intensive treatment of diabetes on the development and progression of long-term complications in insulin-dependent diabetes mellitus. N Engl J Med, 329:977-986, 1993.

39. Ohkubo, Y., Kishikawa, H. et al. Intensive insulin therapy prevents the progression of diabetic microvascular complications in Japanese patients with non-insulin-dependent diabetes mellitus: a randomized prospective 6-year study. Diabetes Res Clin Pract, 28:103-117, 1995.

40. Fioretto, P., Steffes, M.W. et al. Reversal of lesions of diabetic nephropathy after pancreas transplantation.

41. UK Prospective Diabetes Study Group. Intensive blood-glucose control with sulphonyureas or insulin compared with conventional treatment and risk of complications in patients with type 2 diabetes. Lancet, 352:837-853, 1998.

42. Schor, N.& Ajzen, H. Nefrologia. Guias de Medicina Ambulatorial e Hospitalar. UNIFESP/Escola Paulista de Medicina. Editora Manole, 1ª ed., 2002.

NUTRIÇÃO

Karine Mayumi Moritaca

INSUFICIÊNCIA RENAL CRÔNICA

A insuficiência renal crônica (IRC) é uma doença caracterizada pela perda irreversível das funções renais causada comumente pela nefropatia diabética, hipertensão arterial grave, glomerulonefrite, pielonefrite crônica, lúpus eritematoso sistêmico, processos renais obstrutivos e rins poliscísticos[1,3].

Fatores como dislipidemia, proteinúria, hiperfosfatemia, entre outros contribuem para o avanço da IRC, portanto o tratamento nutricional nesta fase, também denominada fase conservadora ou pré-dialítica, objetiva retardar a progressão da doença para os estágios finais[1,4].

RECOMENDAÇÕES NUTRICIONAIS

Calorias – as necessidades energéticas do paciente em tratamento renal na fase conservadora se assemelham às recomendações de um indivíduo normal, cerca de 35kcal/kg/dia, para que se obtenha um balanço nitrogenado positivo ou neutro. Para os paciente com obesidade deve-se elaborar um plano alimentar com < 30kcal/kg/dia e para os desnutridos > 35kcal/kg/dia[3].

Proteínas – o aporte protéico da dieta de um paciente em tratamento conservador com a taxa de filtração glomerular (TGF) acima de 60mL/min, recomenda-se 0,8 a 1,0g/kg/dia. Para os casos de TGF entre 25 e 60mL/min, deve-se indicar uma dieta com 0,6 a 0,8g/kg/dia sendo destas 60% de proteína de alto valor biológico (PAVB), ou seja, priorizar as carnes magras, ovos, leites, etc. Para os paciente que estejam com TGF inferior a 25mL/min e necessitem de uma correção dos sintomas urêmicos e do balanço nitrogenado positivo, indica-se um plano alimentar com 0,3g/kg/dia suplementada com aminoácidos essenciais e cetoácidos. Para os diabéticos com IRC e para os paciente com proteinúria indica-se uma quantidade mais elevada de proteínas, em torno de 0,8 a 1,0g/kg/dia de PAVB[1-3].

Carboidratos – o plano alimentar na fase pré-dialítica deve priorizar a oferta de alimentos ricos em carboidratos completos.

Lipídios – deve-se elaborar um cardápio contendo de 30 a 40% do valor calórico total de gorduras, preferindo as gorduras monoinsaturadas (10 a 15%) e poliinsaturadas (10%), para a prevenção do desenvolvimento das dislipidemias[1,4].

Sódio e potássio – como a hipertensão é um dos fatores de riscos para a evolução da IRC, recomenda-se o consumo máximo diário de 3.000mg e consumo ideal de 1.000 a 2.000mg/dia de sódio. O potássio normalmente não é restringido até que haja uma perda significativa da função renal[1,9].

Fósforo – a dieta deve ser pobre em fósforo contendo cerca de 5 a 10mg/kg/dia, pois seus níveis elevados estão ligados à progressão da IRC[1].

Segue todas recomendações nutricionais na IRC no quadro 9.2.

Quadro 9.2 – Recomendações nutricionais na IRC.

Nutriente	Recomendações
Calorias	35cal/kg/dia (eutróficos) < 30cal/kg dia (obesos) > 35cal/kg/dia (desnutridos)
Carboidratos	50 a 60 % VCT
Proteínas	0,8 a 1,0g/kg/dia (TGF > 60mL/min e diabéticos) 0,6 a 0,8g/kg/dia, sendo 60% PAVB (TGF 25 a 60mL/min) 0,3g/kg/dia + aminoácidos essências e cetoácidos (TGF < 25mL/min)

Lipídios totais
  – monoinsaturadas
  – poliinsaturadas
	30 a 40% VCT
	10 a 15%
	10%

Sódio	3.000mg/dia (máximo) 1.000 a 2.000mg/dia (ideal)
Fósforo	5 a 10mg/dia

TRANPLANTE RENAL

Durante anos acreditava-se que um transplante renal bem-sucedido era suficiente para corrigir todas as anormalidades presentes no doente renal e nenhuma orientação dietética era fornecida. Atualmente, sabe-se que a terapia com imunossupressores (glicocorticóides e ciclosporina A), utilizados após o transplante para evitar a rejeição do órgão enxertado, está associada a efeitos colaterais como ganho de peso, hipercatabolisno protéico, hiperlipidemia, aterosclerose, hipertensão arterial, intolerância a glicose, hipercalemia e interferência no metabolismo e na ação da vitamina D[5]. Todos estes efeitos tendem a ocorrer precocemente após o transplante, portanto um plano alimentar deve ser elaborado antes da cirurgia considerando a ingestão adequada de calorias, proteínas, gorduras, cálcio, fósforo, ferro e vitamina D[5], pois no período pós-transplante o paciente possui maior dificuldades em controlar estas deficiências, devido ao efeito colateral da terapia com imunossupressores.

A finalidade da orientação nutricional para o paciente transplantado é fornecer recomendações, sugestões, opções, melhora do estado nutricional, melhor recuperação pós-cirúrgica do paciente além de orientar seu cuidador.

Período pré-transplante

Neste período o paciente está em tratamento dialítico ou, raramente, em tratamento conservador, portanto todos os aspectos nutricionais devem ser avaliados e o plano alimentar tem como objetivo a correção de problemas nutricionais como a desnutrição e a prevenção ou tratamento da obesidade e a correção de problemas metabólicos como dislipidemias, intolerância a glicose, hipertensão, desequilíbrio dos minerais cálcio e fósforo e de vitamina D[6].

Período pós-transplante imediato

O período pós-transplante imediato ou agudo refere-se ao período de 4 a 6 semanas após a cirurgia. Nesta fase as exigências nutricionais são grandes, devido ao estresse pós-cirúrgico e a ingestão de drogas imunossupressoras que podem alterar o estado nutricional do paciente[6,10].

Para os pacientes que utilizam doses variadas de corticosteróides ou quando o enxerto ainda não é funcionante, recomenda-se a ingestão de 1,3 a 1,5g/kg/dia de proteína, priorizando as proteínas de alto valor biológico, para obter o balanço nitrogenado neutro e minimizar os efeitos colaterais, como síndrome de Cushing, até que a dose de esteróides seja reduzida e atinja valores de manutenção, pois o consumo de menores quantidades de proteína ($< 1,0$g/kg/dia), promove invariavelmente um balanço nitrogenado negativo resultando na diminuição do catabolismo protéico[5].

Na fase de manutenção o balanço nitrogenado neutro pode ser atingido nos pacientes com rejeição crônica do enxerto quando seguindo uma orientação dietética hipoprotéica com 0,55 a 0,60g/kg/dia de proteínas e quando a ingestão calórica for maior que 25cal/kg/dia, conforme orientação nutricional do quadro 9.3.

Quadro 9.3 – Recomendações nutricionais pós-transplante imediato.

	Primeiro mês após cirurgia
Calorias	30 a 35cal/kg/dia ou até 50% do valor calórico total (VCT)
Carboidrato	50% do VCT
Proteínas	1,3 a 1,5g/kg/dia
Lipídios	30 a 35% do VCT
Fibras	25 a 30g/dia

A obesidade é um dos efeitos colaterais causados pela terapia imunossupressora e ocorre normalmente nos primeiros 6 meses após o transplante. Portanto deve-se elaborar um plano alimentar hipocalórico contendo de 30 a 35cal/kg/dia no primeiro mês e de 25cal/kg/dia na fase de manutenção, e com fracionamento de 5 a 6 refeições diárias evitando o jejum prolongado e o ganho de peso. Um programa gradual de exercícios físicos também é indispensável para a manutenção do peso corporal. Já para os pacientes que estavam acima do peso antes da cirurgia indica-se manter o peso durante primeiros meses e posteriormente iniciar um programa de redução de peso[9,10].

A rejeição aguda e a inflamação são situações preocupantes nesta fase, pois devido às altas doses de esteróides ocorre um aumento nos níveis de uréia e creatinina pelo aumento do catabolismo protéico. No entanto não se deve restringir a ingestão de proteínas, pois pode haver um aumento ainda maior do catabolismo. Portanto a dieta deve ser alta em calorias e proteínas[6].

Período pós-transplante tardio

Este período e normalmente marcado por diversos problemas nutricionais como desnutrição, hiperlipidemia, hiperglicemia, obesidade, hipertensão, hipercalemia, anemia e doença óssea, devido aos efeitos colaterais das drogas imunossupressoras utilizadas em longo prazo. No entanto a aterosclerose é a morbidade de maior risco de complicações ao transplantado.

A orientação nutricional tem como objetivo a redução de peso e deve ser composta de menos de 30% de gorduras do valor calórico total da dieta, menos de 200mg de colesterol por dia, reduzida em carboidrato simples, priorizando as fibras e a recomendação de exercício físico regular. Para os hipertensos e/ou na presença de retenção hídrica, recomenda-se também o consumo de sódio da dieta de 1 a 3g/dia.

A rejeição crônica é uma das causas tardias mais comuns de perda do enxerto e uma falha na orientação nutricional tem papel proeminente para o progresso da rejeição, no entanto a recomendação de proteínas não é bem conhecida, mas indica-se quantidades moderadas de proteínas e calóricas (> 25cal/kg/dia) e dose de prednizona até 0,2mg/kg/dia para prevenir a proteinúria e diminuir a taxa de filtração glomeruar[6].

As recomendações de minerais na dieta devem ser individualizadas, pois no caso de pacientes com hipercalemia ou oligúria é restrita a ingestão de potássio. A suplementação de cálcio deve ser indicada quando as recomendações não são atingidas apenas com a dieta. Na presença de hipofosfatemia secundária ao uso de altas doses de esteróides, indica-se a suplementação de fósforo, e no caso de rejeição crônica é necessária sua restrição. No entanto a suplementação oral de minerais e vitaminas é indicada somente na presença de desnutrição ou na incapacidade de ingestão adequada de nutrientes[6] (Quadro 9.4).

A atividade física é de suma importância, pois previne a perda muscular comumente encontrada nos transplantados e auxilia na perda de peso dos pacientes obesos ou com sobrepeso.

Quadro 9.4 – Recomendações nutricionais pós-transplante tardio.

Nutriente	Recomendações
Calorias	25 a 30cal/kg/dia (eutróficos) 20 a 25cal/kg dia (obesos) > 25cal/kg/dia (rejeição crônica)
Carboidratos	50% VCT
Proteínas	1,0g/kg/dia (função normal do enxerto) 0,6 a 0,8g/kg/dia, sendo 75% PAVB (rejeição crônica)
Lipídios totais – Gordura saturada – Poliinsaturada – Monoinsaturada – Colesterol	$\leq$ 25 a 30% VCT < 7 a 10% $\geq$ 10% 10 a 15% < 200 a 300mg/dia
Fibras	25 a 30g/dia
Potássio	1 a 3g/dia
Cálcio	800 a 1.500mg/dia (na ausência de hipercalcemia)
Fósforo	1.200 a 1.500mg/dia (recomendação geral) 800mg/dia (rejeição crônica)

INSUFICIÊNCIA RENAL AGUDA

A insuficiência renal aguda (IRA) tem como característica o rápido desgaste da função renal o que resulta em desequilíbrio hidroeletrolítico e acúmulo de produção de uréia e creatinina[7].

É comum os pacientes com IRA terem associados à doença, complicações oriundas de infecções, peritonite, pós-operatório e traumas severos, como queimaduras ou sepse, necessitando de dieta enteral e/ou parenteral[3].

Os objetivos nutricionais para o paciente com IRA atendidos em ambulatório são adequar a seu perfil nutricional e reduzir a taxa de mortalidade. A orientação nutricional deve ser individualizada e de acordo com seu estado nutricional e com grau de estresse metabólico. Para os pacientes eutróficos e com alimentação por via oral, uma orientação nutricional semelhante às dietas indicadas aos indivíduos não debilitados é indicada, portanto deve-se estabelecer o valor calórico de acordo com gasto energético basal, segundo fórmula de Harris-Benedict, multiplicado pelo fator estresse e fator atividade, priorizando o fracionamento das refeições[3,7-9].

Fórmula para cálculo de gasto energético basal:

Homens: $66,5 + [13,7 \times P(kg)] + [5 \times Altura\ (cm)] + [6,8 \times Idade\ (anos)]$

Mulheres: $655 + [9,6 \times P(kg)] + [1,9 \times Altura\ (cm)] + [4,7 \times Idade\ (anos)]$

ORIENTAÇÃO NUTRICIONAL E LITÍASE RENAL

Denomina-se litíase renal a formação de cálculos renais devido a anormalidades metabólicas primárias. Para a formação de cálculos é necessária a presença de fatores de risco e de ausência de fatores protetores, sendo que a dieta é um dos fatores mais importantes para a prevenção e a redução de episódios recorrentes[11].

Alguns fatores alimentares atuam positivamente para formação de cálculos renais como cálcio, oxalato, sódio, potássio, magnésio, vitamina C, carboidratos, proteínas, purinas e baixa ingestão e hídrica. Já as fibras alimentares e o potássio agem como protetores, prevenindo a formação de cálculos[9,11].

Recomendações nutricionais

Cálcio – a recomendação de ingestão de alimentos fontes de cálcio é a mesma que para a população em geral, em torno 800mg/dia, pois a restrição deste mineral pode contribuir para hiperoxalúria além de perda de massa óssea[3].

Oxalato – é necessário restringir o consumo de alimentos de origem vegetal ricos em oxalato, pois este é um dos principais componentes para a formação de cálculos renais. Os alimentos com alto teor de oxalato são espinafre, beterraba, cacau em pó, chás, germe e farelo de trigo, nozes, amendoim e uibarbo, que possuem de 200 a 750mg/100g, sendo que a ingestão média recomendada é de 150mg/dia[3,11].

Sódio – recomenda-se que os pacientes com nefrolitíase tenham uma restrita ingestão de sódio, evitando a alta ingestão de sal de cozinha e de alimentos industrializados como os enlatados, temperos e molhos prontos, conservas, embutidos, carnes salgadas, etc. e substitua-os por temperos e produtos naturais[3,11].

Potássio – a ingestão diária de alimentos ricos em potássio deve ser aumentada, pois desta forma é possível minimizar a formação de cálculos renais. Portanto recomenda-se consumir frutas, verduras e legumes ricos neste mineral e pobre em oxalato[3,11].

Vitamina C – esta vitamina é considerada um fator de risco para a formação de cálculos, pois a sua metabolização resulta em oxalato. Contudo deve reduzir o consumo de frutas cítricas e restringir a suplementação de ácido ascórbico[3,11].

Proteínas – o consumo excessivo de alimentos de origem animal contribui para o aumento da excreção de ácido úrico urinário, para a hipercalciúria, hiperuricosúria (sobrecarga de purinas) e hipocitratúria (reabsorção de citrato). Deste modo recomenda-se ingestão de 0,8 a 1,2g/kg/dia de proteínas, sendo 50% de proteína de alto valor biológico[3,11].

Purinas – as purinas têm com produto final do seu metabolismo o ácido úrico, portanto deve-se restringir o consumo de aspargos, couve-flor, leguminosas, espinafre, germe e farelo de trigo, carnes (vitela, carneiro, cabrito, fígado, coelho, pato, etc.) e peixes (truta, sardinha, anchova, arenque, bacalhau), ovas de peixe, pães doces e molhos em geral[3].

Carboidratos e fibras – a ingestão de grandes quantidades de carboidrato simples tem relação com a nefrolitíse, pois o seu excesso reduz a absorção de fosfato aumentando assim a absorção de cálcio e oxalato levando a formação de cálculos. Portanto recomenda-se dar prioridade para o consumo de carboidratos complexos como arroz integral, preparações com farinha integral, frutas com casca e bagaço, verduras e legumes com casca, pois as fibras contidas nestes alimentos favorecem o trânsito intestinal auxiliando na redução da absorção de cálcio e conseqüentemente menor formação de cálculos[11].

Líquidos – a ingestão de grandes quantidades de líquidos é recomendada para pacientes com litíase renal, por aumentar o volume urinário e favorecer para redução de cálculos renais, porém deve-se orientar quanto ao tipo de líquido ingerido, por exemplo, o chá preto deve ser desestimulado por conter alto teor de oxalato, quanto aos demais chás, ainda não se sabe o teor de oxalato; portanto, indica-se ingerir com moderação. Contudo, recomenda-se a ingestão de 30mL/kg/dia de água[3,11].

NUTRIÇÃO E DIÁLISE

Diálise é um processo de filtração do sangue no qual se remove o excesso de líquidos e solutos urêmicos permitindo o equilíbrio eletrolítico.

A hemodiálise (HD) é um método em que um aparelho chamado hemodialisador é usado para depurar o sangue. Já a diálise peritoneal (DP) é um procedimento que usa a membrana peritoneal como filtro semipermeável, onde através de um cateter ocorre a instilação de solução de diálise (dialisato)[13].

Um dos distúrbios nutricionais mais freqüentes na diálise é a desnutrição calórico-protéica que ocorre devido a ingestão alimentar insuficiente, restrições dietéticas, interação medicamentosa na absorção de nutrientes, diálise insuficiente, anorexia e fatores psicológicos como a depressão[12,14].

Recomendações nutricionais

Calorias – para os paciente em HD estáveis, sedentários ou com atividade física leve recomenda-se que se elabore o plano alimentar com cerca de 35kcal/kg/dia. Para idosos acima de 60 anos recomenda-se uma média de 30kcal/kg/dia. Já para os pacientes em DP que necessitam manter o peso corporal indica-se de 25 a 30kcal/kg/dia entre calorias da dieta e do dialisato (solução de glicose usado na diálise), enquanto para os pacientes que necessitam perder peso recomenda-se 25kcal/kg/dia[9,13].

Proteínas – as necessidades protéicas do paciente em HD são mais altas quando comparadas com indivíduos normais, portanto recomenda-se 1,2g/kg/dia, sendo de 50 a 80% PAVB, para assegurar a ingestão adequada de aminoácidos essenciais. Para os pacientes que iniciaram a DP e estão mais suscetíveis a desnutrição, recomenda-se a ingestão de 1,4 a 2,1g/kg/dia, porém de modo geral recomenda-se de 1,2 a 1,3g/kg/dia de proteína, sendo 50% de PAVB, para manter o balanço nitrogenado positivo ou neutro[3,9,13].

Carboidratos e lipídios – uma adequada ingestão de carboidratos (CHO) e lipídios (LP) é necessária para atingir o valor calórico total, evitando que as proteínas sejam utilizadas como fonte de energia. No entanto, recomenda-se a oferta de 35% do valor calórico total (VCT) de CHO, devido à absorção da glicose contida no líquido de diálise, e de 35% do VCT de lipídios, sendo < 10% de gorduras saturadas e < 200mg de colesterol, priorizando as gorduras poli e monoinsaturadas[13].

Fibras – recomenda-se a ingestão diária de 20 a 35g/dia de fibras para melhora da obstipação intestinal, que é comum em pacientes dialisados. A fibra mais recomendada é o farelo de trigo. A atividade física também deve ser recomendada, pois estimula a motilidade intestinal[13].

Sódio – recomenda-se aos pacientes em HD o consumo de 1 a 3g de sódio por dia para evitar edema, hipertensão e insuficiência cardíaca congestiva. Já para os paciente em DP recomenda-se a avaliação individualizada, pois as necessidades variam de acordo com as perdas de sódio peritoneal e na excreção urinária[9,13].

Potássio – a restrição de potássio deve ser orientada tanto para os paciente em HD quanto para os pacientes DP, portanto deve-se controlar o consumo de batata, feijão, ervilha, espinafre, banana, melão, suco de laranja, frutas secas, compotas de frutas, nozes, abacate, mamão, chocolate, água de coco, etc., além de orientar quanto ao preparo dos legumes, pois para reduzir a quantidade de potássio é necessário descascar, picar, deixar de molho em água por algumas horas, cozinhar em água e desprezar esta água, pois com este método é possível eliminar cerca de 60% do potássio destes alimentos[13].

REFERÊNCIAS BIBLIOGRÁFICAS

1. Riella, M., Martins, C., et al. Nutrição e o rim. Editora Guanabara Koogan, Rio de Janeiro RJ. 2001; 91-113.
2. Mitch, W.E. Dietary terapy in uremia. The impact on nutrition and progressive renal disease. Kidney Int., 57 (suppl.): S38-S43, 2000.
3. Cuppari, L., et al. Nutrição clínica no adulto. Ed. Manole, São Paulo SP, 2002; p. 167-199.
4. Jacobson, H.R. Sriker, G.E. Report on a worshop to develop management recommendations for the prevention of progression in chronic renal disease. Am. J. Kidney Dis., 25: 103-106, 1995.
5. Papini, H., Santana, R., Ajzen, H., Ramos, O.L., Pestana, J.P.M. Alterações metabólicas e nutricionais e orientações dietéticas para pacientes submetidos a transplante renal. J. Bras. Nefrol., 18(4): 356-369, 1996.
6. Riella, M., Martins, C., et al. Nutrição e o rim. Editora Guanabara Koogan, Rio de Janeiro RJ. 2001, p. 149-161.
7. Riella, M., Martins, C., et al. Nutrição e o rim. Editora Guanabara Koogan, Rio de Janeiro RJ. 2001, p. 177-189.
8. Restrepo, A.C. Nutición en falla renal aguda. Acta Médica Colombiana 1995; vol. 20, nº 1, p. 6-13.
9. Mahan, K.L. Krause: alimentos, nutrição e dietoterapia. Editora Roca, São Paulo SP. 1998, p. 787-822.
10. Pagenkemper, J., Foulks, C. Nutrition management of the adult renal tranplant racient. J. Renal Nutr., 1: 119-120, 1991.
11. Riella, M., Martins, C., et al. Nutrição e o rim. Editora Guanabara Koogan, Rio de Janeiro RJ. 2001, p. 207-212.
12. Cristiano, M.A.N., Esteban, M.T.M. Valoracion del estado nutricional em pacientes uremicos tratados com hemodilisis crônica. Prensa Méd. Argent., 71: 387, 1994.
13. Riella, M., Martins, C., et al. Nutrição e o rim. Editora Guanabara Koogan, Rio de Janeiro RJ. 2001, p. 114-148.
14. Valenzuela, R.G.V., Giffoni, A.G., Cuppari, L., Canziani, M.E.F. Estado nutricional de pacientes com insuficiência renal crônica em hemodiálise no Amazonas. Rev. Assoc. Méd. Brás. 49 (1): 72-8, 2003.

10.
OBESIDADE

Tatiana Alvarez
Celso Cukier
Cristiane Moulin

CLÍNICA

Celso Cukier
Cristiane Moulin

O PROBLEMA

A obesidade está emergindo rapidamente como epidemia global. Dados do NHANES III de 1999-2000 demonstram progressão da prevalência de sobrepeso e obesidade na população americana[1]. No Brasil, estudos epidemiológicos mostram que a evolução da obesidade também é ascendente[2,3], estando 40% da população adulta com excesso de peso[4]. A alta prevalência de excesso de peso no mundo provoca grande impacto na saúde pública, por estar associado a inúmeras comorbidades, como *diabetes mellitus* tipo 2 (DM 2), hipertensão arterial (HAS) e outras doenças cardiovasculares, colelitíase, osteoartrite, apnéia do sono e certos tipos de câncer[5]. Nos EUA, a morbidade relacionada à obesidade é responsável por mais de 6,8% dos gastos em saúde[6] e cerca de 300.000 mortes por ano são atribuídas a esta doença crônica[7]. A perda de peso é rotineiramente recomendada para indivíduos com excesso de peso, a fim de reverter ou prevenir estas conseqüências adversas relacionadas à obesidade. Por ser uma doença crônica, requer tratamento e seguimento contínuos.

AFERINDO OBESIDADE

O índice de massa corporal (IMC) é o critério mais amplamente utilizado para classificação do grau de obesidade. Fornece uma medida de peso relativo, ajustado para altura (IMC = peso kg/altura m^2), que permite comparações dentro e entre populações. Esta classificação é útil na identificação de indivíduos com maior risco de morbidade e mortalidade (Tabela 10.1)[8].

Tabela 10.1 – Classificação da *World Health Organization* (WHO) do peso e risco de comorbidades, de acordo com valores do IMC[8].

Classificação	IMC (kg/m^2)	Risco de comorbidades
Baixo peso	< 18,5	Baixo (mas risco aumentado de outros problemas clínicos)
Peso normal	18,5–24,9	Médio
Sobrepeso	25,0–29,9	Levemente aumentado
Obesidade	≥ 30,0	
Classe I	30,0–34,9	Moderado
Classe II	35,0–39,9	Severo
Classe III	≥ 40,0	Muito severo

Dois tipos básicos de distribuição de gordura são descritos: abdominal central (obesidade andróide) e gluteofemoral (obesidade ginóide). A distribuição anatômica da gordura corporal também exerce influência em fatores associados à saúde, estando a obesidade central associada a maiores riscos. A quantidade de gordura abdominal pode ser estimada pela medida da circunferência da cintura (em cm). Segundo a *International Diabetes Federation*, uma circunferência de cintura > 94cm em homens e > 80cm em mulheres é considerada obesidade central[9] (estes valores são específicos para cada etnia). Esta medida é um indicador útil de risco clínico, principalmente para HAS, DM 2 ou dislipidemia[10].

REGULAÇÃO DO BALANÇO DE ENERGIA

Obesidade é uma condição complexa e multifatorial caracterizada por excesso de gordura corporal[11]. Embora a obesidade tenha fortes determinantes genéticos e fisiológicos, é geralmente aceito que ela resulta do desequilíbrio crônico entre gasto e consumo energéticos.

Os três maiores componentes do gasto energético são[12]:

1. Taxa metabólica basal, que corresponde à energia gasta por um indivíduo em repouso no leito pela manhã, em jejum, sob condições ambientais confortáveis. Em adultos sedentários, contribui para 60-70% do gasto energético diário. Depende da massa magra, massa gorda, idade, sexo e da genética.

2. Efeito térmico dos alimentos, o qual contribui em cerca de 10% do gasto energético diário. Sofre influência, entre outros fatores, do tamanho e composição da refeição e da sensibilidade insulínica.

3. Atividade física, que é o componente mais variável, podendo contribuir para uma quantidade significativa de energia gasta em pessoas muito ativas.

O consumo de energia é determinado pela ingestão de macronutrientes. Os nutrientes têm diferentes propriedades em termos de conteúdo calórico, densidade energética, efeito térmico (custo de energia do processo de absorção, processamento e estoque dos nutrientes), capacidade de estocagem, auto-regulação e habilidade em suprimir a fome (Tabela 10.2)[5].

Tabela 10.2 – Propriedades dos macronutrientes.

Propriedades	Gordura	Proteína	Carboidrato	Álcool
kcal/g	9	4	4	7
Densidade energética	Alta	Baixa	Baixa	Alto
Efeito térmico*	2-3%	25-30%	6-8%	15-20%
Capacidade de estocagem	Alta	Nenhuma	Baixa	Nenhum
Auto-regulação	Pobre	Boa	Boa	Pobre
Habilidade em suprimir fome	Baixa	Alta	Alta	Estimulante

* Como % de conteúdo de energia.
Adaptado de Labib M[5].

Logo, pelas propriedades da gordura, sua ingestão parece particularmente importante em conduzir ao ganho de peso quando comparado com carboidratos e também proteínas. Entretanto, para redução do peso corporal, dietas pobres em gordura não são eficazes sem que ocorra redução simultânea da ingestão calórica total[13].

Como visto na tabela 10.2, os macronutrientes competem numa hierarquia oxidativa. A seleção do nutriente para a obtenção de energia após ingestão alimentar depende das concentrações plasmáticas de glicose, insulina e ácidos graxos livres. Após uma refeição rica em carboidrato, a insulina promove captação e oxidação de glicose e inibe a lipólise e oxidação lipídica. Em contraste, as gorduras da dieta são primariamente depositadas no tecido adiposo e a oxidação lipídica não é estimulada após refeição rica em gordura. A oxidação prioritária do carboidrato, em detrimento da gordura, resulta na supressão da oxidação da gordura dietética, o que leva ao aumento do estoque desta[14].

RESPOSTA DA GLICOSE E INSULINA

A ingestão de carboidratos aumenta a glicemia e a insulina sangüíneas. A absorção dos alimentos contendo hidratos de carbono depende de sua complexidade estrutural, seu teor em fibras e sua apresentação (grãos íntegros, amassados, cozidos, em formas de farinha ou liquefeitos), o que resulta em graus variáveis de absorção da glicose neles contidos. A absorção alimentar pode ser medida e comparada à da glicose pura, a qual é total (100%) após sua ingestão, elevando-se a um determinado valor no sangue, dependendo da quantidade ingerida. Os alimentos possuem outros hidratos de carbono, geralmente de estrutura complexa, como o amido, que não se comportam como a glicose. Sua absorção depende dos fatores acima mencionados, nunca alcançando 100%. Define-se como índice glicêmico a relação entre o incremento da glicose sangüínea a partir do alimento testado e o incremento da mesma quantidade de hidrato de carbono na forma de glicose, expresso em porcentagem[15].

Este índice foi desenvolvido para ser uma medida fisiológica da capacidade de uma variedade de alimentos ricos em carboidratos em aumentar a glicemia pósprandial e padronizá-los em relação à resposta da ingestão de quantidade igual de glicose[16]. Como a quantidade e a qualidade do carboidrato influenciam a resposta glicêmica, foi introduzido o conceito de carga glicêmica, que corresponde ao produto matemático da quantidade de carboidrato disponível de uma refeição e o índice glicêmico do alimento[17].

Quando os alimentos ricos em carboidratos são ingeridos com outros alimentos do mesmo grupo ou de outros grupos, como carnes, frutas, vegetais, alimentos gordurosos, terão seus índices glicêmicos diferentes daqueles quando ingeridos isoladamente. Assim, os valores do índice glicêmico se referem à ingestão do alimento isolado. Quando ingerido com outros grupos alimentares, o índice glicêmico de uma refeição específica terá valores próprios[15]. O índice glicêmico é de fato uma representação estática de um processo dinâmico que ocorre após a ingestão de uma refeição padrão de carboidrato, a qual depende não somente da taxa de aparecimento da glicose na circulação periférica (redução da produção hepática de glicose e aumento da absorção intestinal de glicose), mas também sua taxa de desaparecimento (captação pelo fígado e tecidos periféricos)[16].

Quanto maior o teor de fibras do alimento e o retardo do esvaziamento do estômago, menor será a elevação de glicose no sangue após sua ingestão, refletindo-se em menor índice glicêmico. O processamento dos alimentos, como amassar, triturar, liquefazer, ralar ou cozinhar, pode facilitar e aumentar a absorção da glicose na dependência de outros alimentos ingeridos na mesma refeição e, conseqüentemente, elevar o índice glicêmico[15].

Dietas com baixo índice glicêmico podem ter efeitos benéficos no controle do peso por promover a saciedade e a oxidação de gordura[18,19]. Após refeições com alto índice glicêmico, as concentrações de insulina aumentam drasticamente, levando à rápida redução nas concentrações de glicose e ácidos graxos, às vezes até abaixo das concentrações do jejum, o que pode ser interpretado pelo sistema nervoso central como estímulo para fome[20]. A expressão de enzimas envolvidas na síntese lipídica está aumentada, enquanto a expressão daquelas envolvidas na oxidação lipídica está diminuída, refletindo a maior oxidação de carboidrato e menor oxidação de gordura no período pós-prandial com dieta de alto índice glicêmico[18].

Alguns estudos sugerem que a fibra da dieta, mais do que o índice glicêmico por si, pode ser diretamente responsável pelos efeitos dos carboidratos sobre a sensibilidade insulínica em humanos. Dieta com baixo índice glicêmico com uma maior quantidade de fibras e produtos integrais parece melhorar as respostas glicêmicas e insulínicas e reduzir o risco de DM 2, indicando que o conteúdo de fibras em alimentos com baixo índice glicêmico pode exercer um papel em seus efeitos metabólicos[21].

O consumo de dietas ricas em carboidratos e com alto índice glicêmico resulta em hiperglicemia e hiperinsulinemia pós-prandiais recorrentes, que são acentuadas em pessoas sedentárias com sobrepeso e/ou resistência insulínica. Apesar da inexistência de estudos a longo prazo fornecendo evidência de que dietas com baixa carga ou baixo índice glicêmicos influenciam a prevenção ou tratamento da obesidade, a extrapolação dos seus efeitos a curto prazo sobre o metabolismo e apetite podem sugerir que possam funcionar a longo prazo[20]. Ludwig[22] considera dietas pobres em carboidratos como de baixa carga glicêmica e que estas dietas promovem saciedade e facilitem a perda de peso pelos mesmos mecanismos das dietas com baixa carga ou baixo índice glicêmico, ao reduzir as respostas de insulina e glicemia pós-prandiais.

Por outro lado, em uma revisão sistemática de estudos de intervenção sobre o papel do índice glicêmico na regulação do peso corporal em humanos[23], os resultados são controversos. Em um total de 31 estudos de curto prazo (< 1 dia), alimentos com baixo índice glicêmico foram associados com maior saciedade em 15 estudos, sem efeito em 14 estudos e redução da saciedade em outros dois. Similarmente, entre 20 estudos de longo prazo (até 6 meses), 4 encontraram maior perda de peso e 2, menor perda de peso com dietas de baixo índice glicêmico, enquanto em 14 estudos, não houve diferença entre dietas de pobre ou alto índices glicêmicos.

ESTRATÉGIAS DIETÉTICAS

Um déficit no balanço energético de 500-600kcal/dia deve resultar em uma perda de peso de 0,5 a 1,0kg/semana, dependendo do peso inicial e do estágio do tratamento[5]. Como a obesidade resulta da ingestão energética excedendo o gasto energético, intuitivamente, para perda de peso, a ingestão energética deve ser menor que o gasto energético e deveria se esperar que a composição de macronutrientes da dieta exercesse pouco ou nenhum efeito. Porém, nos últimos anos, observações epidemiológicas e experimentais mostraram efeitos benéficos na modificação de nutrientes das dietas.

Dietas pobres em gordura

Intervenções para controle de peso tipicamente recomendam reduzir a ingestão total de energia e gordura. Há controvérsias sobre o conteúdo ideal de gordura que a dieta de um adulto deveria ter e a gordura dietética influencia a massa de gordura corporal[13]. Embora as recomendações nos últimos 20-30 anos tenham sido reduzir a ingestão de gordura para no máximo 30% do total de energia, a prevalência da obesidade, como já citado, continua crescendo. Alguns pesquisadores não concordam que uma dieta rica em carboidrato e pobre em gordura seja saudável, já que há evidências de que elas promovam síndrome de resistência insulínica, piorem o perfil lipídico e não sejam favoráveis para pacientes com DM 2 [16].

Uma revisão sistemática de 28 ensaios controlados e randomizados com dietas pobres em gordura mostrou, através de uma análise de regressão, que uma perda de peso de 16g/dia foi alcançada por uma redução de cada ponto percentual de energia proveniente da gordura[24]. Dois estudos de prevenção do DM 2 [25,26] demonstraram, em pacientes obesos com intolerância à glicose, que a combinação de dieta pobre em gordura com restrição energética e atividade física por um período médio de 3 anos promoveu uma redução de peso equivalente à observada em dois estudos[27,28] com dietas pobres em carboidratos de 6-12 meses de duração e que esta combinação também retardava o aparecimento do DM 2.

Dietas pobres em carboidratos

As dietas pobres em carboidratos têm ganhado atenção da mídia como resultado de alguns estudos recentemente publicados. As dietas propostas têm conteúdo variável de carboidratos, porém o princípio de sua composição é a restrição da ingestão para menos de 100 gramas de carboidratos por dia, com 55-65% da ingestão calórica total proveniente de gordura. Entre as mais populares está a dieta do Dr. Atkins, na qual a ingestão de carboidratos varia conforme a fase da dieta. Durante a fase de indução, restringe-se a ingestão de carboidratos a 20g/dia por, no mínimo, duas semanas; nas fases seguintes, acrescentam-se semanalmente 5-10 gramas de alimentos contendo carboidratos, até que a perda de peso se estabilize em cerca de 1kg de peso por semana. A quantidade de carboidrato ingerida nesta fase é de aproximadamente 40-60g/dia.

Reduzindo os carboidratos da dieta ao mínimo, como na fase de indução da dieta do Dr. Atkins, os lipídios endógenos são mobilizados e convertidos a corpos cetônicos. A produção de corpos cetônicos parece exercer três importantes funções: 1. ajudar a manter a função cerebral por fornecer energia, 2. contribuir para a inibição da quebra de proteína muscular, 3. ter um efeito anorético e reduzir a sensação de fome. Uma vez que a cetogênese ocorra, o organismo estará queimando quase 100% de gordura para fornecer energia, o que não é necessariamente o caso nas dietas balanceadas com baixa energia ou dietas ricas em carboidratos, e a gradual reintrodução de carboidrato vai educar o indivíduo sobre quanto carboidrato pode-se consumir para o controle do peso corporal[16].

Estudos comparando a estratégia dietética proposta por Atkins com dietas pobres em gordura com restrição energética evidenciaram, durante os primeiros 6 meses da dieta, uma perda de peso cerca de duas vezes maior no grupo que seguiu a dieta com restrição em carboidrato[27-30]. Quase toda redução de peso corporal ocorreu nos primeiros três meses, independentemente da dieta seguida, e não houve modificações significativas no período de 3-6 meses. No estudo de 1 ano de duração[28], não se observou diferença entre a redução de peso nos dois grupos e a taxa total de abandono foi de 59% ao final de 12 meses do estudo. Os autores sugerem que a aderência a longo prazo da dieta do Dr. Atkins pode ser difícil.

É difícil haver uma ingestão excessiva quando os carboidratos são eliminados da dieta, já que representam a principal fonte de alimentos e são geralmente os principais componentes das refeições. Foster e cols.[28] sugerem que uma dieta pobre em carboidrato, com ingestão livre de proteína e gordura, poderia reduzir a ingestão calórica por causa da monotonia ou da simplicidade da dieta ou porque fatores associados à dieta pobre em carboidratos resultem em aumento da saciedade ou tenham outros efeitos no apetite.

Uma preocupação potencial sobre dietas pobres em carboidratos está relacionada aos fatores de risco de doenças cardiovasculares associados à elevada ingestão de gordura saturada e pequena quantidade de vegetais, frutas e fibras consumidas. Sugere-se, porém, que os efeitos deletérios de dietas contendo alto percentual de gordura sobre o peso corporal e fatores de risco cardiovasculares são minimizados pela restrição calórica e pela perda de peso associada. Pela exclusão de frutas, vegetais e grãos, pode haver deficiência de micronutrientes[31]. Embora estas deficiências vitamínicas possam ser resolvidas por suplementação, um número importante de fitoquímicos biologicamente ativos presentes nestes alimentos ainda vão continuar deficientes[31]. A ingestão excessiva de proteínas também tem o potencial de causar mobilização e perda de cálcio, o que pode contribuir para formação de cálculos renais e osteoporose[31,32]. A baixa ingestão de fibras pode levar à constipação[32].

É possível que pacientes obesos com fenótipo de síndrome metabólica possam se beneficiar de dietas pobres em carboidratos como estratégia de perda de peso a curto e médio prazo[33]. Estudos de um grupo de Havard concluíram que a ingestão de gordura saturada e total em associação com obesidade estão associados com alto risco de DM 2 [34] e que dietas com gorduras não saturadas não hidrogenadas como maior fonte de gordura, grãos complexos como maior fonte de carboidrato, com abundância de frutas, vegetais e ácidos graxos ômega-3 vão oferecer significante proteção contra doenças cardiovasculares[35]. Logo, é prudente sugerir minimizar a ingestão de gordura saturada a longo prazo.

Todos estudos com dietas pobres em carboidratos devem ser considerados como evidências preliminares que não podem ser generalizadas para a população como um todo até que estudos a longo prazo sobre segurança e eficácia sejam realizados[16]. A drástica alteração da composição de macronutrientes de dietas restringe a escolha de alimentos saudáveis que fornecem nutrientes essenciais e a aderência a longo prazo a tais dietas pode levar a deficiências de micronutirentes assim como outros risco potenciais à saúde.

Dietas pobres em carboidratos, quando são seguidas, parecem ser mais efetivas em alcançar perda de peso e de gordura a médio prazo quando comparadas com dietas pobres em gordura. O consenso é de que dietas pobres em CHO são efetivas para perda de peso a curto prazo e que não estão associadas com alterações deletérias no metabolismo glicídico, sensibilidade insulínica ou fatores de risco de doenças cardiovasculares[16]. Estudos avaliando sua segurança e eficácia a longo prazo sobre o controle de peso e fatores de risco cardiovasculares são necessários[16]. Em uma revisão sistemática sobre a eficácia e segurança das dietas pobres em carboidratos, Bravata e cols.[36] concluíram que as evidências são insuficientes para fazer recomendações a favor ou contra dietas pobres em carboidratos e que a perda de peso foi principalmente associada com a redução da ingestão energética e duração da dieta mais do que do conteúdo reduzido de carboidratos.

Consumo de cálcio

Estudos epidemiológicos recentes sugerem que a ingestão de leite e derivados está associada com menor peso e gordura corporais. Os mecanismos propostos para este efeito são: formação de complexos com ácidos graxos fecais, reduzindo a absorção de gordura, e regulação do metabolismo energético, incluindo lipólise de adipócitos e oxidação de ácidos graxos, por interação de hormônios calciotrópicos, paratormônio e 1,25-diidroxivitamina D[37,38]. Porém os resultados dos estudos clínicos em humanos são controversos[39, 40] e pouca informação sobre o efeito a longo prazo está disponível.

Substitutos de refeições como intervenção de controle de peso corporal

Se a redução da ingestão de energia é o mais importante numa dieta, qual é, portanto, a melhor forma de prescrevê-la? As estratégias de prescrição de dietas com restrição de calorias podem ser dividida em três categorias: 1. um plano tradicional de dieta com redução calórica, com restrição alimentar, 2. um plano de refeições com alimentos preparados e lanches, fortificados em vitaminas e minerais e 3. um plano de substituição parcial de refeições, no qual se prescreve uma ou duas substituições de refeições fortificadas em vitaminas e minerais associadas a refeições e lanches hipocalóricos tradicionais[41].

Estudos recentes indicam que substitutos de refeições associados com dietas de baixas calorias podem oferecer uma opção efetiva para aderência a longo prazo e melhora dos fatores de risco metabólicos. Alguns destes estudos de intervenção de substituição de refeição foram randomizados e controlados com a estratégia de um plano de dieta de redução calórica convencional, com semelhante prescrição de ingestão calórica para os dois grupos.

Flechtner-Mors e cols.[42] observaram perda de cerca de 8% do peso corporal após 3 meses de estratégia de substituição de duas de três refeições principais por *shakes* dietéticos. Esta redução de peso foi significativamente maior que a do grupo controle, que perdeu menos de 2%. Após 4 anos com o emprego, nos dois grupos, de substituição de uma refeição e um lanche por produtos preparados, a perda de peso se manteve mais importante nos que realizaram as substituições deste o início do estudo (8,4 ± 0,8% *vs.* 3,2 ± 0,8% de perda de peso corporal). Outros estudos com utilização de substitutos de refeição a longo prazo, por 1 a 5 anos, confirmam maior perda de peso mantida no grupo que os utilizou[43-45]. Alteração positiva nos fatores de risco cardiovasculares, como redução de glicemia, insulina e pressão arterial e melhora do perfil lipídico, é também descrita[42-44], sendo concordante com a perda de peso alcançada.

Autores sugerem que os pacientes, ao utilizarem substitutos de refeição, melhoram sua aderência às mudanças comportamentais, aumentam seu conhecimento nutricional e fazem refeições em horários mais regulares[41,46]. Isto explica a maior e mantida perda de peso descrita nos estudos realizados.

TRATAMENTO FARMACOLÓGICO DA OBESIDADE

A base do tratamento de pacientes obesos inclui aconselhamento, restrição calórica, terapia comportamental e atividade física, independente de o paciente ser candidato ao tratamento farmacológico ou cirúrgico[11]. A avaliação do sucesso de um programa de perda de peso deve levar em consideração a idade do paciente, o grau inicial de sobrepeso e obesidade, a presença de fatores de riscos ou complicações associadas e as tentativas prévias de controle do peso[47]. O início do tratamento medicamentoso dependerá da avaliação médica sobre os riscos de o paciente se manter com excesso de peso. O tratamento medicamentoso está indicado para pacientes sem contra-indicações para as drogas com IMC $\geq$ 30kg/m^2 ou IMC entre 27 e 29,9kg/m^2 com condições médicas relacionadas à obesidade[48].

O tratamento medicamentoso atual da obesidade inclui drogas que atuam no sistema nervoso central, afetando vias catecolaminérgicas e/ou serotoninérgica, importantes no controle da fome e saciedade, e uma droga de ação periférica, no trato gastrointestinal, promovendo má absorção de gorduras. Os principais medicamentos e as doses utilizadas estão resumidos na tabela 10.3.

Tabela 10.3 – Principais medicamentos usados no tratamento da obesidade.

Substância	Dose diária
Anfepramona	50-150mg
Fenproporex	25-50mg
Mazindol	0,5-3mg
Fluoxetina	20-60mg
Orlistat	360mg
Sibutramina	10-15mg

Adaptado de Vilar L[49].

As medicações catecolaminérgicas no mercado em nosso país incluem anfepramona (dietilpropiona), fenproporex e mazindol. Poucos estudos controlados, de longo prazo, avaliando a eficácia, tolerabilidade e segurança dos agentes catecolaminérgicos estão disponíveis[50].

Fluoxetina e sertralina são inibidores seletivos de recaptação da serotonina com indicação para tratamento de depressão e bulimia. Não têm indicação formal no tratamento da obesidade[50], porém estudos sugerem utilidade no transtorno de compulsão alimentar[51] e em deprimidos obesos[50]. Dois agentes serotoninérgicos efetivos para perda de peso, a fenfluramina e a dexfenfluramina, foram retirados do mercado em 1997, por casos de doença valvular cardíaca e hipertensão pulmonar associados com uso de comprimidos contendo fenfluramina e fentermina[52].

A sibutramina tem um mecanismo misto ao bloquear a recaptação de noradrenalina, serotonina e dopamina, reduzindo a ingestão alimentar e aumentando o gasto energético. Tem aprovação bem estabelecida para uso a longo prazo, sendo geralmente bem tolerada, com baixo potencial de abuso e efeitos colaterais transitórios e leves a moderados em gravidade[11].

Único agente de ação periférica, sem ação sistêmica, o orlistat, é um inibidor seletivo de lipases gastrointestinais, enzimas envolvidas na hidrólise dos triglicerídeos da dieta. Em sua presença, cerca de um terço da ingestão de gordura não é absorvida no intestino delgado, sendo eliminada nas fezes. Também é outra droga com aprovação de uso prolongado[53].

Se o paciente não perder em torno de 2kg nas primeiras 4 semanas após início do tratamento, a probabilidade de resposta a longo prazo é baixa[5]. Deve-se reforçar a importância das medidas não farmacológicas, insistindo na aderência. Se mantiver a ausência de resposta, a medicação deve ser descontinuada[5]. Pode ser considerada a tentativa com outras medicações. *London Royal College of Physicians* recomenda a suspensão do tratamento farmacológico se uma perda de 5% do peso corporal não for alcançada após 12 semanas[54].

TRATAMENTO CIRÚRGICO DA OBESIDADE

Obesos grau III têm pior resposta ao tratamento clínico, com manutenção do peso perdido somente em 5-10% dos casos[55]. A cirurgia bariátrica é atualmente a única terapia efetiva para obesidade grave. Não é considerada como cura, porém há melhora importante das comorbidades e promove perda de peso durável[56]. É apenas uma parte de uma estratégia multidisciplinar para tratar obesidade grave. As taxas de morbimortalidade são pequenas, porém cada caso deve ser considerado individualmente, avaliando-se os riscos e benefícios. Os pacientes perdem em média: 40-75% do excesso de peso ou 30-40% do peso inicial, dependendo da técnica específica[56]. O sucesso da cirurgia é definido pela manutenção da perda de 50% do excesso de peso por 5 anos.

A cirurgia bariátrica está indicada em pacientes com IMC $\geq$ 40kg/m^2 ou $\geq$ 35kg/m^2 com comorbidades ou 200% acima do peso ideal (depende da população estudada: diferenças culturais), não respondedores ao tratamento clínico, conscientes dos riscos, desconfortos e necessidade de acompanhamento[57], em locais com equipe especializada disponível.

A SOLUÇÃO?

Embora vários planos dietéticos possam enfatizar fatores que afetem a fome e a saciedade, redução calórica é o componente essencial e condição *sine qua non* da perda de peso[21,58]. Todas dietas pobres em calorias resultam em perda de peso e gordura corporais, não exercendo, portanto, sua composição de macronutrientes papel principal[58]. É importante salientar que qualquer tentativa de redução calórica que não seja compatível com o estilo de vida é difícil de ser mantida a longo prazo.

O tratamento medicamentoso auxilia a perda de peso a curto e longo prazo, porém deve ser recomendado apenas como adjunto ao tratamento não farmacológico, já que a atividade física e dieta balanceada reduzem o risco de doença cardiovascular e, sem modificações do estilo de vida, a farmacoterapia sozinha tem resultados "subótimos"[59].

Em casos de obesidade grave, a cirurgia bariátrica tem comprovado benefício na melhora das comorbidades e qualidade de vida, porém os efeitos adversos possíveis a longo prazo ainda são desconhecidos.

A receita para perda de peso é uma combinação de motivação, atividade física e restrição calórica. Já a manutenção de peso é um balanço entre ingestão calórica e atividade física, com aderência para o resto da vida. Estratégias que facilitem a aderência a um programa de mudança comportamental devem ser tentadas.

REFERÊNCIAS BIBLIOGRÁFICAS

1. Flegal KM, Carroll MD, Ogden CL, Johnson CL. Prevalence and trends in obesity among USA adults, 1999-2000. JAMA 2002; 288: 1723-7.
2. Monteiro CA, Conde WL. A tendência secular da obesidade segundo estratos sociais: Nordeste e Sudeste do Brasil, 1975-1989-1997. Arq Bras Endocrinol Metab 1999; 43: 186-94.
3. Sichieri R, Coitinho DC, Leão MM, Recine E, Everhart JE. High temporal, geographic, and income variation in body mass index among adults in Brazil. Am J Public Health 1994; 84: 793-8.
4. Pesquisa de Orçamentos Familiares 2002-2003: análise da disponibilidade domiciliar de alimentos e do estado nutricional no Brasil. IBGE (Instituto Brasileiro de Geografia e Estatística), 2004.
5. Labib M. The investigation and management of obesity. J Clin Pathol 2003; 56: 17-25.
6. Wolf AM, Colditz GA. Social and economic effects of body weight in the United States. Am J Clin Nutr 1996; 63: 466S-9S.
7. Allison DB, Fontaine KR, Manson JE, Stevens J, VanItallie TB. Annual deaths attributable to obesity in the United States. JAMA 1999; 282:1530-8.
8. World Health Organization (WHO). Obesity: preventing and managing the global epidemic. Tech Rep Series nº 894. Geneva: WHO, 2000.
9. The IDF consensus worldwide definition of metabolic syndrome. http://www.idf.org.
10. Hans TS et al. Waist circumference action levels in identification of cardiovascular risk factors: prevalence study in a random sample. BMJ 1995; 311: 1401-5.
11. AACE/ACE Obesity Task Force. AACE/ACE position statement on the prevention, diagnosis, and treatment of obesity (1998 Revision). Endocrine Practice 1998; 4: 297-349.
12. Ravussin E, Swinburn BA. Pathophysiology of obesity. Lancet 1992; 340: 404-9.
13. Willet WC. Is dietary fat a major determinant of body fat? Am J Clin Nutr 1988; 67 (suppl) 556S-62S.
14. Saris WHM. Sugars, energy metabolism, and body weight control. Am J Clin Nutr 2003; 78 (suppl): 850S-7S.
15. Costa AA, Neto JSA. Índice glicêmico. Em: Manual de Diabetes: educação, alimentação, medicamentos, atividades físicas. Brasil: Sarvier, 2004; 34-5.
16. Acheson KJ. Carbohydrate and weight control: where do we stand? Curr Opin Nutr Metab Care 2004; 7: 485-92.
17. Foster-Powell K, Holt SHA, Brand-Milller JC. International table of glycemic index and glycemic load values: 2002. Am J Clin Nutr 2002; 76: 5-56.
18. Brand-Miller JC, Holt SHA, Pawlak DB, McMillan J. Glicemic index and obesity. Am J Clin Nutr 2002; 76 (suppl): 281S-5S.
19. Ludwig DS. The glycemic index: physiological mechanisms relating to obesity, diabetes, and cardiovascular disease. JAMA 2002; 287: 2414-23.
20. Pawlak DB, Ebbeling CB, Ludwig DS. Should obese patients be counselled to follow a low-glycaemic index diet? Yes. Obes Rev 2002; 3: 235-43.

21. Lara-Castro C, Garvey WT. Diet, insulin resistence, and obesity: zoning in on data for Atkins dieters living in South Beach. JCEM 2004; 89: 4197-205.
22. Ludwig DS. Glycemic load comes of age. J Nutr 2003; 133: 2695-6.
23. Raben A. Should obese patients be counselled to follow a low-glycaemic index diet? No. Obes Rev 2002; 3: 245-56.
24. Bray GA, Popkin BM. Dietary fat intake does affect obesity! Am J Clin Nutr 1998; 68: 1157-73.
25. Tuomilehto J et al. Prevention of type 2 diabetes mellitus by changes in lifestyle among subjects with impaired glucose tolerance. N Engl J Med 2001; 344: 1343-50.
26. Diabetes Prevention Program Research Group. Reduction in incidence of type 2 diabetes with lifestyle intervention or metformin. N Engl J Med 2002; 346: 393-403.
27. Samaha FF et al. A low-carbohydrate as compared with a low-fat diet in severe obesity. N Engl J Med 2003; 348: 2074-81.
28. Foster GD et al. A randomized trial of low-carbohydrate diet for obesity. N Engl J Med 2003; 348: 2082-90.
29. Brehm BJ, Seeley RJ, Daniels SR, D'Alessio DA. A randomized trial comparing a very low carbohydrate diet and a calorie-restricted low fat diet on body weight and cardiovascular risk factors in healthy women. J Clin Endocrinol Metab 2003; 88: 1617-23.
30. Sondike SB, Copperman N, Jacobson MS. Effects of a low-carbohydrate diet on weight loss and cardiovascular risk factors in owerweight adolescents. J Pediatr 2003; 142: 253-8.
31. Denke MA. Metabolic effects of high-protein, low-carbohydrate diets. Am J Cardiol 2001; 88: 59-61.
32. Franz MJ. The answer to weight loss is easy – doing it is hard! Clinical Diabetes 2001; 19: 105-9.
33. Noakes M, Clifton P. Weight loss, diet composition and cardiovascular risk. Curr Opin Lipidol 2004; 15: 31-5.
34. van Dam RM, Willett WC, Rimm EB, Stampfer MJ, Hu FB. Dietary fat and meat intake in relation to risk of type 2 diabetes in men. Diabetes Care 2002; 25: 417-24.
35. Hu FB, Willett WC. Optimal diets for prevention of coronary heart disease. JAMA 2002; 288: 2569-78.
36. Bravata DM et al. Efficacy and safety of low-carbohydrate diets: a systematic review. JAMA 2003; 289: 1837-50.
37. Teegarden D. The influence of dairy product consumption on body composition. J Nutr. 2005; 135: 2749-52.
38. Zemel M. Calcium modulation of adiposity. Obes Res 2003; 11: 375-6.
39. Lorenzen JK, Molgaard C, Michaelsen KF, Astrup A. Calcium supplementation for 1 y does not reduce body weight or fat mass in young girls. Am J Clin Nutr. 2006; 83: 18-23.
40. Harvey-Berino J, Gold BC, Lauber R, Starinski A. The impact of calcium and dairy product consumption on weight loss. Obes Res. 2005; 13:1720-6.
41. Heymsfield SB, van Mierlo CAJ, van der Knaap HCM, M Heo, Frier HI. Weight management using a meal replacement strategy: meta and pooling analysis from six studies. Int J Obes 2003; 27: 537-49.
42. Flechtner-Mors M, Ditschuneit HH, Johnson TD, Suchard MA, Adler G. Metabolic and weight loss effects of long-term dietary intervention in obese patients: four-year results. Obes Res 2000; 8: 399-402.
43. Ashley JM et al. Weight control in the physician's office. Arch Int Med 2001; 151: 1599-1604.
44. Ditschuneit HH, Flechtner-Mors M, Johnson TD, Adler G. Metabolic and weight-loss effects of a long-term dietary intervention in obese patients. Am J Clin Nutr 1999; 69: 198-204.
45. Rothacker DQ. Five-year self-management of weight using meal replacements: comparison with matched controls in rural Wisconsin. Nutrition 2000; 16: 344-8.
46. Wing RR, Jeffery RW. Food provision as a strategy to promote weight loss. Obes Res 2001; 9: 271S-5S.

47. Kopelman PG. Practical prescribing. In: Medeiros-Neto G, Halpern A, Bouchard C. Progress in Obesity Research: 9. France: Editions John Libbey Eurotext; 2003. p. 881-6.
48. Klein S, Romijn JA. Obesity. In: Larsen PR, Kronenberg HM, Melmed S, Polonsky KS. Williams Textbook of Endocrinology: Tenth Edition. USA: Saunders; 2003. p. 1619-41.
49. Matos AFG, Carraro LM. Tratamento medicamentoso da obesidade. In: Vilar L et al. Endocrinologia Clínica: 2ª edição.Medsi; 2001. p. 747-63.
50. Halpern A, Mancini MC. Diabesity: are weight loss medications effective? Treat Endocrinol 2005; 4: 65-74.
51. Mayer LE, Walsh BT. The use of selective serotonin reuptake inhibitors in eating disorders. J Clin Psychiatry. 1998; 59 (Suppl 15):28-34.
52. Connolly HM et al. Valvular heart disease associated with fenfluramine-phentermine. N Engl J Med 1997:337: 581-8.
53. Ioannides-Demos LL, Proietto J, McNeil JJ. Pharmacotherapy for obesity. Drugs 2005; 65:1391-1418.
54. Anti-obesity drugs guidance on appropriate prescribing and management. A report of a working party of the Nutrition Committee of the Royal College of Physicians. http://www.rcplondon.ac.uk/news/news.asp?PR_id=171
55. Sjostrom LV. Mortality of severely obese subjects. Am J Clin Nutr 1992; 55: 516S-23S.
56. Choban PS, Jackson B, Poplawski S, Bistolarides P. Bariatric surgery for morbid obesity: why, when, how, wher, and then what? Clev Clin J Med 2002; 69: 897-903.
57. Expert Panel on Weight Loss Surgery – Executive Report, Ridley. Obes Res 2005; 13: 205-26.
58. Freedman MR, King J, Kennedy E. Popular diets: a scientific review. Obes Res 2001; 9(suppl): 1S-40S.
59. Phelan S, Wadden TA. Combining behavioral and pharmacological treatments for obesity. Obes Res 2002; 10: 560-74.

Nutrição

Tatiana Alvarez

De acordo com o Consenso Latino Americano de Obesidade,[1] cerca de 200 mil pessoas morrem por ano devido a doenças associadas ao excesso de peso. Dentre as possíveis causas para este aumento temos a elevação do consumo de gorduras (principalmente saturadas) e carboidratos simples, diminuição ou até ausência do consumo de fibras e carboidratos complexos.[2]

A obesidade é caracterizada pelo excesso de gordura corporal, onde a quantidade de tecido adiposo é maior em uma extensão tal que a saúde física e a psicológica são afetadas e a expectativa de vida é reduzida.[3-5] Esta patologia é responsável pelo aumento da morbidade e mortalidade cardiovascular, direta e indiretamente pela associação com fatores de risco como hipertensão arterial, *diabetes mellitus* e dislipidemias, doenças cardiovasculares.[2,6-9]

A obesidade tem sido considerada uma síndrome na qual múltiplos fatores etiológicos, genéticos, podem atuar isoladamente ou em conjunto, pode ser classificada de acordo com as causas:

- endógena (5% dos casos): alterações genéticas, endócrinas e hipotalâmicas;
- exógena (95%): ocorre devido excesso de ingestão alimentar e sedentarismo.[1,10]

Atualmente é considerada uma doença crônica, complexa, multifatorial e de difícil tratamento.[11]

Durante este século houveram modificações mundiais nos hábitos alimentares permitindo que ocorresse a transição nutricional nos padrões nutricionais, reduzindo progressivamente a desnutrição e aumentando a obesidade.[6,12]

A cada quilo de peso adquirido aumenta-se em 3,1% o risco de coronariopatia. O "atual" estilo de vida, caracterizado por dietas ricas em gordura e pobres em fibras, associado à inatividade física, implica este ganho de peso.[13] É justamente o avanço do conhecimento científico sobre o aumento da morbimortalidade que enfatiza a necessidade de intervenção no tratamento da obesidade e doença cardiovascular.[3,14]

Pacientes obesos e/ou com obesidade grave, também denominada de obesidade mórbida, têm um aumento expressivo de mortalidade (250% em relação a pacientes não obesos).[3]

Outro fator também têm sido associado ao sobrepeso e à obesidade é o estilo de vida sedentário devido ao processo de modernização, o qual a população adquiriu novos hábitos de vida como: maior acesso aos meios de transporte, equipamentos mecanizados que diminuem o esforço físico, aumento de tempo gasto com televisão/computador/videogame, redução ou ausência de atividade física, aumento do consumo de alimentos industrializados de alta densidade calórica.[4,15,16] Todas as mudanças contribuíram significativamente para o aumento da incidência de obesidade.[12]

Em estudo realizado em 2002[17] observou-se que a maioria das propagandas veiculadas na televisão promove produtos com altos teores de gordura e/ou açúcar e sal, concluindo-se que esta predominância está contribuindo para a mudança dos hábitos alimentares agravando a obesidade na população mundial.

As gorduras, os carboidratos simples (açúcar, doces) e o álcool colaboram decisivamente para o crescimento da obesidade que vem sendo observado mundialmente.[18] O tamanho das porções de alimentos industrializados também contribuiu para o aumento da obesidade.[19]

De acordo com estudo realizado por Jung[31] os benefícios da diminuição no peso corporal em 10kg são significativos (Quadro 10.1).

Diversos estudos epidemiológicos relatam a associação da obesidade com outras doenças como:[3,20]

- cardiovasculares: morte súbita (arritmia ventricular), cardiomiopatias, hipertensão arterial, doença coronariana, edema de extremidades, doença cerebrovascular, veias varicosas, doença vascular periférica, trombose venosa profunda, embolia pulmonar;
- respiratórias: doença pulmonar restritiva, apnéia obstrutiva do sono, síndrome da hipoventilação, policitemia secundária;

Quadro 10.1 – Benefícios da eliminação de 10kg de peso.

Mortalidade	Queda de 20-25% na mortalidade total Declínio de 30-40% nas mortes por diabetes Diminuição de 40-50% nas mortes por neoplasia causada pela obesidade
Angina	Redução dos sintomas em 91% Tolerância ao exercício aumentada em 33%
Pressão arterial	Queda de 10mmHg na pressão sistólica e 20mmHg na pressão diastólica
Diabetes melittus	Redução do risco de desenvolvimento de diabetes maior do que 50% Diminuição de 30-50% na glicemia de jejum Queda de 15% em HbA1c
Lípides	Redução de 10% no colesterol total Declínio de 15% no LDL-colesterol Diminuição de 30% no triglicérides Aumento em 8% no HDL-colesterol

- endócrinas e metabólicas: síndrome metabólica, *diabetes melittus*, dislipidemias, hiperuricemia, disfunção ovariana, hipogonadismo, infertilidade;
- gastrointestinais: colelitíase, esteatose hepática, hemorróidas, hérnias, refluxo gastroesofágico, litíase biliar;
- dermatológicas: estrias, acantose *nigricans*, hirsutismo, intergrigo, calo plantar, papilomas, dermatite perianal;
- ginecourinária: anormalidades menstruais e anovulação, diminuição de performance obstétrica (toxemia, hipertensão e diabetes durante a gestação, trabalho de parto prolongado, cesariana mais freqüente); proteinúria;
- neoplasias: mama, cérvix, ovário, endométrio, próstata, colorretal, vesicular biliar;
- musculoesqueléticas: osteartrose de coluna e joelho, síndrome do túnel do carpo, gota, esporão de calcâneo, defeitos posturais;
- psicossociais: prejuízos da auto-imagem, sentimentos de inferioridade, isolamento social, suscetibilidade a psiconeuroses, perda de mobilidade, aumento de falta ao trabalho e licenças médicas, aposentadoria mais precoce, discriminação social, econômica e outras;
- miscelâneas: aumento do risco cirúrgico, hérnia inguinal e incisional, diminuição de agilidade física e aumento da propensão a acidentes, inferência com o diagnóstico de outras doenças.

DIAGNÓSTICO

Para avaliação do indivíduo com sobrepeso e obesidade existem diversos métodos, entre eles os mais utilizados são índice de massa corpórea, circunferências, dobras cutâneas e outros métodos diretos.

Índice de massa corpórea (IMC)

O índice de massa corpórea apresenta boa correlação com a adiposidade corpórea, segue sua classificação na tabela 10.4.[10,21]

Tabela 10.4 – Classificação da obesidade segundo IMC e risco de patologia associada.[1,11]

IMC (kg/m^2)	Classificação	Obesidade/ grau	Risco de doença
< 18,5	Baixo peso	0	Ausente
18,5–24,9	Eutrofia	0	Normal
25,0–29,9	Sobrepeso	I	Elevado
30,0–39,9	Obesidade	II	Muito elevado
≥ 40,0	Obesidade grave	III	Muitíssimo elevado

O uso de IMC, porém, ignora a distribuição de gordura corpórea.[3] Além disso, está bem relacionado que o padrão de distribuição de gordura corporal pode estabelecer um prognóstico de risco para a saúde.[4]

Um estudo realizou um levantamento sobre a prevalência de qualquer doença cardiovascular em relação a diferentes graus de adiposidade em adultos, na qual encontrou 37% em IMC $\geq$ 30kg/m^2, 21% em IMC entre 25 e 29,9kg/m^2 e apenas 10% em pacientes com IMC < 25kg/m^2.[4] Pacientes obesos, em especial aqueles com adiposidade abdominal marcante, devem ser exaustivamente investigados em relação à presença de doenças cardiovasculares, objetivando sua prevenção.[3]

O risco de morte prematura duplica em indivíduos com IMC $\geq$ 35kg/m^2. Morte súbita inexplicada é 13 vezes mais freqüente em mulheres obesas com IMC $\geq$ 40kg/m^2 quando comparadas a mulheres de peso normal.[4]

Circunferências

Na obesidade do tipo central ou superior de distribuição de tecido adiposo, mais comum em homens, a gordura está distribuída preferencialmente na região do tronco, com deposição aumentada na região intra-abdominal visceral. No tipo periférico inferior, a gordura está mais tipicamente acumulada na região dos quadris, nádegas e coxas, um padrão mais feminino de distribuição.[4] Através das medidas das circunferências da cintura e do quadril é possível calcular a relação cintura-quadril.[11,21,22]

A relação cintura-quadril é definida pela divisão do perímetro abdominal entre a última costela e a crista ilíaca pelo perímetro dos quadris no nível dos trocânteres femorais com indivíduos em decúbito dorsal. Índices superiores que 0,8cm em mulheres e 0,9cm em homens definem a distribuição central de gordura e estatisticamente se correlaciona com maior quantidade de gordura visceral com precisão por métodos de imagem como tomografia ou ressonância magnética.[2] A medida isolada da circunferência da cintura tem mostrado ser suficiente para estabelecer risco, sendo considerados normais os limites de < 95cm para homens e < 80cm para mulheres. O risco de existir pelo menos um fator de risco coronariano aumenta quando a medida em homens ultrapassa 104cm e em mulheres ultrapassa 88cm.[13]

Os indivíduos com perímetro abdominal elevado apresentam aumento de tecido adiposo visceral, intimamente ligado a risco cardiovascular e síndrome metabólica.[3] A avaliação dos parâmetros clínicos, índice de massa corpórea e a relação cintura/quadril, qualifica e quantifica a obesidade e permite estimar, em conjunto com a avaliação geral, o risco cardiovascular dos pacientes com obesidade.[21]

Dobra cutânea

A medida de dobra cutânea é avaliada medindo a espessura do tecido adiposo em determinados locais: bíceps, tríceps e subescapular. Esse parâmetro é pouco utilizado em grandes obesos devido largura dos membros ser maior que a espessura do adipômetro.[10]

Bioimpedância e outros métodos

A bioimpedância é mais um método de avaliação da composição corporal, porém, como o indivíduo obeso apresenta uma grande quantidade de gordura corpórea, este exame pode ser superestimado, devendo ser avaliado os valores de acordo com o próprio paciente numa próxima consulta. [21,23]

Em grandes obesos com uma concentração de gordura na região abdominal, a bioimpedância pode subestimar a gordura e superestimar a massa magra. Por isso existem muitas limitações para o uso isolado deste método para avaliação do obeso, devendo portanto ser necessária a combinação com os demais métodos.[23]

Outros métodos para estimativa de adiposidade, principalmente visceral, incluem os de imagem: ultra-sonografia e tomografia computadorizada; porém são equipamentos de alto custo sendo restritos à pesquisa.[10]

PREVENÇÃO

A prevenção da obesidade é um trabalho rigoroso, a longo prazo, em que se deve ter modificações ambientais e comportamentais das populações mundiais. Outras medidas preventivas:
- alterações na estrutura urbana (construção de ciclovias, facilidade para o uso de escadas);
- legislação e fiscalização dos rótulos dos produtos alimentícios;
- subsídios para produtores de frutas, verduras e legumes (baixa densidade energética);
- trabalhos de educação nutricional e incentivo à atividade física em creches, escolas e empresas.[24]

TRATAMENTO

Os programas de perda de peso devem combinar um plano alimentar equilibrado, exercício físico, mudança comportamental, educação nutricional e tratamento farmacológico (se necessário).[10,21]

O objetivo do tratamento da obesidade não se restringe somente à perda de peso, mas deve incluir o tratamento de doenças associadas. Além de promover a perda de peso, o tratamento deve incluir uma segunda etapa, a prevenção de reganho de peso (fase de manutenção).[10] Este tratamento deve ser individualizado, e varia de acordo com o tipo físico, faixa etária, constituição familiar e fatores culturais.[10]

Quando as tentativas de perda de peso sustentável falham, a intervenção cirúrgica é necessária, nos casos de obesidade mórbida.[11,21-23]

Entre as mudanças comportamentais citadas na pirâmide da figura 10.1 estão alimentação equilibrada hipocalórica, atividade física regular e terapia comportamental.

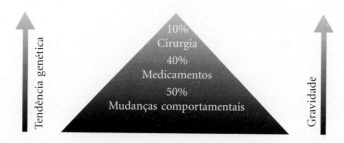

Figura 10.1 – Prioridade de tratamento da obesidade (www.emagrecimento.com.br).

ORIENTAÇÃO DIETÉTICA

A orientação nutricional deve ser individualizada, baseadas nas *Dietary Reference Intakes* (DRIs). A prioridade inicial é a qualidade da alimentação, depois a quantidade e as modificações dos hábitos alimentares e comportamentais.[25,30]

Deve-se ter cautela com as dietas milagrosas, dietas como "dietas da moda" por serem nutricionalmente desequilibradas, podem ser prejudiciais ou induzir à redução de peso de maneira ilusória, uma vez que o peso excessivo retorna imediatamente após o término da dieta.[10]

Valor calórico

Para indivíduos obesos recomenda-se um déficit de 500 a 1.000kcal por dia, para possibilitar a perda de peso de 500 gramas à 1kg por semana. A meta é a redução de cerca de 10% do peso corporal em seis meses, para possibilitar que esta perda de peso seja sustentável.[1,21,22]

Macro e micronutrientes

A terapia nutricional deve assegurar uma alimentação equilibrada baseada nas atuais recomendações dietéticas, na qualidade e quantidade dos nutrientes.[20]

Em relação à qualidade, na composição do plano alimentar deve conter:[25]

- *redução dos carboidratos simples*: devido a sua absorção rápida, levando a pouca saciedade, maior densidade calórica e conseqüente aumento do peso. Este carboidrato pode predispor ao surgimento de diabetes, e piora do quadro preexistente;
- *aumento do consumo de carboidratos complexos* pois levam ao aumento da saciedade, conseqüente perda de peso, controle e prevenção do diabetes,
- *diminuição das fontes protéicas mais calóricas e ricas em gorduras saturadas,* como carnes com gordura visível, embutidos (salame, presunto, mortadela etc.), leite e derivados integrais;
- *acréscimo de fontes protéicas menos calóricas*: leite e derivados desnatados, carne magra, frango sem pele, peixes, ovos cozidos, frios *light* (peito de peru, chester);
- *diminuição das fontes de gorduras saturadas e trans*;
- *aumento das fontes de gordura mono e poliinsaturadas.*

As quantidades destes nutrientes podem ser seguidas através da recomendação da III Diretrizes Brasileiras sobre Dislipidemias pois estes indivíduos apresentam risco de desenvolvimento de doenças cardiovasculares (Tabela 10.5).

Tabela 10.5 –Recomendações dietéticas.

Nutrientes	Ingestão recomendada
Gordura total	25 a 35% das calorias totais
Ácidos graxos saturados	< 7% das calorias totais
Ácidos graxos poliinsaturados	Até 10% das calorias totais
Ácidos graxos monoiinsaturados	Até 20% das calorias totais
Carboidratos	50 a 60% das calorias totais
Proteínas	~ 15% das calorias totais
Colesterol	< 200mg/dia
Fibras	20 a 30g/dia (~ 25% solúvel = 6g/dia)
Calorias	Para atingir e manter o peso desejável

Em relação aos micronutrientes, devem-se seguir as recomendações das *Dietary Reference Intakes* (DRIs).

Fibras

As fibras alimentares são classificadas de acordo com sua solubilidade em água, podendo ser insolúveis (celulose, lignina, algumas hemiceluloses) e solúveis (pectinas, gomas, mucilagens e hemiceluloses restantes).[26]

As fibras insolúveis têm a função de acelerar o trânsito intestinal, aumentar o bolo fecal, retardar a hidrólise do amido e absorção da glicose, não afetam significativamente os níveis séricos de colesterol. As insolúveis estão presentes no farelo de trigo, nos grãos, cereais integrais e hortaliças.[26]

No caso das fibras solúveis estas por sua vez retardam o esvaziamento gástrico, o trânsito intestinal, a absorção da glicose e reduzem o colesterol sérico. Sua fonte pode ser encontrada em aveia, cevada, leguminosas, frutas.[26]

Alguns estudos referem que uma alimentação rica em fibras, independente do tipo, reduz o risco de doença cardiovascular e possui alto poder de saciedade. A recomendação é de 20 a 30g/dia. De acordo com NCEP, deve-se ingerir 5 a 10g/dia de fibras solúveis para auxiliar na redução do colesterol.[26]

ATIVIDADE FÍSICA

Estudos apontam que há inúmeros efeitos benéficos da atividade física e da perda de peso nestes indivíduos como prevenção e redução do aparecimento de doenças cardiovasculares, melhora da sensibilidade à insulina e controle da pressão arterial.[27]

A prática regular de exercício físico preserva a massa magra, reduz a massa adiposa, pelo aumento da lipólise e provavelmente pela redução da lipogênese, os exercícios atuam favoravelmente em outros fatores de risco cardiovascular, também no aumento do HDL-colesterol e na redução dos triglicérides e do VLDL-colesterol.[28]

Os exercícios devem ser realizados com duração e freqüência adequadas.[5,28] O CDC[29] recomenda trinta minutos ininterruptos diários de atividade física.

As atividades aeróbicas são as mais indicadas porém é importante que os exercícios sejam prazerosos, condição fundamental para sua manutenção a longo prazo.[28,29] Deve-se também incentivar atividades cotidianas, como andar a pé para o trabalho e utilizar escadas em vez de elevador.[4]

De acordo com estudo realizado pelo Centro de Prevenção e Controle de Doenças (CDC)[29], a atividade física regular pode trazer ganhos cardiorrespiratórios, como também outros benefícios em diversas áreas:

- *doença cardiovascular*: atenua o risco de morte por esta patologia, especialmente coronariopatia;
- *hipertensão arterial*: redução da pressão arterial em pacientes hipertensos;
- *mortalidade:* apresenta associação de adultos, em qualquer faixa etária, com menores taxas de mortalidade;
- *diabetes mellitus tipo 2*: controle de diabetes, reduz o risco de surgimento da patologia;
- *obesidade*: pode contribuir para a distribuição da gordura corporal e massa muscular, evita o reganho de peso;
- *saúde mental:* alivia depressão, ansiedade, melhora o humor, promove bem-estar psicológico.

A atividade física deve ser adaptada para cada paciente, deve haver avaliação cardiológica prévia, principalmente em indivíduos portadores de hipertensão, diabetes e dislipidemias.[10]

MODIFICAÇÃO COMPORTAMENTAL

Os programas de modificação comportamental são de extrema importância para identificar e auxiliar os pacientes a vencer barreiras, esses programas devem ser utilizados em conjunto com controle dietético para intensificar a manutenção da perda de peso a longo prazo.[10]

Nestes programas são realizados monitoramentos através de registros alimentares, acompanhamento de pensamentos e sentimentos em relação à alimentação.[22]

MEDICAMENTOS

O tratamento farmacológico pode ser útil em algumas situações, deve ser em conjunto com a o tratamento dietético, atividade física e terapia comportamental.[10]

Os anorexígenos podem ser prescritos em pacientes com IMC maior que 30kg/m^2, ou IMC maior que 25kg/m^2 em pacientes com hipertensão, diabetes e dislipidemias.[10]

O uso de anorexígenos em adolescentes está contra-indicado, pode-se utilizar orlistat e em raros casos a sibutramina, porém bem monitorado.[23]

Os catecolaminérgicos compreendem os anorexígenos clássicos e atuam reduzindo a sensação de fome. Atualmente é utilizado em pacientes com fatores de risco para outras comorbidades e com IMC maior que 30kg/m^2; neste grupo estão anfepramona, femproporex e mazindol.[10]

Com o avanço da ciência, o uso destes medicamentos tem sido restrito aos pacientes que não apresentaram resposta satisfatória, segue abaixo os medicamentos mais utilizados atualmente.

A *sibutramina* atua inibindo a recaptação de serotonina e noradrenalina, influenciando o controle da ingestão calórica através do aumento da saciedade. O efeito final se traduz na redução do peso em excesso por meio de mecanismo específico de estímulo do centro da saciedade.[10] Este tipo de medicamento pode ser utilizado em pacientes que apresentam outras comorbidades da síndrome de resistência insulínica como o diabetes tipo 2 e a hipertensão arterial. A redução de peso obtida se reflete no final em melhoria dos níveis glicêmicos nos pacientes com diabetes tipo 2 e nos níveis pressóricos nos hipertensos, porém deve-se ter monitoramento constante. Contra-indicação em: crianças, adolescentes, idosos com mais de 65 anos, na gravidez e lactação, em mulheres em idade reprodutiva que não façam uso de métodos contraceptivos, em pacientes com doenças cardíacas ou coronarianas, em uso de agentes de ação central para redução de peso. Entre os efeitos colaterais transitórios destacam-se: secura na boca, dor de cabeça, obstipação intestinal, palpitações e náuseas.[10]

Outro medicamento antiobesidade é o *orlistat*. Esse tipo de medicamento tem ação bastante singular, não sendo absorvido pelo organismo. Atua na inibição da lipase, enzima responsável pela quebra da gordura, impedindo a sua absorção no intestino delgado. Cerca de 30% da gordura ingerida é eliminada na forma de esteatorréia, por isso o paciente deve estar muito bem orientado sobre a alimentação hipogordurosa. Resultados significativos de perda progressiva têm sido descritos. Entre os efeitos colaterais relatam-se distúrbios funcionais do trato gastrintestinal.[10]

CIRURGIA BARIÁTRICA

A cirurgia bariátrica é indicada para pacientes com obesidade mórbida que não conseguem manter uma perda de peso sustentável, é última opção de tratamento.[11,23]

O paciente deve ser orientado a realizar acompanhamento pré e pós-cirurgia com toda a equipe multidisciplinar (cirurgião, cardiologista, endócrino, psicólogo, nutricionista). A freqüência destes atendimentos vai depender do tipo de cirurgia, profissionais envolvidos; normalmente a indicação são consultas mensais até dezoito meses, depois inicia-se distanciamento de acordo com a evolução individual.[11,23]

As indicações para este tratamento são adultos e idosos com IMC maior que $40kg/m^2$ ou portadores de comorbidade com IMC maior que $35kg/m^2$ que tenham sua doença agravada com a obesidade. A seleção de pacientes requer um tempo mínimo de cinco anos de evolução da obesidade, história de falha no tratamento convencional realizado por profissionais qualificados, ausência de psicopatologias graves, capacidade de entendimento das implicações cirúrgicas. A cirurgia está normalmente contra-indicada em pacientes com: pneumopatias graves, insuficiência renal, lesão acentuada do miocárdio, cirrose hepática, distúrbios psiquiátricos graves ou dependência de álcool ou drogas.[11,23]

A indicação de cirurgia bariátrica para crianças e adolescentes ainda é muito controversa. Entre os critérios de indicação da cirurgia estão: meninas com idade mínima de 13 anos e meninos com idade mínima de 15 anos, e os critérios de IMC variam de acordo com a Associação Americana de Cirurgia Bariátrica (IMC maior que $45kg/m^2$ ou IMC maior que $40kg/m^2$ com comorbidade) e Associação Pediátrica Americana (IMC maior que $50kg/m^2$ ou IMC maior que $40kg/m^2$ com comorbidade).

O objetivo da cirurgia bariátrica é promover a perda de peso, melhora da comorbidades e melhor qualidade de vida.[11,20,23] Porém, para se chegar a tal decisão deve ser realizado um trabalho psicológico prévio para avaliar a condição psíquica do paciente e prepará-lo para as modificações da sua rotina alimentar e hábitos de vida. Também podem ocorrer déficits nutricionais, que devem ser monitorados.[11,23]

Tipos de intervenção

Os tipos de intervenção variam de acordo com o grau de obesidade e perfil do paciente e técnica utilizada pela equipe cirúrgica.

As técnicas também podem ser via laparotomia ou via laparoscopia. A perda de peso é quase a mesma, no entanto, a laparoscopia apresenta menos complicações pós-operatórias, menor período de hospitalização e retorno mais rápido as atividades habituais.[10]

Os tipos de cirurgias mais realizados são as técnicas restritivas, disabsortivas e mistas. As técnicas restritivas (Figura 10.2) são aquelas que restringem o tamanho do estômago; nas técnicas disabsortivas é retirada uma parte do intestino delgado e nas técnicas mistas (Figura 10.3) há uma combinação das duas técnicas anteriores.[11,23]

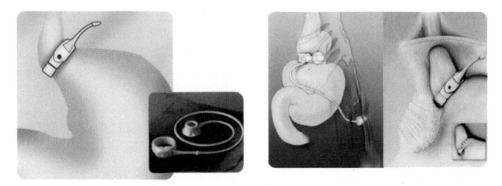

Figura 10.2 – Técnicas restritivas (www.institutogarrido.com.br).

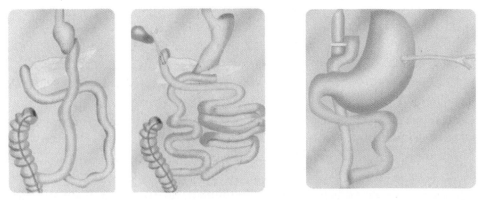

Figura 10.3 – Técnicas mistas (www.institutogarrido.com.br).

Entre as diversas técnicas há uma opção menos agressiva de insulflamento de um balão de silicone no estômago contendo soro fisiológico e azul de metileno (corante) via endoscopia (Figura 10.4). Este balão intragástrico é uma alternativa que deve ser usada em conjunto com o tratamento convencional. A indicação de sua permanência é de seis meses, durante este período o paciente deve ter modificado seus hábitos alimentares para manter a perda de peso adquirida pós-retirada do balão.[11,23]

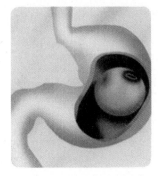

Figura 10.4 – Balão intragástrico (www.institutogarrido.com.br),

Evolução nutricional

O acompanhamento nutricional deve ser permanente desde o período antes da cirurgia e periodicamente no período pós-operatório.[11,23]

A avaliação nutricional pré-cirurgia tem como objetivo: verificar dados antropométricos, orientar sobre as modificações alimentares pós-cirurgia, verificar possíveis carências preexistentes, iniciar processo de educação nutricional.[11,20,23]

A orientação nutricional no período pós-cirúrgico basea-se no acompanhamento da antropometria, exames laboratoriais e exames físicos; evolução da dieta; reduzir riscos de desnutrição e efeitos colaterais da cirurgia; educação nutricional.[11,20,23]

A evolução da alimentação no pós-gastroplastia vai depender da técnica utilizada. As fases da alimentação são: líquida (água, água de coco, isotônicos, gelatina *diet*, caldos); cremosa (sopas, leite e derivados); pastosa (purês de legumes, carnes processadas); geral (consistência normal).[11,20,23] A composição exata da dieta vai depender da técnica cirúrgica e da equipe multidisciplinar.

Nas técnicas mistas ou restritivas o paciente terá um reservatório gástrico menor (cerca de 30ml) devendo estar sempre atento a carências nutricionais como: deficiências de ferro, zinco, cálcio, proteínas, tiamina, entre outros.[11,20,23]

Ainda não existe um consenso sobre as recomendações nutricionais para esta população, deve-se tentar atingir, pelo menos, as recomendações da RDA.

Devido à dificuldade de se alcançar as recomendações, há uma necessidade muito grande de suplementação, principalmente de vitaminas, minerais, pré e probióticos. A suplementação deve ser individualizada.[11,23] Os suplementos podem ser em cápsulas ou efervecentes, industrializados ou manipulados.[11,20,23]

Devido à restrição gástrica, há uma dificuldade de absorção de sacarose, levando à *síndrome de dumping,* ou "síndrome de esvaziamento rápido", gerando um conjunto de sintomas que podem ocorrer simultaneamente ou isoladamente como: náuseas, vômitos, diarréia, rubor, sudorese e dor abdominal. Com o passar do tempo percebe-se que muitos pacientes toleram o açúcar, mas limitam sua ingestão, o que favorece a perda de peso.[11,20,23]

As causas alimentares de insucesso após cirurgia bariátrica estão relacionadas com a inclusão precoce de açúcares simples, gorduras e bebidas alcoólicas.[11,20,23]

A mulher que deseja engravidar pós-gastroplastia deve esperar pelo menos dois anos, e mesmo assim deve ser bem monitorada.[11,23]

Depois de todas estas etapas o paciente deve ter consciência que dependendo do grau de obesidade que se encontrava haverá necessidade de se realizar cirurgia plástica reparadora.[11,23]

CONSIDERAÇÕES FINAIS

O sucesso das intervenções independente do nível de assistência ao paciente está estritamente relacionado com a modificação comportamental, na qual devem ser priorizadas uma dieta saudável, atividade física regular, modificação do comportamento alimentar, modificando assim o estilo de vida pela adoção de hábitos mais saudáveis, auxiliando na redução dos fatores de risco e manutenção do peso perdido. O profissional nutricionista que pretende trabalhar com cirurgia bariátrica deve conhecer todas as técnicas cirúrgicas para melhor orientar seus pacientes.

REFERÊNCIAS BIBLIOGRÁFICAS

1. I Consenso Latino Americano de Obesidade. Associação Brasileira de Estudos sobre Obesidade. Acessado na página da internet: www.abeso.org.br.
2. Santos RD, Timerman S, Spósito AC. Excesso de peso no Brasil – o fator de risco do novo milênio. In: Diretrizes para cardiologistas sobre excesso de peso e doença cardiovascular dos departamentos de aterosclerose, cardiologia clínica e FUNCOR da Sociedade Brasileira de Cardiologia. Arq Bras Cardol. 2002; 78(1).
3. Mancini MC. Noções fundamentais – diagnóstico e classificação da obesidade. In: Garrido Jr AB, Ferraz EL, Marchesini JB, Szegö T. Cirurgia da obesidade. São Paulo: Atheneu; 2003. 1-3.
4. Mancini MC. Obstáculos diagnósticos e desafios terapêuticos no paciente obeso. Arq Bras Endocrinol Metab 2001; 45 (6): 584-608.
5. Halpern A, Matos AFG, Suplicy HL, Mancini MC, Zanella MT. Obesidade. São Paulo: Lemos; 1998.
6. Bronstein MD. Exercício físico e obesidade. Rev Soc Cardiol Estado de São Paulo. 1996; 6(1):11-6.
7. Pereira LO, Francischi RP, Lancha Jr AH. Obesidade: hábitos nutricionais, sedentarismo e resistência à insulina. Arq Bras Endocrinol Metab 2003; 47(2): 111-127.
8. Poirier P, Després JP. Obesity and cardiovascular disease. Med Sci 2003; 19(10):943-9. 22.
9. Hayashi T, Boyko EJ, Leonetti DL, et al. Visceral adiposity and the risk of impaired glucose tolerance: a prospective study among Japanese Americans. Diabetes Care 2003; 26(3):650-5.
10. Borges DR, Rothschild HA, Prado FC, Ramos JA, Valle JR. Atualização terapêutica 2005: Manual prático de diagnóstico e tratamento. In: Chacra AR, Zanella MT. Endocrinologia: Obesidade. 22 ed. São Paulo: Artes Médicas; 2005: 462-465.
11. Silva RS, Kawahara NT. Cuidados pré e pós-operatórios na cirurgia da obesidade. Porto Alegre: AGE; 2005.
12. Francischi RPP, Pereira LO, Freitas CS, Klopfer M, Santos RC, Vieira P, Lancha Jr AH. Obesidade: atualização sobre sua etiologia, morbidade e tratamento. Rev Nutr Campinas. 2000; 13(1):17-28.
13. Fujimoto WY. The growing prevalence of non-insulin-dependent diabetes in migran Asian populations and its implication for Asia. Diabetes Res Clin Pract. 1992; 15:167-84.
14. Tracy RP. Is visceral adiposity the "enemy within"? Arterioscler Thromb Vasc Biol 2001; 21(6):881-3.
15. Lerario DDG, Gimeno SG, Franco LJ, Iunes M, Ferreira SRG, Grupo de Estudo de Diabetes na Comunidade Nipo-Brasileira. Excesso de peso e gordura abdominal para a síndrome metabólica em nipo-brasileiros. Rev Saúde Pública 2002; 36(1):4-11.
16. Anderson GH. Control of Food Intake. In: Shils ME, Olson JA, Shike M, Ross AC. Modern Nutrition in Health and Desease. Philadelphia: Lea & Febiger, 1998: 631-44.
17. Almeida SS, Nascimento PCBD, Quaiotib TCB. Quantidade e qualidade de produtos alimentícios anunciados na televisão brasileira. Rev Saúde Pública 2002; 36(3):353-5.
18. Halpern A. Fisiopatalogia da obesidade. In: Garrido Jr AB, Ferraz EL, Marchesini JB, Szegö T. Cirurgia da obesidade. São Paulo: Atheneu; 2003. 9-10.
19. Nielsen SJ, Popkin BM. Patterns and trends in food portion sizes, 1977-1998. JAMA 2003; 289(4):450-3.

20. Zilbertein B, Carreiro DM. Mitos & Realidades sobre Obesidade e Cirurgia Bariátrica. São Paulo: Referência; 2004.

21. Claudino AM, Zanella MT. Guia de transtornos alimentares e obesidade. São Paulo: Manole; 2005. (Série guias de Medicina Ambulatorial e Hospitalar).

22. Kathleen ML, Escott-Stump S, Laquatra I, Jarcik J, Spear B, Rees JM. Controle de peso e distúrbios alimentares. In: Kathleen ML, Escott-Stump S. Krause: alimentos, nutrição & dietoterapia. 9 ed. São Paulo: Rocca; 1988. p 465-490.

23. Garrido Jr AB, Ferraz EM, Barroso FL, Marchesini JB, Szego T. Cirurgia da Obesidade. São Paulo: Atheneu; 2003.

24. Gill TP. Key issues in the prevention of obesity. British Medical Billetin. London. V. 53, n.2, p.359-388, 1997.

25. Cavalcanti EFA, Benseñor IM. Orientação nutricional: perda de peso e saúde cardiovascular. São Paulo: Sarvier; 2005.

26. Alvarez T, Gonsales SCR, Cukier C, Magnoni D. Nutrição no sistema cardiovascular. In: Cukier C, Magnoni D, Alvarez T. Nutrição baseada na fisiologia dos órgãos e sistemas. São Paulo: Sarvier; 2005. 47-57.

27. Cervatto AM, Mazzilli RN, Martins IS, Marucci MF. Dieta habitual e fatores de risco para doenças cardiovasculares. Rev Saúde Pública 1997; 31(3):227-35.

28. Negrão CE, Trombetta IC, Tinucci T, Forjaz CLM. O papel do sedentarismo na obesidade. Rev Bras Hipertens 2000; 7(2):149-155.

29. Surgeon General Executive Committee. Physical activity and heath: a report of the Surgeon General Executive Summary. US Department of Heath and Human services, Centers for Disease Control and Prevention 2002; 9-14.

30. Lopes LG. Consumo alimentar de pacientes com sobrepeso e ou obesidade submetidos à intervenção nutricional e sua opinião sobre o tratamento. São Paulo, 2004. [Dissertação de Mestrado – Faculdade de Saúde Pública/Universidade São Paulo].

31. Jung R. Obesity as a disease. British Medical Bulletin. London, v 53, n 2,p 307-321, 1997.

11.

SÍNDROME METABÓLICA

Cristiane Kovacs
Aliny Stefanuto
Gisele Vinci D'Alfonso
Fernanda Cassullo Amparo
Oswaldo Passarelli Júnior
Eduardo Pimenta

CLÍNICA

Oswaldo Passarelli Júnior
Eduardo Pimenta

A humanidade vive um processo de transição epidemiológica, estando mais avançada nos países desenvolvidos e menos avançada nos países em desenvolvimento. Esta transição caracterizada pelo processo de urbanização é composta por mudanças no estilo de vida, aumento da expectativa de vida e aumento dos fatores de risco que levam a alterações metabólicas importantes.

O assustador aumento da prevalência de diabetes melito (DM), hipertensão arterial, obesidade e dislipidemia provoca elevação da incidência das doenças cardiovasculares e graves conseqüências no sistema público de saúde, especialmente nos países em desenvolvimento. A expectativa para as próximas décadas de crescimento da população dos países em desenvolvimento e de uma diminuição da população dos países desenvolvidos direciona para graves problemas financeiros e sociais das populações mais carentes.

A associação da hipertensão arterial sistêmica com outras alterações metabólicas foi descrita, inicialmente, na década de 20 do século passado[1], porém Reaven[2], em 1988, sugeriu que um conjunto de anormalidades metabólicas e hemodinâmicas presentes em um mesmo indivíduo pudessem ter como causa básica a resistência à insulina. Essa resistência estaria caracterizada por níveis normais ou até mesmo elevados de insulina com ação prejudicada. Inicialmente este conjunto de anormalidades foi chamado de síndrome X. Posteriormente, vários outros nomes foram atribuídos a este conjunto que hoje denomina-se *síndrome metabólica* (SM).

A SM representa um novo marco na história das doenças cardiovasculares, pois a presença de qualquer dos seus componentes indica obrigatoriamente a pesquisa dos demais. Os diferentes fatores de risco, ao se associarem, multiplicam o risco, elevando a mortalidade geral em 1,5 vez e a cardiovascular em até 2,5 vezes[3-7]. Torna-se necessária uma atitude agressiva, não só para detectá-los, como também para atingirmos as metas que proporcionam uma redução da morbimortalidade.

EPIDEMIOLOGIA E DIAGNÓSTICO

Não existe, até o momento, uma definição mundialmente aceita para o diagnóstico de SM. A falta de uniformização provoca discordância desde a sua prevalência até as implicações clínicas e prognósticas. Estima-se que a prevalência seja de 12,4% a 28,5% entre os homens e de 10,7% a 40,5% entre as mulheres[6-9].

As quatro propostas existentes apresentam pontos divergentes importantes e valorizam diferentes aspectos da SM. Apesar de conhecida há muitas décadas, o diagnóstico da SM só foi estabelecido recentemente por quatro entidades. Seu diagnóstico é simples e depende de dados do exame físico e de exames laboratoriais.

As quatro entidades que estabeleceram critérios diagnósticos são:

1. Organização Mundial da Saúde (OMS)[10] (Quadro 11.1).
2. Programa Nacional de Educação do Colesterol (NCEP-ATP III)[11] (Quadro 11.2).
3. Associação Americana de Endocrinologistas Clínicos (AACE)[12] (Quadro 11.3).
4. Federação Internacional de Diabete (IDF)[13] (Quadro 11.4).

Quadro 11.1 – OMS – Diagnóstico de SM: DM tipo 2 ou tolerância à glicose diminuída e mais dois outros critérios citados abaixo. Diante de pacientes com tolerância à glicose normal torna-se necessária a presença de três critérios.

Componente	Níveis
Hipertensão	Terapia anti-hipertensiva vigente e/ou PA $\geq$ 140/90mmHg
Triglicérides	$\geq$ 150mg/dL
HDL	< 35mg/dL (homem) < 40mg/dL (mulher)
Obesidade	IMC > 30kg/m^2 ou relação cintura-quadril > 0,85 (mulher) e > 0,90 (homem)
Outros	Microalbuminúria

Quadro 11.2 – NCEP-ATP III – Diagnóstico de SM: qualquer associação de pelo menos três dos critérios abaixo.

Componente	Níveis
Hipertensão	Terapia anti-hipertensiva vigente e/ou PA $\geq$ 130/85mmHg
Triglicérides	$\geq$ 150mg/dL
HDL	< 40mg/dL (homem) < 50mg/dL (mulher)
Obesidade (circunferência abdominal)	> 88cm (mulher) > 102cm (homem)
Glicemia	$\geq$ 110mg/dL

Quadro 11.3 – AACE – Não existem critérios definidos para o diagnóstico de SM, ficando a julgamento clínico.

Componente	Níveis
Obesidade/sobrepeso	IMC > 25kg/m^2
Triglicérides	$\geq$ 150mg/dL
HDL	< 40mg/dL (homem) < 50mg/dL (mulher)
Hipertensão	$\geq$ 130/85mmHg
Glicemia pós-prandial	> 140mg/dL
Glicemia de jejum	Entre 110 e 125mg/dL
Outros	História familiar de diabetes tipo 2 Hipertensão ou doença cardiovascular Síndrome do ovário policístico Sedentarismo Idoso Grupos étnicos de alto risco para diabetes tipo 2 ou doença cardiovascular

Quadro 11.4 – IDF – Diagnóstico de SM: obesidade central mais dois dos demais componentes abaixo.

Componente	Níveis
Obesidade central (circunferência abdominal)	$\geq$ 80cm (mulher) e $\geq$ 94cm (homem) p/europeus $\geq$ 80cm (mulher) e $\geq$ 90cm (homem) p/sul-asiáticos ou sul-americanos
Triglicérides	> 150mg/dL
HDL	< 40mg/dL (homem) < 50mg/dL (mulher)
Hipertensão	> 130/85mmHg
Glicemia de jejum	$\geq$ 100mg/dL ou presença de DM tipo 2

Estudos realizados comparando os critérios utilizados pelo WHO e NCEP-ATP III concluíram que ambas as classificações identificam os mesmos pacientes, com uma discordância entre elas ao redor de 15 a 20% conforme a população estudada[14].

A proposta da OMS enfatiza a importância das alterações glicêmicas e/ou da resistência à insulina, porém na prática clínica a resistência insulínica é de difícil caracterização. Por outro lado a proposta do NCEP-ATP III não exige obrigatoriamente que haja alterações glicêmicas para o seu diagnóstico. Sabemos que a presença da SM é um excelente preditor do DM tipo 2, porém a sensibilidade e a especificidade de predizer o aparecimento de DM na proposta de cada entidade ainda é motivo de especulação. Um estudo realizado com os índios PIMA mostrou-se favorável aos critérios da OMS em relação aos do NCEP-ATP III para o surgimento de novos casos de DM[15].

O AACE, embora cite uma série de variáveis que se associem à SM, não estabelece critérios diagnósticos alegando que uma definição precisa não é necessária nem possível, devendo o médico estar atento às várias expressões clínicas da síndrome e a sua variabilidade.

A mais recente classificação e recomendada atualmente foi realizada pela IDF e foi a primeira a estabelecer a obesidade abdominal como condição básica e necessária para o diagnóstico de SM. Da mesma forma advertiu que as variações étnicas devem ser valorizadas e estabeleceu diferentes medidas para os europeus, sul-asiáticos, chineses e japoneses. Devido à falta de dados para a América do Sul, a IDF sugere que utilizemos os valores dos sul-asiáticos, porém constatamos na prática clínica que as medidas dos brasileiros são mais próximas das estabelecidas para os norte-americanos[13].

Das quatro entidades que estabeleceram critérios diagnósticos para SM, os mais utilizados são os da NCEP-ATP III, que também são referência para VII Joint[16] e para a I Diretriz Brasileira de Diagnóstico e Tratamento da Síndrome Metabólica[17] recentemente publicada.

Tanto a AACE como a WHO preconizam a utilização do teste de tolerância à glicose oral (TTGO) em pacientes com glicemia normal, porém a divergência em termos de diagnóstico seria de apenas 5% e elevaria demais os custos, além dos inconvenientes na prática clínica. O estudo de Framinghan não demonstrou que o TTGO aumentasse o valor preditivo para a doença cardiovascular, sendo importante apenas para o desenvolvimento do DM tipo 2.

A dislipidemia aterogênica é caracterizada por uma diminuição dos níveis de HDL-colesterol e aumento dos níveis de triglicérides e LDL-colesterol, formando uma tríade aterogênica que caracterizam a SM. O LDL-colesterol aumentado não faz parte de nenhum dos critérios diagnósticos apresentados, apesar da sua importância já bem estabelecida. Contudo, freqüentemente encontram-se níveis normais de LDL-colesterol com aumento da presença de partículas menores e mais densas, que conferem um potencial aterosclerótico maior.

Os critérios diagnósticos para a obesidade estão presentes nas quatro classificações, porém a maioria valoriza a obesidade central ou abdominal. Esta obesidade caracteriza-se por aumento da circunferência abdominal e é a que mais se relaciona com a obesidade visceral[18]. A circunferência abdominal deve ser medida no meio da distância entre a crista ilíaca e o rebordo costal inferior no final da expiração.

A microalbuminúria é um critério diagnóstico utilizado pela WHO, pois a sua presença está associada a risco cardiovascular aumentado. Contudo a sua dosagem é preconizada de rotina em pacientes diabéticos e não em pacientes hipertensos não diabéticos[16], limitando a sua aplicabilidade como componente diagnóstico.

Um nível pressórico mais elevado é utilizado pelo WHO em relação ao NCEP ATP III, porém a partir do VII Joint[16] ficou bem estabelecido que níveis pressóricos acima de 115/75mmHg conferem aumento do risco cardiovascular e chamou-se de pré-hipertensão os valores entre 120-140mmHg na pressão sistólica e 80-90mmHg na pressão diastólica. Futuramente valores menores poderão ser utilizados no diagnóstico de SM.

Embora faça parte da SM um quadro pró-inflamatório e pró-trombótico, a dosagem de marcadores sangüíneos não faz parte dos critérios diagnósticos, limitando, atualmente, a sua utilização na prática clínica. Entre os marcadores inflamatórios o mais promissor é o da proteína C reativa (PCR) de alta sensibilidade.

RESISTÊNCIA À INSULINA

A secreção de insulina é controlada pelo nível plasmático de glicose que estimula as células beta pancreáticas a produzirem e secretarem maior quantidade desse hormônio. Quando a liberação de uma quantidade normal de insulina não é capaz de manter os níveis normais da glicose plasmática, ocorre um aumento da secreção da insulina até a glicose plasmática retornar aos valores normais. A este estado dá-se o nome de resistência insulínica, em que níveis elevados de insulina são necessários para manter-se a homeostase glicêmica. A sensibilidade dos receptores da insulina variam em indivíduos normais em aproximadamente 10 vezes, sendo que quanto maior a sensibilidade, menor a quantidade de insulina necessária para se manter o nível normal de glicemia plasmática.

A insulina exerce uma série de funções fisiológicas no organismo que se relacionam com muitas ações metabólicas. A insulina promove uma reabsorção do sódio pelo rim, se associa a um aumento da atividade do sistema nervoso simpático, está envolvida com ações intracelulares relacionadas ao crescimento e proliferação celular, entre outras. A insulina também exerce ações ao nível endotelial que podem influenciar a pressão arterial, como a dilatação das arteríolas. Desta maneira um aumento da resistência à insulina levando a um quadro de hiperinsulinemia pode se associar à hipertensão arterial. Estima-se que 30 a 50% dos pacientes hipertensos sejam portadores da resistência insulínica aumentada e estes indivíduos apresentam risco cardiovascular elevado.

Outros fatores podem estar envolvidos na resistência à insulina. Uma parte deles são dependentes de um componente genético e a outra parte são desencadeados pelo estilo de vida. Na figura 11.1 podemos encontrar as principais causas e conseqüências da resistência à insulina.

SÍNDROME METABÓLICA

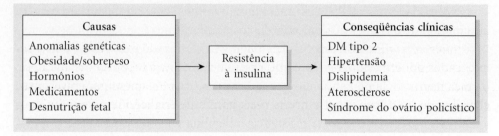

Figura 11.1 – Principais causas e conseqüências da resistência insulínica.

O padrão-ouro para o diagnóstico da resistência à insulina é o "clamp" euglicêmico hiperinsulinêmico, técnica de investigação complexa, demorada e de difícil realização na prática clínica, limitando a sua utilização como exame diagnóstico. Embora também não utilizado na prática clínica, o método mais utilizado em estudos clínicos é o índice de resistência de HOMA (HOMA-IR) calculado a partir da dosagem em jejum da glicemia e da insulina de acordo com a seguinte fórmula:

$$\text{Índice de HOMA} = \frac{\text{Insulina plasmática em jejum } (\mu U/mL) \times \text{glicose plasmática de jejum } (mmol/L)}{22,5}$$

HOMA-IR
Indivíduos normais = 2,1 a 2,7
Tolerância diminuída a glicose = 4,3 a 5,2
DM tipo 2 = 8,3 a 9,5

A SM e a resistência à insulina não são sinônimos, embora ambas se correlacionem ao risco cardiovascular aumentado e com o aumento da incidência do DM. A importância da sua detecção precoce é a oportunidade da prevenção primária de eventos cardiovasculares.

Os critérios diagnósticos da SM utilizados pelo NCEP-ATP III se apresentam com excelente especificidade para detecção da resistência à insulina, porém com baixa sensibilidade. A presença de um número maior de critérios diagnósticos para SM aumenta a especificidade, porém com prejuízo da sensibilidade[19]. A tabela 11.1 nos mostra a sensibilidade e a especificidade, conforme o número de variáveis envolvidas, para a detecção da resistência à insulina, utilizando os critérios diagnósticos do NCEP-ATP III.

Tabela 11.1 – Sensibilidade e especificidade para detecção de resistência à insulina de acordo com número de critérios diagnósticos presentes para SM de acordo com o NCEP-ATP III.

Número de fatores anormais	Sensibilidade %	Especificidade %
≥ 1	84	16
≥ 2	64	76
≥ 3	20	92
≥ 4	4	98

Existem pacientes que não preenchem os critérios diagnósticos de SM, porém apresentam resistência à insulina aumentada e risco aumentado de doenças cardiovasculares e/ou desenvolvimento de DM tipo 2. Alguns destes casos podem ser explicados por etnias diferentes, como os pacientes da raça negra e os asiáticos. Os da raça negra possuem maior resistência à insulina, porém apresentam níveis mais elevados de HDL-colesterol e níveis mais baixos de triglicérides. Os indivíduos asiáticos costumam apresentar resistência à insulina sem obesidade. Estas populações apresentam maior dificuldade em diagnosticar SM.

PROTEÍNA C REATIVA DE ALTA SENSIBILIDADE

A *American Heart Association* realizou em 2002 uma convenção para avaliar o papel atual dos marcadores inflamatórios para as doenças cardiovasculares[20], sendo que a PCR de alta sensibilidade foi um dos marcadores analisados e cujos valores foram padronizados para se definir o risco cardiovascular. Embora considerada um marcador de risco e não um fator de risco, a sua alteração pode ajudar na estratificação dos pacientes que tenham um risco cardiovascular adicional intermediário, identificando uma população que pode se beneficiar de uma prevenção primária.

Não existem ainda recomendações para a sua utilização de rotina na prática clínica, pois faltam estudos epidemiológicos consistentes que demonstrem acréscimo ao valor preditivo dos tradicionais fatores de risco. A PCR pode estar elevada em pessoas com evidência de infecção aguda, processos inflamatórios sistêmicos ou traumatismos, porém com níveis mais altos do que aqueles encontrados em pacientes com risco cardiovascular aumentado. Quando encontrarmos valores de PCR de alta sensibilidade maior que 10 mg/L devemos repetir a sua dosagem após 15 dias para confirmação, além da verificação de doenças associadas que possam interferir. Os valores que foram padronizados e que se associam ao risco cardiovascular encontram-se na tabela 11.2.

Tabela 11.2 – Valores de PCR associados a risco cardiovascular.

Risco cardiovascular	Nível de PCR de alta sensibilidade
Baixo	< 1mg/L
Médio	Entre 1 e 3mg/L
Alto	> 3mg/L

AVALIAÇÃO CLÍNICA E LABORATORIAL

O conceito de SM nos trouxe a conscientização de realizar uma abordagem global nos pacientes portadores de qualquer uma das suas variáveis, no sentido de diagnosticar os fatores de risco presentes e, desta maneira, estratificar o risco cardiovascular global. O quadro 11.5 nos mostra a classificação atual dos fatores de risco[11].

Quadro 11.5 – Fatores de risco e classificação atual.

Fatores maiores	Fatores menores	Fatores emergentes
Idade avançada	Obesidade	Hipertrigliceridemia
Tabagismo	Sedentarismo	LDL pequena e densa Resistência à insulina Acantose *nigricans* Ovários policísticos
Hipertensão arterial	Dieta aterogênica	Intolerância à glicose
LDL-colesterol alto		
HDL-colesterol baixo		
História familiar de coronariopatia precoce		

A avaliação clínica dos pacientes portadores da SM envolve dados da anamnese, do exame físico e de exames complementares, dirigidos à detecção das variáveis que a compõem. Os procedimentos que devemos realizar e que fazem parte da prática clínica são:

- verificação do IMC e da circunferência abdominal;
- aferição correta da pressão arterial;
- dosagem da glicemia de jejum;
- dosagem dos triglicérides;
- dosagem do HDL e LDL-colesterol.

A dosagem do LDL-colesterol faz parte da prática clínica e deve sempre ser realizada, embora não esteja aumentada com freqüência na SM. Níveis aumentados aumentam o risco cardiovascular e podem modificar a estratificação de risco.

O TTGO deve ser realizado apenas nos pacientes que apresentam alteração da glicemia de jejum ou com forte antecedente familiar para DM. Os pacientes que têm diabetes diagnosticado pelo TTGO apresentarão alteração da glicemia de jejum em curto espaço de tempo e não existe, até o momento, nenhuma comprovação de prejuízo clínico ao paciente neste período de não diagnóstico.

TRATAMENTO

Em todos os pacientes portadores de SM devemos verificar se existe sobrepeso/obesidade e, caso exista, estes indivíduos devem ser orientados e estimulados a fazer uso de uma dieta hipocalórica com uma redução média de 500 a 1.000 calorias por dia em relação a sua ingestão calórica prévia. Deve-se promover uma perda de 7 a 10% do seu peso em um período de 6 a 12 meses. Dietas extremas para proporcionar perda de peso rápida não apresentam adesão ao longo do tempo, sendo um desafio a manutenção da perda de peso.

Os melhores resultados são obtidos quando se associa à dieta uma programação regular de atividade física[21], pois o exercício auxilia na manutenção da perda de peso. A prática regular de atividade física deve fazer parte do tratamento independente do peso do paciente devido à forte associação entre sedentarismo e SM. As diretrizes de atividade física recomendam exercícios físicos aeróbicos diários, por períodos de 30 minutos e que podem ser divididos em até três períodos de 10 minutos. A atividade física regular melhora a sensibilidade à insulina e conjuntamente com um programa de redução de peso ajuda na prevenção primária de DM tipo 2.

A presença de dislipidemia aterogênica e hipertensão arterial na SM indica a necessidade de se promover uma modificação na dieta, recomendando alimentos com baixo teor de gorduras saturadas, redução da ingestão de sódio, redução de carboidratos simples e complexos e aumento da ingestão de frutas, vegetais, cereais e alimentos ricos em potássio.

Embora a mudança do estilo de vida seja fundamental nos pacientes portadores da síndrome, freqüentemente se faz necessária a administração de fármacos, para que as metas ideais de suas variáveis sejam atingidas.

O NCEP-ATP III estabeleceu que o LDL-colesterol é o objetivo primário na abordagem da dislipidemia aterogênica. Dispomos hoje de várias opções farmacológicas, sendo que as estatinas podem ser utilizadas por serem eficazes em se atingir as metas do LDL-colesterol, bem como as do colesterol não-HDL. Os fibratos também são eficazes na redução da dislipidemia aterogênica, embora a utilização combinada com estatinas aumente o risco de miopatia. O uso do ácido nicotínico é especialmente eficaz no aumento dos níveis do HDL-colesterol, principalmente quando os níveis de triglicérides encontram-se elevados, porém doses elevadas podem aumentar o nível plasmático da glicose.

Até o momento não existem medicamentos anti-hipertensivos que apresentem indicações específicas para o tratamento da hipertensão arterial em pacientes com SM. Os diuréticos e os betabloqueadores, em doses elevadas, podem piorar a resistência à insulina, a dislipidemia aterogênica e aumentar a incidência de novos casos de DM. Contudo, estas duas classes de fármacos mostraram-se cardioprotetoras em estudos randomizados e têm a sua eficácia comprovada na redução de eventos cardiovasculares. Freqüentemente devemos associar diferentes classes de fármacos para atingirmos as metas pressóricas, sendo os diuréticos, em doses baixas, a classe de fármacos que tem o melhor custo-efetividade na associação. Os antagonistas dos canais de cálcio, os inibidores da enzima conversora e os bloqueadores dos receptores da angiotensina II apresentam um perfil metabólico mais favorável e estão associados, em alguns estudos clínicos, com uma diminuição do aparecimento de novos casos de DM tipo 2.

A meta pressórica que apresenta a maior proteção cardiovascular também não está bem estabelecida, embora seja recomendável atingirmos valores pressóricos inferiores a 130/85mmHg, que são os valores referendados pelo NCEP-ATP III como uma das variáveis dos critérios diagnósticos.

Existe um grande interesse com a possibilidade de se utilizar fármacos que reduzam a resistência à insulina, pois poderíamos reduzir a incidência do diabetes tipo 2 e proporcionar melhor controle dos demais componentes, reduzindo de forma efetiva o risco cardiovascular. O estudo *Diabetes Prevention Program* (DPP) mostrou que a metformina pode prevenir ou adiar o desenvolvimento do DM.

Contudo, ainda faltam grandes estudos clínicos que nos forneçam evidências científicas de fármacos que realmente exerçam este efeito benéfico para que possamos recomendar a sua utilização de rotina na população portadora de SM.

A glicemia de jejum deve ser mantida, preferencialmente, abaixo de 100mg/dL e nos pacientes com DM diagnosticado deve-se ter como meta a hemoglobina glicada (HbA1c) abaixo de 7% com um estilo de vida adequado. Fica a critério clínico do médico a utilização ou não de fármacos para este objetivo.

A *American Heart Association* recomenda o uso de aspirina em pacientes que apresentem risco cardiovascular superior a 10% em 10 anos. Os pacientes com SM apresentam um risco cardiovascular em 10 anos entre 10 e 20% e se forem portadores de DM ou hipertensão arterial estágio 3 atingem um risco maior que 20% em 10 anos.

Níveis de proteína C reativa de alta sensibilidade maior que 3mg/L em portadores de risco intermediário identificam uma população com alto risco cardiovascular. A aplicabilidade clínica desta medida é intensificarmos a mudança do estilo de vida, introduzirmos aspirina e estabelecermos metas mais baixas a serem atingidas do LDL-colesterol. Ainda é motivo de controversa se devemos utilizar estatinas de rotina nos portadores da síndrome com a finalidade de reduzirmos o nível sérico da proteína C de alta sensibilidade.

CONSIDERAÇÕES FINAIS

A predisposição genética associada ao envelhecimento da população e ao estilo de vida inadequado podem desencadear o aparecimento das variáveis que, quando associadas, permitem estabelecer o diagnóstico de SM. Isto se traduz em um aumento da morbimortalidade cardiovascular e elevação do ônus com a saúde.

Para revertermos esta situação devemos estar conscientes da importância da mudança do estilo de vida, sendo que a redução de peso associada a uma programação de atividade física regular torna-se a pedra angular do tratamento da SM. As metas estabelecidas devem ser alcançadas, com o uso ou não de medicamentos, sendo que o acompanhamento com uma equipe multiprofissional aumenta as chances de sucesso e melhora a aderência ao tratamento a longo prazo.

REFERÊNCIAS BIBLIOGRÁFICAS

1. Lopes HF. Hipertensão arterial e síndrome metabólica: além da associação. Rev Soc Cardiol Estado de São Paulo 2003; 13:64-71.
2. Reaven GM. Metabolic syndrome. Pathophysiology and implications for management of cardiovascular disease. Circulation 2002; 106:286-8.
3. Lakka HM, Laaksonen DE, Lakka TA et al. The metabolic syndrome and total and cardiovascular disease mortality in middle-aged men. JAMA 2002; 288:2709-16.
4. Haffner S, Taegtmeyer H. Epidemic obesity and the metabolic syndrome. Circulation 2003; 108:1541-45.

5. Girman CJ, Rhodes T, Mercuri M et al. for the 4S Group and AFCAPS/TexCAPS Research Group. The metabolic syndrome and risk of major coronary events in the Scandinavian Simvastatin Survival Study (4S) and the Air Force/Texas Coronary Atherosclerosis Prevention Study (AFCAPS/TexCAPS). Am J Cardiol 2004; 93:136-41.

6. Ford ES, Giles WH. A comparison of the prevalence of the metabolic syndrome using two proposed definitions. Diabetes Care 2002; 26:575-81.

7. Gang H, Qiao Q, Tuomilehto J, Balkau B, Borch-Johnsen K Pyorala K for the DECODE Study Group. Prevalence of the metabolic syndrome and its relation to all cause and cardiovascular mortality in no diabetic European men and women. Arch Intern Med 2004; 164:2066-76.

8. Aguilar-Salinas CA, Rojas R, Gómez-Perez FJ et al. High prevalence of metabolic syndrome in Mexico. Arch Med Res 2004; 35:76-81.

9. Oh J-Y, Hong YS, Sung Y-A, Connor-Barret E. Prevalence and factor analysis of metabolic syndrome in an urban Korean population. Diabetes Care 2004; 27:2027-32.

10. Albertikg, Zimmet PZ. Definition, diagnosis and classification of diabetes mellitus and its complications. Part 1: diagnosis and classification of diabetes mellitus: provisional report of a WHO consultation. Diabet Med 1998; 15:539-53.

11. Expert Panel on Detection, Evaluation and Treatment of High Blood Cholesterol in Adults. Executive summary of the Third Report of the National Cholesterol Education Program (NCEP). Expert Panel on Detection, Evaluation and Treatment of High Cholesterol. JAMA 2001; 285:2486-97.

12. Einhorn D, Reaven GM, Cobin RH et al. American College of Endocrinology position statement on the insulin resistance syndrome. Endocr Pract 2003; 9:2337-52.

13. The IDF consensus worldwide definition of the metabolic syndrome. No site *www.idf.org*

14. Alexandercm. The coming age of the metabolic syndrome. Diabetes Care 2003; 26:3180-1.

15. Ford ES, Giles WH, Dietz WH. Prevalence of the metabolic syndrome among US adults. Findings from the Third National Health and Nutrition Survey JAMA 2002; 287:356-9.

16. Chobanian AV, Bakris GL, Black HR et al. National High Blood Pressure Education Program Cordinating Committee. The Seventh Report of the Joint National Committee on Prevention, Detection, Evaluation and Treatment of High Blood Pressure. Hypertension 2003; 42:1206-52.

17. I Diretriz Brasileira de Diagnóstico e Tratamento da Síndrome Metabólica. Arq Bras Cardiol 2005; 84(suppl. I):1-28.

18. Wilson PF, Grundy SM. The metabolic syndrome. Practical guide to origins and treatment: Part 1. Circulation 2003; 108:1422-5.

19. Lyao Y, Kwon S, Shaughnessy S, et al. Critical evaluation of Adult Treatment Panel III criteria in identifying insulin resistance with dyslipemia. Diabetes Care 2004; 27:978-83.

20. Person TA, Mensah GA, Alexander RW et al. Markers of inflammation and cardiovascular disease. Application to clinical and public health practice. A statement for healthcare professionals from the Center for Disease Control and Prevention and the American Heart Association. Circulation 2003; 107:499-511.

21. Grundy SM, Hansen B, Smith SC et al. Clinical management of metabolic syndrome: report of the American Heart Association/National Heart, Lung, and Blood Institute/ American Diabetes Association Conference on Scientific Issues Related to Management. Circulation 2004; 109:551-6.

Nutrição

Cristiane Kovacs
Aliny Stefanuto
Gisele Vinci D'Alfonso
Fernanda Cassullo Amparo

A abordagem nutricional na síndrome metabólica como parte do tratamento não farmacológico visa principalmente à estabilidade das doenças relacionadas, sendo um de seus principais focos de atenção a obesidade e, com o seu tratamento, a estabilização dos fatores de risco cardiovasculares como hipertensão, dislipidemia, resistência a insulina e diabetes.

Segundo *International Diabetes Federation* (IDF) a obesidade central é o fator principal para a síndrome, e à ela se somam mais dois fatores para concluir o diagnóstico (Quadro 11.6).

Quadro 11.6 – Componentes para o diagnóstico da síndrome metabólica segundo *International Diabetes Federation* (IDF).

> • Glicemia de jejum: ≥ 100mg/dL
> • Obesidade central: circunferência da cintura para homens > 94cm e para mulheres > 80cm
> • HDL-c: homens < 40mg/dL e mulheres < 50mg/dL
> • Triglicérides: ≥ 150mg/dL
> • Pressão arterial: ≥ 135mmHg ou ≥ 85mmHg

A junção destes diversos fatores proporciona uma alta incidência de doença arterial coronariana (DAC), merecendo maior destaque e atenção pela equipe, através de um trabalho interdisciplinar obtendo assim uma melhora na evolução clínica e na qualidade de vida do paciente.

OBJETIVOS DO TRATAMENTO NUTRICIONAL

• Sendo a obesidade fator desencadeador e/ou agravante da síndrome metabólica e seus outros fatores de risco (hipertensão arterial, dislipidemia, resistência insulínica ou diabetes), seu tratamento é primordial à terapia nutricional. A obesidade está relacionada com uma alta ingestão calórica e diminuição do gasto energético principalmente por inatividade física.[7] A redução de peso é primordial ao tratamento, e a manutenção a longo prazo deve ser encorajada, sendo que 5% do peso inicial pode traduzir em diminuição do risco cardiovascular. A conduta nutricional é fundamentada na melhora da abordagem clínica, psicossocial e emocional do paciente.

- A pressão arterial sistólica e diastólica deve ser mantida em níveis inferiores 130mmHg/85mmHg respectivamente, prevenindo o aparecimento de doenças vasculares, acidente vascular cerebral (AVC), insuficiência cardíaca congestiva (ICC), aneurisma de aorta, doença renal. A presença de nefropatia com proteinúria importante implica redução da pressão arterial para valores abaixo de 120mmHg/75mmHg. Para os pacientes portadores de doença cardiovascular estabelecida e com idade superior a 50 anos, recomenda-se atingir essa meta em tempo inferior a 6 meses. Uma simples redução de 2mmHg na pressão arterial sistólica pode traduzir em diminuição de até 10% do risco de doença cardiovascular (DCV).
- A simples resistência à insulina ou o diabetes é considerado potente fator de risco para DAC, evidências sugerem que o processo de aterosclerose se inicia em até 12 anos antes ao diagnóstico do diabetes e as placas também são mais instáveis nesta população. O tratamento deve objetivar a regularização da glicemia imediata e a longo prazo.
- A dislipidemia na síndrome metabólica é composta por HDL-c *(high density lipoprotein)* baixo, hipertrigliceridemia e lipoproteínas extremamente aterogênicas a LDL-c *(low density lipoprotein)* pequenas e densas. As metas terapêuticas devem ser restritas estratificando este paciente como alto risco.

AVALIAÇÃO NUTRICIONAL

1. Histórico: verificar idade, sexo, tabagismo, antecedentes médicos e familiares, etilismo (o uso excessivo de etanol é responsável pelo aumento da resistência à insulina e por inibição da lipólise, levando a alterações do metabolismo glicídico e lipídico), prática de atividade física, terapia medicamentosa.
2. Exames bioquímicos: hemograma completo, colesterol total e frações, triglicérides, glicose, hemoglobina glicosilada (HbA1c), ácido úrico, sódio e potássio.
3. Anamnese alimentar: recordatório habitual, freqüência de alimentos (observando a qualidade e quantidade dos alimentos consumidos), o equilíbrio dos nutrientes, horários de fome e sentimentos quanto ao alimento.
4. Antropometria: estabelecer as necessidades do indivíduo a partir da avaliação da composição corporal, incluindo a determinação do índice de massa corpórea (IMC), circunferência abdominal (medida no ponto médio entre o último arco costal e a crista ilíaca).

PLANO ALIMENTAR DIRECIONADO

A terapia nutricional deve ser composta por dieta individualizada, objetivando uma redução de peso corporal inicial de 5% a 10%. Caso o paciente seja obeso, a dieta deve ser hipocalórica (500kcal a 1.000kcal do gasto energético total – GET – diário ou da anamnese alimentar, visando promover perdas ponderais de 500 gramas a 1kg por semana).

Como metas terapêuticas os exames laboratoriais devem apresentar os valores determinados na tabela 11.3.

Tabela 11.3 – Avaliação dos resultados bioquímicos.

Exames	Resultados
Glicemia – jejum	< 100mg/dL
Hemoglobina glicosilada	< limite superior do método
Colesterol total	< 200mg/dL
HDL-c	> 45mg/dL
LDL-c	< 70mg/dL
Triglicerídeos	< 150mg/dL
Pressão arterial	< 120/80mmHg

Um plano alimentar adequado deve suprir as necessidades de todos os nutrientes, sendo balanceado e adequado às doenças.

- Carboidratos: 50% a 60% do valor calórico total (VCT), priorizando o uso de cereais integrais, vegetais e frutas.
- Proteínas: 15% do VCT ou 0,8 a 1,0g/kg peso atual/dia.
- Gorduras: 25 a 35% do VCT sendo < 7% de saturada, até 10% de poliinsaturada, até 20% de monoinsaturada, < 1% do VCT de gorduras *trans* e 200mg de colesterol.
- Fibras alimentares: 20 a 30g/dia, sendo 6g/dia de solúveis.

As fibras solúveis promovem efeitos fisiológicos na luz intestinal, participam também contribuindo com a redução da carga glicêmica e do colesterol sérico. Suas principais fontes são: farelo de aveia, maçã, verduras como talos e folhas, cevada, sementes, leguminosas.

As fibras insolúveis (celulose, lignina, hemicelulose) auxiliam na redução da ingestão calórica e aumento da saciedade, facilitam o peristaltismo, evitando a obstipação. As principais fontes são: trigo, grãos, hortaliças, arroz, pães e massas integrais, aspargo.

ORIENTAÇÕES PRÁTICAS COMPLEMENTARES

- Manter um intervalo médio de 3 a 4 horas entre as refeições, não pular as refeições principais (desjejum, almoço e jantar); realizar fracionamento das refeições, mastigar bem os alimentos; evitar excesso de líquidos nas refeições.
- Manter um controle nas alimentações feitas fora de casa, como festas, casamentos, viagens. Solicitar apoio familiar se necessário.

- Preferir alimentos como: cereais integrais, leites e derivados desnatados, frutas, hortaliças, carnes magras.
- O cloreto de sódio deve ser limitado a 6g/dia (2.400mg de sódio), diminuindo também o consumo de frios, embutidos, salgadinhos em geral, temperos, molhos e sopas industrializados. Os adoçantes com ciclamato de sódio e sacarina devem ser utilizados com moderação por influenciarem os níveis pressóricos.

REFERÊNCIAS BIBLIOGRÁFICAS

1. Timar O, Sestier F, Levy E. Metabolic sindromes: a review. Canadial Journal of Cardiology, v 16, supl 6, p 779-789, 2000.
2. American Diabetes Associations Position Statement. Diagnosis and Classification of Diabetes Mellitus. Diabetes Care, v 27, supl 1, 2004.
3. I Diretriz Brasileira de Diagnóstico e Tratamento da Síndrome Metabólica. Sociedade Brasileira de Cardiologia, v 84, supl 1, 2005.
4. Pimentel IC, Costa RP, Cukier C, Magnoni CD. Síndrome metabólica: Aspectos nutricionais e perspectivas para intervenção nutricional em pacientes portadores ou população de risco. Revista Support, 2005.
5. Carvalho KMB. Obesidade. In: Cuppari L. Guias de medicina ambulatorial e hospitalar – Nutrição. Manole, p 131-150, 2002.
6. Lopes FH. Síndrome metabólica: aspectos históricos, prevalência e mortalidade e morbidade. Revista da SOCESP, v 4, p 539-543, 2004.
7. Ciolac EG, Guimarães GV. Exercício físico e síndrome metabólica. Revista Bras Méd Esporte, v 10, n 4, p 319-324, 2004.
8. Lopes FH. Hipertensão arterial e síndrome metabólica: além da associação. Revista da SOCESP, v 1, n 1, p 64-77, 2003.
9. Rodrigues CSC, Reis NT. Síndrome metabólica. In: Farret JF (ed). Nutrição e doenças cardiovasculares: prevenção primária e secundária. Atheneu, cap 9, p 135-148, 2005.
10. Colombo CMF, et al. Síndrome metabólica como fator de risco para a insuficiência cardíaca. Revista da SOCESP, v 14, p 616-629, 2004.
11. Pozzan R, et al. Hipertensão arterial e síndrome metabólica. Revista da SOCERJ, p 210-225, 2002.
12. Bertolami MC. Alterações do metabolismo lipídico no paciente com síndrome metabólica. Revista da SOCESP, v 14, p 551-556, 2004.
13. Vacanti JL, et al. Síndrome metabólica secundária. Revista da SOCESP, v 4, p 636-645, 2004.
14. Beers MH, et al. Manual Merck diagnóstico e tratamento. Roca, 2000.
15. Garcia EM. Atendimento sistematizado em nutrição. Atheneu, 2004.
16. Medina WL, et al. Síndrome metabolica. In: Magnoni CD, Cukier C. Perguntas e Respostas em Nutrição Clínica. Roca, 2 ed, 2004.
17. Word Health Organization. Obesity-preventing and managing the global epidemic. Geneve, WHO, 1997.
18. Oliveira CL, et al. Obesidade e síndrome metabólica na infância e adolescência. Revista PUC-Campinas, 2003.
19. Aballo NMP. Relação cintura-quadril e fatores de dieta em adultos. Revista da Saúde Pública, v 36, supl 2, p 198-204, 2002.
20. Matos A F G. Gordura abdominal visceral: a vilã. Revista Brasileira de Nutrição Clínica, v 15, p 282-289, 2000.

21. Marquez LR. A Fibra terapêutica. 2 ed. Laboratório Madaus, 2004.

22. Curi R, Pompeia C, Miyasaka CK, Procopio J. Entendendo a gordura: Os ácidos graxos. Manole, 2002.

23. III Diretrizes Brasileiras sobre Dislipidemias e Diretriz de Prevenção da Aterosclerose da Sociedade Brasileira de Cardiologia. Arq Bras Cardiol, v 77, supl 3, 2001.

24. NCEP Executive Summary of the Third Report of the National Cholesterol Education Program (NCEP) Expert Panel on Detection, Evaluation and Treatment of High Blood Cholesterol in Adults (Adult Treatment Panel III). JAMA 285 (19):2486-2497, 2001.

25. Rique ABR, Soares EA, Meirelles CM. Nutrição e exercício na prevenção e controle de doenças cardiovasculares. Revista Bras Méd Esporte, v 8, n 6, p 244-254, 2002.

26. Sichieri R, et al. Recomendações de alimentação e nutrição saudável para a população brasileira. Arq Bras Endocrinol Metab, v 44, n 3, p 227-232, 2000.

27. Ávila VLA. Tratamento não-farmacológico da síndrome metabólica: abordagem do nutricionista. Revista da SOCESP, v 14, p 652-658, 2004.

28. Cavalcanti EFA, Benseñor IM. Orientação nutricional: Perda de peso e saúde cardiovasculares. Orientação nutricionais práticas para a perda de peso e diminuição do risco cardiovascular. Sarvier, cap 4, p 42, 2005.

29. Zecching HG. Mecanismos moleculares de resistência à insulina na síndrome metabólica. Revista da SOCESP, v 14, p 508-520, 2004.

30. Borges VC, et al. Minerais. In: Waitzberg DL. Nutrição oral, enteral e parenteral na nutrição clínica. Atheneu, p 117-150, 3 ed, 2004.

12.

CARDIOGERIATRIA

Cristiane Kovacs
Aliny Stefanuto
Patrícia Amante de Oliveira
Daniel Magnoni

CLÍNICA

Patrícia Amante de Oliveira
Daniel Magnoni

A maioria dos países enfrenta, hoje, um aumento da expectativa de vida e, em países em desenvolvimento como o Brasil, o envelhecimento apresenta-se como um grande desafio de saúde pública. No final do século XX eram estimados 590 milhões de indivíduos nessa faixa etária e foi projetado para 2025 um bilhão e duzentos milhões, atingindo dois bilhões em 2050[1]. No Brasil, no início do século XX, a expectativa de vida era de 33 anos e sete meses, atingindo 43 anos e dois meses no início da década de 1950 e chegou a 68 anos e cinco meses em 2000. O último censo revelou 14,5 milhões de idosos no Brasil em 2000 com projeção para 2020 de 30,9 milhões. Hoje, a expectativa de vida do brasileiro atinge 72,9 anos para a mulher e 65,1 para o homem, além do aumento do número de pessoas com 80 anos ou mais[2]. Estes dados demonstram o êxito da saúde pública em sua atuação curativa e preventiva na redução da mortalidade por doenças transmissíveis, mas por outro lado representa um aumento da prevalência de doenças crônicas como neoplasias e doenças cardiovasculares (DCV)[3].

De acordo com os dados do SIM (Sistema de Informações sobre Mortalidade) do Ministério da Saúde relativos a 2000, o número de mortes envolvendo todas as causas, no Brasil, atingiu 946.392 pessoas, sendo 521.882 (55,14%) com 60 anos ou mais. Desse total, para todas as idades, 27,53% foram em decorrência de DCV e, entre os idosos, esse percentual mudou para 36,88%. Analisando de outro modo, do total de mortes por DCV na população, 192.493 ocorreram entre idosos, constituindo 73,87% do total de mortalidade por DCV. Assim, as DCV continuam sendo a maior causa de morte, porém ocorre mais tarde no ciclo da vida[3]. Em termos de morbidade as DCV estão em segundo lugar, estando atrás apenas das doenças osteoarticulares[2,4]. Os números demonstram a importância do processo da aterosclerose no idoso, o que torna imperativo sua prevenção e detecção. Envelhecimento, hipertensão arterial (HA), dislipidemia, fumo, sedentarismo e obesidade são os fatores de risco causadores da disfunção endotelial e, conseqüentemente, das alterações vasculares com associação entre esses fatores de risco e aterosclerose[5-7].

ENVELHECIMENTO DO SISTEMA CARDIOVASCULAR

A idade é o maior fator de risco cardiovascular, isto devido à maior prevalência de outros fatores de risco (dislipidemias, diabetes, sedentarismo) e sua maior gravidade de acordo com o avançar da idade. Além disso, com o envelhecimento, existe um maior tempo de exposição a estes fatores. Outra explicação é a de que ocorrem alterações anatômicas e funcionais com o envelhecimento que modificam o funcionamento do organismo facilitando a fisiopatologia das doenças. Assim, conhecendo estas alterações podemos estabelecer estratégias que as previnam, reduzam ou retardem, impedindo que atuem sinergicamente com as doenças cardiovasculares[8].

Alterações arteriais do envelhecimento

As principais alterações são:

- aumento da rigidez arterial;
- diminuição da luz dos vasos;
- aumento da espessura da parede (principalmente da íntima);
- aumento da pressão sistólica e da pressão de pulso;
- aumento da velociade da onda de pulso;
- disfunção endotelial.

O efeito final é o aumento da pós-carga. O espessamento da íntima, a rigidez arterial e a disfunção endotelial em idosos sadios, associados com o aumento da pressão arterial sistólica e a pressão de pulso, precedem a doença e são fatores de alto risco para o desenvolvimento de aterosclerose, hipertensão arterial e acidente vascular cerebral[9].

Alterações cardíacas do envelhecimento

As alterações estruturais do coração são:

- aumento da espessura e massa do ventrículo esquerdo (VE);
- aumento do átrio esquerdo;
- diminuição do número dos miócitos (necrose e apoptose);

- aumento do volume dos miócitos;
- alteração das propriedades do colágeno.

A função diastólica do VE no idoso está alterada devido a diminuição progressiva do enchimento diastólico inicial desde os 20 anos, com redução de 50% após os 80 anos. O aumento da espessura da parede e da fibrose do miocárdio não só compromete o relaxamento do VE como diminui a distensibilidade do VE, o que resulta na alteração de seu enchimento. Estas alterações podem levar ao desenvolvimento de insuficiência cardíaca sintomática com a presença de várias doenças como a HA e a doença coronariana.

A função sistólica do idoso apresenta a impossibilidade em aumentar a fração de ejeção com o exercício, o que altera o volume diastólico final e o volume sistólico final, com o débito cardíaco preservado.

O número e a afinidade dos β-receptores diminuem com a idade, o que altera a modulação simpática do sistema cardiovascular (aumento da freqüência cardíaca, da contratilidade do miocárdio e redistribuição do fluxo sangüíneo), sendo a diminuição da resposta vasodilatadora a responsável pelo aumento do débito cardíado durante o exercício.

O idoso tem seu desempenho diminuído no exercício pela diminuição do consumo máximo de oxigênio, mas também pela diminuição da massa musculoesquelética, fadiga muscular e aumento da sensação de dificuldade respiratória. A diminuição da resposta β-adrenérgica e o aumento da rigidez da aorta são as diferenças hemodinâmicas no exercício do idoso[9-12].

Reserva cardíaca

Algumas alterações fisiológicas e anatômicas comprometem o coração, apesar de não resultarem em doença:

- aumento da espessura do VE;
- alterações no padrão de enchimento ventricular;
- comprometimento da fração de ejeção durante o exercício;
- alterações do ritmo cardíaco.

O envelhecimento do sistema cardiovascular traz implicações clínicas como aumento da pressão arterial sistólica e diminuição da pressão arterial diastólica; aumento da prevalência da fibrilação atrial; aumento da prevalência da insuficiência cardíaca (principalmente a diastólica); aumento da prevalência de bradiarritmias; aumento do risco de síncope e quedas; aumento da prevalência de doenças ateroscleróticas (disfunção endotelial); diminuição da reserva do miocárdio; e pior prognóstico de doenças cardiovasculares associadas[9,13].

FATORES DE RISCO PARA DCV EM IDOSOS

A aterosclerose era tida, até bem pouco tempo, como um processo conseqüente do envelhecimento, mas após a inclusão de idosos nos estudos clínicos percebeu-se que os fatores de risco devem ser controlados nesta faixa etária para uma maior redução do risco absoluto de morbidade e mortalidade[14]. A decisão em controlar os fatores de risco em idosos deve ser avaliada individualmente levando-se em consideração a expectativa de vida do paciente e as seqüelas que podem acometer sua qualidade de vida e independência.

Dislipidemia

O envelhecimento causa modificações no metabolismo lipídico que se destacam no perfil laboratorial como:

- diminuição da absorção intestinal de colesterol;
- aumento do LDL-colesterol;
- diminuição de ácidos biliares;
- síntese diminuída de esteróis fecais;
- *turn over* retardado de colesterol;
- síntese diminuída de colesterol.

Além disso, em geral, os valores de HDL-colesterol tendem a ser diminuídos nos idosos de ambos os sexos e a trigliceridemia varia de acordo com o estilo de vida (alimentação, etilismo, atividade física), com as variações de peso corpóreo e de comorbidade (diabetes melito)[15].

As principais evidências relacionadas à dislipidemia estão nos últimos estudos citados a seguir.

Scandinavian Simvastatin Survival Study (estudo 4-S)[16]
O estudo avaliou 4.444 coronariopatas com 1.021 idosos acima de 65 anos e 212 a 310mg/dL com tempo de seguimento de 5,4 anos e demonstrou redução de 34% na mortalidade, 37% em revascularização miocárdica e de 26% em sobrevida livre de eventos com o uso de sinvastatina.

Cholesterol and Recurrent Events (estudo CARE)[17]
1.283 idosos de 65 a 75 anos pós-infarto e com níveis de colesterol total pouco aumentados foram seguidos por 5 anos. O uso de pravastatina provocou redução do risco relativo de 32% de eventos maiores (morte coronária, infarto do miocárdio não-fatal, angioplastia ou cirurgia), redução de 42% de morte coronária e redução de 40% de acidente vascular cerebral (AVC). Importante dizer que as reduções de eventos foram maiores nos idosos do que em adultos jovens.

Long term Intervention with Pravastatin in Ischaemic Disease (LIPID) study group[18]
Incluiu 9.014 pacientes com 2.168 acima de 65 anos e 1.346 dos 70 a 75 anos com infarto agudo do miocárdio ou hospitalizados por angina instável e níveis de colesterol total entre 155 e 271mg/dL, com tempo de seguimento de 6,1 anos. A mortalidade por DAC e infarto não-fatal foi reduzida em 28% em pacientes de 65 a 69 anos e de 15% nos de 70 a 75 anos com o uso da pravastatina.

Prospective Study of Pravastatin in the Elderly at Risk (PROSPER)[19]

Direcionado a idosos, incluiu 5.804 pacientes entre 70 e 82 anos com doença vascular (coronária, cerebral, periférica) ou com fatores de risco para doença vascular (HA, tabagismo, diabetes); com colesterol total entre 155 e 350mg/dL e triglicérides < 500mg/dL. O seguimento de 3 a 5 anos incluiu o uso de pravastatina e foi observada redução de 15% no desfecho composto de mortalidade coronária, IAM ou AVC; e de 24% na mortalidade coronária. Além disso, os pacientes com baixo HDL-c apresentaram os maiores benefícios.

Heart Protection Study (HPS)[20]

Avaliados 20.536 pacientes de 40 a 80 anos, sendo 5.806 idosos ($\geq$ 70 anos) com um ou mais das condições: doença coronariana (IAM, angina estável ou instável, revascularização miocárdica, ou angioplastia), doença oclusiva de artérias não-coronárias (AVC, insuficiência vascular periférica, claudicação intermitente, endarterectomia de carótida), diabete melito, HA tratada. Tempo de seguimento de 5 anos, observou-se que houve redução da mortalidade em 18%, de incidência de primeiro infarto em 38%, de IAM não-fatal ou morte coronária em 27% e AVC em 25% com o uso de sinvastatina em pacientes com LDL-c $\geq$ 116mg/dL.

Cardiovascular Health Study (CHS)[21]

Iniciado com 5.201 idosos de raça branca e depois incluídos 687 idosos de raça negra totalizando 5.888 idosos saudáveis com idade $\geq$ 65 anos; selecionados 2.914 idosos com idade média de 72,5 anos sem DCV no início do estudo para avaliar o uso do hipolipemiante na prevenção primária. No grupo-estatina houve redução de 56% na incidência de DCV e de 44% na mortalidade por todas as causas. Concluiu-se que a prevenção primária com estatina deve ser feita nos idosos de alto risco como diabetes, múltiplos fatores de risco ou doença subclínica.

Após os resultados dos estudos HPS, PROSPER, ALLHAT-LLT, ASCOT-LLA e do PROVE-IT, o Programa Nacional de Educação do Colesterol III (NCEP III) atualizou as diretrizes para manuseio do colesterol em pacientes de alto risco: introduziu um nível mais agressivo de LDL-c < 70mg/dL em pacientes de risco muito alto (um ou mais fatores de risco de difícil correção ou que não consegue ser eliminado; presença de múltiplos fatores de risco da síndrome metabólica, particularmente quando os triglicérides forem > 200mg/dL e/ou o HDL-c < 40mg/dL; síndromes coronárias agudas) e meta de 100mg/dL para os de alto risco e confirmou o benefício da redução dos níveis de LDL-c com estatinas em idosos de 65 a 80 anos com DCV estabelecida[22].

Diabetes melito (DM)

O DM vem aumentando sua prevalência no mundo inteiro tomando proporções epidêmicas, principalmente o do tipo 2 com 90% dos casos[23]. Existem evidências científicas que comprovam o risco aumentado de complicações cardiovasculares e morte em indivíduos diabéticos, devido às lesões macro e microvasculares causando danos a vários órgãos, entre eles, coração e grandes vasos periféricos. Isto sugere a necessidade de tratar diabéticos com fatores de risco de forma agressiva como na prevenção secundária de pacientes com DCV estabelecida.

Study to Prevent Non Insulin Dependent Diabetes Mellitus (STOP-NIDDM)[24]
O tratamento com acarbose após seguimento médio de 4 anos demonstrou a redução do desenvolvimento de hipertensão arterial e de evento cardiovascular em 34% e 49%, respectivamente.

Hipertensão arterial (HA)

Existe grande ligação entre níveis elevados de pressão arterial e mortalidade por DCV ou AVC. Os estudos realizados com idosos estão citados abaixo.

European Working Party on High Blood Pressure in the Elderly (EWPHE)[25]
Estudo que incluiu pacientes acima de 60 anos randomizados para o tratamento de HA demonstrou redução da mortalidade cardiovascular em 27%.

Swedish Trial in Old Patients (STOP)[26]
Pacientes acima de 70 anos sob tratamento ativo com β-bloqueador tiveram significativa redução da mortalidade, e da morbidade e mortalidade por AVC.

Systolic Hypertension in Elderly Programme (SHEP)[27]
Ensaio clínico que demonstrou benefícios no tratamento da hipertensão sistólica isolada. Com tempo de seguimento de 4,5 anos, a incidência de AVC foi significativamente reduzida (37%), bem como a de infarto do miocárdio (IAM) não-fatal (33%).

Obesidade

Considerada um fator de risco independente, a obesidade em idosos ainda é pouco estudada. Por ser uma população com várias comorbidades, a obesidade se torna um problema ainda maior no idoso por estar associada a doenças de alto risco cardiovascular. O IMC (índice de massa corpórea), muito utilizado em adultos, em se tratando de idosos não é o melhor parâmetro, uma vez que a composição corporal se modifica e há diferenças na água corporal e nas massas gorda e magra. Um método bastante utilizado é a circunferência de cintura, devido à grande relação de obesidade central com as doenças cardiovasculares. Além destes, há também a bioimpedância, medidas de drobas cutâneas e DEXA (*dual energy x-ray adsorptiometry*)[28]. O tratamento, também pouco estudado em idosos, baseia-se principalmente em mudança de estilo de vida (alimentação e atividade física); medicamentos e cirurgia bariátrica não apresentam dados suficientes. Sabe-se que perdas de 5 a 10% são suficientes para determinar melhora clínica das outras comorbidades associadas e melhora da qualidade de vida, podendo ser o parâmetro para o tratamento desta faixa etária[29].

DOENÇAS CARDIOVASCULARES

Hipertensão arterial sistêmica

É um dos mais importantes fatores de risco cardiovasculares pela sua alta prevalência. Com o envelhecimento sua prevalência aumenta e a maioria apresenta elevação isolada ou predominante da pressão arterial sistólica (PAS)[30]. O tratamento anti-hipertensivo em idosos traz redução do risco de eventos e da incidência de declínio cognitivo ao prevenir a demência vascular. A pressão de pulso (PAS elevada sem aumento da pressão arterial diastólica – PAD) é um fator de risco cardiovascular independente e deve ser tratada rigorosamente nesta faixa etária por ser muito prevalente. A decisão de tratamento deve basear-se na estratificação do risco cardiovascular individual e nos níveis de pressão arterial (Quadro 12.1).

Quadro 12.1 – Decisão terapêutica baseada na estratificação do risco e nos níveis de pressão arterial.

Pressão arterial (mmHg)	Grupo A	Grupo B	Grupo C
Normal limítrofe (130-139/85-89)	Modificações do estilo de vida	Modificações do estilo de vida	Modificações do estilo de vida*
Hipertensão leve (estágio 1) (140-159/90-99)	Modificações do estilo de vida (até 12 meses)	Modificações do estilo de vida** (até 6 meses)	Terapia medicamentosa
Hipertensão moderada e grave (estágios 2 e 3) ($\geq$160/>100)	Terapia medicamentosa	Terapia medicamentosa	Terapia medicamentosa

* Tratamento medicamentoso se tiver insuficiência cardíaca, insuficiência renal ou diabetes melito.
** Pacientes com múltiplos fatores de risco podem ser considerados para o tratamento medicamentoso inicial.

Sendo os grupos: A – sem lesão em órgãos-alvo e sem fatores de risco cardiovascular;
B – sem lesão em órgãos-alvo, mas com fatores de risco cardiovascular exceto o diabetes melito;
C – com lesão em órgãos-alvo, mas sem fatores de risco cardiovascular clinicamente manifesta e/ou diabetes melito.

O tratamento não-medicamentoso baseia-se em mudanças do estilo de vida como redução de peso, redução na ingestão de sódio, aumento da ingestão de potássio, redução do consumo de bebidas alcoólicas e a prática de exercício. O tratamento medicamentoso é individualizado e hoje existe uma grande variedade de agentes a serem utilizados (diuréticos, β-bloqueadores, antagonistas dos canais de cálcio, inibidores da enzima de conversão da angiotensina – IECA – I e II)[31].

Hipercolesterolemia e hipertrigliceridemia

A hipercolesterolemia está associada a uma redução do óxido nítrico, o que leva a alteração endotelial. Além disso, deve-se investigar causas primárias de dislipidemia como hipotireoidismo, diabetes, insuficiência renal crônica, síndrome nefrótica, obesidade, alcoolismo e icterícia obstrutiva.

Já a hipertrigliceridemia tem vários mecanismos relacionados ao risco aterosclerótico: efeito direto das lipoprotéinas ricas em triglicérides, influência sobre as lipoproteínas de baixa densidade, influência sobre o metabolismo das lipoproteínas de alta densidade, atuações em mecanismos trombogênicos como hipercoagulabilidade, alteração da fribrinólise e hiperagregabilidade plaquetária. Além disso, o uso crônico de diuréticos, β-bloqueadores, corticosteróides e anabolizantes pode elevar os níveis de triglicérides e/ou diminuir os níveis de HDL-c[32].

Como já foi dito antes, a dislipidemia está associada a um maior risco cardiovascular em idosos, seja com altos níveis de LDL-c, de triglicerídeos ou ambos, e baixos níveis de HDL-c. Não há definição de idade limítrofe para dosagem de lípides em idosos e devemos levar em consideração cada caso individualmente[33].

Doença coronária

A incidência e a gravidade do infarto do miocárdio (IAM) aumentam com o envelhecimento e a maior parte, 60%, ocorre em indivíduos acima de 65 anos e 30% em indivíduos com 75 anos ou mais, 80% das mortes relacionadas ao infarto ocorrem em pacientes com 65 anos ou mais e 60% nos com mais de 75 anos[34]. O controle dos fatores de risco, mais uma vez, é essencial para reduzir a morbimortalidade de pacientes idosos. Segundo a notificação científica da *American Heart Association* de 2002 (Prevenção de Doença Coronária no Idoso) sugere-se o controle do tabagismo, hipertensão arterial, dislipidemia, taxas altas de glicose, obesidade, preocupações psicológicas e sedentarismo. Uma alimentação saudável para o coração, segundo os estudos, é a dieta mediterrânea, que demonstrou redução de 50% da mortalidade por qualquer causa e por doenças cardiovasculares[35].

Doença valvar

Estenose aórtica – é a valvopatia mais freqüente entre idosos e sua maior causa é degenerativa, seguida por causa pós-inflamatória e bicúspide. Muitos pacientes desenvolvem sintomas como dispnéia, angina e síncope, e necessitam de cirurgia[36].

Insuficiência aórtica – pode ser aguda ou crônica e as principais causas são endocardite infecciosa com ruptura-folheto, prótese biológica com ruptura, eventualmente aneurismas e dissecção aórtica com desabamento de válvula aórtica, para a crônica e a degeneração valvar e a dissecção aórtica são as etiologias mais importantes. O tratamento é cirúrgico quando há regurgitação grave.

Estenose mitral – sua incidência vem aumentando entre idosos devido à modificação de sua história natural, pois há maior propensão de calcificação e fibrose promovendo maior fusão do aparelho subvalvar. A própria longevidade aumentada permite que lesões discretas evoluam até estenose mitral significativa.

Insuficiência mitral (IM) – as principais causas para IM aguda são ruptura estrutural das lacínias por endocardite, ruptura das cordas, prolapso da válvula mitral, idiopática, ruptura de prótese biológica mitral, isquêmica e/ou ruptura de músculo papilar. A IM crônica pode ter como causa: doença reumática, doenças degenerativas, prolapso da valva mitral, síndrome de Marfan, osteogeneses *imperfecta* congênita, cardiomiopatia hipertrófica, insuficiência coronária, calcificação do anel[37].

Insuficiência cardíaca

Na população em geral, os indivíduos idosos correspondem a 80% dos pacientes afetados e apresentam como peculiaridades desta faixa etária a proporção de mulheres, hipertensão arterial como etiologia mais comum, manifestações clínicas, comorbidades associadas, modificações nas propriedades farmacológicas dos medicamentos e maior proporção de insuficiência cardíaca com função sistólica preservada. A fisiopatologia se deve às alterações cardiovasculares associadas ao envelhecimento, às freqüentes comorbidades e ao estilo de vida sedentário. O perfil fisiopatológico da insuficiência cardíaca nos idosos é:

↑ resistência vascular sistêmica;

↑ norepinefrina plasmática;

↑ uréia e creatinina séricas;

↓ taxa de filtração glomerular;

↑ peptídeo natriurético B plasmático;

↑ endotelina plasmática;

↓ renina plasmática;

↔ aldosterona plasmática.

A insuficiência cardíaca diastólica representa uma resposta adaptativa ao progressivo aumento da pós-carga, e o padrão anormal de relaxamento diastólico acontece em razão de anormalidades no fluxo intracelular de cálcio e por processos isquêmicos. Assim, 50% de pacientes acima de 70 anos apresentam insuficiência cardíaca diastólica.

O tratamento visa aliviar sintomas, melhorar a capacidade funcional e a qualidade de vida, reduzir o número de hospitalizações e aumentar a sobrevida. Diuréticos, digitálicos, IECA, espironolactona, β-bloqueadores são medicamentos que visam aliviar sintomas, diminuir a mortalidade e reduzir as hospitalizações[38].

Arritmias cardíacas

O envelhecimento causa mudanças fisiológicas no miocárdio e no tecido de condução que resultam de processos patológicos ou se assemelham às causadas por doenças e por isso nem sempre significam presença de doença cardíaca. Existem, basicamente, dois tipos de arritmias: as síndromes bradicárdicas e as taquicárdicas.

Síndromes bradicárdicas – as modificações provocadas pelo envelhecimento do nó sinusal são responsáveis por 52% dos implantes de marca-passo em idosos.

Podem ser:
- bradicardia sinusal persistente;
- pausas sinusais;
- síndrome da braditaquicardia.

A hipersensibilidade do seio carotídeo aparece por modificações funcionais do nó sinusal e pode ser de três tipos: cardioinibitória, vasodepressora e forma mista.

Os bloqueios átrio e intraventriculares têm a prevalência aumentada com a idade, sendo alta a freqüencia de bloqueio atrioventricular de 1º grau.

Síndromes taquicárdicas – os eventos mais comuns são taquicardia atrial, fibrilação atrial e *flutter* atrial. A fibrilação atrial pode ter como causas hipertireoidismo, doença pulmonar, alcoolismo, valvopatias, doença hipertensiva, doença coronária, cardiomiopatia, doença pericárdica, distúrbios metabólicos.

Já entre as arritmias ventriculares as mais freqüentes são as extra-sístoles e a única com prognóstico pior é a taquicardia ventricular não-sustentada[39,40].

Aneurisma de aorta

É definido como dilatação localizada e permanente de uma artéria, com aumento do diâmetro de pelo menos 50% em relação ao diâmetro considerado normal. É uma doença degenerativa que acomete principalmente pacientes acima de 60 anos. A ruptura do aneurisma é acompanhada por alta taxa de mortalidade, por isso o melhor é fazer o diagnóstico precoce para sua correção eletiva.

Trombose venosa profunda e embolia pulmonar

O tromboembolismo venoso (TEV) é o nome dado a trombose venosa profunda (TVP) e embolia pulmonar (EP), patologias muito freqüentes nos idosos.

O diagnóstico de EP é muito difícil em idosos devido à dificuldade em diferenciar seus sinais e sintomas de manifestações cardiorrespiratórias. Os êmbolos pulmonares iniciam-se no sistema venoso profundo e posteriormente desprendem e direcionam-se ao pulmão podendo se alojar nas regiões periféricas (assintomáticos, dor torácica ou tosse) ou em artérias pulmonares de grande calibre (comprometimento hemodinâmico).

Os fatores de risco são:

Estase venosa
- imobilidade prolongada;
- AVC ou paralisia;
- fratura (quadril ou joelho);
- insuficiência cardíaca congestiva;
- hipotensão sistêmica;
- varicosidades;
- tumores pélvicos.

Injúria intimal
– drogas (quimioterápicos e vasoconstritores);
– cirurgia de quadril ou joelho, de varizes;
– trauma.

Hipercoagulabilidade
– malignidade;
– terapia de reposição hormonal;
– mutação do fator V Leiden.

O tratamento é feito inicialmente com estabilidade clínica e hemodinâmica em casos de embolia de grandes vasos e, de acordo com o risco, implementam-se as medidas para anticoagulação, trombólise, embolectomia e colocação de filtro de veia cava[41].

Doença cerebrovascular

A incidência de doenças cerebrovasculares cresce muito entre os idosos, sendo duas a três vezes mais freqüentes em maiores de 85 anos quando comparados com idosos mais jovens. É a principal causa de comprometimento neurológico e a terceira maior causa de morte por doença[42]. A idade é o seu principal fator de risco, com aproximadamente 75% dos diagnósticos com idade igual ou maior que 65 anos. Outros fatores de risco são: hipertensão, fibrilação atrial, diabetes, hipercolesterolemia, tabagismo e abuso de álcool[38]. Existem dois tipos de acidentes vasculares cerebrais: isquêmico ou hemorrágico, e nos idosos com idade mais avançada os sintomas mais freqüentes são alteração da consciência, distúrbio de linguagem e hemianopsia. A recuperação das seqüelas ocorre com menor freqüência e a associação de déficit cognitivo, quadros demenciais e depressão se tornam muito freqüentes.

REFERÊNCIAS BIBLIOGRÁFICAS

1. WHO (World Health Organization) 2002. Active ageing: a policy framework. Second United Nations World Assembly on Ageing. Madrid, Spain, abril 2002.
2. Instituto Brasileiro de Geografia e Estatística. – Disponível em: http://www.ibge.gov.br
3. DATASUS 2004. Disponível em: http://www.datasus.gov.br
4. Giatti L, Barreto SM. Health, work and aging in Brazil. Cad. Saúde Pública, 19:759-771, 2003.
5. Davidson MH, Kurlandsky SB, Kleinpell RM, Maki KC. Lipid management in the elderly. Prev Cardiol 2003; 6(3):128-33.
6. Howard G, Manolio TA, Burk GL, Wolfson SK, O'Leary DH. Does the association of risk factors and atherosclerosis change with the age? An analysis of the combined ARIC and CHS cohorts. The Atherosclerosis Risk in Communities (ARIC) and Cardiovascular Health Study (CHS) investigators. Stroke 1997; 28:1693-701.
7. Williams MA, Fleg JL, Ades PA, Bernard RC, Miller NH, Mohiuddin SM, Ockene IS, Barr T, Wenger NK. Secondary prevention of coronary heart disease in the elderly (With

emphasis on patients $\geq$ 75 years of age). An American Heart Association Scientific Statement from the Council on Clinical Cardilogy Subcommitee on Exercise, Cardiac Rehabilitation and Prevention. Circulation 2002; 105:1735-43.

8. Lakatta EG, Levy D. Arterial and cardiac aging: major shareholders in cardiovascular disease enterprises: Part I – aging arteries: a "set up" for vascular disease. Circulation 2004; 107:139-46.

9. Liberman A, Liberman M, Saraiva JFK. Envelhecimento do Sistema Cardiovascular do Fisiológico ao Patológico. In: Liberman A, Freitas EV, Savioli Neto F, Taddei CFG. Diagnóstico e tratamento em cardiologia geriátrica. Barueri: Manole, 2005, p5-12.

10. Fleg JL, O'Connor F, Gerstenblith G, Becker LC, Clulow J, Schulman SP, Lakatta EG. Impact of age on the cardiovascular response to dynamic upright exercise in healthy men and women. J Appl Physiol 1995; 78:890-900.

11. Guarnieri T, Filburn CR, Zitnik G, Roth GS, Lakatta EG. Contractile and biochemical correlates of beta-adrenergic stimulation of the aged heart. Am J Physiol 1980; 239:H501-508.

12. Colucci WS, Braunwald E. Pathophysiology of heart failure. In: Braunwald E, editor. Heart Disease. 5th ed. Philadelphia: WB Saunders Company, 1997, p394-420.

13. Lakatta EG, Levy D. Arterial and cardiac aging: major shareholders in cardiovascular disease enterprises: Part II: the aging heart in health: links to heart disease. Circulation 2003; 107:346-54.

14. Gravina-Taddei CF, Grespan SM, Bertolami MC. Fatores de Risco: quais são as evidências em dislipidemia, diabete melito e hipertensão arterial sistêmica. In: Liberman A, Freitas EV, Savioli Neto F, Taddei CFG. Diagnóstico e tratamento em cardiologia geriátrica. Barueri: Manole, 2005, p25-38.

15. Ferrara A, Barret-Connor E, Shan J. Total, LDL and HDL cholesterol decrease with age in older men and women. The Rancho Bernardo Study 1984-1994. Circulation 1997, 96:37-43.

16. Miettinen T, Pyorala K, Olsson A et al. Cholesterol-lowering therapy in women and elderly patients with myocardial infarction or angina pectoris. Findings from the Scandinavian Simvastatin Survival Study (4S). Circulation 1997; 96:4211-18.

17. Lewis S, Moye L, Sacks F et al. Effect of pravastatin on cardiovascular events in older patients with myocardial infarction and cholesterol events (CARE) trial. Ann Intern Med 1998; 129:681-9.

18. Prevention of cardiovascular events and death with pravastatin in patients with coronary heart disease and a broad range of initial cholesterol levels. The long-term intervention with pravastatin in ischaemic disease (LIPID) Study group. N Eng J Med 1998; 339:1349-57.

19. Shepherd J, Blauw G, Murphy M et al. Pravastatin in elderlu individuals at risk of vascular disease (PROSPER): a randomized controlled trial. Lancet 2002; 360:1623-30.

20. MRC/BHF Heart Protection Study of cholesterol lowering with simvastatin in 20536 high-risk individuals: a randomized placebo-controlled trial. Lancet 2002; 360:7-22.

21. Lemaitre R, Psaty B, Heckbert S et al. Theraphy with hydroxymethylglutary coenzyme A reductase inhibitors (statins) and associated risk of incident cardiovascular events in older adults. Evidence from the Cardiovascular Health Study. Arch Intern Med 2002; 162:1395-400.

22. Grundy S, Cleeman J, Merz C et al. Implications of recent clinical trial for the National Cholesterol Education Program Adult Treatment Panel III Guidelines. Circulation 2004; 110:227-39.

23. Department of Health and Human Services Centers for Disease Control and Prevention National Diabetes fact sheet: general information and National estimates on Diabetes in The United States, 2003.

24. Chiasson JL, Josse RG, Gomes R, Hanefeld M, Karasik A, Laasko M. The Stop-NIDDM Trial Research Group: Acarbose can prevent the progression of impaired glucose tolerance to type 2 diabetes mellitus: results of a randomized clinical trial: the STOP-NIDDM trial. Lancet.

25. Amery A, Birkenhager W, Brixko P et al. Mortality and morbidity results from the European Working Party on High Blood Pressure in the Elderly Trial. Lancet 1985; 2:1349-54.

26. Dahlof B, Lindholm L, Hansson L et al. Mortality and morbidity in the Swedish Trial in Old Patients with Hipertension (STOP-Hypertension). Lancet 1991; 338:1281-5.

27. SHEP Cooperative Research Group. Prevention of stroke by antihypertensive drug treatment in older persons with isolated systolic hypertension. JAMA 1991; 265:3255-64.

28. Horani, MH, Mooradian, AD. Management of Obesity in the Elderly: Special Considerations. Treatments in Endocrinology 2002; 1(6):387-398.

29. Clinical Guidelines on the identification, evaluation and treatment of overweight and obesity in adults – The evidence report. NIH Publication Nº 98-4083 September 1998 National Institute of Health.

30. Burt LV. Prevalence of hypertension in the US adult population: Results from the Third National Health and Nutrition Examination Survey, 1988-1991. Hypertension 1995; 25:305-13.

31. Mead M. British Hypertension Society Guidelines 2004 – BHS IV. Ten Key Comments for Primary Care. Br J Cardiol 2004; 11(3):246-50.

32. Soares AM. Dislipidemias. In: Nutrição na terceira idade. Magnoni D, Cukier C, Oliveira PA. São Paulo: Sarvier, 2005. p142-147.

33. Pignone MP, Philips CJ, Atkins D, Teutsch SM, Mulrow CD, Lohr KN. Screenint and treating adults for lipid disorders: a summary of the evidence. Am J Prev Med 2001; 20(3):77-89.

34. Mehta RH, Rathore SS, Radford MJ, Wang Y, Krumholz HM. Acute myocardial infarction in the elderly differences by age. J Am Coll Cardiol 2001; 38(3):736-41.

35. Trichopoulou A, Orfanos P, Norat T et al. Modified Mediterranean diet and survival: EPIC-elderly prospective cohort study. BMJ 2005; 330:991-997.

36. Pierri H, Beliotti G, Serrano Jr CV, Grinberg M, Lage S, Rati M et al. Seguimento clínico e ecodopplercardiográfico de idosos submetidos a valvulopatia aórtica por cateter-balão. Arq Bras Cardiol 1991; 56:359-62.

37. Pierri H, Rossi EJ, Santos MH. Valvopatias. In: Wajngarten M. Cardiogeriatria. São Paulo: Roca, 2004; p109-125.

38. Abdelhafiz AH. Heart failure in older people: causes, diagnosis and treatment. Age and Ageing 2002; 31:29-36.

39. Kenny RA, Traynor G. Carotid sinus syndrome clinical characteristics in elderly patients. Age and Ageing 1991; 20:449-54.

40. Wajngarten M, Gruppi C, Bellotti G et al. Frequency and significance of cardiac rhythm disturbances in healthy elderly individuals. J Electrocardiol 1990; 23:171-6.

41. Paterniti S, Verdier-Teillefer MH, Geneste C, Bisserbe JC, Alperovitch A. Low blood pressure and risk of depression in the elderly. A prospective community-based study. Br J Psychiatry 2000; 176:464-7.

42. Bushnell CD, Philips-Bute BG, Laskowitz DT, Lynch JR, Chilukuri V, Borel CO. Survival and outcome after endotracheal intubation for acute stroke.

NUTRIÇÃO

Cristiane Kovacs
Aliny Stefanuto

A influência dos aspectos econômico, social e psicológico no processo de envelhecimento não é um problema atual, pois estamos verificando um crescente aumento demográfico da população idosa; percebe-se que a humanidade nunca esteve preparada para envelhecer, sendo este um processo normal que acomete todas as pessoas, acarretando em perda das funções biológicas que estão relacionadas ao modo de selecionar a alimentação, qualitativa e quantitativamente.

FATORES DE RISCO NUTRICIONAL

Existem diversos fatores de risco nutricionais que acometem o idoso, cabendo ao nutricionista adequar a orientação para tal faixa etária.

Fatores socioeconômicos e psicossociais
- Ingestão inadequada de nutrientes
- Situação financeira
- Saúde bucal
- Perda de entes queridos
- Depressão
- Dificuldade de locomoção
- Capacidade cognitiva

Alterações fisiológicas
- Mudanças do aparelho gastrintestinal, dificultando absorção e digestão dos alimentos
- Atrofia das papilas gustatórias e glândulas salivares
- Alteração na capacidade mastigatória
- Diminuição da sede e produção de saliva
- Diminuição da capacidade olfativa e gustativa
- Diminuição da absorção de vitaminas e minerais devido à interação droga-nutriente

ORIENTAÇÃO NUTRICIONAL

Uma das maneiras de elaborar uma orientação nutricional geral a população é utilizar o guia da Pirâmide dos alimentos destinado a idosos, onde a ingestão de água ganha um destaque especial (Figura 12.1).

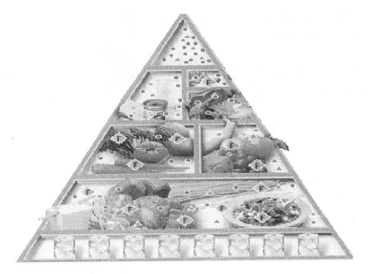

Figura 12.1 – PIRÂMIDE ALIMENTAR MODIFICADA PARA IDOSOS
(Adaptado de Russel et al., 1999).

Água: 8 copos de 200mL por dia
Grupo de pães, massas e cereais: ≥ 6 porções
Frutas: ≥ 2 porções
Legumes e verduras: ≥ 3 porções
Carnes, feijões e ovos: ≥ 2 porções
Leite e derivados: 3 porções
Gorduras, óleos e doces: uso esporádico
Destaque importante no topo da pirâmide: cálcio, vitamina D e vitamina B_{12}

Outra maneira é a elaboração de uma orientação fechada, isto é, cardápio individualizado para o paciente idoso, respeitando todas as alterações fisiológicas, necessidades nutricionais e doenças existentes.

Energia

Para a estimativa da necessidade energética podemos utilizar a fórmula de Harris Benedict, na qual consideramos peso (ideal ou atual), altura e idade.

Homens: $66 + (13,7 \times peso) + (5 \times altura\ cm) - (6,8 \times idade)$

Mulheres: $655 + (9,6 \times peso) + (1,8 \times altura\ cm) - (4,7 \times idade)$

O fator atividade deve ser considerado individualmente, sendo que para o sedentário utilizamos o gasto energético basal multiplicado por 1,3 onde teremos o valor calórico total (VCT) diário.

Carboidratos

Os carboidratos são fundamentais para o funcionamento do sistema nervoso, pois o cérebro utiliza quase exclusivamente a glicose para o fornecimento de energia. A glicemia é controlada dentro de seus limites e sua falta pode trazer danos irreversíveis ao cérebro.

A seleção dos carboidratos complexos que deverá ser em maior quantidade poderá controlar a glicemia principalmente se estes estiverem em sua forma integral (rico em fibras).

Os carboidratos devem corresponder na dieta de 55 a 60% do valor calórico total, e os carboidratos simples somente 10% destes.

Proteínas

A recomendação de proteína para o idoso deve ser de 1,0g por kg de peso, segundo *Institute of Medicine*, 2002. Essas recomendações poderão sofrer alterações caso o idoso apresente comprometimento da função renal, o valor biológico da proteína deverá ser priorizado.

Gorduras

As gorduras totais, segundo as III Diretrizes da Sociedade Brasileira sobre Dislipidemias, devem perfazer em torno de 25 a 35% do VCT, monoinsaturadas até 20%, poliinsaturadas até 10% e < 7% para as saturadas, e ingestão de aproximadamente 200mg/dia de colesterol. Tais recomendações são similares para os indivíduos adultos.

Água

O paciente idoso possui grande risco de desidratação devido às mudanças fisiológicas da idade, portanto o estímulo a ingestão de líquidos deve ser constante. A recomendação de ingestão de líquidos deve ser de 30mL/kg ou 1mL por caloria ingerida.

Devemos observar as doenças existentes que necessitam de restrição hídrica e orientar o consumo de líquidos totais não esquecendo de detalhar os alimentos e as preparações ricas em água.

Fibras

Devido aos fatores fisiológicos da idade o paciente idoso encontra grande dificuldade para evacuar sendo assim a constipação intestinal muito comum nesta faixa etária, e com a preferência de alimentos refinados, preparações pobres em fibras e baixo consumo de água e inatividade física, agravando ainda mais este problema.

As recomendações de fibras para os idosos de 50 a 70 anos e > 70 anos são: *homens* 30g/dia e *mulheres* 21g/dia, segundo o *Institute of Medicine* (IOM, 2002).

Micronutrientes

Na maioria das vezes a ingestão de legumes, verduras e frutas supri as necessidades de micronutrientes a não ser que exista uma interação droga–nutriente, neste caso o paciente deverá ser avaliado quanto à prescrição de suplementos vitamínicos.

Micronutrientes e fontes nos alimentos

Vitamina A – retinol	
Funções: manutenção da visão normal; crescimento e desenvolvimento ósseo; diferenciação do tecido epitelial e células ósseas; diferenciação celular e sistema imune; reprodução normal.	**Fontes:** fígado, leite, ovos, óleo de peixe, vegetais folhosos verde-escuros, legumes e frutas amarelados e/ou verde-escuros.

Vitamina D – calciferol	
Funções: tem papel na imunidade, reprodução, secreção de insulina, envolvida na mineralização óssea.	**Fontes:** fígado, leite, óleo de peixe, sardinha, atum, salmão.

Vitamina E – tocoferol	
Funções: antioxidante biológico, mantém a integridade das membranas celulares que contêm ácidos graxos poliinsaturados, impedindo as reações causadas por radicais livres, atua junto ao selênio.	**Fontes:** óleos vegetais, margarinas, manteiga, gema de ovo.

Vitamina K – anti-hemorrágica	
Funções: atua na síntese dos fatores de coagulação.	**Fontes:** fígado, gema de ovo, óleos vegetais, leite, vegetais folhosos verde-escuros.

Vitamina B_1 – tiamina	
Funções: coenzima vital para a respiração tecidual, está fortemente ligada ao metabolismo de carboidratos, envolvida na transmissão de impulsos nervosos.	**Fontes:** carnes vermelhas, fígado, legumes, levedo de cerveja, cereais integrais, leite, gema de ovo.

Vitamina B_2 – riboflavina	
Funções: metabolismo de carboidratos, proteínas e gorduras por participar do sistema de oxirredução e transporte de elétrons.	**Fontes:** carnes vermelhas e brancas, fígado, leite, queijo e ovos.

Vitamina B_3 – niacina	
Funções: é componente de duas coenzimas NAD e NADP as quais participam do metabolismo de carboidratos, proteínas e gorduras.	**Fontes:** carnes vermelhas e brancas, fígado, ovos, germe de trigo.

Vitamina B_5 – ácido pantotênico
Funções: constituinte da coenzima A, parte da acetil-coA está envolvida na liberação de energia e carboidrato e na degradação e metabolismo de gorduras.	**Fontes:** carnes vermelhas, miúdos, fígado, rim, brócolis, couve-flor, batata, tomate, germe de trigo.

Vitamina B_6 – piridoxina
Funções: coenzima essencial nas reações do metabolismo de carboidratos, aminoácidos e gorduras, conversão do triptofano à niacina.	**Fontes:** carnes vermelhas, fígado, ovos, leite, germe de trigo.

Vitamina B_7 – biotina
Funções: necessária na síntese e oxidação de gorduras.	**Fontes:** carnes vermelhas, fígado, gema de ovo, cereais, levedo.

Vitamina B_9 – ácido fólico – folacina
Funções: participa na formação de DNA e RNA, essencial para a formação das hemácias e leucócitos na medula óssea e para sua maturação.	**Fontes:** miúdos, vegetais folhosos, legumes, milho, amendoim, levedo.

Vitamina B_{12} – cianocobalamina – cobalamina
Funções: essencial no metabolismo das células do trato gastrointestinal, medula óssea e tecido nervoso.	**Fontes:** fígado, rim, leite, ovo peixe, queijo.

Vitamina C – ácido ascórbico
Funções: aumenta a absorção do ferro, bloqueia a degradação de ferritina, cicatrização de feridas, fraturas, contusões, sangramentos gengivais, promove resistência a infecções através da atividade imunológica dos leucócitos, antioxidante.	**Fontes:** tomate, goiaba, acerola, maracujá, laranja, abacaxi, tomate, batata, vegetais folhosos.

Cálcio
Funções: construção e manutenção de ossos e dentes, transmissão nervosa e regulação do batimento cardíaco, importante nos processos de coagulação sangüínea.	**Fontes:** leite, iogurte, queijo, brócolis, couve, ovos.

Fósforo	
Funções: importante para a mineralização e estrutura óssea, síntese de colágeno, componente do ATP (fosfato de alta energia), cofator do metabolismo de carboidratos, proteínas e gorduras.	**Fontes:** carnes vermelhas e brancas, ovos, leguminosas, nozes, amêndoas.

Potássio	
Funções: essencial para síntese de proteínas e metabolismo de carboidratos, contração da musculatura do coração, função renal, transmissão nervosa.	**Fontes:** banana, laranja, maçã, verduras folhosas, batatas.

Sódio	
Funções: essencial para manutenção da pressão osmótica do sangue, plasma e fluidos intracelulares.	**Fontes:** proteínas de fonte animal, aspargo, espinafre, cenoura, sal, enlatados.

Magnésio	
Funções: participa no metabolismo de carboidratos, gorduras e síntese de proteínas como co-fator de enzimas, transmissão e atividade muscular.	**Fontes:** vegetais folhosos verde-escuros e legumes, figo, maçã, cereais integrais, nozes, amendoim.

Ferro	
Funções: componente essencial da hemoglobina, transporte respiratório de oxigênio e dióxido de carbono, sistema imunológico.	**Fontes:** carnes vermelhas, fígado, miúdos, gema de ovo, leguminosas, vegetais folhosos verde-escuros, frutas secas.

Zinco	
Funções: essencial para mobilização no fígado de vitamina A, crescimento celular, maturação celular, paladar e apetite.	**Fontes:** carnes vermelhas e brancas, fígado, frutos do mar, ovos, cereais integrais, lentilha, germe de trigo.

Ácido fólico	
Funções: atua na formação de glóbulos vermelhos.	**Fontes:** vegetais de folhas verde-escuras, banana e melão.

No paciente idoso algumas vitaminas e minerais apresentam carências como vitamina B_6, vitamina B_{12}, vitamina D, vitamina A, zinco, cálcio, ferro, ácido fólico, com isso o cardápio a ser orientado deverá conter necessidades adequadas destes micronutrientes.

Micronutrientes	Carência	Necessidades diárias
Vitamina B_{12}	Anemia megaloblástica	Homens: 2,4mg/dia Mulheres: 2,4mg/dia
Vitamina B_6	Ajuda na assimilação de proteínas e gorduras	Homens: 1,7µg/dia Mulheres: 1,5µg/dia
Ácido fólico	Quando a ingestão de folato ↓ 400g/dia ↑ níveis de homossisteína que é marcador de DAC	Homens: 400µg/dia Mulheres: 400µg/dia
Vitamina D	Aumento de perda de massa óssea e risco de fraturas	Homens: 15µg/dia Mulheres: 15µg/dia
Vitamina A	Cegueira, alteração de pele e mucosa, ↓ síntese da hemoglobina	Homens: 900µg/dia Mulheres: 700µg/dia
Vitamina C	Escorbuto	Homens: 90mg/dia Mulheres: 75mg/dia
Cálcio	Perda de massa óssea (osteoporose)	Homens: 1.200mg/dia Mulheres: 1.200mg/dia
Ferro	Anemia, fraqueza, fadiga, dispnéia, palpitação, glossite e estomatite	Homens: 8mg/dia Mulheres: 8mg/dia
Zinco	Fragilidade no sistema imune	Homens: 11mg/dia Mulheres: 8mg/dia

Recomendações dietéticas diárias de minerais (IOM, 2001).
Recomendações dietéticas diárias de vitaminas (IOM, 1999).

LEITURA RECOMENDADA

1. Harman D. Free radical theorie of aging. Mutation Research 1992; 275: 257-266.
2. Harman D. Aging: overview. Ann N Y Acad Sci 2001; 928: 1-21.
3. Kanungo MS. Biochemistry of ageing. New York: Academic Press Inc., 1980.
4. Polyukhov et al. The accelerated occurrence of age-related changes of organism in Chernobyl workers: a radiation-induced progeroid syndrome? Exp Gerontol 2000; 35: 105-115.
5. Reiter R, Robinson J. Melatonina. Rio de Janeiro: Record, 1996.
6. Rose MR. Evolutionary Biology of Aging. Oxford University Press, 1991.
7. Silvestre JA. Diagnóstico sobre o processo de envelhecimento populacional e a situação do idoso. Brasil: Ministério da Saúde, 1ª Prova, abril de 2002.
8. Taddei S, et al. Physical Activity Prevents Age-Related Impairment in Nitric Oxide Availability in Elderly Athletes. Circulation 2000; 101 (25): 2896.
9. Lee KW, Lip, GYH. The role of omega-3 fatty acids in the secondary prevention of cardiovascular disease. Q j Med 2003; 96: 465-480.
10. El Kik RM, Moriguch EH. Avaliação da associação entre a estimativa de consumo e os níveis séricos de folato e de vitamina B_{12} em idosos. Ver Bras Nutr Clin 2004; 19(1): 7-10.

11. Institute of Medicine (IOM). Dietary Reference Intakes for Calcium, Phosphorus, Magnesion, Vitamin D, and Fluoride. Food and Nutrition Board; 1999.

12. Institute of Medicine (IOM). Dietary Reference Intakes for Energy, Carbohydrates, Fiber, Fat, Protein and Amino Acids (Macronutrients). Food and Nutrition Board; 2002.

13. Institute of Medicine (IOM). Dietary Reference Intakes for Thiamin, Riboflavin, Niacin, Vitamin B_6, Folate, Vitamin B_{12}, Pantothenic Acid, Biotin, and Choline. Food and Nutrition Board; 1999.

14. Institute of Medicine (IOM). Dietary Reference Intakes for Vitamin A, Vitamin K, Arsenic, Boron, Chromium, Copper, Iodine, Iron, Manganese, Molybdenum, Nickel, Silicon, Vanadium, and Zinc. Food and Nutrition Board; 2001.

15. Institute of Medicine (IOM). Dietary Reference Intakes for Vitamin C, Vitamin E, Selenium, and Carotenoids. Food and Nutrition Board; 2000.

16. Magnoni D, Cukier C. Perguntas e respostas em nutrição clínica. 2 ed. São Paulo: Roca; 2004.

17. Magnoni D, Cukier C, Oliveira PA. Nutrição na Terceira Idade. 1 ed. São Paulo: Sarvier, 2005

18. Frank AA, Soares EA. Nutrição no Envelhecer. 1ed. São Paulo: Atheneu, 2002.

13.

CARDIOPATIA E GRAVIDEZ

Silvia Cristina Ramos
Januário Andrade

A gravidez e o puerpério caracterizam-se por ajustes fisiológicos de todos os sistemas do organismo materno; na portadora de doença cardíaca as alterações cadiocirculatórias podem desmascarar cardiopatias não diagnosticadas ou causar e/ou agravar a insuficiência cardíaca com risco de morte[1].

A gestação compreende um período de grande vulnerabilidade para a mãe, em razão de várias transformações em seu corpo, e para o feto, devido ao seu crescimento e desenvolvimento[2].

Várias condições podem interferir na evolução normal da gestação. As cardiopatias constituem grande fator de risco quando analisadas isoladamente ou em conjunto com outros fatores. A incidência de cardiopatias durante a gravidez é de 4,2%, sendo esta a maior causa indireta obstétrica de morte materna no ciclo gravídico-puerperal[1,3].

O tratamento integrado da mulher cardiopata durante a idade fértil e o ciclo gravídico-puerperal é fundamental na redução das complicações cardiológicas, obstétricas, mortalidade materna e fetal. Dentre os aspectos terapêuticos a nutrição assume grande destaque.

MODIFICAÇÕES CARDIOVASCULARES NA GESTAÇÃO

Durante a gestação ocorrem mudanças significativas na circulação sangüínea materna decorrentes das modificações anatômicas, hormonais e metabólicas que acompanham o desenvolvimento fetal[4].

O volume sangüíneo e o débito cardíaco aumentam e há uma redução em menor proporção da resistência vascular periférica[1,4]. O aumento do volume sangüíneo pode chegar até 50% e de 20% no conteúdo de hemoglobina. Entretanto, como o aumento do volume plasmático é maior do que de seus componentes, resulta em diminuição da hemoglobina (20%) e hematócrito (15%).

O impacto destas modificações recai sobre os níveis de albumina e vitaminas hidrossolúveis. A redução dos níveis séricos de albumina contribui para o acúmulo de água extracelular, pela pressão oncótica que esta exerce. A redução das vitaminas hidrossolúveis implica a determinação de uma ingestão adequada ou estados de deficiência. Em contrapartida, vitaminas lipossolúveis e as frações lipídicas (colesterol, triglicérides e ácidos graxos) aumentam[3,5-7].

As alterações fisiológicas exercem grande influência sobre os resultados dos exames laboratoriais. A avaliação de parâmetros adequados para grávidas e não-grávidas deve ser empregada como rotina na determinação do diagnóstico clínico e nutricional.

GANHO DE PESO

O ganho de peso durante a gestação pode determinar a adequação do crescimento e desenvolvimento fetal e o risco cardiológico.

Todas as gestantes, especialmente as cardiopatas, devem evitar ganho excessivo de peso e retenção anormal de líquidos, por predisporem a insuficiência cardíaca. O ganho de peso aceito seria cerca de 10kg[1].

Para a avaliação do peso corpóreo, tem sido recomendado diferentes métodos, dentre eles, destaca-se a utilização do IMC pré-gestacional. O IMC é calculado utilizando-se o peso pré-gestacional em kg dividido pela estatura em metros ao quadrado. Este não é um parâmetro destinado às gestantes cardiopatas, no entanto serve como ferramenta no acompanhamento do estado nutricional durante a gestação.

CURVA PENCENTILAR

Atualmente recomendada pelo MS, disponível no cartão da gestante. É indicada para verificar desvios no ganho de peso durante a gestação, e não para classificar estado nutricional (Figura 13.1). Para que o objetivo desta curva seja alcançado é necessário que a gestante tenha iniciado a gestação eutrófica (de acordo com IMC pré-gestacional – Tabela 13.1). Gestantes com baixo peso ou sobrepeso anterior à gravidez podem ser avaliadas erroneamente[14].

O diagnóstico nutricional da gestante cardiopata assim como da gestante normal é de difícil determinação. A inexistência de instrumentos e parâmetros adequados a este grupo populacional não permite classificação nutricional adequada da gestante implicando erros no planejamento do ganho de peso.

RECOMENDAÇÕES NUTRICIONAIS

A escolha de padrões apropriados para avaliar o estado e as exigências nutricionais durante a gravidez são difíceis. O volume do plasma aumentando com valores séricos conseqüentemente baixos de alguns nutrientes, assim como a tendência de o

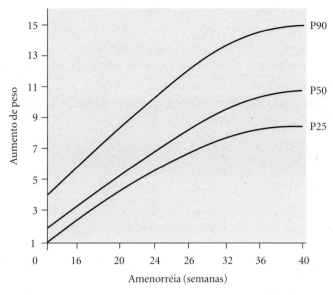

Figura 13.1 – Curva de ganho de peso para gestantes[14].

Tabela 13.1 – Recomendações para o ganho de peso durante a gestação baseado no índice de massa corpórea.

Categoria do peso baseado no IMC	Ganho de peso (kg)	Ganho no 1º trimestre	Ganho semanal no 2º e 3º trimestres
Abaixo do peso IMC < 19,8	12,5-18	2,3	0,49
Eutrófica IMC 19,8 a 26	11,5-16	1,6	0,44
Sobrepeso IMC 26 a 29	7-11,5	0,9	0,3
Obesa IMC > 29	6	—	—

Fonte: Food and Nutrition Boards, NAS. Nutrition During Pregnancy. Partes I e II. Washington, DC, National Academy Press, 1990[8].

rim excretar nutrientes em quantidades maiores, leva a valores que seriam julgados diferentes em uma mulher não-grávida[5].

As necessidades de energia para maior depósito materno e fetal nem sempre acompanham aumento similar na ingestão. Isso sugere uma modificação no gasto energético materno.

O metabolismo basal, no final da gestação, está cerca de 15 a 20% maior devido a aumento de peso, demanda de oxigênio e da maior produção hormonal[9]. Na gestante cardiopata o aumento da taxa metabólica basal segue o aumento do débito cardíaco. O incremento calórico excessivo neste caso pode prejudicar o trabalho cardíaco.

Não existem recomendações bem definidas de energia e nutrientes para a gestante cardiopatas. A tabela 13.2 mostra as recomendações utilizadas para gestação normal e podem ser adaptadas às cardiopatas.

Tabela 13.2 – Cálculo da taxa metabólica basal (TMB) segundo a idade materna.

Faixa etária	Fórmula
10-18 anos	7,4 P + 482 A + 214
18-30 anos	13,3 P + 334 A + 35
30-60 anos	8,7 P + 25 A + 865

A recomendação atual de calorias é proposta pela *Recommende Dietary Allowances* (RDA, 1989). Adicionar à dieta normal 300kcal, com início do segundo trimestre de gestação.

Esta recomendação indica que as mulheres que iniciam a gravidez com baixo peso ou as adolescentes (com menos de cinco anos pós-menarca) devem aumentar sua ingestão calórica em 300kcal desde o início da gravidez. Por outro lado, as mulheres que iniciam a gravidez com sobrepeso ou obesidade, nenhum aumento calórico é recomendado. Sendo este o método mais utilizado[9]. Para isso é necessário calcular o GET considerando o peso pré-gestacional:

GET = TMB × fator atividade física

Como a maior parte das gestantes cardiopatas mantém repouso durante a gestação, o fator atividade utilizado deve-se adequar a esta situação. O fator de atividade de 1,4 (sedentários) pode ser empregado neste caso.

A necessidade energética média durante a gestação é de 2.200kcal/dia para a maioria das mulheres. Entretanto, o índice de massa corpórea (IMC) pré-gestacional, a idade materna, a velocidade de ganho de peso, o apetite e o risco cardiológico devem ser avaliados individualmente[10].

PROTEÍNAS

A ingestão protéica deve ser aumentada durante a gestação devido à sua contribuição específica para o crescimento do feto, placenta e tecidos maternos. Estima-se o armazenamento de aproximadamente 925g de proteínas, sendo que 60% são depositadas no feto e placenta e 40% em tecidos maternos.

A eficiência da utilização protéica depende de fatores como a velocidade de síntese dos tecidos que varia ao longo do período gestacional. O aproveitamento da proteína ingerida é de cerca de 70% e, dependente do perfil do aminograma e da ingestão energética. Recomenda-se o acréscimo de 10g diários adicionais em média.

Diferentes recomendações de proteínas são encontradas:

- A RDA (1989) recomenda 60g/dia.
- O comitê FAO/OMS (1985) recomenda acréscimo de 6g/dia.
- A DRI (2002) recomenda 71g/dia.

A quantidade de proteínas a ser ingerida é fundamental para a garantia de sua funcionalidade durante a gestação. Outro aspecto a ser levado em consideração é a relação energia/proteína, sendo um mínimo de 36kcal/kg necessárias para uso eficiente das proteínas na construção de tecidos durante a gestação[6,9].

CARBOIDRATOS E LIPÍDIOS

As gestantes devem ser orientadas quanto à qualidade dos carboidratos que devem ser consumidos, preferindo os complexos aos simples (Quadro 13.1).

Quadro 13.1 – Alimentos ricos em carboidratos simples e complexos.

Carboidratos simples	Carboidratos complexos
Açúcar de mesa	Grãos (milho, ervilha e feijões)
Caldas doces	Cereais (arroz)
Refrigerantes	Pães
Fruta e sucos de frutas	Vegetais
Doces	Tubérculos (batata, cará e mandioquinha)

Alimentos ricos em fibras devem estar presentes na alimentação diária de todas as mulheres. Para gestantes, a atual recomendação é de 28g/dia independente da idade.

A gravidez produz modificações importantes no metabolismo lipídico, levando ao aumento dos níveis de colesterol, LDL, HDL e triglicérides.

A significância fisiológica destas alterações parecem estar relacionadas com o início da manutenção da lactação e composição dos ácidos graxos do leite.

Os lipídes são fonte energética acessória e têm pouca influência sobre o crescimento fetal. A ingestão é variável e deve contar com aproximadamente 30% das calorias totais. Neste aspecto, é importante a distribuição dos ácidos graxos (saturados, poliinsaturados e monoinsaturados) e o fornecimento adequado dos ácidos graxos essenciais[9].

A recomendação de lipídios em gramas não foi descrita pelo *Institute of Medicine* em publicação recente de energia e macronutrientes.

VITAMINAS E MINERAIS

As concentrações plasmáticas de muitas vitaminas e minerais mostram redução lenta e contínua à medida que avança a gestação.

O estado de nutrição materno de vitaminas e minerais durante a gestação é difícil de ser determinado devido à ausência de índices de laboratório específicos para a gravidez.

Uma cultura nutricional adequada quanto ao período anterior à gravidez não existe. A importância da nutrição para o sucesso da concepção, da fertilidade, da proteção do recém-nascido diante do risco de malformação e desenvolvimento durante a gravidez é ignorada.

As vitaminas participam de diferentes sistemas enzimáticos fetais. Distúrbios relacionados à deficiência de vitaminas referem prejuízos à gravidez (anemia, abortamento, hemorragia retroplacentária, deslocamento prematuro de placenta, rotura prematura de membranas), além de alterações fetais (baixo índice de apgar, defeitos no tubo neural, defeitos teratogênicos)[5,9].

A tabela 13.3 mostra o resumo das recomendações de vitaminas e minerais para gestantes e lactantes.

Tabela 13.3 – Recomendações dietéticas diárias para gestantes e lactantes (RDA).

Nutriente	Unidade	Gestantes			Lactantes/nutrizes		
		< 18 anos	19 a 30 anos	31 a 50 anos	< 18 anos	19 a 30 anos	31 a 50 anos
Cálcio	mg/d	1.300	1.000	1.000	1.300	1.000	1.000
Ferro	mg/d	27	27	27	10	9	9
Zinco	mg/d	13	11	11	14	12	12
Cobre	μg/d	1.000	1.000	1.000	1.300	1.300	1.300
Selênio	μg/d	60	60	60	70	70	70
Vit. B_1	mg/d	1,4	1,4	1,4	1,4	1,4	1,4
Vit. B_2	mg/d	1,4	1,4	1,4	1,6	1,6	1,6
Vit. B_{12}	μg/d	2,6	2,6	2,6	2,8	2,8	2,8
Vit. B_6	mg/d	1,9	1,9	1,9	2	2	2
Niacina	mg/d	18	18	18	17	17	17
Ácido fólico	μg/d	600	600	600	500	500	500
Vit. A	μg/d	750	770	770	1.200	1.300	1.300
Vit. C	mg/d	80	85	85	115	120	120
Vit. E	mg/d	15	15	15	19	19	19
Vit. D	μg/d	0,1	0,1	0,1	0,1	0,1	0,1
Vit. K	μg/d	65	65	65	65	65	65

Fonte: Insitute of Medicine (IOM) – Dietary Reference Intakes, 2000[11].

Entre vitaminas e minerais, o folato ou ácido fólico assume grande destaque para gestantes cardiopatas. A deficiência de folato relaciona-se com defeitos congênitos no feto e também aumento da probabilidade de eventos cardiovasculares.

ÁCIDO FÓLICO

Este nutriente participa do transporte de fragmentos de carbono entre compostos no metabolismo de aminoácidos e síntese de ácidos nucléicos. A deficiência de folato prejudica a divisão celular e a síntese protéica[5,6].

O feto, o neonato e a gestante encontram-se em estado de rápida multiplicação celular. As necessidades de ácido fólico estão aumentadas por este motivo e há uma maior vulnerabilidade às deficiências. A baixa ingestão de folato é fator de risco a numerosos resultados negativos, tanto para a mãe quanto para o feto, abrangendo baixo peso ao nascer, defeitos no tubo neural, displasia cervical e doença cardiovascular.

A associação de qualquer condição que aumente as necessidades de folato, que diminua sua absorção ou que prejudique seu metabolismo aumenta o risco de deficiência de folato na gestante.

Diferentes estudos observacionais, randomizados e controlados, realizados em diversos países atentam para ingestão e deficiências de ácido fólico na gestação. Alguns estudos observacionais mostraram associações positivas entre o estado maternal de folato e o peso ao nascer, atuando preventivamente no retardo do crescimento intra-uterino (RCIU)[15,16].

Os defeitos de tubo neural (DTNs), tais como a anencefalia e a espinha bífida (Figura 13.2), estão entre os mais graves defeitos do nascimento. Estes são definidos como malformações do sistema nervoso central causado por um desenvolvimento alterado em etapas precoces da embriogênese[16-18].

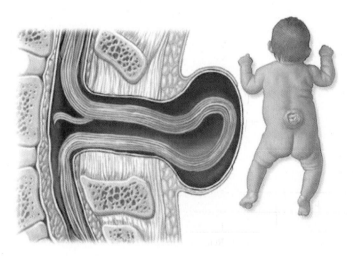

Figura 13.2 – Espinha bífida (mieolomeningocele e meningocele)[21].

A placenta é rica em proteínas que captam folato atuando como receptores da membrana nesta captação. No início da gestação a placenta ainda não está formada, não existindo mecanismo de proteção do embrião para as deficiências da circulação materna, o estado nutricional e as reservas nutricionais da mãe são vitais neste período.

O ácido fólico é utilizado como suplemento pré-concepção como forma de prevenção aos defeitos do tubo neural. Os suplementos devem ser mantidos ao longo do primeiro trimestre como forma de manutenção dos níveis plasmáticos.

Estudos têm demonstrado que a suplementação de ácido fólico, desde três meses antes da concepção até a décima segunda semana da gestação, pode prevenir a

DTN no feto. A razão para a administração antes da gestação se deve ao fato de o tubo neural se formar entre o 25º e 27º dia após a concepção. Portanto, antes que as mulheres, na maioria, saibam que estão grávidas[19,20].

Recomenda-se suplementação diária de 0,4 a 0,8mg de ácido fólico durante o período periconcepcional para mulheres que nunca tiveram filhos com defeitos no fechamento do tubo neural e 4mg para as que já tiveram filhos portadores desta doença.

O ácido fólico é encontrado em diferentes alimentos como grãos integrais, vegetais verde-escuros, carnes, fígado, leite, frutas cítricas, feijões e lentilha. A gestante deve ser orientada e encorajada ao consumo destes alimentos.

DEFICIÊNCIA DE ÁCIDO FÓLICO E DOENÇA CARDIOVASCULAR

Altas concentrações de homocisteína são associadas ao aumento de oclusão vascular. Erros do metabolismo da homocisteína resultam em elevação desta no plasma (200-300µmol/L), podendo ser observado especialmente na doença tromboembólica. A diminuição de homocisteína no plasma pode impedir ou minimizar eventos vasculares.

A elevação leve da homocisteína (> 15µmol/L) ocorre em 20-30% dos pacientes com aterosclerose. Sendo normalizado com a ingestão de folato. Embora não exista evidência quanto à disfunção endotelial, o aumento de homocisteína é bem correlacionado com aterosclerose, doença isquêmica e declínio da função renal[22-24].

DOENÇA HIPERTENSIVA ESPECÍFICA DA GESTAÇÃO

Os estados hipertensivos na gravidez ocupam o primeiro lugar nas causas de mortalidade materna, atingindo 35% das gestantes.

O risco de pré-eclâmpsia é tanto maior quanto mais severa a hipertensão adjacente[13,14]. A suplementação por via oral de cálcio mostrou que o risco de pré-eclâmpsia pode ser diminuído pela administração de 1g de cálcio para mulheres em risco[12].

Suplementos com magnésio não estão relacionados à prevenção. Estudos com antioxidantes como vitaminas C e E ainda não são conclusivos[12].

CONSIDERAÇÕES FINAIS

Na orientação nutricional para gestantes portadoras de cardiopatia ainda encontram-se várias lacunas. Grandes dificuldades são enfrentadas pela falta de padrões apropriados a este segmento da população.

Entretanto, a alimentação equilibrada, incluindo alimentos de todos os grupos alimentares, é fundamental para o alcance das necessidades nutricionais destas mulheres. O controle de peso é necessário e, para tanto, as gestantes devem ser orientadas desde o início da gravidez.

A alimentação da grávida portadora de cardiopatia pode e deve ser monitorada para garantia do bem-estar materno e fetal.

REFERÊNCIAS BIBLIOGRÁFICAS

1. Durval RB, Hanna AR; Fundadores e Organizadores: Prado FC; Ramos JA Valle Jr. Atualização terapêutica: manual prático de diagnóstico e tratamento. 22 ed. São Paulo: Artes Médicas, 2005.
2. Goulart RMM, Bricarello LP. Aspectos nutricionais na gravidez. Rev Bras Med. 2000; 57:12-17.
3. Consenso Brasileiro sobre Cardiopatia e Gravidez. Arq Bras Cardiol. 1999; 72(Suppl. III).
4. Andrade J. Patologias cardíacas da gestação. São Paulo: EDUSP, 1999.
5. Mahan LK Escott-Stump S. Krause: Alimentos, nutrição e dietoterapia. 9 ed. São Paulo: Roca, 1998.
6. Vitolo MR. Nutrição: da gestação à adolescência. Rio de Janeiro: Reichmann & Affonso, 2003.
7. Worthington-Roberts BS. Nutrition in pregnancy and lactation. 6 ed. Madison: Brown & Benchmark, 1997.
8. Subcommitte on Nutritional Status and Weight Gain During Pregnancy and Subcommite on Dietary Intake and Nutrient Supplements During Pregnancy. Food and Nutrition Boards, NAS. Nutrition During Pregnancy. Partes I e II. Washington, DC, National Academy Press, 1990.
9. Ramos SC. Nutrição na Gestação. In: Cukier C, Magnoni D, Alvarez T. Nutrição baseada na fisiologia dos órgãos e sistemas. São Paulo: Sarvier, 2005.
10. ADA (American Dietetic Association). Position of American Dietetic Association: Nutrition and lifestyle for a healthy pregnancy outcome. J AM Diet Assoc 2002; 102 (10):1470-1490.
11. DRI (Dietary Reference Intakes) disponível online: www.nal.usda.gov/fnic/etext/000105.html.
12. Boletim da Sociedade Brasileira de Cardiologia – Departamento de Cardiopatia e Gravidez. N. 16, 2003.
13. Cozzolino SMF. Biodisponibilidade de nutrientes. São Paulo: Manole, 2005.
14. Engstrom EM (org.) SISVAN – Instrumento para o combate aos distúrbios nutricionais em serviços de saúde: o diagnóstico nutricional. 2 ed. Rio de Janeiro: Fiocruz, 2002.
15. Lumley J, Watson L, Watson M, Bower C. Periconceptional supplementation with folate and/or multivitamins for preventing neural tube defects (Cochrane Review). In: The Cochrane Library, Issue 4: CD 001056. Update Software, Oxford, 2002.
16. Ramakrishnan U, Manjrekar R, Rivera J, Gonzales-Cossio T, Martorell R. Micronutrients and pregnancy outcome: a review of the literature. Nutr Res 1999; 19:103-159.
17. Refsum H. Folate, vitamin B12 and homocysteine in relation to birth defects and pregnancy outcome. Br J Nutr 2001; 85(Suppl. 2):S109-S113.
18. Villareal LEM, Benavides CL, Valdez-Leal R, Sanchez-Peña MA, Villareal-Pérz JZ. Efecto de la administración semanal de ácido fólico sobre los valorse sangüíneos. Salud Pública de México 2001; 43(2): 103-7.
19. Picciano MF. Pregnancy and Lactation: Physiological Adjustments, Nutritional Requirements and the Role of Dietary Supplements. J Nutr 2003; 133:1997S-2002S.
20 Ribeiro LC et al. Nutrição e Alimentação na Gestação. Compacta Nutrição 2002; (2), agosto.
21. Folato disponível em: www.nlm.nih.gov/medlineplus/spanish/ency/esp_imagepages/19086.htm.

22. Brattström L, Wilcken DL. Homocysteine and cardiovascular disease: cause or effect? Am J Clin Nutr 2000; 72:315-323.
23. Homocysteine Studies Collaboration Homocysteine and Risk of Ischemic Heart Disease and Stroke: A Meta-analysis. JAMA 2002; 288:2015-2022.
24. Bree A, Verschuren WMM, Blom H, Kromhout D. Association between B vitamin intake and plasma homocysteine concentration in the general Dutch population aged 20-65 y. Am J Clin Nutr 2001; 73:1027-33.

14.

INFÂNCIA E CARDIOPATIA

Eliana de Aquino Bonilha
Heitor Pons Leite

A prevalência de desnutrição em crianças com cardiopatias congênitas é estimada em 24% a 90%, conforme o método de avaliação empregado e a população estudada[1-3]. O comprometimento ponderal e/ou estatural, além do baixo peso ao nascer e outras anomalias, pode estar relacionado ao tipo de cardiopatia. Nas crianças com *shunt* esquerda-direita, por exemplo, os maiores fatores determinantes do retardo de crescimento são hemodinâmicos – hipertensão pulmonar e insuficiência cardíaca[4].

EFEITOS DA DESNUTRIÇÃO SOBRE O CORAÇÃO

A desnutrição resulta em perda proporcional de musculatura esquelética e da fibra miocárdica, com prejuízo na função e no metabolismo cardíaco. À medida que a massa miocárdica se reduz há também diminuição do débito cardíaco e ativação de mecanismos compensatórios objetivando a adequação entre a função cardíaca e as demandas orgânicas.

Além de energia e proteínas, as carências de vitaminas, oligoelementos e alguns íons também estão associadas a alterações na função cardíaca. A deficiência de tiamina ou vitamina B_1, que é co-fator da enzima piruvato desidrogenase, pode prejudicar a formação de acetilcoenzima A, promovendo acúmulo de piruvato e de lactato, com queda da resistência vascular periférica que pode resultar em insuficiência cardíaca de alto débito. A deficiência de selênio associada à síndrome de Keshan, uma miocardiopatia encontrada em algumas regiões da China, também pode acometer pacientes recebendo nutrição parenteral por longos períodos. Deficiências e desequilíbrios dos íons cálcio, fósforo, potássio e magnésio podem afetar a função e o ritmo cardíacos.

No kwashiorkor e no marasmo, há um estado hipocirculatório caracterizado por bradicardia, aumento do tempo de circulação, diminuição da pressão venosa central, hipotensão sistêmica, redução do débito cardíaco e do consumo de oxigênio.

A inanição pode levar a um estado hipoadrenérgico com redução da freqüência cardíaca, volemia e pressão venosa, que justifica as alterações clínicas encontradas na desnutrido grave. Além dos baixos níveis de catecolaminas, há diminuição da tiroxina e da triiodotironina. Ambos os fatores podem contribuir para o declínio da taxa metabólica e da demanda cardíaca observados na desnutrição[5].

EFEITOS DA CARDIOPATIA SOBRE O ESTADO NUTRICIONAL

Vários fatores têm sido implicados como responsáveis pelo retardo do crescimento em crianças com cardiopatia congênita. Os mecanismos inicialmente descritos para explicar o conceito de caquexia cardíaca são a deficiente ingestão calórica, o hipermetabolismo, a hipóxia celular e a redução da absorção intestinal de nutrientes[6,7].

INGESTÃO INSUFICIENTE

A maioria das crianças cardiopatas desnutridas tem ingestão alimentar aquém da considerada normal para a idade, por baixa aceitação da alimentação oferecida. Em estudo clássico, feito em crianças cardiopatas acompanhadas em ambulatório, verificou-se que a ingestão energética média, considerando-se o peso real, era de 88% da recomendada pela FAO/OMS e que a oferta protéica situou-se acima da recomendada[8]. Em crianças cardiopatas desnutridas, a oferta energética baseada no peso real em vez do peso ideal para a criança é inapropriada, pois devido ao aumento do metabolismo elas necessitam de oferta extra de energia para o crescimento.

Outro fator seria a presença de dispnéia e as infecções freqüentes de vias aéreas, levando à astenia. A importância da astenia baseia-se na observação de que, na inanição ou no jejum prolongado, a fome desaparece após alguns dias, à medida que sobrevêm a cetose e a apatia.

Com uma ingestão alimentar adequada, a desnutrição poderia ser menor. Isso foi demonstrado por Schwarz e cols. que, garantindo oferta calórica próxima a 150kcal/kg por dia, administrados por sonda enteral em um período de 4 a 6 meses, obtiveram melhora significante nos parâmetros antropométricos de crianças cardiopatas desnutridas[9].

HIPERMETABOLISMO

Devido ao aumento do trabalho miocárdico, da musculatura respiratória e do sistema hematopoético, as demandas metabólicas e o consumo de oxigênio das crianças cardiopatas são maiores do que em crianças normais[10-13].

Na insuficiência cardíaca uma grande parte do consumo de oxigênio do organismo é utilizada pela musculatura respiratória. Thung e cols. mediram o consumo de oxigênio pela musculatura respiratória em pacientes adultos em período pós-operatório de cirurgia cardíaca, observando que nos pacientes em que não houve insuficiência cardíaca este parâmetro correspondeu a 6% do consumo total de oxigênio pelo organismo; nos que desenvolveram insuficiência cardíaca e hipertensão pulmonar, o consumo chegou a 21%[14].

Ao analisar os resultados de alguns estudos avaliando o gasto energético diário em crianças com cardiopatia congênita entre 3 a 5 meses de idade, Leitch observou ser este 40% maior (94,2 ± 6,9kcal/kg) em relação às crianças saudáveis da mesma faixa etária (75,1 ± 7,3kcal/kg)[15].

Em resumo, os estudos demonstram que as crianças cardiopatas são hipermetabólicas. Embora a interpretação deste dado seja dificultada pela diversidade dos pacientes em relação a faixa etária, gravidade da cardiopatia e estágios da correção cirúrgica, depreende-se que uma oferta calórica baseada em idade seria insuficiente para atender as necessidades aumentadas.

HIPÓXIA CELULAR

O aumento da eritropoiese e a hiperplasia da série vermelha, a redução da tensão de oxigênio do sangue venoso e o aumento na concentração de lactato sérico sugerem que a hipóxia celular séria é a conseqüência mais importante da insuficiência miocárdica e da insuficiência cardíaca congestiva. A hipóxia reduz os níveis teciduais de ATP e favorece a captação de glicose pelo músculo e pelo fígado, com ativação da via glicolítica anaeróbica e rápida depleção das reservas de glicogênio. Há aumento da excreção urinária de nitrogênio que acompanha a hipóxia, denotando aumento do catabolismo protéico. Também é menor a eficiência metabólica, pois na via glicolítica anaeróbica o ganho energético é aproximadamente dez vezes menor do que quando a glicose passa pelo ciclo de Krebs e pela fosforilação oxidativa, resultando em menor quantidade de energia obtida por unidade de substrato metabolizado[16,17].

Portanto, é provável que a hipóxia celular ocupe papel central na patogênese da caquexia cardíaca, promovendo um metabolismo intermediário menos eficiente e levando à subutilização de substrato energético.

PERDAS ANORMAIS PELO TRATO GASTROINTESTINAL

As perdas anormais de nutrientes pelo trato gastrointestinal podem contribuir para o ganho ponderal inadequado nas crianças com cardiopatia congênita.

Sondheimer e Hamilton, estudando lactentes com cardiopatias congênitas graves, observaram perda entérica excessiva e esteatorréia, anormalidades leves e não relacionadas à gravidade da cardiopatia[18]. Pittman e Cohen sugeriram que a redução do fluxo sangüíneo esplâncnico e a hipóxia no trato gastrointestinal seriam responsáveis pela alteração funcional[6,7]. Por sua vez, Sondheimer e Hamilton sugerem que o impacto da hipóxia crônica sobre o intestino seria pequeno, sustentando o conceito de que o intestino é normalmente hiperperfundido e tem boa reserva circulatória. Isto se baseia no fato de que, em animais, a capacidade absortiva e a perfusão nas vilosidades são mantidas, a despeito da redução do fluxo sangüíneo esplâncnico. Estes autores não observaram ingurgitamento linfático ou venoso nas biopsias intestinais examinadas. A perda excessiva de proteínas foi a alteração mais comum, ocorrendo não apenas nos portadores de insuficiência cardíaca, como nos cianóticos. A enteropatia perdedora de proteínas ocorre em adultos com insuficiência cardíaca, provavelmente secundária à alta pressão venosa e linfática. Pode ainda ser encontrada em pacientes com pericardite constrictiva e em crianças submetidas a cirurgias que resultam em aumento da pressão atrial direita, como a cirurgia de Fontan. Na insuficiência cardíaca haveria uma linfangectasia funcional, de modo a reduzir a absorção de gorduras e proteínas. Com o aumento da insuficiência do coração direito, a drenagem linfática do intestino seria prejudicada, desenvolvendo-se obstrução intestinal linfática funcional, com conseqüente prejuízo da absorção de proteínas e gorduras[19].

ALTERAÇÕES HORMONAIS

Os distúrbios hormonais estão envolvidos nas alterações metabólicas, hemodinâmicas e no retardo do crescimento das crianças cardiopatas.

Em pacientes com insuficiência miocárdica há aumento da concentração sérica do peptídeo atrial natriurético, normalmente sintetizado no átrio e em pequena quantidade pelo ventrículo e liberado dentro da circulação pelo aumento da pressão atrial. Na insuficiência cardíaca há aumentos das concentrações séricas de adrenalina, noradrenalina, T3, cortisol, renina, Gh e insulina. Ao longo do tempo, a atividade neuro-humoral reflexa (ativação do sistema nervoso simpático, do sistema renina-angiotensina-aldosterona, produção dos peptídeos) pode ser prejudicial, gerando efeitos como edema pulmonar, hiponatremia, aumentos da pré e póscarga e alteração miocárdica.

A diminuição da atividade de somatomedina-C em crianças cardiopatas desnutridas foi sugerida por Kerpel Fronius e cols.[20] em estudo pioneiro. O hormônio do crescimento induz as células do fígado e de outros tecidos a produzirem as *somatomedinas,* fatores de crescimento tipo insulina que estimulam a proliferação de tecidos mesodérmicos como osso, cartilagem e músculo. Entre as somatomedinas, a IGF-I, *Insulin-like Growth Factor I,* atua como efetora das ações anabólicas do Gh é um hormônio cujo nível sérico é influenciado pelo hormônio do crescimento (GH) e pelo estado nutricional.

Níveis séricos reduzidos de IGF-I em crianças cardiopatas foram observados em alguns estudos. Dundar e cols.[21] estudaram crianças cardiopatas cianóticas desnutridas e eutróficas, encontraram baixas concentrações de IGF-I no grupo de cardiopatas cianóticos desnutridos, demonstrando que o estado nutricional é fator importante para níveis séricos desse peptídeo.

Leite e cols.[22], estudando crianças cardiopatas de alto risco cirúrgico e em sua maioria desnutridas, encontraram valores séricos de IGF-I dentro dos limites da normalidade em uma grande maioria, apesar de o valor mediano situar-se próximo ao limite inferior da normalidade. Valores de GH elevados também foram observados na maior parte dos pacientes, havendo uma correlação negativa significante com os valores de IGF-I o que configura estado de resistência ao GH que poderia ser tanto devido à desnutrição quanto ao estresse. Pode-se interpretar os valores normais de IGF-I observados com base em resultados de estudos experimentais: a produção local aumentada de IGF-I pelo miocárdio sobrecarregado contribuiria para o aumento dos níveis séricos de IGF-I nestas crianças. À virtual queda das concentrações promovida pela desnutrição se contraporia o aumento de secreção pelo miocárdio submetido ao estresse. A expressão genética dos receptores de GH parece ser mais pronunciada no miocárdio do que em muitos outros tecidos e há evidências na literatura de que tanto o GH quanto a IGF-I estão envolvidos no controle do crescimento dos tecidos cardíacos[23]. Uma vez que as concentrações séricas de IGF-I podem ser um reflexo de sua produção em vários tecidos[24], esta interpretação permite sugerir que a produção local de IGF-I pelo tecido cardíaco submetido à grande solicitação mecânica e metabólica poderia explicar o encontro de valores pré-operatórios de IGF-I dentro dos limites da normalidade. Mesmo considerando-se que há conservação das estruturas das somatomedinas nos mamíferos e que o rato e outros mamíferos têm somatomedinas com estrutura homóloga à da IGF-I e da IGF-II humanas[25], esta extrapolação deve permanecer no terreno das conjecturas até que apareçam novas informações para definir o mecanismo do bloqueio da estimulação do GH sobre a produção de IGF-I nas crianças portadoras de cardiopatia congênita.

Em síntese, sugere-se que o retardo pôndero-estatural das crianças com cardiopatia congênita resulte do balanço energético negativo conseqüente ao desequilíbrio entre oferta, aproveitamento e consumo metabólico.

SUPLEMENTAÇÃO DE MICRONUTRIENTES

Tendo-se em vista que além de participarem do metabolismo energético, os micronutrientes atuam no metabolismo oxidativo, modulando o efeito tóxico dos radicais livres contra as membranas celulares, alguns autores consideram que as recomendações habituais de oferta de vitaminas e oligoelementos não seriam suficientes para pacientes com cardiopatias, pelo fato de que o estresse provocado pela doença aumentaria o consumo de micronutrientes[26]. A necessidade de um micronutriente pode não ser aparente e sua concentração sérica pode não refletir um estado de deficiência ou aumento da necessidade por um determinado órgão ou sistema, como é o caso de carnitina, tiamina, taurina ou coenzima Q10 (ubiquinona, reguladora do fluxo de elétrons na cadeia respiratória mitocondrial) no miocárdio insuficiente.

A tiamina ou vitamina B_1 é uma vitamina hidrossolúvel que atua como coenzima em vários processos metabólicos, mas em especial no metabolismo dos carboidratos. Como os estoques das vitaminas hidrossolúveis são muito pequenos, uma oferta insuficiente pode levar à deficiência em curto prazo. A deficiência de tiamina pode ser induzida pelo uso de diuréticos, especialmente os de alça, como a furosemida; portanto, crianças cardiopatas desnutridas estão em risco de deficiência. Um estudo em crianças cardiopatas mostrou que 18% delas tinham deficiência de tiamina[27] e outro, em grupo de crianças com insuficiência cardíaca congestiva, melhora na fração de ejeção do ventrículo esquerdo após suplementação de tiamina[28].

A necessidade de transporte dos ácidos graxos de cadeia longa pela carnitina pode limitar a utilização de gordura na produção de energia em situações de sobrecarga cardíaca. Os estoques de carnitina são supridos pela dieta, pela síntese hepática e em pequena parte pelos rins, sendo armazenada na musculatura esquelética e cardíaca. Na dieta, a fonte principal é a carne, sendo disponível também em fórmulas para nutrição enteral e como suplemento medicamentoso.

A deficiência genética de carnitina está associada ao desenvolvimento de cardiomiopatia e disfunção da musculatura esquelética, condições clínicas que são melhoradas pela administração deste micronutriente. Alguns estudos têm demonstrado que a utilização da carnitina pode promover melhora clínica em pacientes com miocardiopatia quando comparada ao tratamento convencional[29,30,31].

Os estudos relatados sugerem que o aumento da oferta de micronutrientes, reduzindo o estresse oxidativo, pode beneficiar a nutrição, estrutura e função miocárdicas tornando-se uma estratégia útil no tratamento clínico.

FUNDAMENTOS DA TERAPIA NUTRICIONAL

A terapia nutricional pode ser útil às crianças cardiopatas, por melhorar o seu estado nutricional para que estas possam enfrentar o trauma cirúrgico em condições mais favoráveis. Para haver melhora do estado nutricional a oferta de energia necessária deve situar-se por volta de 150kcal/kg. A via preferencial de alimentação é a digestiva, devendo ser adotadas medidas posturais anti-refluxo para prevenir aspiração.

A avaliação nutricional é obrigatória, por identificar grupos de pacientes com maior risco nutricional e que possam ser beneficiados pela suplementação nutricional precoce, que permita suprir as necessidades energéticas estimadas.

No planejamento da terapia nutricional devem ser consideradas as seguintes alterações fisiopatológicas inerentes às cardiopatias:

- Dificuldade de eliminação de água.
- Sistema respiratório trabalhando em regime aumentado.
- Propensão às complicações da terapia nutricional: o excesso de oferta hídrica pode levar à descompensação cardíaca; a hiperalimentação pode aumentar o gasto energético, a freqüência cardíaca e o consumo miocárdico de oxigênio; a oferta excessiva de carboidratos aumenta a liberação de insulina, que tem efeito antinatriurético, promovendo retenção de sódio. Portanto, deve-se inicialmente evitar quantidades muito grandes de líquidos e de energia.
- Necessidades específicas de vitaminas e minerais: a deficiência de alguns micronutrientes pode afetar a função cardíaca. Além da carnitina, há outros exem-

plos: a carência de tiamina inibe a oxidação da glicose; hipopotassemia e hipomagnesemia causam arritmia; a hipocalcemia inibe a contratilidade miocárdica e as deficiências de fósforo e de selênio estão associadas com miocardiopatia e insuficiência cardíaca.

Em acompanhamento ambulatorial multidisciplinar de cardiopatas desnutridos e com ingestão deficiente de energia e micronutrientes, observamos que a orientação clínica e nutricional personalizada durante seis meses promoveu aumento da oferta de lipídios, ferro, zinco, tiamina e vitaminas A, C e E, acompanhada de melhora nos escores Z das relações antropométricas. As crianças com cardiopatias cianogênicas, hipertensão pulmonar e insuficiência cardíaca congestiva tiveram resposta menos favorável à intervenção[32].

Nos casos mais graves, a nutrição enteral por sonda enteral nasogástrica permite que a criança receba maior quantidade de energia (150 a 170kcal/kg/dia), o que não seria possível com a alimentação pela via oral. Deve-se passar sonda enteral intragástrica ou pós-pilórica (se há risco de aspiração). Em criança acima de um ano de idade, utilizar dietas pediátricas; nas menores, leite materno ordenhado ou, na ausência deste, fórmulas modificadas para lactentes. A dieta por sonda enteral deve ser administrada de modo contínuo ou lentamente, o que possibilita menores oscilações do gasto energético e melhor aproveitamento dos nutrientes administrados[33,34]. A infusão em *bolus* ou por gavagem pode causar distensão gástrica, reduzir a complacência pulmonar no paciente em ventilação pulmonar mecânica, tem maior risco de aspiração e menor aproveitamento energético. A tentativa de promover reposição nutricional muito rápida pode provocar insuficiência cardíaca durante a fase de recuperação nutricional. São fatores possivelmente responsáveis por esta complicação: aumentos na volemia e na taxa metabólica elevando o consumo de oxigênio e o débito cardíaco, retenção excessiva de sódio, relativa deficiência de vitaminas e sais minerais e diminuição da contratilidade cardíaca. Tendo em vista o papel potencial destas alterações na descompensação cardíaca e ainda o fato de que o aumento da oferta calórica requer aumento do trabalho respiratório por aumentar a produção de CO_2, é necessário que a realimentação seja feita de modo gradual.

Portanto, é preciso monitorar com rigor a tolerância à administração de nutrientes para que se evite a piora do estresse metabólico conseqüente à oferta excessiva de substrato.

Para a utilização adequada das drogas que atuam na circulação, em associação à suplementação nutricional, é altamente recomendável que haja integração entre as equipes de terapia nutricional e de cardiologia, que devem trocar informações sobre a evolução clínica e eventuais mudanças de medicações e alimentação.

Em algumas cardiopatias com repercussão hemodinâmica muito importante a terapia nutricional não traz resultado, provavelmente devido ao gasto energético excessivo e pelo não aproveitamento dos nutrientes administrados por via digestiva. Nessas situações o uso de nutrição parenteral pode complementar a oferta de nutrientes, porém com aumento do risco de infecção. A dificuldade de recuperação nutricional, muitas vezes, coloca em confronto as decisões de se optar pela correção cirúrgica imediata e correr os riscos de se operar um paciente muito debilitado ou aguardar a melhora nutricional, postergando a cirurgia e correndo o risco de piora progressiva das condições hemodinâmicas.

AVALIAÇÃO NUTRICIONAL

A avaliação nutricional é um componente essencial do exame clínico de pacientes com cardiopatia congênita. As medidas antropométricas podem ser indicadoras do estado nutricional e riscos à saúde, medindo o crescimento e déficits, como a desnutrição, são valiosas no monitoramento do paciente, pois têm um alto valor preditivo em relação ao risco de óbito secundário à desnutrição, têm alta reprodutibilidade e não necessitam de equipamento sofisticado[35,36]. A antropometria será considerada válida somente se forem utilizados instrumentos de mensuração adequados e as medidas forem tomadas por profissionais treinados[37].

Para diagnóstico e acompanhamento do estado nutricional, os pacientes ambulatoriais devem ser avaliados por meio de antropometria, história clínica detalhada, hábitos alimentares e análise do contexto familiar (aspectos socioeconômicos e culturais)[37].

O indicador altura/idade avalia o crescimento linear, e o peso/idade pode estar relacionado com a perda de peso ou ganho de peso insuficiente. O peso em relação à estatura indica o estado nutricional atual, sempre comparando com o padrão de crescimento do NCHS[35,38]. Os cuidados nutricionais deverão ser intensificados quando ocorrer[36,38]:

- Prematuridade.
- Baixo peso ao nascer (peso menor que 2.500g).
- Perda de peso maior que 5%, no prazo de duas semanas.
- Circunferência braquial ou prega cutânea com adequação inferior a 85%.
- Intolerância ou alergia alimentar.
- Dificuldade para se alimentar por via oral[39].

TERAPIA NUTRICIONAL AMBULATORIAL
DE CRIANÇAS CARDIOPATAS

A terapia nutricional de crianças cardiopatas em tratamento ambulatorial visa principalmente suprir as necessidades nutricionais e recuperar a desnutrição e o crescimento. É essencial que as condutas nutricionais estejam integradas ao tratamento clínico[40].

Com o aumento das necessidades protéicas bem como do gasto energético, deve-se suplementar com fórmulas utilizando carboidratos (polímeros de glicose) e lipídeos (poliinsaturados). As necessidades protéicas destas crianças são freqüentemente subestimadas e as proteínas podem ser um valioso aliado no tratamento. O aporte de energia sem o devido aumento na ingestão protéica resultará numa utilização inadequada deste nutriente e crescimento insuficiente[41,44]. Se a oferta de energia e nutrientes por via oral não for suficiente, a via enteral poderá ser utilizada como alternativa por tempo limitado[39].

Muitos recém-nascidos cardiopatas estão aptos ao aleitamento materno, que deverá ser incentivado, em função dos benefícios que poderá trazer ao bebê. Entretanto, se o aumento de peso não for suficiente, os suplementos deverão garantir a ingestão de 140 a 200 calorias por kg de peso, para o crescimento adequado e a manutenção das funções[42]. A introdução de alimentos de acordo com a idade deve visar a diversificação dos alimentos.

Deverá ser pesquisada a anemia, avaliando a ferritina sérica e a transferrina, uma vez que a hemoglobina poderá estar com as taxas normais, mesmo em crianças com deficiência de ferro. É prudente a recomendação da ingestão de pelo menos 2mg/kg de ferro. Quando a oferta não for suficiente para suprir as necessidades ou quando ocorrer deficiência, recomenda-se a suplementação principalmente de ácido fólico, cálcio, zinco, fósforo, magnésio, vitaminas A, C, D, B (em especial a tiamina), para favorecer a recuperação e manutenção do estado nutricional[41,43,44].

A utilização de diuréticos pode comprometer significativamente o balanço de sódio, potássio, cálcio e fósforo. Portanto, monitorar o potássio, para evitar a hipercalemia ou a hipocalemia, e também o cálcio e o fósforo séricos, em especial nos períodos pós e pré-operatórios[43]. Deve-se também evitar o excesso de sódio[43].

Muitas vezes as pessoas demoram mais tempo para alimentar crianças cardiopatas, levando a uma ingestão inadequada, pois quando a refeição é longa as crianças sentem-se cansadas antes de chegar ao fim. Se os alimentos forem oferecidos várias vezes ao dia em pequenas porções, os momentos das refeições se tornarão menos cansativos até para as mães, e terão melhor aceitação pelas crianças.

Em casos de crianças gravemente desnutridas, a nutrição enteral domiciliar foi utilizada no Canadá, em ambulatório especializado, auxiliando no ganho de peso dos pacientes [39].

EDUCAÇÃO NUTRICIONAL

A educação nutricional de crianças deverá ser um processo que envolve a família, para a motivação de mudanças do comportamento alimentar. No caso de pacientes ambulatoriais, é essencial o comprometimento da família. A abordagem da equipe multidisciplinar deve abranger os aspectos emocionais e socioeconômicos, apoiando os familiares desde o diagnóstico e em todas as fases do tratamento[43].

Em revisão sobre diferentes tipos de intervenção Holland e cols. recomendaram a utilização de várias estratégias para o atendimento de crianças cardiopatas, considerando inclusive a possibilidade de visitas domiciliares. As internações poderão ser reduzidas se houver um trabalho multidisciplinar intenso para a orientação ambulatorial em cardiologia[45].

No quadro 14.1 são sugeridos passos para a avaliação e educação nutricional, com os principais aspectos de cada etapa do atendimento. Estabelecer um tempo e a prioridade de cada orientação para cada paciente, com uma abordagem bastante positiva, sempre de acordo com o diagnóstico e a evolução clínica da criança, são estratégias para uma terapia nutricional efetiva.

Quadro 14.1 – Terapia nutricional de pacientes ambulatoriais: passos para o aconselhamento nutricional de crianças cardiopatas e seus familiares.

Passos para o aconselhamento nutricional de crianças e seus familiares	Pontos importantes em cada etapa do aconselhamento
Avaliação nutricional Antropometria e hábitos alimentares relacionados aos riscos de saúde.	• Avaliação do peso, estatura, dobra cutânea tricipital, circunferência braquial. • Histórico de perda ou ganho de peso. • Consumo alimentar habitual e/ou recordatório alimentar de 24 horas. • Histórico das condições de saúde. • Avaliação do contexto socioeconômico familiar. • Considerar a avaliação clínica e bioquímica.
Orientações Estabeleça claramente os aspectos que deverão ser modificados, com uma orientação individualizada.	• O aleitamento materno deverá ser incentivado, principalmente nos primeiros seis meses de vida, e suplementado de acordo com a evolução do paciente[42]. • Ingerir uma alimentação equilibrada e variada (15 a 20% de proteínas, 25 a 30% de lipídeos – 4% de ácidos graxos essenciais, 50 a 60% de carboidratos)[41]. • Garantir um aporte energético suficiente para manter ou aumentar o peso corporal e garantir o crescimento[43]. • Inicialmente, evitar aporte muito grande de energia. • Suplementos alimentares poderão ser um auxiliar importante para garantia do aporte energético e protéico[41,43]. • A ingestão de gorduras deve ser aumentada (ácidos graxos de cadeia média ou poli-insaturados)[41]. • Evitar elevada concentração de sódio. • Evitar consumo de alimentos fontes de carboidratos simples, preferindo polissacarídeos. • Prescrição individualizada do volume total de líquidos da dieta, evitando grandes volumes de líquidos (concentrando as fórmulas ou suplementos, por exemplo)[32,41]. • Oferecer lanches entre as três refeições principais, visando à oferta adequada de energia e nutrientes.
Estabelecer metas em conjunto com o paciente	• Auxiliar o paciente a determinar as metas e estratégias para o tratamento. • Motivar o paciente para adoção de comportamentos adequados.
Planejamento da continuação do tratamento	• Agendamento do próximo encontro/consulta

REFERÊNCIAS BIBLIOGRÁFICAS

1. Mehrizi A, Drash AL. Growth disturbance in congenital heart disease. J Ped, 61:418-28, 1962.
2. Cameron JW, Rosenthal A, Olson AD. Malnutrition in hospitalized children with congenital heart disease. Arch Pediatr Adolesc Med 149:1098-1102, 1995.
3. Leite HP, Fisberg M, Novo NF et al. Nutritional Assessment and Surgical risk markers in children submitted to cardiac surgery. Rev Paul Med, 113:706-14, 1995.
4. Leite HP, Carvalho AC, Fisberg M. O Estado Nutricional de Crianças Portadoras de Cardiopatia Congênita com Shunt Esquerda-Direita. Importância da Presença de Hipertensão Pulmonar. Arq Bras Cardiol, 65:403-7, 1995.
5. Keys A, Henschel A, Taylor HL. The size and function of the human heart at rest in semi-starvation and in subsequent rehabilitation. Am J Physiol, 50:153, 1947.
6. Pittman JG, Cohen P. The pathogenesis of cardiac cachexia. New Engl J Med, 271:403-8, 1964.
7. Pittman JG, Cohen P. The pathogenesis of cardiac cachexia (concluded). New Engl J Med, 271:453-60, 1964.
8. Hansen SR, Dorup I. Energy and nutrient intakes in congenital heart disease. Acta Pædiatr, 82:166-72, 1993.
9. Schwarz SM, Gewitz MH, See CC et al. Enteral nutrition in infants with congenital heart disease and growth failure. Pediatrics, 86:368-73, 1990.
10. Stocker FP, Wilkoff W, Miettinen OS, Nadas A.S. Oxygen consumption in infants with heart disease. J Pediatr, 80(1):43-51, 1972.
11. Huse DM, Feldt RH, Nelson RA, Novak LP. Infants with congenital heart disease. Food intake, body weight and energy metabolism. Am J Dis Child, 129:65-69, 1975.
12. Lees MH, Bristow JD, Griswold HE, Olmsted RW. Relative hypermetabolism in infants with congenital heart disease and undernutrition. Pediatrics; 36 (2):183-91, 1965.
13. Menon G, Poskitt ME. Why does congenital heart disease cause failure to thrive? Arch Dis Child, 60:1134-39, 1985.
14. Thung N, Herzog P, Christlieb IT et al. The cost of respiratory effort in postoperative cardiac patients. Circulation, 28:552-59, 1963.
15. Leitch CA. Growth, nutrition and energy expenditure in pediatric heart failure. Progress in Pediatric Cardiology; 11:195-202, 2000.
16. Katz AM. Heart failure. In: Physiology of the heart. Raven Press, NY, p 397, 1977.
17. Katz AM. Oxidative metabolism. In: Physiology of the heart. Raven Press, NY, p 51, 1977.
18. Sondheimer JM, Hamilton JR. Intestinal function in infants with severe congenital heart disease. J Pediatr, 92:572-78, 1978.
19. Boland DG, Abraham WT. Natriuretic peptides in heart failure. Congestive Heart Fail, 4:23-33, 1998.
20. Kerpel-Fronius E, Kiss S, Kardos G, Gàcs G. Somatomedin und Wachstumshormon bei mit Atrophie Verbundenen Wachstumsstörugen. Mscr Kinderheilk, 125:783-786, 1977.
21. Dundar B, Akçoral A, Saylam G, Unal N, Mese T, Hudaoglu S., Buyukgebiz B, Bober E, Buyukgebiz A. Chronic Hypoxemia Leads to Reduced Serum IGF-I Levels in Cyanotic Congenital Heart Disease. J Ped End Met, 13:431-436, 2000.
22. Leite HP, Fisberg M, Vieira JG, Carvalho WB, Chwals WJ. The role of insulin-like growth factor I, growth hormone and plasma proteins in surgical outcome of children with congenital heart disease. Ped Crit Care Med, 2(1):29-35, 2001.
23. Saccà L, Cittadini A, Fazio S. Growth hormone and the heart. Endocr Rev, 15(5):555-573, 1994.
24. Thissen JP, Ketelslegers JM, Underwood LE. Nutritional regulation of the Insulin-like growth factors. Endocr Rev, 15(1):80-101, 1994.

25. Underwood LE, Van Wyk J. Normal and aberrant growth. In: Wilson JD and Foster, DW (ed). Williams Textbook of Endocrinology. WB Saunders, Philadelphia. pp 1079-1138, 1991.

26. Jeejeebhoy KN, Sole MJ. Nutrition and the heart. Clin Nutr, 20(suppl1):181-186, 2001.

27. Shimon I, Almog S, Vered Z et al. Improved left ventricular function after thiamine supplementation in patients with congestive heart failure receiving long-term furosemide therapy. Am J Med, 98:485-490, 1995.

28. Shamir R, Ovdi D, Abramovitch et al. Thiamine deficiency in children with congenital heart disease before and after corrective surgery. JPEN, 24:154-58, 2000.

29. Helton E, Darragh R, Francis P et al. Metabolic Aspects of Myocardial Disease and a Role for L-Carnitine in the Treatment of Childhood Cardiomyopathy. Pediatrics, 105:1260-70, 2000.

30. Böhles H. The basic concept of L-carnitine supplementation. Ann Nutr Metab, 44:77-88, 2000.

31. Azevedo VMP, Albanesi Filho, FM, Santos MA, Castier MB, Cunha MOM. O papel da L-carnitina no estado nutricional e na evolução ecocardiográfica da cardiomiopatia dilatada idiopática da infância. J Pediatr, (RJ) 81(5):386-72, 2005.

32. Benzecry SG. O efeito da orientação dietética sobre o estado nutricional de crianças cardiopatas. Tese (Mestrado) Universidade Federal de São Paulo. Escola Paulista de Medicina. São Paulo, 2004.

33. Heymsfield SB, Smith J, Redd S et al. Nutritional support in cardiac failure. Surg Clin North Am, 61:635, 1981.

34. Vanderhoof JA, Hofschire PJ et al. Continuous enteral feedings. An important adjunt to the management of complex congenital heart disease. Am J Dis Child 136:825-827, 1982.

35. WHO (World Health Organization). Physical Status: The Use and Interpretation of Anthropometry. Geneva: WHO Technical Report Series 854,1995. p 263-311.

36. Oba J. Terapia nutricional na criança com cardiopatia congênita. In: Ebaid M (coord) e cols. Cardiologia em pediatria: temas fundamentais. São Paulo, Roca, 2000, pp 495-512.

37. Cross JH, Holden C, MacDonald A, Pearmain G et al. Clinical examinations compared with anthropometry in evaluating nutritional status. Arch Dis Child, 72:60-61, 1995.

38. NCHS (National Center for Health Statistics) in collaboration with the National Center for Chronic Disease Prevention and Health Promotion. Clinical growth charts. USA, 2000 in http://www.cdc.gov/growthcharts

39. Kang A, Zamora SA, Scott RB, Parsons HG. Catch-up Growth in Children Treated With Home Enteral Nutrition Pediatrics, 102:951-955, 1998 in http://www.pediatrics.org/cgi/content/full/102/4/951

40. Mitchell IM, Logan RW, Pollock JC, Jamieson MP. Nutritional status of children with congenital heart disease British Heart Journal, 73:277-283, 1995.

41. Krauss M, Eckel RH, Howard B et al. AHA Scientific Statement AHA Dietary Guidelines Revision 2000: A Statement for Healthcare Professionals From the Nutrition Committee of the American Heart Association. Circulation, 102:2284-306, 2000.

42. Saenz RB, Beebe DK, Triplett, LC. Caring for infants with congenital heart disease and their families. American Family Physician, 59:7:1-15, 1999.

43. Lambert JM, Watters NE. Breastfeeding the infant/child with a cardiac defect: an informal survey. J Hum Lactation, 14:151-6, 1998.

44. Villasis-Keever MA, Pineda-Cruz RA, Halley-Castillo E, Alva-Espinosa C. Frecuencia y factores de riesgo asociados a desnutrición de niños con cardiopatía congénita. Salud Pública do México, 43: 313-322, 2001.

45. Holland R, Battersby J, Harvey I, Lenaghan E, Smith J, Hay L. Systematic review of multidisciplinary interventions in heart failure. Heart, 91(7):899-906, 2005.

15.

ATIVIDADE FÍSICA E ESPORTE

Aliny Stefanuto
Cristiane Kovacs
Daniel J. Daher
Giuseppe S. Dioguardi
Nabil Ghorayeb

CLÍNICA

Daniel J. Daher
Giuseppe S. Dioguardi
Nabil Ghorayeb

Os acontecimentos dos últimos tempos trouxeram para a cardiologia brasileira a necessidade de se posicionar cientificamente. A avaliação cardiológica do atleta, uma necessidade difundida pelos que atuam na área desportiva, com recentes publicações[1,2] de grande importância, não teve ainda sua implementação universal na prática. Os médicos responsáveis pela orientação clínica das avaliações de atletas, ao se depararem com alguma cardiopatia, têm um difícil e delicado encaminhamento das decisões. A recomendação de afastamento no auge profissional e econômico do atleta não é aceito tranqüilamente. Muitas vezes, chega a ser ignorado pelo atleta, familiares, dirigentes e empresários.

A avaliação cardiológica pré-participação de atletas competitivos objetiva identificar alterações estruturais e/ou de caráter funcional exacerbado, como bradicardias extremas, outros distúrbios do ritmo cardíaco e cardiomegalia fisiológica ou não. Situações patológicas como displasia arritmogênica do ventrículo direito (DAVD), cardiomiopatia hipertrófica (CMPH), síndromes arritmogênicas podem aumentar o risco de morbimortalidade durante a prática esportiva[2-4]. Temos hoje como principal causa de eventos fatais nas atividades esportivas, não traumáticas, a etiologia cardiovascular.

Objetivos básicos da avaliação cardiológica pré-participação[4,5]:

1. Detectar precocemente cardiopatias incipientes, que causem risco durante o exercício físico esportivo ou de lazer.
2. Analisar o impacto dos treinamentos intensivos e contínuos no aparelho cardiovascular.
3. Confirmar a regressão das alterações cardíacas com o abandono dos treinamentos, constatada geralmente após 3 a 6 meses de afastamento.
4. Avaliar os riscos e os benefícios cardiovasculares do exercício, principalmente após a quarta década de vida, quando há um aumento da incidência de doenças degenerativas, como a aterosclerose coronária.
5. Determinar a capacidade funcional do atleta.

Os exames pré-participação devem ser realizados indistintamente em todos os atletas, sempre coordenados por médico. Algumas publicações relatam que o exercício físico vigoroso foi gatilho de complicações cardiovasculares, inclusive o da morte súbita, ocorridas durante os treinos e competições. A detecção precoce de anormalidades permite, com a sua resolução satisfatória em muitos casos, a continuidade da atividade esportiva[2,6].

A recente associação atividade física/saúde produziu os novos hábitos populares de crescente participação esportiva, principalmente em provas de alto nível de intensidade, como maratona, triatlo e outros. Isto se refletiu na necessidade de se avaliar e preparar uma grande massa de indivíduos, onde o fator idade, importante para atletas olímpicos, deixou de ser levado em conta. Hoje em dia, esportistas de todas as faixas etárias participam de provas longas e de grande exigência cardiovascular. A comunidade científica passou a realizar estudos mais profundos das alterações anatômicas e eletrofisiológicas do coração, decorrentes da sua adaptação ao estímulo da atividade física moderada e intensa.

MODIFICAÇÕES FISIOLÓGICAS NO CORAÇÃO

A primeira descrição médica do chamado de Coração de Atleta foi feita por Henschen[7] logo após a Primeira Olimpíada da Era Moderna, em 1896, examinando corredores de "cross-country" esqui na neve, utilizando apenas no exame propedêutico de percussão do precórdio. A síndrome do Coração de Atleta é caracterizada por várias alterações fisiológicas e anatômicas, de caráter benigno e reversível, que correspondem a adaptações ao aumento da demanda energética durante o esforço repetitivo. Há aumento da força de contração, com melhor reserva cardíaca e melhor aproveitamento do oxigênio, mesmo em níveis máximos de trabalho. Para uma mesma carga de esforço, em relação a um coração sedentário, um coração treinado apresenta um menor duplo produto (freqüência cardíaca x pressão sistólica máxima), conseqüentemente menor gasto energético. Entre os efeitos cardiovasculares do treinamento físico vigoroso praticado durante longos períodos, observados experimentalmente e em atletas competitivos altamente treinados incluem-se[5,8,9]:

1. Menor freqüência cardíaca em repouso e em qualquer nível de exercício.
2. Redução mais rápida da freqüência cardíaca após exercício.
3. Maior volume sistólico em repouso e durante exercícios progressivos.
4. Elevação do débito cardíaco máximo.
5. Aumento do consumo máximo de oxigênio (VO_2 máx).
6. Volume cardíaco aumentado em estreita correlação com o volume sistólico durante o exercício.
7. Pressões de enchimento do coração (pressão diastólica final do ventrículo direito e pressão capilar pulmonar) normais em repouso, ligeiramente elevadas durante o exercício.
8. Maior diminuição da resistência periférica total e redistribuição do fluxo sangüíneo.
9. Aumento da extração de oxigênio pelos músculos esqueléticos periféricos, níveis reduzidos de lactato sangüíneo e aumento da diferença arteriovenosa de oxigênio máxima.
10. Dilatação e hipertrofia cardíaca.

Ademais, verificam-se: maior eficiência mecânica da musculatura esquelética, associada ao aumento da capilarização e das atividades enzímicas, e aumento da capacidade funcional pulmonar e melhor relação ventilação/perfusão.

Essas alterações cardiovasculares resultam provavelmente de complexa interação de mecanismos centrais e periféricos, operando em níveis estruturais, eletrofisiológicos, bioquímicos, metabólicos e neurogênicos. E dependem da intensidade e duração do treinamento, do tipo de atividade atlética e, provavelmente, de fatores genéticos[8,9].

AVALIAÇÃO CARDIOLÓGICA DO ATLETA

A avaliação do atleta segue a semiologia tradicional, porém com maior ênfase cardiovascular. Geralmente os atletas são indivíduos assintomáticos e em excelente estado geral. A referência a sintomas, principalmente os induzidos pelo esforço físico, deve ser valorizada e investigada. Tem sido constatado um aumento da incidência de arritmias ventriculares complexas, como taquicardias ventriculares não sustentadas no pico de esforço, nas quais, afastadas as causas clássicas de miocardiopatias e síndromes arritmogênicas, tem como hipótese mais aventada a seqüela pós-miocardite viral, sugerida nos exames de imagens como a ressonância magnética e a cintilografia do miocárdio.

Quanto aos exames complementares, a seleção adequada de medidas propedêuticas, dentre as várias atualmente disponíveis, fornece ao médico meio mais acurado para o diagnóstico e prognóstico, do que à época em que só se dispunha do eletrocardiograma e da radiografia simples do tórax[1,2,4,5].

Apenas 2% das mortes não tiveram suas causas detectadas na necropsia, estas mortes podem ter ocorrido por alterações eletrofisiológicas como síndrome do QT longo, síndrome de Brugada, doença de Lenègre, Wolf-Parkinson-White (WPW) e uso ilícito de drogas. Na literatura[1-3] foram encontradas isoladamente pontes miocárdicas em 5% das necropsias, embora consideradas variações anatômicas e terem seu risco de morte ainda controverso, podem ter importância clínica nos indivíduos com atividade física intensa. Nesta série a baixa ocorrência de DAVD contrastou com a experiência italiana, onde foi a causa mais comum de morte súbita (MS) em atleta (25% das mortes)[1]. Entre os países sul-americanos cumpre-nos insistir que deve ser investigada a doença de Chagas, ainda presente entre as populações mais pobres.

A rotina de avaliação cardiovascular é controversa na literatura[1,2,4,5]. Discute-se o custo x benefício efetivo, de uma avaliação mais completa *versus* só anamnese e eletrocardiograma em repouso. Nossa experiência de mais de 4.000 avaliações de atletas mostrou um número crescente de achados de arritmias complexas desencadeadas no pico de esforço em atletas assintomáticos e sem substrato anatômico de cardiopatia. A utilizada há mais de 20 anos na Seção Médica de Cardiologia do Exercício e do Esporte do Instituto Dante Pazzanese de Cardiologia, é composta de[5]:

1. Anamnese e exame físico.
2. Radiografia de tórax póstero-anterior e perfil esquerdo.
3. Eletrocardiograma clássico.
4. Teste ergométrico ou ergoespirométrico.
5. Exames laboratoriais.
6. Ecocardiograma bidimensional com Doppler colorido.

Exames cardiológicos mais específicos como Holter, "tilt test", cintilografia do miocárdio, ressonância magnética do coração, estudo eletrofisiológico e cinecoronarioventriculografia são realizados caso a avaliação inicial indique essa necessidade.

ANAMNESE E EXAME FÍSICO

História clínica

A anamnese permanece a fonte mais rica de informação, devendo ser completa e detalhada, com ênfase para antecedentes cardiovasculares familiares, sintomas sugestivos de doença cardiológica e história cronológica da vida esportiva. Antecedentes familiares de cardiopatias congênitas e genéticas, MS de parentes: homens com menos de 55 anos e mulheres com menos de 65 anos[1], hipertensão arterial, diabetes, dislipidemias e insuficiência coronária, antecedentes pessoais de precordialgia, dispnéia, síncope, tonturas e palpitações, desencadeados pelo exercício obrigam investigação mais detalhada. O histórico esportivo deve incluir o início das atividades físicas regulares, a quantidade e intensidade dos treinamentos, a qualidade do trabalho físico, que depende da posição do atleta dentro da equipe e do tipo de modalidade esportiva praticada. Associados às características genéticas, estas variáveis formam fatores que podem determinar alterações anatômicas cardíacas próprias do atleta e podem ser confundidos com cardiopatias assintomáticas[5,8]. Um princípio importante na avaliação cardiovascular é de que as funções miocárdicas e as artérias coronárias podem ser adequadas no repouso, mas não no exercício, portanto, deve-se dar maior atenção à influência da atividade física nos sintomas referidos pelo atleta[3,4]. No entanto, mesmo atletas com doenças podem apresentar alta capacidade funcional, atingindo 15 a 16 MET no teste ergométrico[11].

Exame físico

O exame físico do atleta deve ser completo, observando-se hidratação e palidez das mucosas, medidas antropométricas, pulsos e sopros carotídeos, pulsos periféricos e exame toracoabdominal; no Coração de Atleta existem achados habituais como sopros sistólicos funcionais, terceira e quarta bulhas, bulhas hiperfonéticas e bradicardia. A presença de outros elementos como taquiarritmias, fibrilação, sopros que sugerem doença valvular e cardiopatias congênitas não fazem parte da síndrome do Coração de Atleta e obrigam investigação mais detalhada. Nos longilíneos devem ser afastadas as formas heterozigotas (leves) de síndrome de Marfan (doença da válvula mitral ou do anel aórtico)[10,13].

Grande parte das cardiopatias que levam atletas a morrerem subitamente pode não ser identificada apenas pela avaliação clínica. Da série de 130 mortes súbitas em atletas americanos de 1985 a 1995, apenas 8 (6%) tiveram diagnóstico pela avaliação clínica de cardiopatia ainda em vida[3]. Algumas doenças como a estenose aórtica foram facilmente detectadas pela ausculta cardíaca, entretanto, doenças como origem anômala da coronária esquerda e cardiomiopatia hipertrófica só apresentaram sintomas em 31% e 21%, respectivamente.

RADIOGRAFIA DE TÓRAX

Os exames de raios X de tórax em posição póstero-anterior e perfil esquerdo devem ser solicitados de rotina. O seu baixo custo e por fornecer informações valiosas acerca da estrutura e função cardíaca e dos vasos sangüíneos torácicos, permite avaliar cardiopatias silenciosas, incluindo calcificações pericárdicas e vasculares importantes assim como doenças congênitas com início na vida adulta. Nos atletas permite avaliar a área cardíaca que poderá estar globalmente aumentada, com circulação pulmonar reforçada, devido às características hiperdinâmicas funcionais do Coração de Atleta, além de detectar alterações osteoarticulares e pleuropulmonares, sintomáticas ou não[5].

ELETROCARDIOGRAMA (ECG)

O ECG de 12 derivações continua sendo um importante método diagnóstico cardiovascular. Existem alterações na freqüência cardíaca (FC), no ritmo, na condução elétrica e na repolarização ventricular que são consideradas variações da normalidade presentes no atleta[5,14-20].

Distúrbios do ritmo – bradicardia sinusal, FC menor que 60 batimentos por minuto (bpm). Alguns estudos mostram incidência de bradicardia abaixo de 50bpm em 65% dos atletas e FC abaixo de 40 bpm durante o sono. Arritmia sinusal é freqüente, embora desapareça com o esforço, e arritmias supraventriculares e ventriculares sem complexidades têm incidência que variam de 41 a 100% em diferentes estudos.

Distúrbios de condução atrioventriculares – bloqueios de primeiro e segundo graus são encontrados em cerca de 37% e 23% respectivamente[19], e são reversíveis com a parada dos treinos em 95% dos indivíduos.

Distúrbios de condução intraventricular de níveis variados – são mais freqüentes os do ramo direito do feixe de His.

Alterações da repolarização ventricular – o diagnóstico é positivo quando estiver presente em pelo menos três derivações do ECG, são mais encontrados nas precordiais esquerdas:

1. **Repolarização ventricular precoce**, que corresponde a causa mais comum de elevação do segmento S-T em coração normal, que pode ser detectada nas derivações inferiores, precordiais esquerdas e mais raramente nas precordiais direitas.
2. **Padrão juvenil** (onda T negativa e segmento S-T convexo), as ondas T precordiais direitas geralmente tornam-se positivas após os 16 anos de idade, mas ocasionalmente podem persistir negativas no adulto jovem.
3. **Pseudo-isquemia** (ondas T negativas ou difásicas).

Sobrecargas ventriculares – o padrão de sobrecarga ventricular esquerda é comum no atleta[19], com incidências variando de 35% a 76%, e sobrecarga de ventrículo direito de 18% a 69%, embora o diagnóstico de hipertrofia pelo ECG não tenha boa correlação com os achados dos exames de imagem como o ecocardiograma e a radiografia de tórax. As manifestações de hipertrofia de ventrículo esquerdo (HVE) incluem aumento da voltagem; desvio do eixo médio do QRS para trás, para cima e para a esquerda; prolongamento da despolarização; e um gradual deslocamento do segmento S-T e da onda T na direção oposta àquela do complexo QRS. As limitações de sensibilidade dos critérios eletrocardiográficos na HVE são reconhecidas, variando de 25% a 50% (critérios de Sokolow-Lyon e escore de pontos de Romhilt-Estes, respectivamente), e a especificidade é cerca de 95% em ambos[8,9,12].

ECG do atleta reflete os extremos da normalidade mais que qualquer outro método na avaliação cardíaca. As formas das ondas, a freqüência e o ritmo devem ser considerados no contexto com os outros achados.

Síndromes arritmogênicas como pré-excitação Wolf-Parkinson-White (WPW) e do QT longo, síndrome de Brugada podem ser causas de morte súbita e são diagnosticadas pelo ECG. Existe elevada incidência de WPW em atletas por se submeterem com maior freqüência a este exame. Alguns estudos mostraram essa maior freqüência nos atletas, mas com menor incidência de taquiarritmias, sendo estimada esta incidência em 0,15%[19].

TESTE ERGOMÉTRICO (TE)

Avalia a função cardiovascular e a capacidade funcional do atleta nos esforços físicos, seus limites fisiológicos e sua evolução com a preparação física. Define o caráter funcional em presença de alterações eletrocardiográficas no exame rotineiro e pode diagnosticar cardiopatias silenciosas.

A condição funcional será confirmada, quando as alterações prévias da repolarização ventricular forem reversíveis no teste ergométrico. Na fase de recuperação a maior parte das alterações volta aos padrões iniciais. As alterações do segmento ST-T que não normalizarem, ou que surgirem durante ou após o esforço, devem ser minuciosamente investigadas.

Quanto aos distúrbios de ritmo e da condução, quando são de caráter funcional, já nas manobras pré-esforço ou no pico do exercício também retornam à normalidade ou regularizam o grau de distúrbio[5,12,15]. O desencadeamento de arritmias pelo esforço também deve ser profundamente investigado.

No Instituto Dante Pazzanese são utilizados os protocolos de Ellestad e de cargas crescentes contínuas (protocolo de rampa). O ergômetro mais usualmente utilizado é a esteira, porém, de acordo com a aptidão do atleta, a bicicleta também poderá ser usada. A periodicidade para a realização do teste ergométrico em atletas é anual, devendo ser menor (semestral) para esportes de alto nível de demanda energética, como no triatlo, maratona e indivíduos de maior risco. Naqueles com cardiopatia já diagnosticada deverá ser trimestral.

Foram detectadas arritmias induzidas pelo esforço em 26% dos atletas jovens, sendo 7% arritmias complexas e associadas a cardiopatias, como WPW, doença de Chagas, miocardite, falsa corda de ventrículo esquerdo, dupla via nodal e displasia arritmogênica de ventrículo direito, que fizeram 3,1% destes atletas serem desqualificados para competições e encaminhados para tratamento específico[12,21].

EXAMES LABORATORIAIS[5,13]

Hemograma – a anemia, principalmente a ferropriva, é em geral conseqüente a erros alimentares e até desnutrição de vários graus. Mesmo em níveis leves pode causar prejuízo no rendimento do atleta. Anemias mais intensas podem ser sintomáticas e causar alteração no ECG e sopros. Leucopenia absoluta e relativa é comumente observada em atletas de alto rendimento, sendo responsável pela diminuição de imunidade e maior suscetibilidade a infecções virais.

Sódio, potássio e cloro – a detecção de distúrbios eletrolíticos que podem causar diminuição da força muscular, cãibras e alterações eletrocardiográficas representadas por distúrbios do ritmo e da repolarização ventricular, que podem ser confundidas com achados fisiológicos do eletrocardiograma do atleta.

Perfil lipídico e glicemia – a associação de aterosclerose com dislipidemia e diabetes é freqüente. A coronariopatia é prevalente no grupo etário acima dos 35 anos e é considerada a principal cauda de MS em atletas acima desta faixa etária.

Sorologia para doença de Chagas – a pesquisa da doença de Chagas em suas várias formas clínicas faz-se necessária como rotina em nosso meio, na avaliação de atleta, por ser ainda endêmica em algumas regiões do Brasil e subdiagnosticada nos esportistas brasileiros, que muitas vezes vêm de regiões de níveis socioeconômicos mais baixos.

Sorologia para Lues, agregação plaquetária e dosagem de ferritina – podem ser solicitadas nas suspeitas clínicas específicas[22].

ECOCARDIOGRAMA[9,14,23]

O ecocardiograma (ECO) é indicado nos atletas com suspeita de cardiopatia e nos atletas iniciantes em avaliações longitudinais seriadas, para acompanhamento dos processos morfológicos de adaptação funcional cardiológica ao treinamento físico. Todos os parâmetros rotineiros devem indexados para massa corpórea.

O ecocardiograma é um método essencial no diagnóstico de várias cardiopatias que podem predispor atletas à morte súbita, podendo detectar anormalidades estruturais que envolvem o miocárdio, aorta e válvulas. Pode diferenciar as adaptações fisiológicas do Coração de Atleta da hipertrofia patológica e da cardiomiopatia hipertrófica.

O Coração de Atleta corresponde a alterações de adaptação ao treinamento repetitivo que depende da intensidade, duração e tipo de exercício, idade, sexo e raça. O ECO de atleta demonstra alterações do diâmetro cavitário, espessura das paredes e da massa ventricular, que pode ocorrer com ou sem dilatação de cavidade. Geralmente a hipertrofia ventricular excêntrica predomina nos atletas de resistência, pela sobrecarga volumétrica, e a hipertrofia concêntrica nos esportes isométricos pela sobrecarga de pressão. Alguns dados ecocardiográficos fazem a discriminação da hipertrofia fisiológica do atleta da CMPH, como mostra a tabela 15.1.

Tabela 15.1 – Discriminação da hipertrofia fisiológica do atleta da CMPH por meio de dados ecocardiográficos.

	Coração de Atleta	Miocardiopatia
Relação septo/ppve	< 1,3	> 1,3
Relação septo/ddve	< 0,43	> 0,43
Índice de massa de ve	Normal ou alta	Alta
Função diastólica	Normal	Normal ou diminuída
MSA	Não	Sim

pp = parede posterior; dd: diâmetro diastólico; ve = ventrículo esquerdo; MSA = movimento sistólico anterior da válvula mitral.

Também a utilização do ECO no exame de pré-participação de atleta tem aspectos controversos, principalmente em relação ao custo-benefício, na triagem de atletas, onde há baixa freqüência de cardiopatias. Para diagnosticar a síndrome do Coração de Atleta com sua hipertrofia cardíaca significativa diferenciando-a da hipertrofia patológica, sem dúvida é um dos métodos mais sensíveis e específicos.

Também possui papel preponderante na detecção das anormalidades congênitas, genéticas e adquiridas, de alto risco cardiovascular em jovens, como a CMPH assimétrica obstrutiva, a síndrome de Marfan (com valvopatia aórtica e mitral), DAVD, valvulopatias (PVM e estenose aórtica), miocardiopatias, que no seu início podem ser clinicamente irreconhecíveis em jovens atletas assintomáticos[8,9,14,23]. Mais recentemente, a utilização de novas tecnologias, como a ecocardiografia tridimencional e o Doppler tecidual, agregou mais valor às informações disponibilizadas pela ecocardiografia.

CONSIDERAÇÕES FINAIS

A avaliação cardiológica é importante em qualquer indivíduo que pretenda praticar esportes, como lazer ou competição. Diferenciar se os achados caracterizam uma hipertrofia cardíaca fisiológica ou são da CMPH, responsável por mais da metade das mortes súbitas nos esportes de jovens com menos de 35 anos[9,10,23], pode em muitas situações ser bastante difícil. Na suspeita de grave doença do miocárdio devemos recorrer ao exame de ressonância magnética do coração, que apesar do alto custo, por vezes, é a única maneira de se conseguir um diagnóstico preciso.

Observar se as cardiopatias incipientes, consideradas sem risco e de controle cardiológico mínimo, poderão ter seu curso natural piorado com os efeitos da estimulação determinada pela atividade esportiva. Enfim, atletas aparentemente sadios poderão ter os riscos de complicações elevadas com a continuidade das atividades físicas regulares e intensas.

A MS de causa cardíaca na atividade esportiva varia com a idade, com a população estudada, com a intensidade e o tipo de esporte praticado. Embora seja um evento raro, a repercussão é dramática e deve ser vigorosamente prevenida, com avaliações cardiológicas periódicas e completa orientação médica[5,13].

REFERÊNCIAS BIBLIOGRÁFICAS

1. Corrado D, Pelliccia A, Bjørnstad HH, et al. Cardiovascular pre-participation screening of young competitive athletes for prevention of sudden death: proposal for a common European protocol. publish-ahead-of-print published Eu Heart J feb: 1-9, 2005.
2. Pelliccia A, Maron BJ. Screening Athletes for Cardiovascular disease In: Thompson PD. Exercise and Sports Cardiology. Ch 11: 235-248, 2001.
3. Maron BJ. Sudden Death in Young Athletes. N Engl J Med; 349:1064-75, 2003.
4. Maron BJ, Mitchell JH, 26th Bethesda Conference. Recommendations for determining eligibility for compettion in athletes with cardiovascular abnormalities. J Am Coll Cardiol; 24:845-99, 1994.
5. Ghorayeb N, Dioguardi GS, Daher D. Avaliação cardiológica do atleta. In: Lasmar N, Camanho G e Lasmar R. Medicina do Esporte – Prevenção, Diagnóstico e Tratamento. Revinter, RJ, 289-294, 2002.

ATIVIDADE FÍSICA E ESPORTE

6. Mittleman MA, MaClure M, Tofler GH, Sherwood JB, Goldberg RJ, Muller JE. Determinants of myocardial infarction onset study investigators. Triggering of acute myocardial infarction by heavy physical exertion: protection against triggering by regular exertion. N Engl J Med; 329:1677-1683, 1993.
7. Henschen S. Skilanglauf und Skiwettlauf. Eine Medizinische Sportudie. Med Klin 2:15, 1898.
8. Ghorayeb N, Batlouni M. Hipertrofia ventricular: mecanismos envolvidos na indução e possibilidades de regressão. Rev. da SOCESP, v 8, p.298-30, 1998.
9. Ghorayeb N. Hipertrofia ventricular esquerda do atleta: resposta adaptativa fisiológica do coração ao estímulo do exercício. Tese (Doutorado) em Medicina, área de Cardiologia apresentada à FMUSP, 2001.
10. Ghorayeb N, Batlouni M, Dioguardi GS, Batista CA, Cruz CS. Problemas cardiovasculares em atletas. In: Sousa AGMR, Mansur AJ. SOCESP Cardiologia, vol II, 132: 1142-7, 1996.
11. Chiga A, Ghorayeb N, Dioguardi G, Daher D et al. Avaliação cardiovascular de maratonistas acima de 60 anos. Arq Bras Cardiol, suplemento IV, 73, 40, agosto 1999.
12. Daher D, Dioguardi G, Ghorayeb N, Baptista C, Smith P, Batlouni M. Atletas assintomáticos com distúrbios de condução ao ECG: freqüência e significado clínico. Arq Bras Cardiol; vol 74: 35, 2000.
13. Ghorayeb N. Estratificação de Risco para Morte Súbita em Atletas. In: Cruz Fº FES, Maia IG. Morte Súbita no Novo Milênio. Revinter, RJ, 107-118, 2003.
14. Batlouni M. Coração de Atleta. In: Ghorayeb N. Barros T. O Exercício, Preparação Fisiológica, Avaliação Médica, Aspectos Especiais e Preventivos. Atheneu, 147-172, 1999.
15. Fletcher GF. The athlete's eletrocardiogram. In: The athlete and heart disease: diagnosis, evaluation e management. Willims & Wilkins, Philadelphia. 11:173-81, 1999.
16. Ector H, Bougois J, Verlinden M et al. Bradicardia, ventricular pauses, syncope and sports. Lancet; 2:591-94, 1984.
17. Balady GJ, Cadigan JB, Ryan TJ. Electrocardigram of the athlete: analysis of 289 professional football players. Am J Cardiol; 53:1339-43, 1994.
18. Pilcher GF, Cook AJ, Johnston BL, et al. Twenty four hours continous electrocardiography during exercise andre free activity in 80 apparently healthy runners. Am J Cardiol; 52:859-61, 1983.
19. Viitasalo MT, Kala R, Eisalo A. Ambulatory eletrocardiographic recording in endurence athletes. Br Heart J; 47:213-20, 1982.
20. Kala R, Viitasalo MT. Atrioventricualr block, including Mobitz type II pattern, during ambulatory ECG recording in young athletes aged 14 to 16 years. Ann Clin Res; 14:53-56, 1982.
21. Chiga A, Ghorayeb N, Dioguardi GS, Daher D et al. Arritmias induzidas pelo esforço em atletas jovens. Anais do III Congresso Paulista de Medicina Esportiva, Sociedade Paulista de Medicina Desportiva, 34, 1998.
22. Chiga A, Ghorayeb N, Dioguardi GS, Daher D et al. Arritmias induzidas pelo esforço em atletas jovens. Anais do III Congresso Paulista de Medicina Esportiva, Sociedade Paulista de Medicina Desportiva, 34, 1998.
23. Asher CR, Lever HM. Echocardiographic profiles of diseases associated with sudden cardiac death in young athletes, in The Athletes and Heart Disease. Diagnosis, Evaluation and Management. Richard Allen Williams (ed.). Lippincott: Williams & Wilkins; 10:155-60, 1999.
24. Perloff JK, Braunwald E. Physical examination of the heart and circulation. In: Braunwald E (ed.). Heart Disease: a Textbook of Cardiovascular Medicine. Phyladelphia, Pensylvania, WB Saunders. 5th ed. ch 2:15- 52, 1997.

NUTRIÇÃO

Aliny Stefanuto
Cristiane Kovacs

Um estilo de vida saudável que inclua corretos hábitos alimentares e prática de atividade física regular trazem inúmeros benefícios a saúde, prevenindo e/ou tratando doenças cardiovasculares.

Abordar o assunto atividade física em cardiologia é diretamente fazer menção a duas vertentes: o praticante que possui fatores de risco para doença cardiovascular e deseja controlá-los ou aquele que após um evento como o infarto necessita de exercícios com o propósito de reabilitação cardiovascular.

Ambos necessitam de cuidados similares, pois o enfoque deve ser o controle da hipertensão, dislipidemias, diabetes, obesidade, síndrome metabólica.

Desta forma, o nutricionista tem papel imprescindível em favorecer uma alimentação saudável, procurando sempre respeitar aspectos culturais e socioeconômicos.

A avaliação nutricional é um dos fatores mais importantes para elaboração e adesão à dieta. A anamnese alimentar deve ser criteriosa, pois permite que sejam estabelecidas estratégias para introdução das modificações dietéticas necessárias, objetivando a melhora da capacidade esportiva.

Para que a orientação nutricional seja efetiva, os indivíduos não devem ser privados de seus alimentos preferidos ou iniciar uma determinada dieta na qual tenha que seguir regras e obrigações muito restritas, sendo o excesso de informações disponibilizadas ao mesmo tempo, fator importante para menor adesão ao tratamento.

A dieta do praticante de atividade física deve ser variada e completa, capaz de proporcionar energia necessária para o exercício, favorecendo o desempenho durante o dia todo. Como a necessidade energética de um indivíduo aumenta com o exercício, a dieta deve fornecer energia adicional de acordo com o grau de atividade física, levando em consideração para tal incremento o índice de massa corpórea (IMC) adequado. É recomendado que se inclua 5 a 6 refeições ao dia para evitar o jejum prolongado. O aumento do fracionamento facilita todo o processo de digestão, absorção e aproveitamento dos alimentos.

A adequação da alimentação em termos de oferta de carboidrato é importante, pois contribui na manutenção do peso corporal e melhora efetiva do treinamento favorecendo para a manutenção da saúde. Dietas com baixo conteúdo resultam na diminuição das reservas de glicogênio muscular, podendo ocasionar fadiga e redução do desempenho.

Contudo a contribuição dos carboidratos para o metabolismo durante o exercício é determinado por um número de fatores, incluindo intensidade e duração do exercício, influência do treinamento físico e dieta. O consumo de carboidratos antes, durante e após o exercício parece contribuir para manter as reservas de glicogênio hepático e muscular, minimizando os efeitos de hipoglicemia e aumentando o rendimento.

Diante da utilização de carboidratos antes da atividade física, é recomendada a ingestão de alimentos com baixo índice glicêmico. Pois a ingestão de carboidratos com alto índice glicêmico resultaria em aumento da concentração de glicose sangüínea entre 5 e 10 minutos após o seu consumo e conseqüentemente aumento na liberação de insulina pelo pâncreas, causando um declínio na glicose plasmática devido ao rápido transporte deste nutriente para os músculos, o que é denominado hipoglicemia reativa.

Já para síntese de tecido a proteína possui um papel muito importante, porém o consumo de proteínas em quantidades além do que o organismo pode utilizar é desnecessário e deve ser evitado, ingestões excessivas podem levar à desidratação, cetose, perda de cálcio, gota e possível problema renal.

Geralmente alimentos protéicos contêm gordura e em excesso podem dificultar a manutenção de uma dieta pobre neste nutriente. A alta ingestão de gordura, principalmente gordura saturada, pode aumentar o risco de doença cardiovascular. As gorduras possuem função energética e são utilizadas na síntese de hormônios.

A ingestão dietética recomendada por III Diretrizes Brasileiras sobre Dislipidemias encontra-se na tabela 15.2.

Tabela 15.2 – Ingestão dietética recomendada segundo III Diretrizes Brasileiras sobre Dislipidemias.

Nutrientes	Ingestão recomendada
Gordura total	25 a 25% das calorias totais
Ácidos graxos saturados	< 7% das calorias totais
Ácidos graxos poliinsaturados	Até 10% das calorias totais
Ácidos graxos monoinsaturados	Até 20% das calorias totais
Carboidratos	50 a 60% das calorias totais
Proteínas	Aproximadamente 15% das calorias totais
Colesterol	< 200mg/dia
Fibras	20 a 30g/dia
Calorias	Para atingir e manter o peso desejável

A água é o principal constituinte do corpo humano, em peso e volume. O volume hídrico corporal é dependente de composição corporal do indivíduo, sexo, idade, estado de treinamento e conteúdo muscular de glicogênio, entre outros fatores.

A inadequada reposição hídrica pode colocar em risco a vida do indivíduo. A necessidade de água do corpo ultrapassa muito a necessidade de qualquer outro nutriente. A água é indispensável para múltiplas funções fisiológicas e o corpo perde a água mais rapidamente do que a produz, especialmente durante a prática de atividade física. Isso explica a grande preocupação que se tem dado às estratégias de reidratação durante e após a atividade física como forma de manter os líquidos corporais.

O adequado à reposição hídrica é fracionar a ingestão de líquidos antes, durante e após a atividade física, sendo 500mL de água 2 horas antes do exercício, 250ml 20 minutos antes, 250mL a cada 20 ou 30 minutos e 600mL logo após o término do exercício.

ATENÇÃO AOS PRINCIPAIS FATORES DE RISCO PARA DCV

Hipertensão

A nutrição também desempenha papel de fundamental importância tanto no controle quanto na prevenção da HA. Desta forma, a orientação nutricional participa do tratamento não-farmacológico da doença, auxiliando na mudança do estilo de vida através da aquisição de hábitos alimentares mais saudáveis, redução de peso corpóreo com conseqüente queda da pressão arterial (diminuição da atividade do sistema nervoso simpático com queda da insulinemia associada à redução da sensibilidade ao sódio).

O excesso de ingestão de sódio no início eleva a pressão arterial por aumento da volemia e do débito cardíaco. Posteriormente, por auto-regulação, ocorre aumento da resistência vascular periférica, mantendo elevados os níveis de pressão arterial. Além disso, ativa mecanismos pressores, como o aumento da vasoconstrição renal e da reatividade vascular aos agentes vasoconstritores e elevação dos inibidores de Na/K ATPase. Portanto, a redução de sódio na dieta produz uma diminuição na pressão sistólica nos hipertensos, prevenindo desta forma o risco de eventos cardio-vasculares.

O alto consumo de sódio em idosos se dá devido a alterações fisiológicas que diminuem o paladar e levam ao aumento do sal de adição nas preparações. O consumo freqüente de produtos industrializados também pode favorecer o aumento da pressão arterial, pela grande quantidade de sódio contida neles.

Levando em consideração que o consumo de sal diário é de 10 a 12g, sendo 75% proveniente de alimentos processados, 15% de sal de adição e 10% de sódio intrínseco dos alimentos; uma dieta hipossódica deve conter 100mEq de sódio/dia, além da restrição de alimentos processados (enlatados, embutidos, conservas, molhos prontos, caldos de carne e galinha, defumados, temperos prontos, bebidas isotônicas, salgadinhos tipo *snacks*). A partir desses dados podemos dizer que a ingestão de sal diária em uma dieta hipossódica deve compor 4g (70mEq de sódio) e o restante (30mEq) deve provir do sódio intrínseco dos alimentos. Sendo que cada alimento isolado da dieta deve ter menos que 480mg de sódio, o prato principal menos que 720mg e a refeição total menos que 960mg de sódio.

As bebidas esportivas devem ser utilizadas apenas com acompanhamento de profissional habilitado. Sua composição apresenta sódio e potássio que podem ser prejudiciais em idosos hipertensos em uso ou não de medicação.

Diabetes mellitus

Juntamente com HA, o *diabetes mellitus* (DM) é comum nesta população, sendo esta associação extremamente danosa do ponto de vista cardiovascular, tendo o exercício físico um papel de grande relevância na melhora da resistência periférica a insulina.

Por ser silenciosa, dificulta o tratamento precoce e com isso traz com ela outras complicações resultantes da hiperglicemia. O seu desenvolvimento engloba: sedentarismo, sobrepeso ou obesidade, alimentação inadequada, estresse, consumo de álcool.

As medidas não farmacológicas incluem mudanças nos hábitos alimentares, através de orientação nutricional e atividade física controlada. A perda de peso é indicada para o paciente com sobrepeso ou obeso.

A atividade física vem sendo orientada para o tratamento e controle do DM há várias décadas, uma vez que os exercícios regulares provocam adaptações metabólicas e hormonais que contribuem para reduzir os níveis glicêmicos em repouso. Os mecanismos principais para este fato são conhecidos: o aumento dos receptores celulares de insulina, com melhora da captação e do metabolismo da glicose pelo músculo esquelético, o aumento da síntese de GLUT-4 e da enzima glicogênio sintetase. Tais efeitos estão relacionados com a remoção mais efetiva da glicose sangüínea pela ação da insulina. Por outro lado, o exercício contribui para o aumento da produção de hormônios antiinsulínicos, como glucagon e catecolaminas, que estão ativos durante a atividade física tendo papel importante para promover a mobilização de fontes energéticas necessárias à produção dos ATPs que serão utilizados durante a atividade física.

Deve-se notar que estas mudanças são diretamente proporcionais ao nível de aptidão física. Também o controle da obesidade proporcionado pela realização regular de exercícios parece diminuir a probabilidade de aparecimento do DM. Nestes casos o exercício contribui de maneira efetiva para a não redução de peso corporal magro, que geralmente acompanha a restrição calórica utilizada para a diminuição da obesidade.

A terapia nutricional deve ser realizada com objetivo de manter a glicemia normal, controlando a quantidade e qualidade de carboidratos da dieta, incentivando o consumo de fibras (20 a 30g/dia) principalmente as solúveis (6g/dia).

Dislipidemias

A dislipidemia é outro complicador associado à doença cardiovascular (DCV), notadamente a doença arterial coronária (DAC), e o exercício também desempenha importante papel no seu manejo, aumentando a atividade da lipase lipoprotéica e melhorando a captação e utilização de ácidos graxos pelos músculos, levando assim a uma diminuição do risco de hiperlipemia. As alterações mais importantes ocorrem na diminuição dos níveis plasmáticos dos triglicérides e na elevação dos níveis de HDL-colesterol.

A dieta para dislipidemias deve conter quantidade adequada de gorduras como já mencionado neste capítulo (Tabela 15.3).

Síndrome metabólica

Reconhecida como a mais recente epidemia por vários estudiosos em saúde pública, essa associação de quatro fatores (obesidade abdominal, intolerância à glicose, hipertrigliceridemia e hipertensão) encontra-se atualmente entre os assuntos que mais preocupam as autoridades mundiais na área da medicina preventiva. Dois fatores relacionados ao estilo de vida são os principais desencadeadores da síndrome metabólica: dieta inadequada e inatividade física. O aumento da ingestão de carboidratos e gorduras é fator importante no desenvolvimento da doença, sendo que a simples substituição de gordura saturada por mono e poliinsaturada tem resultado na redução do LDL-colesterol. O incentivo do consumo de legumes, verduras e frutas e o controle da ingestão de macronutrientes (carboidratos, proteínas e gorduras) pode controlar/prevenir a síndrome.

Naturalmente, a associação de atividade física moderada, individualizada e, se necessário, supervisionada, contribuirá fortemente para a correção de todos os componentes da síndrome, devendo sempre ser encorajada.

LEITURA RECOMENDADA

American College of Sports Medicine, American Dietetic Association and Dietitians of Canada: Nutrition and Athletic Performance. Medicine & Science in Sports Exercise, 2000.

American College of Sports Medicine. Exercise an Physical Activity for Older Adults. V. 30, nº 6, 1998.

American College of Sports Medicine. Exercise and Hypertension. Med. Science Sports Exer, p 533-53, 2004.

Baptista CAS et al. Exame clínico geral pré-participação. In: Ghorayeb N. Barros Neto T L. O exercício: preparação fisiológico, avaliação médica, aspectos especiais e preventivos. Atheneu, p 51-59, 2004.

Carvalho T. Diretriz da Sociedade Brasileira de Medicina do Esporte: Modificações dietéticas, reposição hídrica, suplementos alimentares e drogas: comprovação de ação ergogênica e potenciais riscos para a saúde. Rev Bras Med Esporte, Vol 9, n 2, Mar/Abr, 2003.

Filardo RD, Leite N. Perfil dos indivíduos que iniciam programas de exercícios em academias, quanto à composição corporal e aos objetivos em relação a faixa etária e sexo. Rev Bras Med Esporte, v 7, n 2, 2001.

Glanz K, Basil M, Maibach E, Goldberg J, Snyder D. Why americans eat what they do: taste, nutrition, cost, convenience, and weight control concerns as influences on food consumption. J Am Diet Assoc 98: 1118-26, 1998.

Goldberg IJ, Mosca L, Piano MR, Fisher EA. Wine and your heart. A science advisory for healthcare professionals from the nutrition committee, council on epidemiology and prevention, and council on cardiovascular nursing of de American Heart Association. 103: 591-594, 2001.

He J, Ogden LG, Bazzano LA, Vupputuri S, Loria C, Whelton PK. Dietary sodium intake and incidence of congestive heart failure in overweight US men and women. Arch Intern Med 162: 1619-1624, 2002.

Intersalt Cooperative Research Group. Intersalt: An international study of electrolyte excretion and blood pressure. Results for 24 hours urinary sodium and potassium excretion. Br Med J, 297: 319-28, 1998.

Lee KW, Lip, GYH. The role of omega-3 fatty acids in the secondary prevention of cardiovascular disease. Q J Med 96: 465-480, 2003.

Lima JG, Nóbrega LHC, Nóbrega MLC, Bandeira F, Sousa AGP. Dislipidemia pós-prandial como achado precoce em indivíduos com baixo risco cardiovascular. Arq Bras Endocrinol Metab 2002; 46 (3): 249-254.

Lorgeril M, Salen P. Fish and ω-3 fatty acids for the prevention and treatment of coronary heart disease: nutrition is not pharmacology. Am J Med 112: 316-319, 2002.

Pasqualucci C, Uint L, Lage SG. Aterosclerose – Parte II. O papel dos lípides e lipoproteínas na aterosclerose. Rev Bras Cardiol 1999; 1 (2): 62-67.

Passarelli M, Quintão E C R. Metabolismo das lipoproteínas de alta densidade. Rev Soc Cardiol Estado de São Paulo 2000; 10 (6): 734-741.

IV Diretrizes Brasileiras de Hipertensão Arterial. Revista da Sociedade Brasileira de Hipertensão. Vol 5, nº 4, 2002.

Rossi L, Tirapegui J. Aspectos atuais sobre exercício físico, fadiga e nutrição. Ver Paul Educ Fis 13 (1): 67-82, 1999.

Scartezini M et al. Metabolismo dos lipídeos e lipoproteínas. In: Manual de Condutas Clínicas em Dislipidemias. Rio de Janeiro: Medline, 2003; p 21-33.

Taddei S et al. Physical Activity Prevents Age-Related Impairment in Nitric Oxide Availability in Elderly Athletes. Circulation 101 (25): 2896, 2000.

III Diretrizes Brasileiras sobre dislipidemias e diretriz de prevenção da aterosclerose do departamento de Aterosclerose da Sociedade Brasileira de Cardiologia. Arquivos da Sociedade Brasileira de Cardiologia 2001; 77 (suppl II): 1-48.

16.

INSUFICIÊNCIA CARDÍACA

Cristiane Kovacs
Aliny Stefanuto
Daniel Magnoni
Celso Cukier

CLÍNICA

Daniel Magnoni
Celso Cukier

A insuficiência cardíaca (IC) é uma patologia na qual diversos fatores como problemas circulatórios, neuro-hormonais e metabólicos interagem causando disfunção no músculo cardíaco, hipertrofia ventricular e alterações hemodinâmicas graves.

Os sintomas acarretam ao indivíduo graves repercussões no sistema cardiovascular, com repetidas internações e alta taxa de mortalidade.

A mortalidade na insuficiência cardíaca está relacionada diretamente à idade, existindo um aumento de 27% por década para homens e de 61% nas mulheres[1].

As internações no SUS em 1997 devido a IC corresponderam a 4,6%, sendo esta a principal causa de internação das patologias cardíacas[2].

A desnutrição atua diretamente no prognóstico dos pacientes, seja na morbidade como na evolução clínica ambulatorial ou hospitalar. Na insuficiência cardíaca existem vários fatores causais da desnutrição, denominada como caquexia cardíaca[3]; segundo a literatura presente em 33 a 53%[4].

É necessário distinguir na IC o indivíduo eutrófico do que apresenta uma nutrição insuficiente, ou com carências especiais, ou ainda o paciente com desnutrição grave ou caquexia.

A anorexia pode ser observada nos graus mais leves da insuficiência cardíaca, entretanto o maior número de pacientes que se apresentam caquéticos encontram-se nos grupos mais severos e de pior prognóstico, segundo a classificação do *New York Heart Association* (CHF) classe III e IV[5].

A incapacidade de suprir as necessidades calóricas por via oral do paciente miocardiopata indica a necessidade de terapia nutricional. Os métodos de terapias nutricionais mais utilizados no manuseio clínico da IC são as dietas por via oral e a nutrição enteral. A nutrição parenteral raramente é utilizada já que freqüentemente o trato gastrointestinal está integro.

As internações sucessivas e a hospitalização, bem como a ausência de perspectivas clínicas tornam os pacientes depressivos e pouco receptivos à alimentação. A dieta por via oral, normalmente restrita de sal e pouco atrativa, é outro fator de inapetência.

A dispnéia, a fadiga muscular, o edema, inclusive do trato gastrointestinal, completam o conjunto geral que colabora para a diminuição da ingesta oral.

Os pacientes com insuficiência cardíaca, mesmo estáveis, apresentam uma situação complexa, sendo necessária a avaliação por equipes multidisciplinares para determinar o estado de depleção em que se encontram e assim tomar medidas para diminuir o alto catabolismo ocasionado pela insuficiência cardíaca, preservando os tecidos, reduzindo a utilização de nutrientes endógenos, a fim de recuperar as funções orgânicas diminuindo a morbimortalidade[6].

A desnutrição grave do miocardiopata é multifatorial. O desequilíbrio metabólico ocorre pelo alto gasto energético basal, normalmente em torno de 20%, e nem sempre adequada reposição calórica.

Artigos recentes relatam a ação das citoquinas na patogênese da caquexia cardíaca[7].

O fator de necrose tumoral (TNF) também tem se correlacionado sua elevação em pacientes classe funcional IV do CHF, principalmente os que apresentam caquexia cardíaca; muitos acreditam ser devido ao acelerado efeito do catabolismo do músculo esquelético. A perda da massa musculoesquelética e cardíaca é considerada pela queda de peso seco ($\leq$)5kg e índice de massa corpórea $< 24kg/m^2$.[8]

Na literatura é observada uma menor sobrevida nos pacientes miocardiopatas que apresentam caquexia cardíaca[9].

Apenas com a nutrição enteral, conduzida dentro de protocolos rígidos, associada ou não a dietoterapia oral, pode se recuperar o catabolismo grave gerado pela insuficiência cardíaca[10].

Outros estudos corroboram e preconizam o início da terapia nutricional precoce em pacientes miocardiopatas clinicamente estáveis, em torno de 24 a 48 horas da descompensação cardíaca[10,11].

A mensuração pela calorimetria indireta ou calculando a taxa metabólica através do cateter de Swan-Ganz também pode ser um instrumento importante para auxiliar a avaliação das necessidades basais do paciente.

A avaliação dos pacientes deve ser iniciada pela anamenese nutricional, observando a quantidade e qualidade dos alimentos ingeridos.

A dieta enteral está indicada para os pacientes que não atingem as necessidades protéico-calórica através da dietoterapia oral.

O uso da via enteral é bem tolerado nos pacientes, em torno de 80 a 90%[12].

Nos pacientes desnutridos pela descompensação cardíaca é através da infusão enteral que se pode atingir o aporte nutricional adequado, aliado ou não a dieta via oral.

Existem duas categorias de dieta enteral, de forma geral, a elementar e a polimérica. A dieta elementar está indicada para pacientes com má-absorção, apresenta proteínas pré-digeridas e aminoácidos livres. A dieta polimérica contém 30 a 40% de lipídios, proteínas intactas e polissacarídeos.

A administração da dieta por via oral para os pacientes com IC deve ser fracionada para permitir uma maior absorção e aporte calórico e não gerar um aumento do trabalho cardíaco, favorecendo o fluxo biliar e desta forma o peristaltismo intestinal.

Apesar do preconceito, gerado pelo desconhecimento de muitos profissionais de saúde, pela sonda enteral, os bons resultados promovem uma aceitação melhor da família, e o paciente nota o valor da alimentação especializada.

A equipe multidisciplinar orientará o tipo da dieta e a forma de infusão, intermitente iniciando com 100mL, e acréscimos progressivos até 250mL de 3 a 4 horas; ou de forma contínua com 20 a 40mL/h até atingir as necessidades calórico-protéicas do indivíduo. Com um incremento de 10 a 15mL a cada 12 a 24 horas através das avaliações da equipe.

Em qualquer alteração clínica e/ou laboratorial o tipo da dieta deverá ser substituído a fim de auxiliar a terapia clínica-cirúrgica. Há relato na literatura que a hiperglicemia aumenta a morbimortalidade independente da escala APACHE, agindo como um fator isolado.

A dieta por via oral cada vez mais pode ser incrementada com modernos métodos de fracionamento e preparação e do uso de suplementos específicos.

O controle dos sinais vitais, da diurese, a medida da circunferência abdominal e o peso diário indicam a evolução do paciente, bem como informação suficiente sobre a retenção hídrica e assim assistir e modificar o prognóstico do paciente[13,14]. Deverão ser avaliadas as ações fármaco-induzidas para evitar a descompensação cardíaca como o uso do hormônio do crescimento, o papel dos ácidos graxos, os triglicérides de cadeia média e a ação de bloqueadores da resposta catabólica. No tocante aos métodos de avaliação, faz-se necessária a discussão acadêmica e prática, visando adequar recursos relacionando custos e benefícios da terapia nutricional[15-17].

REFERÊNCIAS BIBLIOGRÁFICAS

1. Barreto ACP et al. Insuficiência cardíaca – um problema de Saúde Pública. Rev Bras Cardiol, Vol 2, Nº 4, p 144, Agosto de 2000.
2. Okoshi MP et al. Tratamento da caquexia associada à insuficiência cardíaca. Rev Bras Clin Terap; 26(3), maio 2000.
3. Velloso e col. Desnutrição na miocardiopatia e ecocardiografia. Arq Bras Cardiol; 58(3):189-192, 1992.
4. Riella, MC. Insuficiência cardíaca. Suporte Nutricional Parenteral e Enteral. 2ª ed. Guanabara Koogan.

5. Specific Guidelines for Disease-Adults. ASPEN Board of Directors. Vol 26, Nº 1, Supplement January-February 2002.
6. Complicações do suporte nutricional em pacientes cardiopatas numa Unidade de Terapia Intensiva. Rev Bras Nutr Clin; 14: 135-144, 1999.
7. Anker SD, Coats AJS. Cardiac cachexia. A syndrome with impaired survival and imune and neuroendocrine activation. Chest; 115: 836-847, 1999.
8. Bocchi EA, Massuda Z, Guimarães G et al. Hormônio do crescimento na Otimização do Tratamento da Insuficiência Cardíaca Refratária. Arq Bras Cardiol; 73(4), 1999.
9. Pittman JG, Cohen P. The pathogenesis of cardiac cachexia. N Engl J Med; 271: 403-409, 1964.
10. Francisco NAF. Insuficiência cardíaca no Brasil. Arq Bras Cardiol; 71(4), 1988.
11. Mahan LK. Alimentos, Nutrição e Dietoterapia. São Paulo, Rocca, 1995.
12. Waitzberg DL. Insuficiência Cardíaca Aguda e Crônica – Nutrição Oral, Enteral e Parenteral na Prática Clínica. Atheneu. Vol 2:1193-1197, 2001.
13. Arquivos Brasileiros de Cardiologia – Diretrizes da Sociedade, 1999.
14. Moss G. Post-operative metabolism: the role of plasma albumen in the enteral absorption of water and electrolytes. Pac Med Surg; 75: 355-359, 1982.
15. Santos SV et al. Insuficiência cardíaca. Perguntas e Respostas em Nutrição Clínica. Magnoni CD, Cukier C. Roca, 2001.
16. Solá JE. Doenças do aparelho circulatório. Manual de dietoterapia do Adulto. Atheneu, 1998. p 247.
17. Magnoni CD e cols. Aspectos Nutricionais na Cardiopatia Grave. Atheneu-SOCESP, 1996.

NUTRIÇÃO

Aliny Stefanuto
Cristiane Kovacs

O paciente com insuficiência cardíaca apresenta disfunção cardíaca associada à função ventricular esquerda prejudicada, redução da tolerância ao exercício, alta incidência de arritmia ventricular e expectativa de vida diminuída, bem como alterações metabólicas caracterizadas por obesidade ou desnutrição. Pode ocorrer concomitantemente a presença de diversas doenças, tais como diabetes, aterosclerose, doença arterial coronariana e deficiência renal crônica, nas quais a terapia nutricional e o acompanhamento específico são de extrema importância para o sucesso do tratamento.

A orientação nutricional em cardiologia tem como fator principal a educação nutricional através da avaliação dos hábitos alimentares do indivíduo, relacionando-o com seus respectivos aspectos econômico e social, salientando a importância da adesão às orientações prescritas e incentivando-o a um estilo de vida mais saudável.

A conduta nutricional é definida após a verificação de dados clínicos (anamnese clínica), antropométricos (peso, altura, IMC, dobras e circunferências, alterações de peso), ingestão alimentar (anamnese alimentar) e exames bioquímicos. O objetivo do tratamento na insuficiência cardíaca é a melhora na qualidade de vida desses pacientes e redução da morbimortalidade.

A doença promove alterações do sistema digestório como a compressão gástrica, congestão hepática e edemas de alças intestinais (levam a uma diminuição da capacidade absortiva) que levam a deficiências de macro e micronutrientes. Outros fatores também contribuem para a baixa ingestão alimentar como náuseas, vômitos, dispnéia e fadiga característicos da insuficiência cardíaca.

De um modo geral, a dieta para o paciente com insuficiência cardíaca deve ser fracionada em 5 a 6 vezes ao dia em pequenas porções, poupando, desta forma, o trabalho cardíaco durante a digestão, a sobrecarga pós-prandial e a sensação de plenitude após as refeições. Caso haja necessidade a dieta pode ser oferecida em consistência semipastosa ou pastosa.

NECESSIDADES ENERGÉTICAS

Como é característico da doença a perda de peso, podendo chegar até 20%, deve-se manter o paciente o mais próximo possível do peso ideal, sempre preservando o trabalho cardíaco.

Para obter as necessidades nutricionais, é preciso calcular o gasto energético basal (GEB), utilizando a fórmula de Harris-Benedict (Quadro 16.1) sempre considerando o fator injúria e o fator atividade desse paciente. Podemos considerar também de 25 a 30cal/kg peso ideal/dia para os pacientes com estado nutricional preservado, e para os que apresentarem desnutrição, trazê-los para o peso ideal oferecendo preparações com maior densidade calórica em menor volume (fornecendo suplementos nutricionais hipercalóricos e/ou aumentando a quantidade de gorduras monoinsaturadas e poliinsaturadas da dieta).

Quadro 16.1 – Fórmula Harris-Benedict para GEB.

Feminino	Masculino
GEB = 655 + (9,6 × P) + (1,8 × Alt) − (4,7 × I)	GEB = 66 + (13,7 × P) + (5 × Alt) − (6,8 × I)

P = peso em kg; Alt = altura em cm; I = idade em anos.

Para aqueles que apresentarem o peso acima do ideal, uma dieta hipocalórica pode ser recomendada, objetivando a perda de peso com diminuição do esforço cardíaco.

NECESSIDADES DE MACRONUTRIENTES

É de fundamental importância o correto balanceamento dos nutrientes na dieta, proporcionando manutenção e/ou correção do estado nutricional do paciente.

As necessidades de carboidratos na alimentação do paciente com insuficiência cardíaca são de maneira geral as mesmas que as de indivíduos normais, porém é preciso se ater aos casos de retenção de dióxido de carbono, proporcionando má ventilação, onde a redução de carboidratos com subseqüente aumento de proteínas e gorduras dar-se-ia necessária, melhorando a troca gasosa e diminuindo o estresse metabólico em que o paciente foi submetido.

Alguns tipos de gorduras, como as saturadas e trans, podem participar no desenvolvimento da doença cardiovascular e, desta forma, estar associadas à insuficiência cardíaca, porém outras podem ajudar em processos inflamatórios e imunes, como o ômega-3 (linolênico) e ômega-6 (linoléico) que por participarem na produção de eicosanóides e prostaglandinas atuam firmemente provocando uma ênfase positiva na resposta inflamatória do organismo.

As proteínas em situações de estresse metabólico relacionado à desnutrição devem ser incrementadas com recomendações de até 2,0g/kg/dia, sendo que na ausência destas deve-se oferecer 0,8g/kg/dia. O incremento dos ditos aminoácidos de cadeia ramificada (leucina, isoleucina e valina) pode promover melhoras das funções respiratórias.

Quadro 16.2 – Ingestão dietética recomendada segundo a *American Heart Association.*

Nutrientes	Ingestão recomendada
Gordura total	25 a 25% das calorias totais
Ácidos graxos saturados	< 7% das calorias totais
Ácidos graxos poliinsaturados	> 10% das calorias totais
Ácidos graxos monoinsaturados	> 20% das calorias totais
Carboidratos	50 a 60% das calorias totais
Proteínas	Aproximadamente 15% das calorias totais
Colesterol	< 200mg/dia
Fibras	20 a 30g/dia
Calorias	Para atingir e manter o peso desejável

NECESSIDADES DE MICRONUTRIENTES

Sódio

Uma dieta com excesso de sódio pode causar descompensação cardíaca. O excesso de ingestão de sódio no início eleva a pressão arterial por aumento da volemia e do débito cardíaco. Posteriormente, por auto-regulação, ocorre aumento da resistência vascular periférica, mantendo elevados os níveis de pressão arterial. Além disso, ativa mecanismos pressores como o aumento da vasoconstrição renal e da reatividade vascular aos agentes vasoconstritores e elevação dos inibidores da Na/K ATPase. Portanto, a redução de sódio na dieta produz uma diminuição na pressão arterial.

Em pacientes assintomáticos a restrição pode ser leve, sendo que a dieta de um modo geral deve estar centrada na restrição de sódio, muito embora sua resposta seja individualizada, a maioria dos pacientes com insuficiência cardíaca respondem muito bem as restrições de 1,5 a 2,0g de sal/dia. É preciso nestes casos um acompanhamento nutricional efetivo com atenção à excreção urinária de sódio que exceda a ingestão, com conseqüentes diminuições de peso e função renal, indicando desta forma a necessidade de incrementos na ingestão deste nutriente. Restrições severas de sódio podem ocasionar cãibras, convulsões, hipotensão, sendo que pacientes idosos são muito mais vulneráveis a alterações de sódio do que adultos jovens.

Quanto à adição de sal no preparo de alimentos, não há indicação do uso de sal dietético, que por sua grande quantidade de potássio pode levar o indivíduo suscetível a hiperpotassemia.

De forma geral, deve ser indicado como terapia nutricional, a diminuição do sal de adição e o consumo controlado de condimentos industrializados, adoçantes artificiais que contenham sódio, salgadinhos, molhos prontos, carnes e peixes processados, sopas prontas, enlatados, conservas, biscoito água e sal, pães com cobertura salgada, embutidos, sucos artificiais em pó do tipo *diet* e *light* e bebidas isotônicas.

RESTRIÇÃO SALINA

Restrição leve 2.400 a 4.500 (100 a 200mEq de sódio) de sal/dia
Restrição moderada 1.000mg (43mEq de sódio) de sal/dia
Restrição severa 500mg (22mEq de sódio) de sal/dia

Potássio

O potássio diminui a pressão arterial por aumentar a natriurese, reduzir a secreção de renina e norepinefrina e aumentar a secreção de prostaglandinas, exercendo ação protetora ao coração. O uso de diuréticos, espoliadores de potássio, são freqüentes no tratamento da doença e a hipocalemia pode ocasionar náuseas, vômitos, desconforto abdominal e arritmia (toxicidade digital).

A recomendação é de 2g/dia que pode ser suprida por uma alimentação rica em vegetais, leguminosas e frutas. As principais fontes de potássio são beterraba, batata, rabanete, mandioca, cenoura, cará, salsa, almeirão, couve-de-bruxelas, couve manteiga, chicória, espinafre, feijão, grão de bico, ervilha fresca e seca, aveia, germe de trigo, abacaxi, amora, abacate, banana, cereja crua, melão, maracujá.

Cálcio e magnésio

A suplementação de ambos os minerais não traz redução na pressão arterial, só há efeito satisfatório quando há deficiência de alguns deles. Desta forma uma ingestão de 1.200mg de cálcio (leite e derivados, brócolis, couve, ovos, sardinha, salmão) e aproximadamente 300mg de magnésio (vegetais folhosos verde-escuros, legumes, cereais de trigo integrais, nozes, amendoim, figo, maçã) suprem as necessidades diárias de um indivíduo.

INGESTÃO HÍDRICA

A disfunção do músculo cardíaco promove uma diminuição do fluxo circulatório efetivo aos tecidos, ocasionando retenção de sódio e água, sobrecarregando ainda mais o órgão por aumento da volemia (volume de líquido circulante). Esta retenção hídrica pode levar ao aparecimento de edema intersticial em diferentes órgãos-alvo.

A restrição hídrica somente será estabelecida conforme o estado clínico do paciente, considerando o balanço hidroeletrolítico e também o uso de diuréticos. Quando o volume de líquido é estabelecido, é necessário considerar não só os líquidos, mas também os alimentos que apresentam quantidades consideráveis de água.

Normalmente não há necessidade de restrições severas, porém sabe-se que a ingestão de 2,5 a 3 litros/dia aumenta a diurese, e em casos de dificuldades no débito cardíaco associado à caquexia, pode-se utilizar restrições de 1,5 litro/dia ou maiores dependendo do caso.

FATORES DIETÉTICOS ADJUVANTES

Fibras

São carboidratos complexos não absorvidos pelo organismo que regulam a função gastrointestinal, sendo divididas em solúveis e insolúveis.

A fibra insolúvel não participa sobre a redução do colesterol, mas acelera o trânsito intestinal atuando no tratamento da obstipação, muito freqüente em idosos e portadores de insuficiência cardíaca. É encontrada no trigo (celulose), grãos (hemicelulose) e hortaliças (lignina).

O papel da redução dos níveis de colesterol fica com a fibra solúvel por retardar o esvaziamento gástrico, aumentar o tempo de trânsito intestinal, alterar a absorção intestinal, metabolismo e excreção do colesterol, alterar os metabolismos hepático e periférico das lipoproteínas. É encontrada nas frutas, leguminosas, aveia e cevada.

A recomendação de fibra alimentar é de 20 a 30g/dia, sendo 25% de fibra solúvel que representa 6g/dia.

Fitosteróis

São encontrados exclusivamente nos vegetais, desempenhando funções similares ao colesterol em tecido animais. O β-sitosterol é extraído dos óleos vegetais e é considerado o principal fitosterol encontrado nos alimentos. Por um processo de esterificação há a formação do sitosterol-éster que o torna melhor solúvel, facilitando sua adição a alimentos. E por saturação é sintetizado o sitostanol-éster. Tanto o β-sitosterol quanto o sitosterol-éster atuam igualmente na redução do colesterol, pois diminuem sua absorção deslocando-o para fora da micela por um mecanismo de competição.

Uma dieta que possua uma boa quantidade e variedade de vegetais fornece cerca de 2 a 4g de fitosteróis. A ingestão de 3 a 4g/dia promove a redução do LDL-colesterol em torno de 10 a 15% não influenciando os níveis de HDL-colesterol e triglicérides.

Soja

Os fitoquímicos denominados isoflavonas e classificados como fitoestrógenos estariam relacionados com a prevenção da aterosclerose, pela ação sobre as concentrações dos lípides plasmáticos, efeitos antioxidantes e proliferativos sobre as células musculares lisas, como também efeitos sobre a formação do trombo e na manutenção da reatividade vascular normal.

As fibras encontradas na soja atuam no metabolismo dos ácidos biliares e das saponinas (glicosídeo vegetal) aumentando a eliminação da bile no intestino e reduzindo os níveis de colesterol. Para redução do LDL-colesterol os produtos devem conter 6,25g de proteína de soja ou mais, menos que 3g de gordura total, menos que 1g de gordura saturada e menos que 20mg de colesterol.

Antioxidantes

Os principais antioxidantes relacionados com a doença aterosclerótica são os flavonóides e as vitaminas C, E e carotenóides.

Flavonóides – são complexas formas poliméricas e glicosídicas que não são facilmente degradadas pelos sucos digestivos e, por não serem solúveis, limitam ou impedem sua absorção. Devido a estes fatores, inibem a oxidação do LDL-colesterol e reduzem a agregação plaquetária. Os mais importantes são a quercetina (cereja, amora, uva, morango, jabuticaba, grãos, batata, berinjela, feijão marrom e cebola), campferol (rabanete, couve, escarola e nabo) e a miricetina (vinho e suco de uva).

Vitaminas – as vitaminas C, E e os carotenóides, *in vitro*, apresentam capacidade de aumentar a resistência da LDL-colesterol a oxidação, por sua incorporação à partícula. Portanto, a utilização de antioxidantes *in vivo* precisa ser mais bem estudada, devido principalmente à carência de estudos prospectivos sobre esse assunto. Uma alimentação rica em vegetais, frutas e moderada em óleos vegetais pode proporcionar tais substâncias antioxidantes sem a necessidade de suplementação.

Probióticos

Os probióticos são microorganismos vivos que, como as fibras, atuam no intestino promovendo o equilíbrio da flora microbiana intestinal, inibem a colonização intestinal por bactérias patogênicas diminuindo a formação de gases, participam na ativação da imunidade, auxiliam no processo digestivo e diminuição do colesterol, participam da produção de ácidos graxos de cadeia curta, aumentam a digestibilidade e absorção de proteínas do leite. São representados pelas Bifidobacterium e Lactobacillus (leites fermentados e iogurtes).

Prebióticos

É um ingrediente alimentar não digerível que afeta beneficamente o hospedeiro, estimulando seletivamente a proliferação e/ou atividade de um número limitado de bactérias no cólon, que têm o potencial para melhorar a saúde de hospedeiro.

Atualmente os prebióticos promovem a proliferação das bifidobactérias, proporcionam alterações na microflora bacteriana com a diminuição das bactérias patogênicas, diminuem o colesterol e o triglicérides, controlam a pressão arterial. São exemplos de prebióticos os frutooligossacarídeos (FOS) e a inulina. Os FOS são obtidos através da hidrólise da inulina, que é um polímero de glicose extraído principalmente da raiz da chicória e pode ser consumida por diabéticos como substituto do açúcar por conter 1 a 2kcal/g.

Os frutooligossacarídeos são encontrados na cebola, tomate, centeio, alho, banana, aspargo, alcachofra e mel. Uma ingestão diária de 6g de FOS promove aumento do número de evacuações semanais e aumenta o número de bifidobactérias. Já a inulina é encontrada principalmente no alho, cebola, aspargos e alcachofra.

CONSIDERAÇÕES FINAIS

É de fundamental importância o desempenho de uma equipe interdisciplinar no atendimento desta patologia, buscando um envolvimento com a família para um vínculo mais efetivo entre profissionais e paciente, com objetivo de entendimento das orientações demonstradas como também melhor adesão ao tratamento. Os grupos educacionais e os programas de apoio a pacientes e familiares têm mostrado ser medidas de alta relação custo-benefício, diminuindo as internações hospitalares.

LEITURA RECOMENDADA

III Diretrizes Brasileiras sobre Dislipidemias e Diretriz de Prevenção da Aterosclerose do Departamento de Aterosclerose da Sociedade Brasileira de Cardiologia. Vol 77, suplemento III, 2001.

IV Diretrizes Brasileiras de Hipertensão Arterial. Revista da Sociedade Brasileira de Hipertensão. Vol. 5, nº 4, 2002.

Goldberg IJ, Mosca L, Piano MR, Fisher EA. Wine and your heart. A science advisory for healthcare professionals from the nutrition committee, council on epidemiology and prevention, and council on cardiovascular nursing of de American Heart Association. 103: 591-594, 2001.

He J, Ogden LG, Bazzano LA, Vupputuri S, Loria C, Whelton PK. Dietary sodium intake and incidence of congestive heart failure in overweight US men and women. Arch Intern Med 162: 1619-1624, 2002.

Ho KK, Pinsky JL, Kannel WB, Levy D. The epidemiology of heart failure: The Framingham Study. J Am Coll Cardiol 22: 6A-13A, 1993.

Intersalt Cooperative Research Group. Intersalt: An international study of electrolyte excretion and blood pressure. Results for 24 hours urinary sodium and potassium excretion. Br Med J, 297: 319-28, 1998.

Lee KW, Lip, GYH. The role of omega-3 fatty acids in the secondary prevention of cardiovascular disease. QJ Med 96: 465-480, 2003.

Lorgeril M, Salen P. Fish and ω-3 fatty acids for the prevention and treatment of coronary heart disease: nutrition is not pharmacology. Am J Med 112: 316-319, 2002.

Rich MW, Vinson JM, Sperry JC et al. Prevention of redmission in elderly patients with congestive heart failure: results of a prospective, randomized pilot study. J Gen Intern Med 8: 585-90, 1993.

17.

Transplante cardíaco

Talita Toccoli
Marco Aurélio Finger

O transplante cardíaco é um tratamento já estabelecido para insuficiência cardíaca refrataria[1-4], nos últimos anos tem mostrado uma sobrevida considerável, porém estagnada[2,3,5]. Tendo em vista esta tendência, procuramos atualmente fatores que estejam implicados com a mortalidade no pós-Tx e principalmente a mortalidade precoce (trinta dias pós-procedimento) a qual ainda encontra-se aumentada em nosso meio.

A falência de qualquer órgão sólido leva à má nutrição devido a vários fatores (náuseas, vômitos, anorexia, restrições dietéticas, interações entre drogas e nutrientes, hipermetabolismo e depressão)[6] e especificamente na falência cardíaca ocorre uma diminuição do aporte de nutrientes bem como a remoção do catabolismo das células devido à queda função circulatória. A chamada caquexia cardíaca é decorrente de um círculo vicioso que corresponde à diminuição da oferta de nutriente, diminuição da absorção gastrointestinal, perdas urinárias e fecais e pelo aumento do gasto energético cardiopulmonar, além disso a ascite e a congestão hepática contribuem para o agravamento da condição nutricional do paciente[6,7]. As alterações da má nutrição são comprovadas com medições antropométricas e exames laboratoriais (albumina sérica baixa, níveis de colesterol baixos).

Por outro lado, a obesidade também corresponde a uma grande limitação ao transplante cardíaco tanto na indicação, uma vez que a obesidade mórbida é contra-indicação para o procedimento[8], quanto para os resultados no pós-operatório, aumento de infecção, diabetes e doença vascular do enxerto.

Uma vez o paciente submetido ao transplante cardíaco, deparamos com alguns novos problemas, primeiramente as alterações do metabolismo principalmente glicêmico e lipídico (estresse cirúrgico, alta dose de corticoesteróides, imunossupressores e anabolismo aumentado) e também a restrição, por tempo determinado, a certos alimentos (alimentos frescos e crus).

Em longo prazo, o controle nutricional visa ao controle da obesidade, da lipidemia e da glicemia, fatores tais implicados na diminuição da sobrevida dos transplantados por estarem relacionados ao aparecimento da doença vascular do enxerto (DVE), bem como de alterações específicas que ocorrem ao longo do tempo (ex.: hipertensão arterial sistêmica, gota, osteoporose, insuficiência renal, etc.)

O protocolo do transplante cardíaco compreende três etapas: **fase pré-operatório, fase hospitalar e período tardio**[12].

A equipe deve ser formada por: médicos, enfermeiros, psicólogos, nutricionistas e fisioterapeutas. As orientações dietoterapicas devem ser discutidas antes e após o procedimento[14].

FASES DO TRANSPLANTE CARDÍACO E CARACTERÍSTICAS NUTRICIONAIS

FASE PRÉ-TRANSPLANTE OU PRÉ-OPERATÓRIO

O controle do paciente é feito a cada duas semanas com atualização dos exames laboratoriais e observação dos aspectos psicológicos e estado nutricional, nesta fase o paciente em geral encontra-se nutricionalmente debilitado, é de real importância a sua recuperação nutricional uma vez que há estudos mostrando um aumento de até duas vezes na mortalidade no primeiro mês pós-Tx em pacientes desnutridos[10,11].

As características nutricionais do paciente pré-transplante são: anorexia que é um sintoma comum e talvez compensatório, pois visa diminuir ou evitar a sobrecarga adicional causada pela refeição, ingesta diminuída pela distensão e dor abdominal, hipomotilidade gastrointestinal, fraqueza devido ao uso dos diuréticos[12].

FASE PÓS-TRANSPLANTE OU HOSPITALAR

Nesta fase os pacientes podem apresentar complicações como rejeição, infecções, distúrbios gastrointestinais, disfunção renal, hipertensão arterial, entre outros[12,14].

As características nutricionais pós-transplante são de modo geral causadas pelo efeito colateral dos imunossupressores que são de suma importância nutricional, vejamos a seguir alguns efeitos[12,13]:

- Ciclosporina: hiperlipidemia, hiperglicemia, hipomagnesemia, hipercalemia, hipertensão arterial sistêmica e disfunção renal.
- Tacrolimus: semelhantes aos efeitos da ciclosporina, porém com maior magnitude de efeito sobre a glicemia.
- Azatioprina: anemia, náuseas, vômitos, alteração do paladar e dor de garganta, atualmente esta medicação foi, quase na totalidade, substituída pelo uso dos precursores do ácido micofenólico (micofenolato mofetil e micofenolato sódico).
- Micofenolato mofetil: é a droga mais usada atualmente em combinação com ciclosporina e corticóide, seu principal efeito colateral é sobre o trato gastrointestinal causando náuseas, diarréia e cólicas abdominais.

- Corticóides: hiperlipidemia, ganho de peso e hiperglicemia.
- Rapamicina/Everolimus: drogas que ultimamente são de grande utilidade por não causarem grandes interferências na função renal, porém seu maior efeito colateral é sobre o colesterol.

CONTROLE TARDIO

O contato com o ambiente doméstico traz novos riscos que podem ser minimizados com orientações e cuidados de higiene, escolha dos alimentos e adequação das atividades diárias[12], bem como a prevenção das complicações tardias (ex.: DVE, obesidade, hiperlipidemia, HAS, etc.).

CONDUTA NUTRICIONAL

PRÉ-TRANSPLANTE

A dieta na fase pré-transplante deve atender as necessidades nutricionais, visando à recuperação e/ou à manutenção do paciente em estado mais compensado e estável possível; fornecer nutrientes por meio de dieta equilibrada; fracionar a dieta em 5 a 6 refeições/dia e com o mínimo de esforço possível para o coração; controlar o peso mantendo-o mais próximo do ideal; a dieta deverá ser hipossódica; a restrição hídrica é variável podendo chegar a 600-1.500mL/dia; manter o perfil lipídico, a glicemia e a pressão arterial próximos dos valores normais; monitorar a aceitação e a tolerância à dieta. A base desse tratamento inclui a avaliação do estado nutricional pré-operatório e a avaliação da alimentação pregressa e ainda a evolução do peso corpóreo. Os dados antropométricos que deverão ser levantados incluem peso atual e habitual, porcentagem de peso atual/ideal, estatura, dobra cutânea do tríceps (DCT) e circunferência muscular braquial (CMB), as recomendações nutricionais definem[6,9]:

- **Pacientes eutróficos:** o requerimento energético do paciente compensado será definido conforme a necessidade individual em manter seu peso o mais próximo do ideal, 1,2 a 1,3 × gasto energético basal (calculado pela equação de Harris Benedict) ou 30 calorias dias[6,9].

- **Pacientes desnutridos:** 30% a 50% kcal acima do basal ou aproximadamente 35 a 45 calorias/kg, proteína de 1,5 a 2,0g/kg de peso, lipídeo 25% a 35% do valor calórico total da dieta dando preferência às gorduras poliinsaturadas e monoinsaturadas, observar a presença de hiperglicemia para oferta do carboidrato, fibra de 25 a 30g/dia, o consumo de sódio na fase aguda é de 1 a 2g/dia, ocorrendo a melhora é liberado para 3 a 4g/dia[6,9].

- **Pacientes obesos:** neste a necessidade energética será definida para que obtenhamos a correção do peso levando-o mais próximo do ideal, normalmente faz-se um déficit de 500 a 1.000 calorias por dia[6,9].

É sempre importante mencionar que fatores de risco associados, tais como dislipidemia, hipertensão arterial, diabetes, deverão ser contemplados com cuidados nutricionais adequados e que vitaminas e minerais devem ser suplementados de acordo com as necessidades do paciente, levando-se em consideração o uso freqüente de diuréticos[12,14].

PÓS-TRANSPLANTE

A dieta nesta fase tem por objetivo fornecer alimentação balanceada para a recuperação e/ou a manutenção do estado nutricional adequado; controlar os fatores de risco como hipertensão arterial, diabetes, obesidade, dislipidemia para prevenir o aparecimento da doença arterial coronariana; o paciente deve ainda evitar alimentos crus (frutas e vegetais); água somente mineral durante a 4ª e 6ª semana póstransplante; é necessário que os gêneros alimentícios sejam de boa procedência, embalados, respeitando-se o prazo de validade e preparados seguindo normas higiênicas adequadas[6,12,14,15].

- 1º mês pós-transplante: neste período, devido aos episódios de rejeição aguda, a dieta deve conter de 1,5 a 2g/kg de peso de proteína, de 30 a 35kcal/kg de peso para evitar o balanço nitrogenado negativo, restringir o sódio de 1 a 2g/dia para diminuir a retenção líquida e auxiliar no controle da hipertensão, dar preferência às gorduras poliinsaturadas e monoinsaturadas, evitar carboidratos simples e consumir 30g de fibra/dia[14].

- Após o 1º mês: neste período o consumo de proteína deverá ser de 1g/kg de peso, manter e/ou levar o peso para eutrofia, a ingestão de sódio é individualizada (baseada na retenção de fluidos e pressão arterial), evitam-se carboidratos simples, na presença de anemia suplementa-se ferro, consumir 30g de fibra/dia, suplementa-se ainda vitamina E pois esta melhora os efeitos da imunossupressão diminuindo a toxicidade renal e o risco de desenvolver trombose[14].

Nesse aspecto, é muito importante a intervenção nutricional dos pacientes pré e pós-transplante cardíaco pois visamos ao controle do peso corpóreo, dos níveis pressóricos e dos valores séricos de colesterol, triglicérides e glicose.

Considerações especiais no pós-transplante cardíaco[6]

Rejeição – as drogas usadas no combate à rejeição apresentaram muitos efeitos colaterais, principalmente altas doses de corticoesteróides que aumentam o catabolismo protéico; sugere-se promover uma oferta de 1,5 a 2,0g de proteína/kg/dia.

Infecção – a má nutrição leva à ocorrência de infecção e assim em associação à imunossupressão há um considerável aumento no risco de infecções, esta condição é uma das principais causas de mortalidade precoce, deve-se adequar o aporte de proteína e nutrientes para melhorar o combate do foco infeccioso.

Ferida operatória – os pacientes muito desnutridos e os obesos têm risco aumentado de complicações, sugere-se um adequado aporte de proteínas e reposição de vitaminas A e C, ferro e magnésio.

Insuficiência renal – seu surgimento deve-se no pós-operatório imediato do grau de disfunção renal pré-operatória e ao efeito hemodinâmico da ciclosporina, isto pode ser minimizado com ingesta abundante de líquidos no pós-operatório, nos casos mais graves opta-se pela mudança de esquema de imunossupressão, suspendendo o uso dos inibidores da calcineurina.

Hiperglicemia – condição que ocorre com muita freqüência devido a estresse cirúrgico, resistência periférica a insulina causada pelo uso de corticoesteróides e provável inibição da ilhotas pela ciclosporina/tacrolimus. Nestes casos deve-se limitar a ingesta de glicose e o uso de antidiabéticos orais.

AVALIAÇÃO E CONDUTA NO ACOMPANHAMENTO TARDIO[6,21-26]

Hiperlipidemia – o uso de imunossupressores apresenta efeitos indesejados sobre os níveis séricos de colesterol. Os corticoesteróides que em média elevam o colesterol de 5 a 10% e os triglicérides em 15 a 20%, uma vez que pode induzir a resistência periférica à insulina como também ação direta sobre a lipase. A ciclosporina age inibindo a enzima *cholesterol-21-hydroxylase* com isso diminuindo a formação de ácidos biliares, aumentando o colesterol hepático e provoca um *down-regulation* no LDL-colesterol e eleva os níveis de colesterol de 20 a 30%. Como a hiperlipidemia está intimamente ligado ao desenvolvimento da aterosclerose e também ao surgimento da DVE é imprescindível o seu controle através de uma intervenção dietética rigorosa e com uso de estatinas.

Obesidade – é de alta prevalência no pós-operatório, muitos pacientes ganham de 5 a 10kg no primeiro mês após o transplante. A obesidade é fator de risco para o desenvolvimento de aterosclerose, ganho de peso de 15 a 20% está associado à elevação significativa dos níveis de colesterol e triglicerídeos.

Hipertensão arterial sistêmica – o seu desenvolvimento é multifatorial, porém sabe-se que esses pacientes são sensíveis a restrição de sódio, conduta que deve ser coadjuvante ao tratamento farmacológico.

Osteoporose – condição que contribui significativamente para a morbidade após o transplante cardíaco, sua real prevalência não tem sido estabelecida. A sua patogênese é multifatorial uma vez que os portadores de ICC têm perda óssea importante (caquexia, diuréticos de alça, heparina e inatividade física). No pós-operatório o uso de corticóide é o principal fator implicado na sua gênese. O tratamento consiste em suspender ou usar a menor dose possível de corticóide, suplementação de cálcio e vitamina D, exercícios físicos e uso de bifosfonatos.

REFERÊNCIAS BIBLIOGRÁFICAS

1. Aaronson KD, Schwartz JS, Chen T-M, Wong K-L, Goin JE, Mancini DM. Devolopment and Prospective Validation os a Clinical Index to Predict Survival in Ambulatory Patients Referred for Cardiac Transplant Evaluation. Circulation 1997; 95:2660-2667.
2. Hertz MI, Mohacsi PJ, Taylor DO, Trulock EP, Mark M. The Registry of the International Society For Heart And Lung Transplantation: Introduction to The Twentieth Annual Reports – 2003 [Registry Report]. J Heart And Lung Transplant, June 2003; 22: 610-615.
3. Almenar Bonet L, por los Grupos Españoles de Transplantes Cardíaco. Registro Español de Transplante Cardíaco. XIII Informe De La Sección De Trasplante Cardíaco De La Sociedade Española De Cardiologia (Años 1984-2001).
4. I Diretrizes da Sociedade Brasileira de Cardiologia para Transplante Cardíaco. Disponível em: http://publicacoes.cardiol.br/consenso/1999/7305.pdf
5. Anayanwu AC, Rogers CA, Murday AJ, and the steering group. Intrathoracic organ transplantationin the United Kingdon 1995-99: Results from the UK Cardiothoracic Transplant Audit. Heart, 2002; 87: 449-54.
6. Jeanette M. Hasse; Nutrition Assesment and Support of Organ Transplant Recipients. J Parenter Enteral Nutr, 2001 May-Jun; 25(3):120-31.
7. Colicci WS, Braunwald E. Pathophysiologya of Heart Failure, Braunwald´s Heart Disease a Textbook of Cardiovascular Medicine. 3ed. Elsevier Saunders, 2005, 509-538.
8. Kirklin JK, McGiffin DC, Pinderski LJ, Tallaj J. Selection of patients and techniques of heart transplantation. Surg Clin N Am, 84, 2004; 257-287.
9. I Diretrizes nutricionais em Cardiologia. Rev Soc Cardiol Estado São Paulo v 11, nº 3, (Supl A), 2001.
10. Grady KI, White-Willians C, Naftel D et al. and the Cardiac Transplant Research Database Group. Are preoperative obesety and cachexia risk factors for post heart transplant morbidity and mortality: a multi-institutional study of preoperative weigth-heigth indices. J Heart Lung Transplantat 1999; 18: 750.
11. Lietz K, John R, Burke EA, Ankesmit JH, McCue JD, Naka Y, Oz MC, Mancini D, Edwards NM. Pretransplant cachexia and morbid obesity are predictoes of increased mortality after heart transplantation. Transplantation, july 27, 2001, 72, nº 2, 277-283.
12. Pavanello R. Controle mediato e tardio do paciente submetido a transplante. Rev Soc Cardiol Estado de São Paulo. São Paulo. v 5, nº 6, p 666-669, 1995.
13. Miller LW. Cardiovascular Toxicities of Immunosuppressive Agents. American Journal of Transplantation 2002; 2: 807-818.
14. Pompeu MC, Pavanello R, MagnonI CD. Aspectos práticos na dietoterapia pré e pós-transplante cardíaco. Rev Soc Cardiol Estado São Paulo v 7, nº 4, p 509-14, 1997.
15. Camargo LFA, Uip DE. Infecções em pacientes submetidos a transplante cardíaco. Rev Soc Cardiol de São Paulo v 5, nº 6, p 679-685, 1995.
16. Assef MAS, Valbuena PFMF, Neves Jr MT, Correia EB, Vasconcelos M, Manrique R, Magalhães HM, Souza LCB, Chaccur P, Dinkhunysen JJ. Transplante cardíaco no Instituto Dante Pazzanese de Cardiologia: análise da sobrevida. Rev Bras Cir Cardiovasc 2001; 16(4): 289-304.
17. Wey SB, Camargo LFA, Uip DE. Infecções graves no cardiopata. Rev Soc Cardiol Estado de São Paulo v 8, nº 3, p 529-37, 1998.
18. Fernandes GA, Abreu MA, Morgana J, Silva JP. Transplante cardíaco e qualidade de vida. Rev Soc Cardiol Estado São Paulo v 7, nº 4 (Supl A), 1997.
19. Arze AS, Abecia CN. Prevención de la infección en transplante cardíaco. Gaceta Médica Boliviana v 21, nº 1, p 2, 65-7.
20. Stefanini E, Kasinski N, Carvalho AC. Guia de Medicina Ambulatorial e Hospitalar de Cardiologia. Barueri SP, Manole, p 653-66, 2004.

21. Lake KD. Management of Posttransplant Obesity and Hypelipidemia. Emery Miller Handbook of Cardiac Transplantation. Hanley & Belfus 1996; 147-164.
22. Bilchick KC, Henrikson CA, Skojec D, Kasper EK, Blumenthal RS. Treatment of hyperlipidemia in cardiac transplant recipients. Am Heart J 2004; 148:200-10.
23. Rickenbacher PR, Hunt SA. Long-Term Complications of Transplantations. Emery Miller Handbook of Cardiac Transplantation. Hanley & Belfus 1996; 201-216.
24. Wenke K. Management of Hyperlipidaemia Associated with Heart Transplantation. Drugs 2004; 64 (10):1053-1064.
25. Ballantyne CM, Chan L, Guevara Jr J, Morrisett JD, Mims MP, Gotto Jr AM. Recent Advances in Lipoprotein and Atherosclerosis Research at Baylor College of Medicine. Texas Heart Institute journal, 1994; 21:48-55.
26. Leidig-Bruckner G, Hosch S, Dodidou P, Ritschel D, Conradt C, Klose C, Otto G, Lange R, Theilmann L, Zimmerman R, Pritsch M, Ziegler R. Frequency and predictors of osteoporotic fractures after cardiac or liver transplantation: a follow-up study. Lancet 2001; 357: 342-47.

18.

ANTICOAGULANTE ORAL E VITAMINA K

Cláudia Melchior
Cecília Maria Quaglio Barroso

CLÍNICA

Cecília Maria Quaglio Barroso

Muitos dos problemas comuns na prática clínica atual estão relacionados à trombose. A base do processo fisiopatológico final do infarto do miocárdio (IAM) e do acidente vascular cerebral (AVC) é a formação de trombos (trombogênese). Distúrbios cardiovasculares comuns, como fibrilação atrial, doenças e próteses valvares e insuficiência cardíaca, também estão associados com a trombogênese. A trombose também é um problema clínico em vários tipos de câncer e após grandes cirurgias, especialmente a ortopédica[1].

Há cerca de 150 anos, Virchow reconheceu três pré-requisitos para a trombogênese: fluxo sangüíneo anormal, anormalidades da parede do vaso e anormalidades dos constituintes sangüíneos. Atualmente, está bem estabelecido que a terapia antitrombótica pode reduzir, embora não elimine, o desenvolvimento de tromboembolismo[1,2].

Os anticoagulantes orais têm sido a principal classe de medicamentos da terapia antitrombótica por mais de 50 anos. Sua eficácia é demonstrada através de estudos clínicos bem desenhados na prevenção primária e secundária de tromboembolismo venoso, na prevenção de embolia sistêmica em pacientes com próteses valvares cardíacas e fibrilação atrial, na prevenção primária de infarto agudo do miocárdio e na prevenção de AVC, IAM recorrente e morte em pacientes com IAM[3].

Por outro lado, estes medicamentos se apresentam como um desafio na prática clínica diária devido a inúmeros fatores: possuem uma janela terapêutica estreita, apresentam uma variabilidade significativa na dose-resposta entre os indivíduos, sofrem interações medicamentosas e dietéticas, necessitam controles laboratoriais constantes, entre outros[3].

A complicação mais comum com o uso de anticoagulantes orais é o sangramento. A sua incidência está diretamente relacionada à intensidade da anticoagulação; a características individuais dos pacientes, tais como presença de comorbidades, doença gástrica latente; uso de fármacos que interferem com a hemostasia, o tempo da terapia anticoagulante e a não aderência do paciente ao tratamento[4]. Desta forma, o objetivo é manter um nível de anticoagulação capaz de prevenir eventos tromboembólicos sem aumentar os riscos de sangramento[5]. Para isso, três fatores são importantes:

1. Conhecimento multidisciplinar sobre anticoagulação oral (mecanismo de ação, tipo de anticoagulantes, indicações do uso, faixa terapêutica ideal, dieta, interação medicamentosa, etc.).
2. Condições de monitoração efetiva do anticoagulante.
3. Aderência do paciente ao tratamento.

Mecanismo de ação dos anticoagulantes orais

Os anticoagulantes orais exercem sua ação por meio da inibição da carboxilação dos fatores de coagulação II, VII, IX e X (dependentes da vitamina K)[7]. Esta inibição resulta na síntese de formas biologicamente inativas destas proteínas da coagulação. Por outro lado, também inibem a carboxilação (vitamina K dependente) das proteínas C e S, que são anticoagulantes naturais e deste modo apresentam um potencial efeito pró-coagulante[6].

Anticoagulantes orais

Os anticoagulantes orais ou antagonistas da vitamina K mais amplamente utilizados são os derivados cumarínicos, sendo que os principais representantes desta classe são a varfarina e a femprocumona. Suas características principais estão listadas na tabela 18.1[7-9].

Tabela 18.1 – Anticoagulantes orais: principais características.

Fármaco	Varfarina	Varfarina	Femprocumona
Nome comercial	Marevan®	Coumadin®	Marcoumar®
Meia-vida de eliminação	20 a 60 horas	20 a 60 horas	4 a 6 dias
Pico de resposta	72 a 96 horas	72 a 96 horas	5 a 7 dias
Apresentação comercial	5mg e 7,5mg	1mg; 2,5mg e 5mg	3mg

Monitoração do efeito anticoagulante

O teste laboratorial mais comumente utilizado na mensuração dos efeitos do anticoagulante oral é o tempo de protrombina (TP). Entretanto, o valor deste teste pode variar muito devido à utilização de diferentes tromboplastinas tissulares nos diversos laboratórios, que variam consideravelmente em sensibilidade e na resposta ao anticoagulante. Para solucionar este problema, a Organização Mundial da Saúde (OMS) desenvolveu uma tromboplastina de referência internacional e recomenda que o TP deva ser expresso como um índice de normalização internacional (INR). A conversão do TP para o INR é calculada através da seguinte fórmula[10]:

$$INR = \left(\frac{TP\ paciente}{TP\ médio\ normal}\right)^{ISI}$$

onde: ISI = medida da responsividade da tromboplastina utilizada na redução dos fatores dependentes da vitamina K; e INR = tempo de protrombina que deveria ser obtido se a tromboplastina da OMS, que por definição é igual a 1, fosse utilizada para avaliar o TP.

Atualmente, a monitoração do nível de anticoagulação deve ser expressa por meio do INR.

Controle ambulatorial[6]

Fase inicial:

- Iniciar anticoagulante oral durante 3 dias (não deve ser realizada dose de ataque) e realizar INR no quarto dia; se necessário, fracionar a dose para se encontrar o INR adequado; após, o controle deve ser semanal até se obter o nível adequado da anticoagulação (faixa ideal).

Após a estabilização:

- O controle deve ser mensal em pacientes idosos e crianças e bimestral em adultos jovens.

Índice terapêutico

As recomendações da manutenção de um nível terapêutico ótimo (ideal) de anticoagulação oral para as várias indicações estão descritas na tabela 18.2[6,10,11].

Interações medicamentosas

Um número considerável de interações medicamentosas é relatado com o uso de anticoagulantes orais. Os medicamentos podem influenciar a farmacodinâmica dos anticoagulantes através da inibição de sua absorção ou interferência na síntese dos fatores de coagulação dependentes de vitamina K (efeito sinérgico). As principais interações estão descritas no quadro 18.1[6,12].

Tabela 18.2 – Anticoagulação oral: manutenção de nível terapêutico ideal.

Indicações	INR
Profilaxia de trombose venosa	2,0-3,0
Tratamento da trombose venosa	
Tratamento de tromboembolismo pulmonar	
Prevenção de embolia sistêmica • Próteses valvares biológicas[#] • IAM (para prevenção de embolia sistêmica)[*] • Doença valvar cardíaca • Fibrilação atrial • Próteses mecânicas em posição aórtica, de duplo disco e sem fatores de risco[**]	
Próteses valvares mecânicas	2,5 a 3,5

[#] Associada a fatores de risco e nos três primeiros meses de implante em posição mitral.

[*] Pacientes com disfunção grave de ventrículo esquerdo, insuficiência cardíaca congestiva, tromboembolismo prévio, trombo mural e fibrilação atrial.

[**] Fatores de risco: fibrilação atrial, disfunção grave do ventrículo esquerdo, tromboembolismo prévio e condições de hipercoagulabilidade.

Quadro 18.1 – Principais interações medicamentosas.

Aumentam o efeito anticoagulante	Reduzem o efeito anticoagulante
Amiodarona	Barbitúricos
Paracetamol	Carbamazepina
Metronidazol	Rifampicina
Trimetropina-sulfametoxazol	
Cimetidina	
Cefalosporinas	
Eritromicina	
Fluconazol	
Eritromicina	

Existem vários relatos na literatura de interação de muitos outros fármacos com os anticoagulantes orais[13] e, deste modo, recomenda-se que quando se iniciar qualquer outra terapia se faça um controle antecipado de INR.

Dieta

A vitamina K ingerida nos alimentos pode alterar o controle do anticoagulante oral. Assim o principal objetivo da orientação dietética é ajudar o doente, em uso de anticoagulante oral, a consumir aproximadamente a mesma quantidade de vitamina K por dia, de uma maneira saudável. Isto é essencial para ajudá-lo a manter o INR dentro da variação terapêutica desejada para uma determinada dose de anticoagulante oral. Este tema será abordado com maior propriedade a seguir.

De modo geral, recomendam-se algumas estratégias no manuseio do anticoagulante oral para se conseguir prevenir eventos tromboembólicos sem aumentar os riscos de sangramento[14]:

• Não utilizar dose de ataque.

- Identificar e evitar interações medicamentosas.
- Aconselhar os pacientes sobre a importância de uma dieta consistente e equilibrada de vitamina K.
- Identificar os pacientes com comorbidades que podem interferir com o controle do anticoagulante oral.
- Avaliar o início do tratamento com o anticoagulante em relação à aderência e o controle do INR.
- Inscrever o paciente em uma clínica multidisciplinar especializada em anticoagulação oral (se possível).
- Reavaliar periodicamente o risco/benefício do uso do anticoagulante oral.

REFERÊNCIAS BIBLIOGRÁFICAS

1. Blann AD, Landray MJ, Lip GYH. ABC of antithrombotic therapy. An overview of antithrombotic therapy. BMJ, 2002; 325:762-765.
2. Salem DN, Stein PD, Al-Ahmad A, et al. Antithrombotic therapy in valvular heart disease – native and prosthetic: the Seventh ACCP Conference on Antithrombotic and Thrombolytic Therapy. Chest, 2004; 126(3 Suppl):457S-82S.
3. Ansell J, Hirsh J, Poller L et al. The pharmacology and management of the vitamin K antagonists. The Seventh ACCP Conference on Antithrombotic and Thrombolytic Therapy. Chest, 2004; 126:204S-233S.
4. Levine MN, Raskobg, Landefeld S, Hirsch J. Hemorrhage complications of anticoagulant treatment. Chest, 1995; 108 (Suppl 4):276S-90S.
5. Rosendaal FR. The Scylla and Charybdis of oral anticoagulant treatment. N Engl J Med., 1996; 335:587-9.
6. Clinical Practice Guidelines: The use of oral anticoagulants (warfarin) in older people. J Am Geriatr Soc, 2000; 48:224-227.
7. Meschengieser SS, Fondefila CG, Frontroth J, et al. Low-intensity oral anticoagulation alone: a randomized trial in patients with mechanical prosthetic heart valves. J Thorac Cardiovasc Surg, 1997; 113:910-6.
8. Product information: Coumadin, warfarin. Du Pont Pharmaceuticals, Wilmington, DE, (PI revised 11/99) reviewed 07/2000.
9. Kitteringham NR, Bustgens L, Brundert E, et al. The effect of liver cirrhosis on the pharmacokinetics of phenprocoumon. Eur J Clin Pharmacol, 1984; 26:65-70.
10. Hirsh J, Fuster V. Guide to anticoagulant therapy Part 2: Oral Anticoagulants. Circulation, 1994; 89(3):1469-1480.
11. Bonow RO, Carabello B et al. ACC/AHA Pocket Guidelines for Management of patients with Valvular Heart Disease. A report of the American College of Cardiology/American Heart Association Task Force on Practice Guidelines, July 2000.
12. JAMA Department of drugs: AMA Drugs Evaluation. 6th ed. Chicago: American Medical Association; 1986.
13. Harder S, Thürmann P. Clinically Important Drug Interactions with Anticoagulants. An Update. Clin. Pharmacokinet, 1996; 30(6):416-444.
14. Henderson MC, White RH. Anticoagulation in the elderly. Curr Opin Pulm Med, 2001; 7:365-370.

NUTRIÇÃO

Cláudia Melchior

A anticoagulação é o processo que, através do uso de medicamentos, prolonga-se o tempo em que o sangue leva para coagular. Os medicamentos podem agir em várias fases do mecanismo de coagulação. É utilizado como tratamento ou profilaxia de situações clínicas que levam à formação de trombos e êmbolos, mas é importante lembrar que sempre que houver um ferimento haverá sangramento por mais tempo.

Os agentes mais utilizados na anticoagulação oral são os antagonistas de vitamina K, essa vitamina foi descoberta por Henrik Dam em 1929, como um fator anti-hemorrágico, capaz de restabelecer perturbações sangüíneas observadas em galinhas, alimentadas com dieta hipogordurosa[1]. Em 1939, Dam na Dinamarca e Doisy em St. Louis isolaram a vitamina K_1 da alfafa e determinaram sua exata estrutura: 2-metil-3-phytyl-1,4 naftoquinona. As formas naturais de vitamina K são a filoquinona e as menaquinonas. A vitamina K_1, hoje chamada de filoquinona, é o único análogo da vitamina presente em plantas; é encontrada em hortaliças e óleos vegetais, os quais representam a fonte predominante da vitamina. A forma sintetizada por bactérias, as menaquinonas, originalmente chamadas de K_2, foram subseqüentemente caracterizadas[2]. A família das menaquinonas constitui-se numa série de vitaminas designadas MK-n, onde o n representa o número de resíduos isoprenóides na cadeia lateral. As menaquinonas naturais variam de MK_{-4} a MK_{-13}[3]. A menadiona (2-metil-1,4 naftoquinona) é um composto sintético normalmente utilizado como fonte da vitamina para a alimentação animal (Figura 18.1)[4].

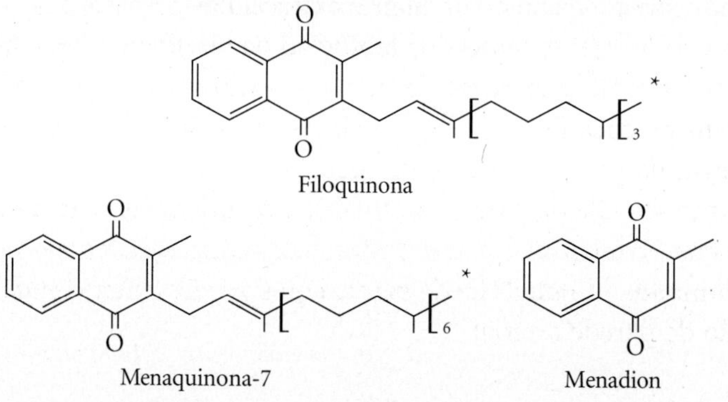

Figura 18.1 – Estruturas das formas biologicamente ativas da vitamina K. Fonte: Modificado de Suttie (1996).

[ ]* Número de resíduos isoprenóides das cadeias.

Diversas investigações conduzidas entre meados dos anos 60 e 70 culminaram com a descoberta de fatores de coagulação (fatores II, VII, IX, e X) e das proteínas S e C que atuam como inibidoras do mecanismo de coagulação[1]. Esse autor observou que os fatores e as proteínas continham em aminoácido, o ácido gama carboxiglutâmico (Gla). A vitamina K atua como co-fator essencial na reação de carboxilação de resíduos específicos de ácido glutâmico (Glu), levando à formação de Gla (Figura 18.2). A carboxilação capacita as proteínas de coagulação a se ligarem ao cálcio, permitindo assim a interação com os fosfolipídios das membranas de plaquetas e células endoteliais, o que, por sua vez, possibilita o processo de coagulação sangüínea normal. No início dos anos 90 foi isolada e caracterizada a enzima hepática carboxilase, envolvida na ativação dessas proteínas[4].

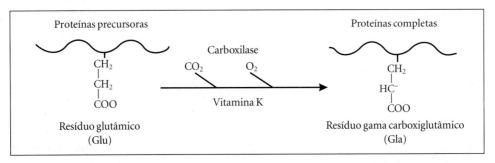

Figura 18.2 – Reação de carboxilação dependente de vitamina K. Fonte: Modificado de Shearer (1995).

Foram descobertos diversos grupos de proteínas dependentes de vitamina K, que não têm conexão com a coagulação sangüínea, mas estão implicados na homeostasia do cálcio. Proteínas contendo Gla são conhecidas por ocorrerem em um grande número de tecidos e órgãos como osso, rim, placenta, pâncreas, vesícula e pulmão. Na maioria dos tecidos, essas proteínas ainda não foram totalmente caracterizadas. É exceção a proteína do osso chamada osteocalcina ou proteína Gla do osso. É uma proteína de baixo peso molecular, com 3 resíduos de Gla, produzida por osteoblastos durante a formação da matriz óssea[5]. É uma das mais abundantes proteínas não colagenosas na matriz extracelular do osso; sua dosagem no sangue constitui importante marcador biológico da atividade osteoblástica. Existem atualmente diversas evidências de que a vitamina K é importante tanto no desenvolvimento precoce do esqueleto, quanto na manutenção do osso maduro sadio[6]. Uma segunda proteína isolada do osso e estruturalmente semelhante à osteocalcina, a proteína Gla da matriz, também é dependente de vitamina e seu papel fisiológico não é conhecido[4]. Nas placas ateroscleróticas, encontra-se outra proteína Gla denominada proteína Gla da placa, a qual parece evitar o endurecimento e mineralização da parede arterial[7].

Ciclo da vitamina K

Em essência, o ciclo de vitamina K (Figura 18.3) pode ser considerado uma via de recuperação da vitamina, presente em quantidades no fígado e em outros tecidos[28].

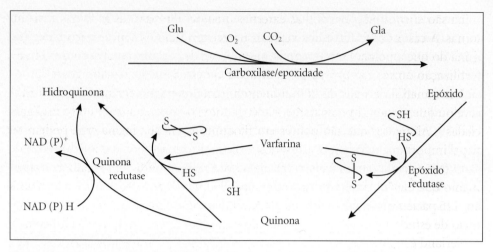

Figura 18.3 – Representação esquemática do ciclo de vitamina K e local de atuação da varfarina. Fonte: Modificado de Sadowki et al. (1996).

FONTES ALIMENTARES/NUTRICIONAIS

A forma predominante de vitamina K nos alimentos é a filoquinona. A vitamina K é amplamente distribuída em alimentos de origem animal e vegetal, variando de 1 micrograma (µg) por 100mL no leite a 493µg por 100 gramas (g) no espinafre e outras hortaliças. As carnes são fontes pobres em filoquinona. Elas contribuem com menos do que 5µg por 100g e, em muitos casos, menos do que 1µg por 100 gramas de alimento. O fígado apresenta quantidades maiores, evidentemente por ser o maior órgão de estoque da vitamina (3,8µg por 100g), mas essa quantidade varia, dependendo da ingestão do animal antes do abate[8]. Muitos peixes, cereais e bebidas contêm pequenas, mas mensuráveis quantidades de filoquinona[6], mas temos que ter cuidado com os peixes conservados em óleo, pois o atum em óleo possui 44µg de vitamina K em 100g, enquanto o atum em água tem 0,2µg de vitamina K em 100g[9]. Enquanto folhas de chá e grãos de café contêm apreciáveis quantidades de filoquinona, as infusões não são fontes importantes como se pensava[10]. Outros alimentos como frutas (polpa e suco), raízes e tubérculos são pobres em filoquinona[11]. Quanto ao leite, sabe-se que o teor de filoquinona do leite materno é menor do que o do leite de vaca: aproximadamente 1 a 3µg por litro no leite humano contra 5 a 10µg por litro no leite de vaca. A vitamina está concentrada na porção lipídica do leite e de laticínios ricos em gordura[1].

Uma das fontes mais importante de filoquinona é representada pelos óleos e pelas gorduras. As manteigas contêm 7,0µg por 100 gramas, enquanto há grande variação nos óleos vegetais, sendo que os mais ricos, que contêm de 25 e 60µg por 100 gramas respectivamente, são os óleos de soja e oliva[9]. Vegetais de folhas verdes contêm maior teor de filoquinona e contribuem com 40-50% da ingestão total da vitamina K[12]. Os altos valores encontrados nesses vegetais confirmam a conhecida associação da filoquinona com tecidos capazes de realizar fotossíntese[13]. A distribuição de filoquinona nas plantas não é uniforme; maiores concentrações da vitamina são encontradas nas folhas externas quando comparadas às folhas mais internas. A casca das frutas e dos vegetais parece ter maiores concentrações da vitamina do que a polpa. Fatores como a estação do ano, o clima, local geográfico e a fertilização do solo afetam as concentrações de vitamina K_1 nos alimentos[14].

Uma análise de mais de 260 alimentos freqüentemente consumidos nos EUA revelou que existem muitas fontes dietéticas de filoquinona que têm sido negligenciadas[15]. Alimentos que são pobres em filoquinona em sua forma crua podem ter papel importante se forem processados, utilizando-se óleos ricos em filoquinona[16].

O feijão, importante alimento da dieta dos brasileiros, foi identificado como alimento que contribui significativamente para suprir as necessidades de vitamina K em 115 pacientes ambulatoriais de Hospital do interior do Estado de São Paulo, por meio de estudo longitudinal empregando o questionário de freqüência alimentar[17].

Ferland e Sadowski[18] mostraram que a vitamina K_1 contida nos óleos vegetais é estável ao calor e ao processamento, mas é rapidamente destruída pela luz fluorescente e natural. Os óleos perdem cerca de 90% da vitamina após dois dias de exposição à luz natural ou fluorescente. Esses autores sugerem que a estocagem desses óleos, em embalagens opacas, preserva a vitamina, enquanto embalagens transparentes permitem que a iluminação ambiente reduza o seu conteúdo. Langenberg et al.[19], usando o método de cromatografia líquida de alta eficiência (CLAE), observaram que nem o cozimento nem irradiações gama afetam o conteúdo de filoquinona de vegetais selecionados (ervilhas, espinafre e repolho); verificaram também que o conteúdo de filoquinona dos alimentos comercialmente disponíveis na forma de preparações vegetais secas e congeladas não difere daqueles conteúdos de vegetais frescos.

Óleos vegetais hidrogenados, ricos em filoquinona, são amplamente utilizados na indústria por suas características físicas e estabilidade oxidativa. Durante a hidrogenação, há conversão da filoquinona a 2-3 diidrofiloquinona (dK)[20]. Segundo Booth alimentos preparados com muita gordura hidrogenada contêm um valor alto de vitamina K^{21}. A importância fisiológica da dK depende de sua atividade biológica, que ainda não é conhecida; portanto, a influência da ingestão de alimentos com elevadas concentrações de óleos hidrogenados, no estado nutricional relacionado à vitamina K, não é conhecida até que novos estudos sejam desenvolvidos[11].

Um dos maiores problemas quanto à obtenção dos teores de filoquinona da dieta, é aquele relacionado com as próprias tabelas de composição dos alimentos. Muitas tabelas são baseadas em avaliações biológicas que têm amplas margens de variação analítica. Esses valores de filoquinona ainda são encontrados na maioria das tabelas de composição comumente utilizadas[16]. Esse problema está agora sendo resolvido por meio do uso de um método sensível e específico baseado em CLAE[6]. Tabelas americanas contendo a composição dos alimentos, exclusivamente geradas por CLAE, já podem ser encontradas para utilização (Tabela 18.3).

Menaquinonas como fonte nutricional

Embora haja um conhecimento crescente com relação ao teor de filoquinona nos alimentos, existe pouca informação sobre os alimentos fontes de menaquinonas.

Tabela 18.3 – Conteúdo de filoquinona de alimentos determinados por CLAE.

Alimentos	100g/µg	Alimentos	100g/µg
Couve	817	Aipo	37,8
Espinafre	493	Pepino c/casca	16,4
Nabo verde	518	Pepino s/casca	7,2
Mostarda folha	299,5	Ervilha	30,1
Couve-de-bruxelas	193,4	Soja grão	19,1
Brócolis	141	Kiwi	40,2
Alface	102	Uva verdeThompson	14,6
Salsinha	1.640	Cebola	28,1
Macarrão verde enriquecido c/espinafre	101,1	Couve-flor	11,8
		Avocado	21,1
Aspargos	80	Óleo de canola	122
Endívia	231	Óleo de soja	25
Quiabo	47,8	Óleo de milho	2,2
Repolho	48,9	Óleo de oliva	60

Fonte: USDA for SR-16 – 03/2004.

Nota: O ideal é colocar uma tabela brasileira, embora o nosso país seja um continente (variações do norte para o sul), o nosso solo é completamente diferente dos Estados Unidos (solo, sol, calor, etc.).

Sabe-se de longa data que fígados de diversas espécies animais são boas fontes de ampla variedade de menaquinonas, com cadeias laterais variando de MK_6 a MK_{13}[22]. Entretanto, análises quantitativas, por CLAE, sugerem que só o fígado de ruminantes, como vaca e boi, contém concentrações suficientemente elevadas de algumas menaquinonas ($MK_{7,11,12,13}$), que parecem ser de significância nutricional (variando de 10-20µg por 100g). Por outro lado, em função do fígado ser um alimento de consumo esporádico pela maioria da população, o impacto dessas concentrações na nutrição humana parece ser pequeno. As concentrações de menaquinonas em outros órgãos animais (rim, coração e músculo) são muito baixas, nutricionalmente insignificantes[13]. Esses mesmos autores observaram, ainda, que vários queijos contêm 5-20µg/100g de MK_8 e $_9$. Quantidades limitadas de menaquinonas têm sido encontradas em produtos animais, como gema de ovo e manteiga[23]. Produtos fermentados, à base de soja (Tofu, bebidas com soja, etc.), contêm quantidades substanciais de MK_6 e MK_8 e podem ser de importância nutricional para as populações consumidoras dessa classe de alimentos[24].

Quanto à vitamina K sintetizada pelas bactérias, sabe-se que o intestino humano contém grandes quantidades de bactérias produtoras de menaquinonas; contudo, sua importância nutricional não é clara. A extensão e o mecanismo de absorção dessas menaquinonas, no intestino grosso, aparentemente é limitada, embora seja conhecido que o fígado humano apresente quantidades significativas dessa forma da vitamina[25]. Suttie[4] relata que as menaquinonas são importantes na nutrição humana, porém contribuem relativamente pouco para suprir os requerimentos de vitamina K, ao contrário do que era previamente concebido.

Numerosos estudos utilizando antibióticos a fim de induzir hipoprotrombinemia foram conduzidos, considerando que as menaquinonas contribuiriam significativamente para os requerimentos humanos de vitamina K. Entretanto, pesquisas[25] com o uso de dietas restritas em vitamina K, argumentam contra sua significância nutricional. As evidências de decréscimo da síntese de menaquinonas, na presença de tratamento com antibióticos, são mínimas; contudo, observou-se que alguns tipos de antibióticos, os que possuem uma cadeia lateral N-metiltiotetrazole (NMTT), têm a capacidade de inibir epóxi-redutase de vitamina K^2. O resultado é um efeito similar aos cumarínicos, embora acentuadamente mais fraco e observado somente naqueles pacientes que apresentam estado nutricional comprometido quanto à vitamina K^{25}.

Um estudo com o objetivo de testar o grau de contribuição das menaquinonas, produzidas pela flora bacteriana, em relação aos requerimentos de vitamina K, foi conduzido em indivíduos utilizando omeprazol (bloqueador de bomba de hidrogênio) e dieta restrita em filoquinona. Os resultados evidenciaram que o crescimento bacteriano, promovido pelo aumento do pH gástrico, resulta em síntese e absorção de menaquinonas, porém estas não foram produzidas em quantidades suficientes para restaurar o estado normal de vitamina K^{26}.

Absorção, distribuição e metabolismo

A vitamina K da dieta é absorvida no intestino delgado, incorporada aos quilomícrons e transportada pelas vias linfáticas; requer bile e suco pancreático para máximo aproveitamento. A eficiência na absorção foi mensurada em 40%-80%, dependendo do veículo no qual a vitamina é administrada e da circulação êntero-hepática. Quando a filoquinona é administrada em seres humanos, oralmente, em doses variando do nível fisiológico ao farmacológico, a vitamina aparece no plasma dentro de 20 minutos, com pico em 2 horas; a seguir, declina exponencialmente a baixos valores, durante 48-72 horas, alcançando níveis de jejum de 1 a 2 nanogramas (ng) (0,5-1,0ng/mL)[27]. Lamon-Fava et al.[28] observaram que as lipoproteínas ricas em triacilgliceróis são as principais carreadoras de filoquinona, transportando 83,0% da filoquinona plasmática, sendo as lipoproteínas de baixa e alta densidade (LDL e HDL) carreadoras menos importantes (7,1% e 6,6%, respectivamente).

Ao alcançar o fígado, a filoquinona é reduzida a hidronaftoquinona (KH_2), que é o cofator ativo para a carboxilase[29]. O fígado tem um papel exclusivo na transformação metabólica que leva à excreção da vitamina K no organismo. A fração da vitamina excretada não é dependente da dose administrada. Assim, independentemente da dose administrada, por exemplo 1mg ou 45μg, aproximadamente 20% são excretados na urina dentro de 3 dias, enquanto 40-50% são excretados nas fezes e via sais biliares[30]. Esse extenso catabolismo da filoquinona pelo fígado explica o rápido *turnover* e a depleção das reservas hepáticas em pacientes com dieta pobre em filoquinona, observado por Usui et al.[31]. Parece provável, portanto, que aproximadamente 60-70% das quantidades de filoquinona, absorvidas em cada refeição, são definitivamente perdidas por excreção[13], o que sugere que os estoques corporais de filoquinona são constantemente reabastecidos. Com relação aos estoques hepáticos, sabe-se que este inclui aproximadamente 90% de menaquinona e 10% de filoquinona. Os estoques de filoquinona são extremamente lábeis e sob condições de grave depleção nutricional podem reduzir-se a 25% de suas concentrações originais, após três dias[31]. As concentrações hepáticas de filoquinona em adultos são de aproximadamente $5mg/g$[32]; porém, a relação entre os estoques hepáticos de vitamina K e os estoques corporais totais não são conhecidos[13].

Estudo feito em tecidos humanos, retirados de cadáveres, mostrou que existem, no homem, padrões de distribuição tecidual de vitamina K comparáveis aos já observados em ratos. Elevados níveis de vitamina K_1 foram encontrados no fígado, coração e pâncreas e níveis mais reduzidos no cérebro, rim e pulmão. A MK_4 foi encontrada na maioria dos tecidos, excedendo os níveis de K_1 no cérebro e rim. Sabe-se pouco sobre a captação de vitamina K pelos tecidos; entretanto, o acúmulo de vitamina K no coração, cérebro e pâncreas sugere funções fisiológicas ainda desconhecidas desta vitamina[33].

Por ser o local de síntese de proteínas da coagulação dependentes de vitamina K, o fígado sempre é considerado o maior órgão de estoque dessa vitamina[6]; entretanto, o osso cortical contém tanta vitamina K quanto o fígado, podendo funcionar como um fornecedor de filoquinona[34]. Vale notar que o espectro das vitaminas K circulantes no plasma não reflete os estoques hepáticos[13].

Pouco se sabe sobre o transporte e depuração da circulação das menaquinonas[25], mas tem sido sugerido que a via de degradação metabólica seja similar à da filoquinona[4].

Biodisponibilidade

Gijsbers et al.[35] observaram que a biodisponibilidade da vitamina K é menor do que se imagina e depende da forma pela qual a vitamina é consumida. Em seu estudo, observaram que a filoquinona é prontamente absorvida a partir de um concentrado farmacêutico de vitamina K (Kanakion), atingindo o pico sangüíneo em 4 horas. Para a filoquinona do alimento, o pico é atingido mais lentamente, indicando que a absorção da vitamina nos vegetais é processo mais demorado, influenciado por fatores digestivos. Ocorre, ainda, variação interindividual com respeito às quantidades de vitamina K que podem ser extraídas dos vários alimentos, podendo a secreção de bile ter papel importante nessas diferenças. O autor observou, no mesmo estudo, que a biodisponibilidade de 1mg de filoquinona, no espinafre, em seres humanos, foi de apenas 4%, comparado à filoquinona pura (Kanakion). Com adição de gordura (manteiga) ao espinafre, houve aumento de absorção para 13%. O efeito da gordura dá-se provavelmente pela estimulação da secreção de bile, que se sabe ser importante para absorção de compostos hidrofóbicos[30].

Recentemente, Garber et al.[36] também estudaram a biodisponibilidade da filoquinona. Foi comparada a biodisponibilidade da vitamina na forma de suplemento (tablete com $500\mu g$/filoquinona) de acordo com as fontes alimentares. Foram observados os seguintes resultados:

- quando ingerida na forma pura, a absorção de filoquinona é seis vezes maior do que quando presente em algum alimento (ex.: espinafre). A absorção de filoquinona do tablete é mais rápida, atingindo o pico de concentração sérica em 2 ou 3 horas;

- não foi observada a influência da cocção assim como do teor de gorduras das refeições quanto à biodisponibilidade de filoquinona;
- também não foi observada diferença significativa na absorção de filoquinona quando as ingestões de espinafre, brócolis e alface foram comparados, sugerindo que a seleção desses alimentos específicos não tem influência na biodisponibilidade da vitamina K.

Os autores, entretanto, fizeram à ressalva de que é necessária a realização de estudo com amostragem ampliada, uma vez que seu trabalho foi efetuado com um número bastante reduzido de indivíduos.

Vitaminas K no sangue

As concentrações de filoquinona são muito mais baixas do que as de outras vitaminas lipossolúveis. A concentração plasmática de filoquinona em jejum é 50 vezes menor do que a concentração da vitamina D, assim como é 2 mil vezes menor em relação ao retinol e 200 mil vezes menor em relação ao tocoferol. As concentrações plasmáticas de filoquinona após sua absorção são notadamente elevadas; valores variando de 1 a 3mmol/L podem ser observados. Os fatores que influenciam essas concentrações e sua relação com a ingestão dietética ainda não estão totalmente esclarecidos[1]. Fatores não dietéticos como idade, sexo e/ou menopausa parecem afetar o metabolismo de vitamina K[11].

Indivíduos com idade > 60 anos apresentam concentrações de filoquinona significativamente maiores em relação a adultos jovens (< 40 anos), independentemente da ingestão dietética[37,38]. Sadowski et al.[39] também observaram aumento da filoquinona plasmática em idosos, mais pronunciado em mulheres. As diferenças de concentração de filoquinona de acordo com a idade são influenciadas pelas concentrações de triacilgliceróis, que também aumentam com a idade. De fato, como a filoquinona é incorporada aos quilomícrons após absorção e é transportada para o fígado nas lipoproteínas, ricas em triacilgliceróis[6], existe uma forte correlação positiva entre a filoquinona plasmática e as concentrações de triacilgliceróis[40], por este motivo supomos que níveis de triglicérides e/ou colesterol aumentados demandam maior rigor na obtenção dos exames de INR/TP, sendo necessário estudos que comprovem esta relação. A relação entre filoquinona e triacilgliceróis no plasma (mmol de filoquinona/mmol de triacilgliceróis) é menor em idosos do que em jovens; isto tem sido interpretado ou como decorrente de uma menor absorção da vitamina ou como aumento de seus requerimentos ou, ainda, como indicativo de menor ingestão de alimentos ricos em vitamina K[39].

Sadowski et al.[39] observaram que o aumento do consumo de álcool resultou em progressiva redução nos níveis plasmáticos de filoquinona. A ingestão média de etanol dos indivíduos estudados foi de 16g/dia; sendo que o consumo acima foi associado com decréscimo dos níveis de filoquinona circulantes, sendo mais pronunciado em idosos. Esses autores relataram, ainda, que existe discreto aumento das concentrações de filoquinona séricas nos meses de verão, seguido por menores níveis no inverno. Uma possível explicação para esse fato seria a fonte dietética, uma vez que vários alimentos, ricos em filoquinona, sofrem ação sazonal.

AVALIAÇÃO NUTRICIONAL RELACIONADO À VITAMINA K

A avaliação individual do estado da vitamina K depende da aplicação apropriada de três procedimentos classicamente conhecidos: histórico, exame físico e exames laboratoriais.

Histórico e exame físico

O histórico do paciente constitui-se em importante instrumento para detectar risco de desenvolver a deficiência vitamínica, que em geral são recém-natos, indivíduos com dietas pobres em vitamina K ou com má absorção intestinal. A história deve incluir questões sobre eventos hemorrágicos observados na boca, nariz, trato gastrointestinal (hematêmese, melena), rim (hematúria) e sob a pele (equimoses). Devem fazer parte do histórico do paciente dados acerca do uso de drogas, principalmente os anticoagulantes orais. Complementarmente, se faz necessária a obtenção da história dietética abrangente, que inclui alimentos freqüentemente consumidos, recordatório de 24 horas e ocasionalmente registro alimentar de três dias[27].

No exame físico, buscam-se evidências de sinais hemorrágicos, manifestação cardinal da deficiência de vitamina K. Pode estar presente um só sinal ou mais dos seguintes: sangramento nasal ou oral, equimoses na virilha, garganta e nas pernas; sinais hemorrágicos sob unhas ou na conjuntiva; melena; hematúria e hematêmese. Palidez pode ser um sinal prévio de sangramento[27].

Avaliação laboratorial

Os métodos laboratoriais tradicionais para avaliação do estado nutricional relacionado à vitamina K são baseados em testes funcionais como tempo de protrombina (TP) e outros tempos de sangramento[41]. Porém, sabe-se que o TP pode permanecer normal, mesmo quando a concentração de protrombina declina em 50% no plasma[1] em conseqüência, este pode ser considerado um teste de baixa sensibilidade para detectar deficiências subclínicas de vitamina K.

Com a descoberta de novas funções da vitamina, principalmente no metabolismo ósseo, novos indicadores do estado nutricional, foram identificados e incluem: a excreção urinária de Gla, a proteína induzida pela deficiência ou antagonismo de vitamina K – *Protein Induced by Vitamin K Absence or Antagonism* (PIVKA) – e a osteocalcina pouco carboxilada – *undercarboxylated Osteocalcin* (ucOc)[6].

Da mesma forma, durante períodos de deficiência de vitamina K, várias proteínas que contêm Gla entram na circulação na forma total ou parcialmente descarboxilada, sendo, portanto, importantes indicadores do estado nutricional relacionado à vitamina K[37]. As proteínas mais freqüentemente citadas em estudos são a protrombina descarboxilada (PIVKA II) e a osteocalcina descarboxilada (ucOc). Vermeer et al.[3] relataram que, à medida que a ingestão de filoquinona decresce, a osteocalcina circulante parece ser a primeira proteína Gla a aparecer no plasma na forma descarboxilada; portanto, os autores consideram a ucOc o marcador mais sensível do estado nutricional relativo à vitamina K. A PIVKA II é medida no plasma por anticorpos específicos; em pessoas saudáveis, sua concentração é próxima a zero, enquanto, em pessoas com deficiência de vitamina K, os valores podem aumentar em até 30% de toda a protrombina[27].

A sensibilidade de diversos indicadores é avaliada quando o estado de vitamina K é alterado tanto por dietas restritivas como pela administração de drogas antivitamina K (varfarina). Alison et al.[42] mantiveram 33 indivíduos em dieta líquida padronizada contendo aproximadamente 5μg de vitamina K por dia, durante 13 dias. As concentrações de filoquinona plasmática caíram em média 70% e a PIVKA II elevou-se em 67%. Essas alterações ocorreram tanto em controles como em indivíduos tomando antibióticos. Suttie et al.[43] estudaram 10 indivíduos nos quais a ingestão de vitamina K foi reduzida em média de 82μg para menos de 40μg por dia, por restrição voluntária da ingestão de vegetais e saladas verdes. Em três semanas, a filoquinona plasmática caiu 50% e houve aumento significativo da PIVKA II e decréscimo da excreção de Gla urinário. Ferland et al.[37] estudaram 32 indivíduos em unidade metabólica; após um período de consumo de dieta com aproximadamente 80μg de filoquinona/dia, os participantes do estudo foram colocados em dieta contendo aproximadamente 10μg/dia. Após 13 dias, a excreção de Gla caiu e PIVKA aumentou. Uma reposição gradual de vitamina K com 45μg promoveu elevação dos níveis de Gla urinário para os valores basais; entretanto, os níveis de TP não se alteraram nesse estudo.

Sokoll e Sadowski[44] mostraram também que, num grupo de 263 indivíduos saudáveis, a ucOc parece refletir o estado nutricional de vitamina K, porque existe uma associação negativa significante entre a porcentagem de ucOc e a filoquinona plasmática. Os indivíduos com os menores valores de filoquinona plasmática apresentaram, em média, maiores concentrações de ucOc e vice-versa. Além disso, as concentrações de ucOc se correlacionam positivamente com as concentrações de PIVKA II. Esses mesmos autores mostraram que existe influência da idade, sexo e menopausa nos indicadores, como filoquinona plasmática, Gla urinário, PIVKA II, osteocalcina sérica e ucOc; entretanto, este fato parece não constituir impedimento para sua utilização na avaliação do estado da vitamina K.

O antagonismo à vitamina K, produzido pela administração de doses baixas (minidoses) do anticoagulante varfarina, também é usado para avaliar a sensibilidade de vários marcadores de vitamina K. Foi mostrado previamente que o TP permaneceu em níveis normais enquanto a porcentagem de osteocalcina descarboxilada (ucOc) aumentou em média 170% em relação aos níveis basais de 9 indivíduos, após receberem 1mg de varfarina/dia por 7 dias. Após reposição com 5mg de filoquinona/dia, durante 2 dias, observou-se decréscimo nas concentrações de ucOc, abaixo das concentrações basais[45].

Bach et al.[38] estudaram dois grupos de indivíduos, nove idosos e nove jovens. Após período pré-tratamento, onde todos consumiam suas dietas habituais (em torno de 1mg/kg/dia de filoquinona nos jovens e aproximadamente o dobro nos idosos), foram administradas minidoses de varfarina (1mg/dia), durante 14 dias. Esse período foi sucedido pelo fornecimento de 1mg de filoquinona/dia, por 5 dias, para reversão da deficiência provocada de vitamina K. Foi notada a elevação das concentrações de PIVKA II, mas não decréscimo significativo do Gla urinário.

A alteração mais importante foi o aumento das concentrações de ucOc em até três vezes, em relação ao período pré-tratamento, nos indivíduos jovens e em até seis vezes nos idosos. As concentrações de ucOc, durante a suplementação com vitamina K, foram menores não só em relação ao último dia do uso da varfarina, como também em relação ao período pré-tratamento. Esses autores sugerem que o antagonismo à vitamina K, resultante da inibição da enzima epóxi-redutase, pode produzir efeito diverso na produção de proteínas por diferentes tecidos, sendo a ucOc o indicador mais sensível do referido estado de antagonismo à vitamina K, resultante de tratamento com varfarina. Deve-se destacar, portanto, que o comportamento de alguns marcadores nutricionais na deficiência de vitamina K são distintos daqueles observados na situação de antagonismo à vitamina. Observa-se na deficiência alterações como: redução dos níveis séricos de filoquinona e aumento da PIVKA II[26], enquanto, no estado de antagonismo, a alteração mais preponderante é a elevação acentuada da ucOc e aumento da epóxi-filoquinona no soro[38,46].

DEFICIÊNCIA DE VITAMINA K

Diversos fatores, já discutidos, protegem os adultos da deficiência de vitamina K, como: a distribuição ampla de vitamina K nos alimentos, o ciclo endógeno da vitamina e a própria flora intestinal. Serão discutidas a seguir, as principais manifestações de deficiência e suas possíveis causas.

Deficiência subclínica – é geralmente aceito que a ingestão diária de 1µg/kg de peso corporal é necessária para garantir a carboxilação dos vários fatores de coagulação. Porém, a definição de deficiência de vitamina K depende fortemente do marcador a ser utilizado na avaliação. Vermeer e Hamulyák[47] consideram o estado de deficiência como aquele em que pelo menos uma proteína-Gla encontra-se descarboxilada, podendo ser revertida pela administração extra de vitamina K. A partir daí e considerando que a carboxilação completa das proteínas-Gla ósseas requer maiores quantidades de vitamina K, parte substancial da população pode ser considerada bioquimicamente deficiente em vitamina K (deficiência subclínica da vitamina).

Manifestação hemorrágica – a hemostasia normal depende de interações entre vasos sangüíneos, os elementos figurados do sangue e as proteínas da coagulação sangüínea. Estados de deficiência de vitamina K com hipoprotrombinemia podem produzir o prolongamento do TP e estão associados a um risco aumentado de hemorragias[48].

Osteoporose – a deficiência dietética de vitamina K e seu antagonismo podem provocar a descarboxilação parcial ou total da osteocalcina, uma importante proteína da matriz óssea. A concentração circulante de osteocalcina tem sido apontada como indicador de aumento de fratura no quadril[49]. Alguns estudos avaliaram diretamente o estado de vitamina K em indivíduos com osteoporose. Hodges et al.[34] observaram níveis reduzidos de filoquinona e menaquinonas no plasma e no osso de mulheres idosas com fraturas de quadril. Knapen et al.[50] compararam as concentrações de osteocalcina de mulheres em pré e pós-menopausa. Foi observado que mulheres em pós-menopausa apresentavam pouca osteocalcina carboxilada em torno de 40% do total, em relação às mulheres em pré-menopausa. As mulheres em pós-menopausa foram suplementadas com filoquinona, nas quais se teve um aumento da osteocalcina total carboxilada tendo um decréscimo na excreção de cálcio urinário e de hidroxiprolina. Mais recentemente, Booth et al.[51] concluíram, estudando homens e mulheres idosas, participantes do estudo Framingham, que a ingestão baixa de vitamina K está associada a um aumento da incidência de fraturas no quadril; contudo, não foi observada associação com baixa densidade mineral óssea. Apesar das limitações observadas e discutidas nesses estudos epidemiológicos, eles parecem concordantes no sentido de reconhecer o papel da vitamina K no retardo da perda óssea em pessoas idosas[52].

Entre as principais causas de deficiência de vitamina K destacam-se:

Inadequação dietética – embora a deficiência primária de vitamina K seja rara na população saudável, pode ocorrer naqueles indivíduos que apresentam baixa ingestão da vitamina associado ao uso de determinados medicamentos[1].

Medicamentos – além dos medicamentos cumarínicos (drogas anticoagulantes), alguns antibióticos, como já discutido anteriormente, por exemplo as cefalosporinas, podem inibir diretamente a enzima epóxido-redutase hepática, causando antagonismo à vitamina[27].

Nutrição parenteral total (NPT) – a deficiência de vitamina K tem sido observada em indivíduos submetidos à NPT durante longos períodos[53].

Alterações da absorção intestinal – síndrome de má absorção e obstrução biliar também são conhecidas e possíveis causas de deficiência de vitamina K, que respondem à suplementação vitamínica[27].

Megadoses de vitaminas A e E – megadoses de vitaminas lipossolúveis A e E antagonizam a vitamina K. Tem sido reconhecido desde 1944 que hipervitaminose A no rato leva à hipoprotrombinemia que pode ser revertida pela administração de vitamina K. Acredita-se que a vitamina A reduza a absorção da vitamina K[27]. Com relação à vitamina E, há referência à potencialização da atividade da varfarina associada à administração de doses elevadas desta vitamina, acima de 1.200UI[54].

Recomendações dietéticas

As recomendações dietéticas (*Recommended Dietary Allowances* – RDA) para a vitamina K foram estabelecidas pela *Food and Nutrition Board* para crianças, homens e mulheres adultos pela primeira vez na sua décima edição (1989), tal como exposto na tabela 18.4. As recomendações são definidas como o nível de ingestão do nutriente que, com base no conhecimento científico, se julga como sendo adequado para alcançar as necessidades de todas as pessoas sadias[27]. Entretanto, até o momento, os requerimentos humanos de vitamina K são baseados somente na sua clássica função de coagulação. A ingestão usual de vitamina K em países ocidentais é estimada em 150-500µg diariamente[55], quantidade essa bem acima do requerimento dietético estabelecido. Booth et al.[56] realizaram estudo para estimar o consumo de vitamina K da dieta da população americana. Foi observado que, de 14 grupos separados por sexo e idade, o único que apresentou ingestão abaixo da RDA foi o grupo de adultos jovens de ambos os sexos. Todos os demais grupos consumiam quantidades que atingiam as recomendações, porém abaixo de 90µg/dia. Em contraste, a ingestão estimada de vitamina K_1, nas fórmulas infantis, foi cerca de seis vezes maior que as quantidades recomendadas pela RDA. Foi descrito, ainda, no mesmo trabalho, consumo médio mais elevado de vitamina K_1 no grupo mais idoso, tanto em homens quanto em mulheres, embora dentro das recomendações estabelecidas.

Tabela 18.4 – RDA para vitamina K (1989).

Categoria	Idade (anos)	Peso (kg)	Vitamina K ({mg)
Lactentes	0,0-0,5	6	5
	0,5-1,0	9	10
	1-3	13	15
Crianças	4-6	20	20
	7-10	28	30
	11-14	45	45
	15-18	66	65
Homens	19-24	72	70
	25-50	79	80
	51	77	80
Mulheres	11-14	46	45
	15-18	55	55
	19-24	58	60
	25-50	63	65
	51	65	65
Gestantes	1º semestre		65
Lactantes	2º semestre		65

Fonte: Food and Nutrition Board, National Academy of Sciences – National Research Council. RDA/1989.

Um laboratório estimou a ingestão de vitamina K numa população de 115 pacientes (62 homens e 53 mulheres) acompanhados em ambulatório especializado. Observou-se ingestão média de vitamina K (por kg/peso) acima da RDA, nos grupos de ambos os sexos. Em 23% desses pacientes houve uma ingestão abaixo dos valores recomendados pela RDA de 1989, ou seja, abaixo de 1µg/kg de peso corporal[17].

Tem sido reconhecido que as necessidades de vitamina K podem ser suficientes para manter normal a coagulação sangüínea, porém são subótimas para o osso[57]. Um estudo conduzido em 1997, em unidade metabólica, com nove pacientes mostrou que dieta suplementada com vitamina K (420mg/dia) produziu declínio nas concentrações de ucOc, dentro de período de 5 dias, em média de 41%. Este fato sugere que ingestões "normais" de vitamina K, na população americana (100mg/dia), não são suficientes para promover a máxima carboxilação de todas as proteínas dependentes de vitamina K[41]. Se, como argumentado por diversos autores, as necessidades de vitamina K para função óssea são maiores, o grande desafio para pesquisadores e comitês futuros será determinar se essa demanda "extra" pode ser quantificada precisamente[13].

CONSIDERAÇÕES FINAIS

Analisando os estudos relatados neste capítulo, faço as seguintes considerações:

- O conhecimento do mecanismo exato da função da vitamina K possibilitou a descoberta do seu papel no metabolismo ósseo, além da sua clássica função na coagulação sangüínea. A atuação da vitamina em tecidos extra-hepáticos não é considerada na recomendação dietética da RDA de 1989.
- As menaquinonas têm distribuição na dieta mais restrita do que a filoquinona. Um grande questionamento, entretanto, refere-se à utilização das menaquinonas produzidas pela flora intestinal.
- Os grupos de alimentos que mais contribuem para suprir as necessidades de vitamina K são os grupos dos óleos e das hortaliças, sendo juntos, responsáveis por até 80% da ingestão total.
- A biodisponibilidade da vitamina K é influenciada por fatores nutricionais e digestivos e a adição de gordura à dieta total favorece a biodisponibilidade da vitamina.
- As concentrações plasmáticas de vitamina K, em jejum, são extremamente baixas e fatores como sexo e idade afetam o metabolismo da vitamina K.
- A relação entre a ingestão dietética de vitamina K e o estado nutricional, relacionado à vitamina, tem sido inadequadamente estudada em função da limitada quantidade de tabelas de composição de alimentos disponível. Atualmente, a utilização de cromatografia (CLAE) vem facilitando determinações rotineiras de vitamina K; contudo, ainda não se dispõe de tabelas com a dosagem de filoquinona de alimentos brasileiros.
- O antagonismo à vitamina K produzido pela administração de drogas cumarínicas comparado à inadequação dietética, parece afetar mais intensamente os marcadores nutricionais da vitamina, em especial, a osteocalcina descarboxilada.
- Os dados da literatura aqui analisados ainda não são conclusivos a respeito da quantidade ideal de vitamina K para a saúde humana; entretanto, apontam para a necessidade da realização de novos estudos, com o propósito de revisão imediata das atuais recomendações.
- Devemos manter o paciente ciente de que não poderá ter uma variação de hábitos alimentares (viagens, dieta para emagrecimento, etc.).

- A ingestão de alimentos ricos em vitamina K, especialmente folhas verdes, é causa freqüente de oscilações no TP de quem faz uso de anticoagulante. Todo paciente deve ser orientado para consumir saladas verdes de forma regular, evitando a ingestão de quantidades maiores destes alimentos, sobretudo de modo esporádico.
- Pacientes orientados a consumir dietas ricas em fibras e vegetais para controle de hipercolesterolemia, também devem ser orientados quanto à ingestão de vegetais em quantidades constantes.
- Pela experiência adotada no Instituto Dante Pazzanese de Cardiologia (IDPC), usamos a recomendação para ingestão de vitamina K entre 250 e 500µg/dia que está acima da RDA mais ainda estamos dentro de um limite de segurança para estes pacientes, que, segundo um estudo americano[58], este limite não tem interferência no TP/INR em pacientes anticoagulados.

REFERÊNCIAS BIBLIOGRÁFICAS

1. Suttie, J.W. Vitamin K and human nutritrion. *Journal of the American Dietetic Association*, Chicago, v.92, n.5, p.585-590, 1992.
2. Dowd, P., Hershline, R., Ham, S.W., Naganathan, S. The mechanism of action of vitamin K. *Annual Review of Nutrition*, Palo Alto, v.15, p.419-440, 1995.
3. Vermeer, C., JIE, K.S., Knapen, M.H. Role of vitamin K in bone metabolism. *Annual Review of Nutrition*, Palo Alto, v.15, p.1-22, 1995.
4. Suttie, J.W. Vitamin K. In: Ziegler, E.E., Filer Jr. L.J. *Present knowledge in nutrition*. Washington: ILSI Press, 1996. p.137-145.
5. Mijares, M.E., Nagy, E., Guerrero, B., Arocha-Piñango, C.L. La vitamina K: bioquímica, función y deficiencias. Revisión. *Investigation Clinics*, v.39, n.3, p.213-229, 1998.
6. Shearer, M.J. Vitamin K. *Lancet*, London, v.345, n.8944, p.229-234, 1995.
7. Gijsber, B.L.; van Haarlen L.J.M; Ebberink, R.H; Vermeer, C. Caracterization of a Gla containing protein from calcified human atherosclerotic plaques. *Artherosclerosis*, Dallas, v.10, n.6, p.991-995, 1990.
8. Melchior, C., Stefanuto, A., Kovacs,C., Magnoni, D. Revisão de artigos:realidade sobre a interação de alimentos com anticoagulantes orais. *Revista da Sociedade de Cardiologia do Estado de São Paulo* – v.4, supl.6.A, p.01-09, 2004.
9. USDA – "National Nutrient Database for Standard Reference – Release 16" – 2003.
10. Booth, S.L., Madabushi, H.T., Davidson, K.W., Sadowski, J.A. Tea and coffee brews are not dietary sources of vitamin K-1 (phylloquinone). *Journal of the American Dietetic Association*, Chicago, v.95, n.1, p.82-83, 1995a.
11. Booth, S.L., Suttie, J.W. Dietary intake and adequacy of vitamin K. *Journal of Nutrition*, Bethesda, v.128, n.5, p.785-788, 1998.
12. Fenton, S.T., Price, R.J., Bolton-Smith, C., Harrington, D., Shearer, M.J. Nutrient sources of phylloquinone in Scottish men and women. *Proceedings of the Nutrition Society*, London, v.56, p.301, 1997.
13. Shearer, M.J., Bach, A., Kohlmeier, M. Chemistry, nutritional sources, tissue distribution and metabolism of vitamin K with special reference to bone health. *Journal of Nutrition*, Bethesda, v.126, n.4, p.1181S-1186S, 1996. Supplement.
14. Booth, S.L., Sadowski, J.A., Weihrauch, J.L., Ferland, G. Viatmin K1 (phylloquinone) content of foods: a provisional table. *Journal of Food Composition and Analysis*, Blacksburg, v.6, p.109-120, 1993.

15. Booth, S.L., Sokoll, L.J., O'Brien, M.E., Tucker, K., Dawson-Hughes, B., Sadowski, J.A. Assessment of dietary phylloquinone intake and vitamin K status in postmenopausal women. *European Journal of Clinical Nutrition*, London, v.49, n.11, p.832-841, 1995b.
16. Sadowski, J.A., Booth, S.L., Mann, K.M., Malhotra, O., Bovill, E.G. Structure and mechanism of activation of vitamin K antagonist. *In:* Poller, L., Hirsh, J. *Oral anticoagulants.* New York: Arnold, 1996.
17. Dôres, S.M.C., Freitas Jr. I.F., Paiva, S.A.R., Maffei, F.H.A., Campana, A.O. Estimativa da ingestão usual e fontes dietéticas de vitamina K1 em pacientes ambulatoriais. In: Congresso Latino-Americano de Nutrição, 12, 2000, Buenos Aires. *Anais.* Buenos Aires, 2000. p.EN-33.
18. Ferland, G., Sadowski, J.A. The vitamin K1 (phylloquinone) content of edible oils: effects of heating and light exposure. *Journal of Agricultural and Food Chemistry,* Washington DC, v.40, p.1869-1873, 1992.
19. Langenberg, J.P., Tjaden, U.R., De Vogel, E.M., Langerak, D.I. Determination of vitamin K1 in raw and processed vegetables using reversed phase HPLC with electrofluorometric detection. *Acta Alimentaria,* v.15, n.3, p.187-198, 1986.
20. Davidson, K.W., Booth, S.L., Dolnikowski, G.G., Sadowski, J.A. Conversion of vitamim K1 to 2',3'-dihydrovitamin K1 during the hydrogenation of vegetable oils. *Journal of Agricultural and Food Chemistry,* Washington DC, v.44, p.980-983, 1996.
21. Booth, S.L., Pennington, J.A., Sadowski, J.A. Dihydro-vitamin K1: primary food sources and estimated dietary intakes in the American diet. *Lipids,* Champaign, v.31, n.7, p.715-720, 1996a.
22. Duello, T.J., Matschiner, J.T. Identification of phylloquinone in horse liver. *Archives of Biochemistry and Biophysics,* New York, v.138, n.2, p.640-645, 1970.
23. Hirauchi, K., Sakano, T., Notsumoto, S., Nagaoka, T., Morimoto, A., fujimoto, K., Masuda, S., Suzuki, Y. Measurement of K vitamins in animal tissues by high-performance liquid chromatography with fluorimetric detection. *Journal of Chromatography,* Amsterdam, v.497, p.131-137, 1989.
24. Sakano, T., Notsumoto, M., Nagaoka, T., Morimoto, A., Fujimoto, K., Masuda, S., Suzuki, Y., Hirauchi, K. Measuraments of K vitamins by highperformance liquid chromatography with fluorometric detection. *Vitamins,* Kyoto, v.62, p.393-398, 1988.
25. Suttie, J.W. The importance of menaquinones in human nutrition. *Annual Review of Nutrition,* Palo Alto, v.15, p.399-417, 1995.
26. Paiva, S.A., Sepe, T.E., Booth, S.L., Camilo, M.E., O'Brien, M.E., Davidson, K.W., Sadowski, J.A., Russell, R.M. Interaction between vitamin K nutriture and bacterial overgrowth in hypochlorhydria induced by omeprazole. *American Journal of Clinical Nutrition,* Bethesda, v.68, n.3, p.699-704, 1998.
27. Olson, R.E. Vitamin K. *In:* Shils, M.E., Olson, J.A., Shike, M., Ross, A.C. *Modern nutrition in health and disease.* Baltimore: Williams & Wilkins, 1999. p.363-380.
28. Lamon-Fava, S., Sadowski, J.A., Davidson, K.W., O'Brien, M.E., McNamara, J.R., Schaefer, E.J. Plasma lipoproteins as carriers of phylloquinone (vitamin K1) in humans. *American Journal of Clinical Nutrition,* Bethesda, v.67, n.6, p.1226-1231, 1998.
29. Davidson, K.W., Sadowski, J.A. Determination of vitamin K compounds in plasma or serum by HPLC using post colum chemical reduction and fluorometric detection. *In:* McCornick, D.B., Suttie, J., Wagner, C. (ed.). *Vitamins and coenzymes:* methods in enzymology. San Diego: Academic Press, 1997. p.408-421.
30. Shearer, M.J., McBurney, A., Barkhan, P. Studies on the absorption and metabolism of phylloquinone (vitamin K1) in man. *Vitamins and Hormones,* New York, v.32, p.513-542, 1974.
31. Usui, Y., Tanimura, H., Nishimura, N., Kobayashi, N., Okanoue, T., Ozawa, K. Vitamin K concentrations in the plasma and liver of surgical patients. *American Journal of Clinical Nutrition,* Bethesda, v.51, n.5, p.846-852, 1990.

32. Shearer, M.J., Bechtold, H., Andrassy, K., Koderisch, J., McCarthy, P.T., Trenk, D., Jahnchen, E., Ritz, E. Mechanism of cephalosporin-induced hypoprothrombinemia: relation to cephalosporin side chain, vitamin K metabolism, and vitamin K status. *Journal of Clinical Pharmacology*, Hagerstown, v.28, n.1, p.88-95, 1988.
33. Thijssen, H.H., Drittij-Reijnders, M.J. Vitamin K status in human tissues: tissue-specific accumulation of phylloquinone and menaquinone-4. *British Journal of Nutrition*, London, v.75, n.1, p.121-127, 1996.
34. Hodges, S.J., Bejui, J., Leclercq, M., Delmas, P.D. Detection and measurement of vitamins K1 and K2 in human cortical and trabecular bone. *Journal of Bone Mineral Research*, New York, v.8, n.8, p.1005-1008, 1993.
35. Gijsbers, B.L., Jie, K.S., Vermeer, C. Effect of food composition on vitamin K absorption in human volunteers. *British Journal of Nutrition*, London, v.76, n.2, p.223-229, 1996.
36. Gaber, A.K., Binkley, N.C., Krueger, D.C., Suttie, J.W. Comparison of phylloquinone bioavailability from food sources or a supplement in human subjects. *Journal of Nutrition*, Bethesda, v.129, n.6, p.1201-1203, 1999.
37. Ferland, G., Sadowski, J.A, O'Brien, M.E. Dietary induced subclinical vitamin K deficiency in normal human subjects. *Journal of Clinical Investigation*, New York, v.91, n.4, p.1761-1768, 1993.
38. Bach, A.U., Anderson, S.A., Foley, A.L., Williams, E.C., Suttie, J.W. Assessment of vitamin K status in human subjects administered "minidose" warfarin. *American Journal of Clinical Nutrition*, Bethesda, v.64, n.6, p.894-902, 1996.
39. Sadowski, J.A., Hood, S.J., Dallal, G.E., Garry, P.J. Phylloquinone in plasma from elderly and young adults: factors influencing its concentration. *American Journal of Clinical Nutrition*, Bethesda, v.50, n.1, p.100-108, 1989.
40. Kohlmeier, M., Saupe, J., Drossel, H.J., Shearer, M.J. Variation of phylloquinone (vitamin K1) concentrations in hemodialysis patients. *Thrombosis Haemostasis*, Stuttgart, v.74, n.5, p.1252-1254, 1995.
41. Sokoll, L.J., Booth, S.L., O'Brien, M.E., Davidson, K.W., Tsaioun, K.I., Sadowski, J.A. Changes in serum osteocalcin, plasma phylloquinone and urinary gamma-carboxyglutamic acid in response to altered intakes of dietary phylloquinone in human subjects. *American Journal of Clinical Nutrition*, Bethesda, v.65, n.3, p.779-784, 1997.
42. Allison, P.M., Mummah-Schendel, L.L., Kindberg, C.G., Harms, C.S., Bang, N.U., Suttie, J.W. Effects of a vitamin K-deficient diet and antibiotics in normal human volunteers. *Journal of Laboratory Clinical Medicine*, St. Louis, v.110, n.2, p.180-188, 1987.
43. Suttie, J.W., Mummah-Schendel, L.L., Shah, D.V., Lyle, B.J., Greger, J.L. Vitamin K deficiency from dietary vitamin K restriction in humans. *American Journal of Clinical Nutrition*, Bethesda, v.47, n.3, p.475-480, 1988.
44. Sokoll, L.J., Sadowski, J.A. Comparison of biochemical indexes for assessing vitamin K nutritional status in a healthy adult population. *American Journal of Clinical Nutrition*, Bethesda, v.63, n.4, p.566-573, 1996.
45. Sokoll, L., O'Brien, M., Camilo, M., Sadowski, J. Undercarboxylated osteocalcin and development of a method to determine vitamin K status. *Clinical Chemistry*, Washington DC, v.41, n.8, p.1121-1128, 1995.
46. Camilo, M.E., Paiva, S.A.R., O'Brien, M., Booth, S.L., Davidson, K.W., Sokoll, L., Sadowski, J.A., Russell, M.R. The interaction between vitamin K nutriture and warfarin administration in patients with bacterial overgrowth due to atrophic gastritis. *The Journal of Clinical Nutrition Health and Aging*, v.2, n.2, p.716-721, 1998.
47. Vermeer, C., Hamulyak, K. Pathophysiology of vitamin K-deficiency and oral anticoagulants. *Thrombosis Haemostasis*, Stuttgart, v.66, n.1, p.153-159, 1991.
48. Guerra, C.C.C., Rosenfeld, L.G.M. Coagulação e anticoagulantes. *In:* Maffei, F.H.A., Lastória, S., Yoshida, W.B., Rollo. *Doenças vasculares periféricas*. [s.l]: Médica Científica, 1995. p.47-65.

49. Szulc, P., Chapuy, M.C., Meunier, P.J., Delmas, P.D. Serum undercarboxylated osteocalcina is a marker of the risk of hip fracture: a three year follow-up study. *Bone*, v.18, n.5, p.719-724, 1996.
50. Knapen, M.J., Hamulyák, K., Vermeer, M.H.J. The effect of vitamin K supplementation on circulating osteocalcin (bone Gla protein) and urinary calcium excretion. *Annual Internal Medicine*, v.111, n.12, p.1001-1005, 1989.
51. Booth, S.L., Tucker, K.L., Chen, H., Hannan, M.T., Gagnon, D.R., Cupples, L.A., Wilson, P.W.F., Ordovas, J., Schaefer, E.J., Dawson-Hughes, B., Kiel, D.P. Dietary vitamin K intakes are associated with hip fracture but not with bone mineral density in elderly men and women. *American Journal of Clinical Nutrition*, Bethesda, v.71, n.5, p.1201-1208, 2000.
52. Olson, R.E. Osteoporosis and vitamin K intake. *American Journal of Clinic Nutrition*, Bethesda, v.71, p.1031-1032, 2000.
53. Carlin, A., Walker, W.A. Rapid development of vitamin K deficiency in an adolescent boy receiving total parenteral nutrition following bone narrow transplantation. *Nutrition Reviews*, New York, v.49, n.6, p.179-183, 1991.
54. Anonymous. Vitamin K, vitamin E and the coumarin drugs. *Nutrition Reviews*, New York, v. 40, n.6, p.180-182, 1982.
55. Olson, R.E. Vitamin K. *In:* Shils, M.E., A. Olson, J.A., Shike, M. *Modern nutrition in health and disease*. [s.l]: Lea & Febiger, 1994. p.342-358.
56. Booth, S.L., Pennington, J.A., Sadowski, J.A. Food sources and dietary intakes of vitamin K-1 (phylloquinone) in the American diet: data from the FDA Total Diet Study. *Journal of the American Dietetic Association*, Chicago, v.96, n.2, p.149-154, 1996b.
57. Kohlmeier, M., Salomon, A., Saupe, J., Shearer, M.J. Transport of vitamin K to bone in humans. *Journal of Nutrition*, Bethesda, v.126, n.4, p.1192S-1196S, 1996. Supplement.
58. Pedersen, F.M., Hamberg, O., Hess, K., Ovesen, L. The Effect of dietary vitamin K on Warfarin-induced anticoagulation. *J Int Med*. 229:557-20, 1991.

19.

INTERAÇÃO DROGA-NUTRIENTE EM CARDIOLOGIA

Michelli Fiegenbaum
Maria Cristina Michelon Hervás

A prevenção e a detecção das interações entre medicamentos e nutrientes devem constituir uma das grandes preocupações dos profissionais da saúde, principalmente médicos, farmacêuticos e nutricionistas, pois essas interações podem levar à diminuição da eficácia terapêutica dos fármacos, aumentar sua toxicidade e/ou prejudicar o estado nutricional do paciente, principalmente em tratamentos longos (doenças crônicas) e em pacientes de determinadas fases de vida (idosos, crianças, gestantes)[1,2].

Os nutrientes interagem com fármacos provocando alterações na relação risco/benefícios do uso do medicamento. Estas interações são facilitadas, pois a maioria dos medicamentos são administrados por via oral[3].

As interações droga-nutriente podem ocorrer em processos farmacocinéticos e por mecanismos farmacodinâmicos, que serão descritos a seguir[1].

TIPOS DE INTERAÇÕES DROGA-NUTRIENTE

INTERAÇÕES FARMACOCINÉTICAS

A farmacocinética é o estudo dos processos de absorção, distribuição, biotransformação e excreção. Inclui os processos nos quais o organismo interfere sobre o fármaco[1,4].

A cinética dos fármacos, principalmente quanto à absorção e à biotransformação, varia muito de indivíduo para indivíduo, refletindo diretamente na sua resposta farmacológica[1].

Uma diminuição na absorção ou uma aceleração da biotransformação de um fármaco reduz seu nível plasmático e tende a prejudicar a eficácia terapêutica. Inversamente, a inibição da biotransformação de um fármaco resulta, quase sempre, na exacerbação de seus efeitos, inclusive da toxicidade. Essas variações têm grande significado em fármacos de pequena margem de segurança, ou seja, em que as doses terapêuticas e tóxicas são bastante próximas[1].

Absorção

As ocorrências das interferências entre medicamentos e alimentos progridem ao longo do trato gastrintestinal: são desprezíveis na boca, garganta e esôfago, são significativas no estômago e são intensas durante o trânsito no intestino[5,6].

A intensidade das interações entre medicamentos e alimentos são dependentes da natureza dos nutrientes, das características do medicamento, do tempo de trânsito nos diferentes segmentos do tubo digestório, da freqüência de contado com a mucosa intestinal e dos mecanismos de absorção[4,5].

O volume, a temperatura, a viscosidade, a pressão osmótica, o pH dos alimentos ou de seus metabólitos alteram o tempo de esvaziamento gástrico, a solubilidade e, conseqüentemente, a absorção de medicamentos. Por outro lado, os medicamentos alteram o peristaltismo, o pH gástrico, a estrutura funcional das células ciliadas, a atividade de enzimas e formam complexos que podem interferir na biodisponibilidade de nutrientes. Além dessas interações, fármacos e nutrientes podem competir pelo sítio de absorção[4-7].

Distribuição

Um fármaco, quando é absorvido e atinge a circulação sistêmica, é rapidamente distribuído pelo organismo. Após a distribuição, apenas uma fração da droga estará no seu local de ação. A maior parte fica distribuída pelo organismo, mantendo-se um equilíbrio entre a concentração da substância nos tecidos e no plasma[1,7].

A intensidade e a duração do efeito farmacológico dependem da concentração da droga nos sítios receptores, o que, por sua vez, está relacionado à concentração plasmática. Desta forma, a medida dos níveis plasmáticos da droga reflete a concentração da droga no seu local de ação[1,7].

Biotransformação

As interações de fármacos e nutrientes nas etapas de biotransformação compreendem dois mecanismos básicos, a indução enzimática e a inibição enzimática. O principal complexo enzimático envolvido é o citocromo P450, o qual pode ter sua atividade alterada em função de diversos nutrientes (zinco e magnésio, por exemplo)[1,4].

A aceleração da biotransformação de uma droga reduz sua concentração no sangue, diminuindo sua ação farmacológica. A inibição da biotransformação, ao contrário, prolonga o tempo de permanência dessa substância no organismo, conferindo-lhe maior tempo de ação[7].

Excreção

A excreção de fármacos e/ou de seus metabólitos pode ser realizada por diferentes vias, entre elas destacam-se as vias pulmonar, renal e fecal[7].

Entre os mecanismos envolvidos nas interações farmacológicas durante a excreção, principalmente por via renal, é importante ressaltar dois processos: (1) a alteração do pH do líquido intratubular que promove dissociação de eletrólitos, ocasionando maior ou menor excreção renal; (2) a competição entre duas substâncias pela mesma proteína transportadora[1].

INTERAÇÕES FARMACODINÂMICAS

Farmacodinâmica é o estudo detalhado da ação das drogas e das relações entre uma dada concentração do fármaco no sítio ativo e de seus efeitos famacológicos[7]. Diversos são os mecanismos envolvidos nestas interações. No entanto, como são poucas as interações droga-nutriente que ocorrem neste nível, estas não serão detalhadas e, sim, citadas nos quadros 19.1 a 19.7.

Quadro 19.1 – Principais medicamentos utilizados no tratamento da *hipertensão arterial, arritmias cardíacas* e *insuficiência cardíaca congestiva* e suas interações com alimentos e/ou nutriente[6,8-13,17-19].

Fármaco	Medicamento	Ação farmacológica	Interação fármaco-nutriente
Amilorida	DIUPRESS®	Betabloqueador. Diurético, retentor de potássio. Os efeitos diuréticos devem-se à ação de bloqueio, no túbulo distal renal, da troca de sódio por potássio, o que permite um aumento da secreção de água e sódio e a retenção de potássio.	Podem aparecer sinais de hiperpotassemia. Evitar a excessiva ingestão de alimentos ricos em potássio e o uso de substitutos do sal ou outros suplementos de potássio. Recomenda-se tomar com as refeições ou depois delas, para potencializar sua biodisponibilidade.
Amiodarona	AMIOBAL® AMIORON® ANCORON® ANGIODARONA® ANGYTON® ATLANSIL® CLORIDRATO DE AMIODARONA (Genérico) COR MIO® DIODARONE® MIOCORON® MIODARID® MIODARON®	Antiarrítmico. Produz antagonismo não competitivo dos receptores α e β-adrenérgicos e inibição dos canais do cálcio.	Ingerir sempre durante ou após as refeições.
Anlodipino ou Amlodipina	AMILOPIL® AMLOCOR® AMLOPRAX® AMLOVASC® ANLODIBAL® CORDAREX® CORDIPINA® LODIPEN® LODIPIL® NEMODINE® NICORD® NORVASC® PRESSAT® ROXFLAN® TENSALIV® TENSODIN® NAPRIX A® SINERGEN®	Vasodilatador. Antagonista dos canais lentos do cálcio de desenvolvimento recente, derivado do grupo das 1,4-diidropiridinas. Comporta-se como um vasodilatador arterial periférico que atua diretamente sobre o músculo liso vascular para causar uma redução da resistência vascular periférica e uma diminuição da pressão arterial.	A absorção da droga é aumentada pela presença de alimentos no trato gastrintestinal. Deve ser tomado pela manhã após o desjejum, sem mastigar, com um pouco de líquido. Dietas hiperlipídicas podem diminuir a absorção da droga. Como todo bloqueador de canais de cálcio, pode causar depleção de cálcio, vitaminas C, B_6, B_{12} e D.

Fármaco	Medicamento	Ação farmacológica	Interação fármaco-nutriente
Atenolol	ABLOK® ANGIPRESS® ATECARD® ATENEO® ATENOBAL® ATENOL® ATENOLAB® ATENOLOL (Genérico) ATENOPRESS® ATENORM® ATENUOL® ATEPRESS® BIOTENOR® DITENOL® NEOTENOL® PLENACOR® REGULAPRESS® SIFNOLOL® ABLOK PLUS® ANGIPRESS CD® ATENOCLOR® ATENORIC® ATENOL CRT® NIFELAT® TENORETIC®	Betabloqueador. Atua preferencialmente sobre os receptores cardíacos β_1, embora também tenha afinidade com os receptores vasculares periféricos ou bronquiais β_2. Como sua cardiosseletividade não é absoluta, as doses elevadas de atenolol podem bloquear os receptores β_2. Carece de atividade simpaticomimética intrínseca e de efeito estabilizador da membrana.	Deve-se evitar a ingestão excessiva de alimentos ricos em potássio, o uso de substitutos do sal e outros suplementos de potássio. Possui interação com a arginina, que pode causar hipercalcemia grave.
Benazepril	CLORIDRATO DE BENAZEPRIL® LOTENSIN® LOTENSIN H®	Atividade inibitória sobre a enzima conversora de angiotensina (ECA).	Ocasionalmente pode ser necessária a suplementação de cálcio. A presença de alimentos no tubo gastrintestinal reduz a absorção em 30% a 40%, devendo, portanto, ser administrado 1 hora antes das refeições. Em alguns pacientes foi descrita ligeira diminuição da hemoglobina, hematócrito, plaquetas e leucócitos. Evitar a excessiva ingestão de alimentos ricos em potássio e o uso de substitutos do sal ou outros suplementos de potássio. Podem aparecer sinais de hiperpotassemia. Minerais como cálcio e magnésio interferem na biodisponibilidade da droga.
Bisoprolol	CONCOR® BICONCOR®	Bloqueador altamente seletivo dos receptores β_1 adrenérgicos, que apresenta efeito estabilizador de membrana relevante. Sua ▶	Deve-se evitar o uso em jejum prolongado. Deve-se evitar a ingestão excessiva de alimentos ricos ▶

Fármaco	Medicamento	Ação farmacológica	Interação fármaco-nutriente
		afinidade pelos receptores β_2 da musculatura lisa brônquica e vascular é discreta, bem como pelos receptores β_2 implicados na regulação do metabolismo.	em potássio, o uso de substitutos do sal e outros suplementos de potássio. Possui interação com a arginina, que pode causar hipercalcemia grave.
Candesartana	BLOPRESS®	É um antagonista da angiotensina II e também bloqueador específico e seletivo dos receptores AT1 assim como o losartan, o valsartan e o irbesartan. A candesartana não inibe a enzima conversora da angiotensina (ECA), que transforma a angiotensina I em angiotensina II.	Pode haver o risco de hipercalemia. Em alguns pacientes foi descrita ligeira diminuição de hemoglobina, hematócrito, plaquetas e leucócitos. Dietas hiperlipídicas podem diminuir a absorção da droga. Recomenda-se tomar com as refeições ou depois delas, para potencializar sua biodisponibilidade. Evitar a excessiva ingestão de alimentos ricos em potássio e o uso de substitutos do sal ou outros suplementos de potássio. Podem aparecer sinais de hiperpotassemia. Minerais como cálcio e magnésio interferem na biodisponibilidade da droga. Suplementar com precaução.
Captopril	AORTEN® CABIOTEN® CAPOTEN® CAPOTRIL® CAPOX® CAPRIL® CAPTIL® CAPTOBEL® CAPTOCORD® CAPTOLAB® CAPTOLIN® CAPTOMED® CAPTON® CAPTOPIRIL® CAPTOPRIL® CAPTOPRIL (Genérico) CAPTOPRON® CAPTOSEN® CAPTOSIF® CAPTOTEC® CAPTOZEN® ▶	Vasodilatador. Inibidor competitivo específico da enzima conversora de angiotensina I (ECA). É eficiente também no controle da insuficiência cardíaca (IC). Seus efeitos benéficos sobre a hipertensão arterial e a IC são resultantes da supressão do sistema renina-angiotensina-aldosterona.	A presença de alimentos no tubo gastrintestinal reduz a absorção em 30% a 40%, devendo, portanto, ser administrado 1 hora antes das refeições. Em alguns pacientes foi descrita ligeira diminuição de hemoglobina, hematócrito, plaquetas e leucócitos. Evitar a excessiva ingestão de alimentos ricos em potássio, o uso de substitutos do sal ou outros suplementos de potássio. Podem aparecer sinais de hiperpotassemia. Minerais como cálcio e magnésio interferem na ▶

Fármaco	Medicamento	Ação farmacológica	Interação fármaco-nutriente
	CAPTRIZIN® CARDILOM® CARDITRIL® CATOPROL® DUCTOPRIL® HIPOTEN® NEOPRESS® NORMAPRIL® PRESSOMAX® PRILPRESSIN® TOMPRIL® VENOPRIL® CAPOX H® CAPTOPRIL+ HIDROCLOROTIAZIDA (Genérico) CAPTOTEC+HCT® HIDROPRIL® LOPRIL-D®		biodisponibilidade da droga. Suplementar com precaução.
Cilazapril	VASCASE® VASCASE PLUS®	Anti-hipertensivo. Administrado por via oral, transforma-se em cilazaprilato, inibidor específico da enzima conversora da angiotensina, que suprime e reduz a pressão diastólica, tanto em posição supina como em pé.	A ingestão de alimentos retarda um pouco a absorção, sem conseqüências terapêuticas. Pode haver o risco de hipercalemia. Em alguns pacientes foi descrita ligeira diminuição de hemoglobina, hematócrito, plaquetas e leucócitos. Evitar a excessiva ingestão de alimentos ricos em potássio, o uso de substitutos do sal ou outros suplementos de potássio. Podem aparecer sinais de hiperpotassemia. Minerais como cálcio e magnésio interferem na biodisponibilidade da droga. Suplementar com precaução.
Clortalidona	CLORDILON® CLORTALIL® CLORTIL® CLORTON® DRENIDRA® HIGROTON® NEOLIDONA® TALURON® ABLOK PLUS® ANGIPRESS CD® ATENOCLOR® ATENORIC® ATENUOL CRT® ▶	Diurético tiazídico. Atua sobre o mecanismo tubular renal de absorção de eletrólitos, eleva a excreção urinária de sódio e água por inibição da reabsorção de sódio no início dos túbulos distais, e aumenta a excreção de potássio, aumentando a secreção deste íon no túbulo contornado distal e em tubos coletores.	Há possibilidade de provocar hipopotassemia. Portanto pode ser necessário suplementar a dieta com potássio. Pode aumentar os níveis séricos de cálcio devido à diminuição da excreção. Se o cálcio precisar ser prescrito, seu nível sérico deve ser monitorado e a dose de cálcio, ajustada de acordo.

Fármaco	Medicamento	Ação farmacológica	Interação fármaco-nutriente
	DIUPRESS® HIGROTON® RESERPINA® TENORETIC®		
Digoxina, metildigoxina, medigoxina	DIGOXINA® LANITOP® LANOXIN® NEO DIGOXIN®	Cardiotônico. É um glicosídeo, cardiotônico com atividade inotrópica positiva.	Recomenda-se controlar a calcemia, pois a hipercalcemia predispõe o paciente à toxicidade digitálica. Os sais de potássio e os diuréticos poupadores de potássio produzem diminuição do efeito da metildigoxina no miocárdio. A absorção da digoxina pode ser retardada pela presença de alimento no trato gastrintestinal. Redução do efeito cardiotônico com magnésio devido a diminuição absorção da digoxina. Observar quatro horas de intervalo entre a administração de ambas as substâncias.
Diltiazem	ANGIOLONG® ANGIOLONG AP® BALCOR® CALZEM® CARDIZEM® CARDIZEM CD® CARDIZEM SR® CLORIDRATO DE DILTIAZEM (Genérico) DILTIACOR® DILTIPRESS® DILTIZEM® DILTIZEM AP® DILTOR CD® INCORIL AP®	Antiarrítmico. Antianginoso. Antagonista dos canais de cálcio e, portanto, possui a capacidade de inibir o fluxo de saída do cálcio durante a despolarização da membrana do músculo liso e do músculo cardíaco. Exerce um potente efeito vasodilatador das artérias coronárias.	A absorção da droga é aumentada pela presença de alimentos no trato gastrintestinal. Deve ser tomado pela manhã após o desjejum. Pode causar depleção de cálcio, vitaminas C, B_6, B_{12} e D. Dietas hiperlipídicas podem diminuir a absorção da droga.
Disopiramida	DICORANTIL F®	Antiarrítmico. Possui efeito vasoconstritor periférico e antimuscarínico.	Alimentos interferem na biodisponibilidade. Deve ser ingerida com o estômago vazio, uma hora antes ou duas horas depois de ingerir alimentos.
Enalapril	ANGIOPRIL® ATENS® BLOOTEC® ENALABAL® ENALAMED® ENALAPLEX® ENALATEC® ENALPRIN® ▶	Inibidor da enzima conversora da angiotensina (ECA).	Pode haver o risco de hipercalemia. Em alguns pacientes foi descrita ligeira diminuição de hemoglobina, hematócrito, plaquetas e leucócitos. ▶

Fármaco	Medicamento	Ação farmacológica	Interação fármaco-nutriente
	ENAPROTEC® ENATEC® ENATON® EUPRESSIN® GLIOTEN® HIPERTIN® MALEATO DE ENALAPRIL (Genérico) MULTIPRESSIM® NEOLAPRIL-ENALAPRIL® PRESSOLOL® PRESSOTEC® PRODOPRESSIN® PRYLTEC® RENALAPRIL® RENIPRESS® RENITEC® RENOPRESS® SANVAPRESS® SIFPRYL® VASOPRIL® ATENS-H® CO-ENAPROTEC® CO-PRESSOLESS® CO-PRESSOTEC® CO-RENITEC® DUOPRIL® ENATEC-F® EUPRESSIN-H® GLIOTENZIDE® PRYLTEC-H® SINERGEN® VASOPRIL PLUS®		Recomenda-se tomar com as refeições ou depois delas, para potencializar sua biodisponibilidade. Evitar a excessiva ingestão de alimentos ricos em potássio, o uso de substitutos do sal ou outros suplementos de potássio. Podem aparecer sinais de hiperpotassemia. Minerais como cálcio e magnésio interferem na biodisponibilidade da droga. Suplementar com precaução.
Espironolactona	ALDACTONE® ALDOSTERIN® ESPIROLONA® SPIROCTAN® ALDAZIDA® LASILACTONA®	Diurético. Efeitos diuréticos ocorrem pela ação de bloqueio do intercâmbio de sódio por potássio no túbulo distal renal, o que provoca um aumento na secreção de água e sódio e a retenção de potássio. É um inibidor competitivo da aldosterona.	Deve-se evitar a ingestão excessiva de alimentos ricos em potássio, o uso de substitutos do sal e outros suplementos de potássio. Possui interação com a arginina, que pode causar hipercalcemia grave.
Felodipino	FELODIL® SPLENDIL®	Antianginoso. Cálcio-antagonista de nova geração que bloqueia a entrada do íon cálcio através dos canais lentos, mas sem que seja afetada a calcemia.	A absorção da droga é aumentada pela presença de alimentos no trato gastrintestinal. Dietas hiperlipídicas podem diminuir a absorção da droga.

Fármaco	Medicamento	Ação farmacológica	Interação fármaco-nutriente
Fosinopril	MONOPRIL® MONOPLUS®	Inibidor da ECA. Como todos esses derivados inibe a formação da angiotensina II, potente amina vasopressora e hipertensora. Como a maioria dos IECA, é um pró-fármaco que durante sua biotransformação libera seu metabólito ativo, fosinoprilato.	Recomenda-se tomar com as refeições ou depois delas, para potencializar sua biodisponibilidade. Evitar a excessiva ingestão de alimentos ricos em potássio, o uso de substitutos do sal ou outros suplementos de potássio. Podem aparecer sinais de hiperpotassemia. Minerais como cálcio e magnésio interferem na biodisponibilidade da droga.
Furosemida	BIOSEMIDE® DIUREMIDA® DIURET® DIURIT® FLUXIL® FURESIN® FUROSAN® FUROSECORD® FUROSEM® FUROSEMIDA® FUROSEMIDA (Genérico) FUROSEMIDE® FUROSETRON® FUROSIX® FUROZIX® LASIX® LASIX LONG® NEOSEMID® NORMOTENSOR® ROVELAN®	Diurético de alça, anti-hipercalcêmico. Atua principalmente na porção ascendente da alça de Henle, inibindo a reabsorção de eletrólitos. Diminui a reabsorção do cloreto de sódio e aumenta a excreção de potássio no túbulo distal. Exerce um efeito direto no transporte de eletrólitos no túbulo proximal.	A absorção não é substancialmente afetada pela presença de alimentos no trato gastrintestinal. Entretanto a taxa de absorção pode ser retardada. Pode haver risco de hipopotassemia e ser necessário o suplemento de potássio na dieta.
Hidroclorotiazida	CLORANA® CLORIZIN® DIUREPINA® DIURETIC® DIURETIL® DIUREZIN® DIURIX® DRENOL® HIDRARIN® HIDROBIO® HIDROCLORANA® HIDROCLOROTIAZIDA® HIDROCLOROZIL® HIDROFALL® HIDROLAN® HIDROMED® MICTRIN® NEO HIDROCLOR® ADELFAN-ESIDREX® ALDAZIDA® APROZIDE® ▶	Diurético tiazídico. Atua sobre o mecanismo tubular renal de absorção de eletrólitos, aumenta a excreção urinária de sódio e água por inibição da reabsorção de sódio no princípio dos túbulos distais e aumenta a excreção urinária de potássio incrementando a secreção de potássio no túbulo contornado distal e em tubos coletores.	Há possibilidade de provocar hipopotassemia, portanto pode ser necessário suplementar com potássio. Pode aumentar os níveis séricos de cálcio devido à diminuição da excreção. Se o cálcio precisar ser prescrito, seu nível sérico deve ser monitorado e a dose de cálcio, ajustada de acordo.

Fármaco	Medicamento	Ação farmacológica	Interação fármaco-nutriente
	ARADOIS H® ATACAND HCT® ATENS-H® BICONCOR® CAPOX H® CAPTOPRIL + HIDROCLOROTIAZIDA (Genérico) CAPTOTEC + HCT® CO-ENAPROTEC® CO-PRESSOLESS® CO-PRESSOTEC® CO-RENITEC® CORUS H® CO-TAREG® DIOVAN HCT® DUOPRIL® ENATEC-F® EUPRESSIN-H® GLIOTENZIDE® HIDROPIL® HYDROMET® HYZAAR® LISINOPIL + HCT (Genérico) LISINORETIC® LISOCLOR® LISONOTEC® LOPRIL-D® LORSAR + HCT® LOTENSIN H® MICARDIS HCT® MONOPLUS® NAPRIX D® NEOPRESS® POLOL-H® PRINZIDE® PRITOR HCT® PRYLTEC-H® SELOPRESS® SELOPRESS ZOK® TENADREN® TORLÓS H® TRIATEC D® VASCASE PLUS® VASOPRIL PLUS® ZESTORETIC®		
Indapamida	INDAPAMIDA (Genérico) INDAPEN SR® NATRILIX® NATRILIX SR®	Diurético. É um derivado indólico da clorossulfonamida.	Pode ser necessária a suplementação de potássio.
Irbesartana	APROVEL® ÁVAPRO® APROZIDE®	Antagonista da angiotensina II (ATII). Atua especificamente sobre os receptores AT_1 localizados ▶	Absorção é aumentada pela presença de alimentos no trato gastrintestinal. Deve ser tomado pela manhã após o desjejum. ▶

Fármaco	Medicamento	Ação farmacológica	Interação fármaco-nutriente
		na musculatura lisa das paredes vasculares arteriais.	Pode causar depleção de cálcio, vitaminas C, B_6, B_{12} e D. Dietas hiperlipídicas podem diminuir a absorção da droga.
Isradipina	LOMIR®	Antagonista do cálcio derivado das diidropiridinas, que inibe a entrada nas células dos íons de cálcio através dos canais lentos. Este bloqueio iônico realiza-se nas membranas celulares da musculatura lisa cardíaca e vascular.	Absorção é aumentada pela presença de alimentos no trato gastrintestinal. Deve ser tomado pela manhã após o desjejum. Pode causar depleção de cálcio, vitaminas C, B_6, B_{12} e D. Dietas hiperlipídicas podem diminuir a absorção da droga.
Lacidipina	LACIPIL® MIDOTENS®	Antagonista de cálcio. Apresenta estrutura química, que lhe outorga uma elevada lipofilia. Seu efeito vasodilatador arterial periférico é devido a uma ação seletiva e direta sobre o receptor do músculo liso vascular, gerando uma redução da resistência periférica e uma diminuição da pressão arterial.	Absorção é aumentada pela presença de alimentos no trato gastrintestinal. Deve ser tomado pela manhã após o desjejum. Pode causar depleção de cálcio, vitaminas C, B_6, B_{12} e D. Dietas hiperlipídicas podem diminuir a absorção da droga.
Lisinopril	ZESTORETIC® ZESTRIL® ZINOPRIL®	Inibidor da ECA. É um inibidor específico, ativo por via oral, da enzima de conversão da angiotensina I (ECA), que catalisa a reação do decapeptídeo inativo angiotensina I no octapepídeo ativo angiotensina II.	Absorção não se modifica com os alimentos. Evitar a excessiva ingestão de alimentos ricos em potássio e o uso de substitutos do sal ou outros suplementos de potássio. Podem aparecer sinais de hiperpotassemia. Minerais como cálcio e magnésio interferem na biodisponibilidade da droga. Suplementar com precaução.
Losartan	ARADOIS® CORUS® COZAAR® LANZACOR® LORSACOR® LOSARTAN POTÁSSICO (Genérico) LOSARTEC® LOSATAL® REDUPRESS® TORLÓS® ZAARPRESS® ▶	Antagonista da angiotensina II (ATII). Por sua semelhança estrutural compete com o receptor específico da angiotensina II, inibindo sua ligação com esse agonista endógeno.	Absorção digestiva do fármaco não é afetada pela presença de alimentos no estômago. Pode causar depleção de cálcio, vitaminas C, B_6, B_{12} e D. Dietas hiperlipídicas podem diminuir a absorção da droga.

Fármaco	Medicamento	Ação farmacológica	Interação fármaco-nutriente
	ARADOIS H® CORUS H® HYZAAR H® LOSAR + HCT® NEOPRESS® TORLÓS H®		
Magnésio	MAGNOSTON® MAG-TAB® CLUSIVOL COMPOSTO® CUTISANOL® NAETENE® ONE-A-DAY 50® POLIPLEX® REVITAM ANTI-OX® SYNCRO® TERAGRAN-M® ZIRVIT®	Antiarrítmico.	Deficiência de fosfato e de potássio aumenta a excreção de magnésio. Cafeína aumenta a excreção urinária de magnésio. A Plantago psyllium pode causar deficiência de magnésio por alterar absorção.
Manidipina	MANIVASC®	Antagonista de cálcio com potente atividade anti-hipertensiva e com destacadas propriedades nefroprotetoras.	Absorção é aumentada pela presença de alimentos no trato gastrintestinal. Deve ser tomado pela manhã após o desjejum. Pode causar depleção de cálcio, vitaminas C, B_6, B_{12} e D.
Metildopa	ALDOMET® ALDOTENSIN® ANGIMET® CARDIODOPA® DIMIPRESS® DOPAMETIL® DUCTOMET® ETILDOPANAN® KINDOMET® METILBIO® METILCORD® METILDOPA (Genérico) METILPROD® PRESSODOPA® TENSIOVAL® TILDOMET® HYDROMET®	Estimulante dos receptores alfa-adrenérgicos centrais. Inibe a transmissão simpática em direção ao coração, rins e sistema vascular periférico.	O excesso de ferro ou a suplementação de ferro pode causar redução na absorção gastrintestinal da Metildopa. Pode diminuir a absorção das vitaminas B_6, B_{12} e folacina. Dietas hiperprotéicas podem competir diminuindo a absorção da droga.
Metropolol	SELOKEN DURILES® SELOPRESS® SELOPRESS ZOK®	Betabloqueador cardiosseletivo. Atua sobre os receptores β_1 de localização cardíaca, em doses menores que as necessárias para influir sobre os receptores β_2. Produz uma diminuição da freqüência cardíaca, da contratilidade miocárdica e do volume minuto cardíaco.	A presença do alimento retarda a absorção da droga, aumentando a sua absorção. Pode depletar as vitaminas B_6 e B_{12}.

Fármaco	Medicamento	Ação farmacológica	Interação fármaco-nutriente
Moxonidina	CYNT®	Agonista específico dos receptores imidazolínicos L1 situados na porção ventrolateral da medula, que atua diminuindo a atividade simpática periférica e a resistência vascular, sem que haja alteração da pressão da artéria pulmonar nem o consumo cardíaco.	A ingestão de alimentos não interfere na farmacocinética do fármaco. Dietas hiperprotéicas podem competir diminuindo a absorção da droga. O excesso de ferro ou a suplementação de ferro pode causar redução na absorção gastrintestinal. Pode diminuir a absorção das vitaminas B_6, B_{12} e folacina.
Nadolol	CORGARD®	Betabloqueador. Bloqueador não seletivo dos receptores β-adrenérgicos, que compete com os agonistas β, tanto pelos receptores $β_1$, localizados principalmente no músculo cardíaco, quanto pelos $β_2$, localizados principalmente na musculatura vascular e brônquica.	Sua administração oral não é afetada pela presença de alimentos. A dieta hiperprotéica aumenta a absorção da droga. Pode depletar as vitaminas B_6 e B_{12}. Pode aumentar os níveis séricos de potássio.
Nifedipino	ADALAT® ADALAT OROS® ADALEX® CARDALIN® DILAFLUX® DIPINAL® LONCORD® NEO FEDIPINA® NIFADIL-NIFEDIPINA® NIFEDAX® NIFEDIN® NIFEDIPINO (Genérico) NIFEHEXAL® NIOXIL® NORMOPRESS® OXCORD® OXCORD RETARD® PRODOPINA® NIFELAT®	Antagonista de cálcio. Acredita-se que bloqueie a entrada do íon cálcio ao longo das zonas selecionadas sensíveis à voltagem, chamadas "canais lentos", através das membranas celulares do músculo liso, cardíaco e vascular. As concentrações séricas de cálcio permanecem inalteradas.	Os comprimidos e as cápsulas devem ser deglutidos com um pouco de líquido, independentemente das refeições. Pode causar depleção de vitaminas C, B_6, B_{12} e D. Pode levar à anemia. Dietas hiperprotéicas podem competir diminuindo a absorção da droga.
Nisoldipino	SYSCOR®	Antagonista do cálcio.	Deve ser tomado junto com a refeição. Pode causar depleção de cálcio, vitaminas C, B_6, B_{12} e D. Dietas hiperprotéicas podem competir diminuindo a absorção da droga.

Fármaco	Medicamento	Ação farmacológica	Interação fármaco-nutriente
Nitrendipino	CALTREN® NITRENCORD®	Vasodilatador. É um inibidor da entrada dos íons cálcio nas células através dos canais lentos.	Pode ser ingerido junto com as refeições. Causa depleção de cálcio, potássio, vitaminas C, B_6, B_{12} e D. Pode levar à anemia. Dietas hiperprotéicas podem competir diminuindo a absorção da droga.
Pentoxifilina	ARTERON® CHEMOPENT® PENTOX® PENTOXIFILINA (Genérico) PENTRAL® PERIPAN® PRODOXIFILINA® TRENTAL® TRENTAL VERT® VASCER®	Vasodilatador periférico. Derivado da dimetilxantina, reduz a viscosidade do sangue, melhora a flexibilidade dos eritrócitos, o fluxo da microcirculação e as concentrações de oxigênio nos tecidos.	Os alimentos retardam a absorção, mas não a diminuem. Portanto pode ser ingerido durante as refeições para reduzir a irritação gástrica.
Perindopril	COVERSYL®	Inibidor da enzima conversora de angiotensina (IECA). Seu mecanismo de ação se deve ao bloqueio enzimático que catalisa a transformação da angiotensina I em angiotensina II.	Evitar a excessiva ingestão de alimentos ricos em potássio, o uso de substitutos do sal ou outros suplementos de potássio. Podem aparecer sinais de hiperpotassemia. Alimentação conjunta com a droga pode diminuir a absorção, portanto, deve-se respeitar um intervalo de duas horas para ingestão do medicamento após as refeições. Minerais como cálcio e magnésio interferem na biodisponibilidade da droga.
Prazosina	MINIPRESS SR®	Vasodilatador. Seu efeito vasodilatador está relacionado com o bloqueio dos adrenorreceptores alfa-1 pós-sinápticos.	Pode afetar o estado nutricional, baixando os níveis séricos de hematócrito e hemoglobina. Pode levar à depleção das vitaminas B_6 e B_{12}.
Propafenona	RITMONORM®	Antiarrítmico. Possui efeito anestésico local e ação estabilizadora direta das membranas miocárdicas. Os antiarrítmicos desta classe têm uma elevada afinidade ▶	Os alimentos não afetam significativamente a biodisponibilidade.

Fármaco	Medicamento	Ação farmacológica	Interação fármaco-nutriente
		pelos canais rápidos de sódio que bloqueiam, diminuindo assim a queda dos potenciais de ação das fibras auriculares, ventriculares e de Purkinje nas quais retardam a condução.	
Propranolol	ANTITENSIN® CARDIOPRANOL® CLORIDRATO DE PROPRANOLOL® INDERAL® NEO PROPRANOL® POLOL® PRADINOLOL® PRANOLAL® PRODERAL® PROPACOR® PROPALOL® PROPANOX® PROPARIL® PROPRAMED® PROPRANOL® PROPRANOLIL® PROPRANOLOL® PROPRANOLOM® REBATEN LA® SANPRONOL® UNI PROPRALOL® POLOL-H® TENADREN®	Bloqueador β-adrenérgico. Bloqueia o efeito agonista dos neurotransmissores simpáticos sobre os receptores $β_1$ e $β_2$, competindo pelos lugares de união ao receptor. Possui também uma moderada atividade estabilizante de membrana (quinidínica).	A ingestão de alimentos reduz o metabolismo do propranolol e aumenta sua disponibilidade biológica. Dietas hiperprotéicas aumentam a absorção da droga. Pode depletar as vitaminas B_6 e B_{12}. Pode aumentar a concentração sérica de potássio.
Quinapril	ACCUPRIL®	É inibidor específico e seletivo da angiotensina II (AT II). Inibidor da enzima conversora de angiotensina (ECA).	Evitar a excessiva ingestão de alimentos ricos em potássio, o uso de substitutos do sal ou outros suplementos de potássio. Podem aparecer sinais de hiperpotassemia. Alimentação pode diminuir a absorção, portanto, deve-se respeitar um intervalo de duas horas para ingestão do medicamento após as refeições. Minerais como cálcio e magnésio interferem na biodisponibilidade da droga.
Quinidina	QUINICARDINE® QUINIDINE DURILES®	Antiarrítmico. Diminui a velocidade da fase 4 (despolarização diastólica espontânea) atuando de forma específica sobre focos ectópicos nas arritmias causadas pelo aumento da ▶	Fósforo iônico pode potencializar os efeitos da quinidina. Evitar a administração conjunta. Potássio pode inibir excreção urinária de quinidina. Aumentando o risco dos ▶

Fármaco	Medicamento	Ação farmacológica	Interação fármaco-nutriente
		automaticidade; lentifica a despolarização, repolarização e a amplitude do potencial de ação, aumenta sua duração e promove um prolongamento do período refratário atrial e ventricular; exerce efeito anticolinérgico indireto através do bloqueio da inervação vagal, que pode facilitar a condução átrio-ventricular.	efeitos adversos da quinidina. Administrar com precaução.
Ramipril	NAPRIX® RAMIPRIL (Genérico) TRIATEC® TRIATEC PREVENT® NAPRIX A® NAPRIX D® TRIATEC D®	Inibidor da enzima conversora da angiotensina (ECA).	Evitar a excessiva ingestão de alimentos ricos em potássio, o uso de substitutos do sal ou outros suplementos de potássio. Podem aparecer sinais de hiperpotassemia. Alimentação pode diminuir a absorção, portanto, deve-se respeitar um intervalo de duas horas para ingestão do medicamento após as refeições. Minerais como cálcio e magnésio interferem na biodisponibilidade da droga.
Reserpina	ADELFAN-ESIDREX® HIGROTON RESERPINA® ID-SEDIN®	Atua nas terminações nervosas pós-ganglionares, reduz as reservas de catecolaminas e serotonina no SNC e nos tecidos.	Deve ser ingerida às refeições para minimizar a irritação gastrintestinal. Pode causar diminuição das vitaminas B_6 e B_{12}.
Rilmenidina	HYPERIUM®	Agente anti-hipertensivo da família das oxazolinas, que exerce um efeito agonista sobre os receptores de imidazolina tipos I e II. Os receptores imidazolina tipo I na região medular rostro-ventrolateral são aparentemente o sítio específico para os efeitos anti-hipertensivos.	Sua absorção não é afetada com o consumo simultâneo de alimentos.
Telmisartam	PRITOR® PRITOR HCT®	Antagonista específico e seletivo dos receptores de angiotensina II (AT II). Não inibe a renina plasmática nem a enzima conversora de angiotensina, e não bloqueia os canais iônicos.	Sua absorção gastrintestinal é rápida e sofre discretamente o efeito da presença de alimentos. O seu uso simultâneo com suplementos de potássio e/ou substitutos do sal comum à base de potássio pode causar hiperpotassemia.

Fármaco	Medicamento	Ação farmacológica	Interação fármaco-nutriente
Terazosina	CLORIDRATO DE TERAZOSINA (Genérico) HYTRIN®	Anti-hipertensivo. Antiprostático. É um derivado quinazolínico, apresenta efeito bloqueador α_1 adrenérgico. Possui uma elevada afinidade pelo receptor α_1 adrenérgico.	É absorvida sem que seja afetada pela presença de alimentos. Pode diminuir os níveis séricos de hematócrito e hemoglobina. Pode levar a depleção das vitaminas B_6 e B_{12}.
Trandolapril	GOPTEN® ODRIK®	Inibidor da enzima conversora de angiotensina (ECA). Inibe a ECA plasmática e tissular (em especial cardíaca, vascular e supra-renal).	Evitar a excessiva ingestão de alimentos ricos em potássio, o uso de substitutos do sal ou outros suplementos de potássio. Podem aparecer sinais de hiperpotassemia. Alimentação conjunta com a droga pode diminuir a absorção, portanto, deve-se respeitar um intervalo de duas horas para ingestão do medicamento após as refeições. Minerais como cálcio e magnésio interferem na biodisponibilidade da droga.
Valsartan	DIOVAN® TAREG® CO-TAREG® DIOVAN HCT®	Antagonista competitivo da angiotensina II (AT II) que compete sobre o subtipo de receptor AT_1. Sabe-se que por via do receptor AT_1 a angiotensina II estimula a abertura dos canais de cálcio e bloqueia os canais de potássio.	Suplementos à base de potássio ou substitutos do sal que contenham potássio podem acarretar aumento do potássio sérico. Em raras ocasiões pode associar-se a reduções da hemoglobina, do hematócrito e de neutrófilos.
Verapamil	CLORIDRATO DE VERAPAMIL (Genérico) CORDILAT® CRONOVERA® DILACARD® DILACOR® DILACORON® MULTICOR® NEO VERPAMIL® VASCORD® VASOTON® VERAMIL® VERAPAMIL® VERAVAL – VERAPAMIL®	É inibidor da entrada de íons cálcio (bloqueador dos canais lentos).	Deve ser tomado junto com a refeição. Pode causar depleção de cálcio, vitaminas C, B_6, B_{12} e D. Dietas hiperprotéicas podem competir diminuindo a absorção da droga.

Quadro 19.2 – Principais medicamentos utilizados no tratamento da *hipotensão arterial* e suas interações com alimentos e/ou nutriente[8-12].

Fármaco	Medicamento	Ação farmacológica	Interação fármaco-nutriente
Efedrina	EFEDRIN® SULFATO DE EFEDRINA® BRONCOLEX® FRANOL® INHALANTE YATROPAN® MARAX® REVENIL® REVENIL DOSPAN® RINISONE® TEUTOSS TONATON®	Vasopressor. Broncodilatador adrenérgico.	O bicarbonato sódico diminui a excreção urinária de efedrina.
Etilefrina	EFORTIL® ETILEFRIL®	Hipertensor. Fármaco simpaticomimético do grupo das fenolaminas.	O cálcio potencializa os seus efeitos.

Quadro 19.3 – Principais medicamentos utilizados no tratamento de *dislipidemias* e suas interações com alimentos e/ou nutriente[8-13,15].

Fármaco	Medicamento	Ação farmacológica	Interação fármaco-nutriente
Atorvastatina	CITALOR® LIPITOR®	Antilipêmico. Trata-se de uma estatina que atua como inibidor competitivo e seletivo da síntese da enzima 3-hidroxi-3-metilglutaril-coenzima A (HMG-CoA) redutase.	A ingestão simultânea de alimentos diminui a absorção em cerca de 9%. No entanto, a redução do LDL-colesterol é similar quando a atorvastatina é administrada com ou sem alimentos. Deve-se ter atenção ao risco de miopatia durante o tratamento simultâneo com niacina.
Bezafibrato	CEDUR®	Hipolipemiante. Pertencente ao grupo dos fibratos, possui uma estrutura mutável que o diferencia, quanto à incidência de efeitos colaterais, dos hipolipemiantes clássicos.	Em casos isolados pode causar redução de hemoglobina e leucócitos. Deve ser ingerido junto com a refeição.
Ciprofibrato	OROXADIN®	Hipolipemiante. Derivado cuja estrutura relaciona-se com os fibratos.	Sua absorção é rápida e completa no trato gastrintestinal, especialmente se administrado com as refeições.
Clofibrato	LIPOFACTON®	Anti-hiperlipidêmico. Atua na inibição da síntese hepática de colesterol e alteração de triglicerídeos.	Deve ser ingerido junto com as refeições para evitar possíveis irritações gástricas.

Fármaco	Medicamento	Ação farmacológica	Interação fármaco-nutriente
Colestiramina	DICLOFENACO DE COLESTIRAMINA (Genérico) QUESTRAN LIGHT®	Anti-hiperlipêmico. Antiprurítico. Antidiarréico (ácidos biliares pós-operatórios). Anti-hiperoxalúrico. A colestiramina é uma resina de troca iônica, não absorvida; após sua ingestão por via oral, é capaz de ligar-se a moléculas com carga negativa no intestino inibindo suas absorções. A ação anti-hiperlipêmica deve-se à inibição da reabsorção dos ácidos biliares, com conseqüente redução de seus níveis séricos, redução esta que se mantém mesmo quando a síntese endógena de colesterol está aumentada.	Recomenda-se o uso de alfa-tocoferol e colestiramina anidra separadamente. O uso conjunto pode causar a diminuição da absorção do alfa-tocoferol. Diminui absorção gastrintestinal de ferro, promovendo a redução da eficácia antianêmica do ferro por via oral. Administrar respeitando o maior intervalo possível entre um e o outro. A colestiramina adsorve vitaminas lipossolúveis no trato gastrintestinal causando risco de deficiência vitamínica no tratamento crônico com colestiramina. A colestiramina interfere nos valores: cloreto, fosfato, cálcio, potássio, sódio.
Fluvastatina	LESCOL®	Hipolipemiante.	Evitar o uso simultâneo com ácido nicotínico em casos de miopatias.
Lovastatina	LOVAST® LOVASTATINA (Genérico) LOVATON® LOVAX® MEVACOR® MINOR® NEOLIPID® REDUCOL®	Hipocolesterolemiante. Atua mediante a inibição da enzima HMG-CoA redutase, a qual produz uma redução da síntese de colesterol intra-hepático. A diminuição de colesterol intracelular induz um aumento da síntese de receptores hepáticos de LDL, tendo como conseqüência maior captação de colesterol LDL.	A combinação com ácido nicotínico aumenta a incidência de miopatias. Deve ser ingerida com as refeições para aumentar absorção.
Pravastatina	MEVALOTIN® PRAVACOL® PRAVASTATINA SÓDICA (Genérico)	Antilipêmico. Por um lado, inibe de forma específica a HMG-CoA redutase e bloqueia a síntese do colesterol num passo prematuro limitante de sua síntese, reduzindo as reservas celulares de colesterol. Por outro lado, a pravastatina inibe a produção de LDL através da inibição da síntese hepática de VLDL, o precursor das LDL.	A niacina como outros inibidores da HMG-CoA redutase, quando utilizados em conjunto, aumenta risco de miopatia durante o tratamento. Pravastatina pode ser ingerido independentemente das refeições.

Quadro 19.4 – Principais medicamentos utilizados no tratamento de *tromboembolismo* e *trombose* e suas interações com alimentos e/ou nutriente[2,8-12,14,16].

Fármaco	Medicamento	Ação farmacológica	Interação fármaco-nutriente
Acetilsalicílico, ácido	AAS® AASEDATIL® ACETICIL® ÁCIDO ACETILSALICÍLICO (Genérico) ASCEDOR® ASETISIN® ASPIRINA® ASPIRINA BUFFERED® ASPIRINA PREVENT® BUFERIN® BUFFERIN CÁRDIO® CARDIO AAS® CIMAAS® ECASIL® IMA ÁCIDO ACETILSALICÍLICO® SALICIL® SALICIN® SALITIL® A CURITYBINA® ALICURA® ASPIRINA C® CAFIASPIRINA® CHERACAP S® PHARMACIAP® CIBALENA A® PLOUGH® DERMAFREE® DOLOXENE-A® DORIBEL® FONTOL ALTANA® MELHORAL® MIGRANE® POSDRINK® SUPERHIST® VASCLIN®	Antiagregante plaquetário. O efeito antiagregante plaquetário deve-se a sua capacidade de doar o grupo acetil à membrana plaquetária e à inibição irreversível da enzima ciclooxigenase. Inibe a atividade da enzima ciclooxigenase o que diminui a formação de precursores das prostaglandinas e tromboxanos a partir do ácido araquidônico.	Absorção é rápida e completa após a administração oral; os alimentos diminuem a velocidade, porém, não o grau de absorção. O ácido ascórbico, como é um acidificante urinário, pode aumentar os níveis plasmáticos dos salicilatos por diminuir sua eliminação urinária e aumentar a eliminação urinária do ácido ascórbico. Pode alterar o transporte de folato, diminuindo seus níveis séricos.
Heparina	ACTPARIN® CUTENOX® HEPTAR®	Anticoagulante. A ação anticoagulante da heparina baseia-se fundamentalmente no seu efeito inibidor sobre a trombina e o fator X ativado.	A suplementação de potássio pode aumentar o risco de hiperpotassemia. Administrar com precaução.
Ticlopidina	CLORIDRATO DE TICLOPIDINA (Genérico) PLAKETAR® TICLID® TICLOBAL®	Antiagregante plaquetário. Interfere na função da membrana plaquetária através da inibição do acoplamento entre as plaquetas e o fibrógeno induzido pelo ADP, e pelas subseqüentes interações interplaquetárias.	Ácido ascórbico pode aumentar o risco de hemorragias. Evitar a administração conjunta. Sinergismo com a atividade do antiagregante plaquetário. Agressão da mucosa gástrica.

Fármaco	Medicamento	Ação farmacológica	Interação fármaco-nutriente
Triflusal	DISGREN®	Antitrombótico. É um potente inibidor da agregação plaquetária induzida por agentes como ADP, adrenalina e colágeno.	Deve-se ter precaução do uso de triflusal em pacientes portadores de anemia (potencial exacerbação).
Varfarina	COUMADIN® MAREVAN®	Anticoagulante. A varfarina é um anticoagulante da família das cumarinas. Seu mecanismo de ação consiste na inibição da síntese de fatores de coagulação dependentes de vitamina K.	O ácido ascórbico pode causar a redução do efeito anticoagulante. Aconselha-se administrar com cautela. Dietas hiperlipídicas aumentam a fração livre, aumentando sua toxicidade. Excesso de vitamina K pode diminuir o efeito da droga.

Quadro 19.5 – Principais medicamentos e suplementos utilizados no tratamento da *hipopotassemia*, *hiperpotassemia*, *hipocalcemia*, *hipercalcemia* e *hipomagnesemia* e suas interações com alimentos e/ou nutriente[8-12,20].

Fármaco	Medicamento	Ação farmacológica	Interação fármaco-nutriente
Cálcio	GLUCONATO DE CÁLCIO® HYPERCÁLCIO® MIOCALVEN® MIOCALVEN D® OSTEOCALCIC® SORCAL®	Anti-hiperpotassêmico. Anti-hipocalcêmico. O cálcio é essencial para a integridade funcional dos sistemas nervoso, muscular e esquelético. Intervém na função cardíaca normal, renal, respiração, coagulação sangüínea e na permeabilidade capilar e da membrana celular.	No uso por via oral é recomendado ingerir de 1 a 1½ hora após a ingestão de alimentos. Evitar o uso conjunto com suplementos de fosfatos, magnésio ou vitamina D. Evitar alimentos ou bebidas que contenham cafeína, pois esta diminui a absorção do cálcio.
Magnésio	MAGNOLAT® MAGNOSTON® PIDOMAG® SULFATO DE MAGNÉSIO®	Anti-hipomagnesemia.	Deficiência de fosfato e de potássio aumenta a excreção de magnésio. Cafeína aumenta a excreção urinária de magnésio. A Plantago psyllium pode causar deficiência de magnésio por alterar absorção.
Potássio	ALKA® CLORETO DE POTÁSSIO (Genérico) CLOTÁSSIO® SLOW – K® ▶	Anti-hipopotassêmico. Anti-hipercalcêmico. O potássio é o cátion predominante no interior da	Substitutos do sal de cozinha, que contêm potássio, tendem a facilitar o acúmulo sérico de potássio, com possível produção de hiperpotassemia, ▶

Fármaco	Medicamento	Ação farmacológica	Interação fármaco-nutriente
	DECORFEN® ALBICON® AMO ENDOSOL® DIETASAL® FUROSEMIDA + CLORETO DE POTÁSSIO® HIDRION® HIDRORAL® RINGER C/LACTATO DE SÓDIO® RINGER SIMPLES® SOL. RINGER® SOL. RINGER C/ LACTATO®	célula. O conteúdo intracelular de sódio é relativamente baixo. Uma enzima ligada à membrana, adenosinatrifosfatase sódio-potássio dependente, transporta de forma ativa sódio ao exterior e potássio para o interior das células para manter os gradientes de concentração. Eles são necessários para a condução dos impulsos nervosos em tecidos especiais, como o coração, cérebro e o músculo esquelético, e para a manutenção da função renal normal e do equilíbrio ácido-base.	quando utilizados em conjunto. A planta Plantago psyllium e seu extrato aquoso são ricos em potássio. O uso em grandes quantidades em conjunto com suplementos de potássio pode levar ao risco de hiperpotassemia.

Quadro 19.6 – Principais medicamentos utilizados no tratamento de *diabetes mellitus* e suas interações com alimentos e/ou nutriente[8-13,21].

Fármaco	Medicamento	Ação farmacológica	Interação fármaco-nutriente
Acarbose	GLUCOBAY®	A acarbose comporta-se como inibidor da α-glicosidase e perante sua ação reduz o aumento das concentrações de açúcar no sangue depois do ingresso de carboidratos.	As interações com os carboidratos constituem as ações terapêuticas desejadas. Contudo, deverá ser considerada a possibilidade de aparição de diarréias se forem utilizadas doses muito elevadas de sorbitol ou xilitol. É significativo o fato de a sacarose não ser adequada para corrigir os estados de hipoglicemia aguda quando se toma acarbose, pois nestes casos produz atraso na sua absorção.
Clorpropamida	CLORPROMINI® CLORZIN® DIABECONTROL-CLORPROPAMIDA® DIABINESE® GLICOBEN® GLICORP® PRAMIDALIN®	Pertence ao grupo das sulfoniluréias. Promove o aumento da secreção de insulina por parte das células das ilhotas do pâncreas. Diminui a glicogenólise e a gliconeogênese hepática e, aparentemente, aumenta a sensibilidade à insulina dos tecidos extrapancreáticos.	Pode ocorrer a aparição de anemia hemolítica, anemia aplástica e pancitopenia.
Glimepirida	AMARYL® BIOGLIC® DIAMELLITIS® ▶	É um hipoglicemiante, derivado das sulfoniluréias, que promove o aumento da ▶	A ingestão da medicação deve ser realizada imediatamente antes do café da manhã ou, ▶

Fármaco	Medicamento	Ação farmacológica	Interação fármaco-nutriente
	GLIMEPIBAL® GLIMEPIL® GLIMEPRID® GLIMESEC®	secreção de insulina por parte das células β das ilhotas pancreáticas. Além disso, foram indicados outros mecanismos como a diminuição da glicogenólise e da gliconeogênese hepática, aumentando ao mesmo tempo a sensibilidade dos tecidos extrapancreáticos à insulina.	em caso de não tomar café da manhã, antes da primeira refeição principal. É importante não suprimir refeições depois de ter recebido o fármaco quando a resposta a ele diminui. Sob certas circunstâncias podem apresentar-se casos isolados de anemia hemolítica. A associação com ácido nicotínico pode diminuir o efeito hipoglicemiante e aumentar a glicemia.
Glipizida	GLIPGEN® MINIDIAB®	É uma sulfoniluréia que reduz os valores de glicemia aos normais em pacientes com *diabetes mellitus* não dependentes de insulina. Elimina ou diminui a glicosúria e melhora os sintomas de poliúria, polidipsia e prurido. Atua estimulando a secreção de insulina a partir das células β das ilhotas do tecido pancreático.	Em geral, deve ser administrada 30 minutos antes dos alimentos, para obter uma maior redução da hiperglicemia pós-prandial. O ácido nicotínico tende a produzir hiperglicemia.
Insulina	HUMALOG® HUMULIN® INSULINA HUMANA (BIOHULIN)® INSULINA HUMANA NOVOLIN 70/30®INSULINA HUMANA NOVOLIN L® INSULINA HUMANA NOVOLIN N®INSULINA HUMANA NOVOLIN R® INSULINA MISTA ALTAMENTE PURIFICADA® INSULINA SUÍNA ACTRAPID MC® INSULINA SUÍNA MONOCOMPONENTE® INSULINA SUÍNA MONOTARD MC® INSULINA SUÍNA PROTAPHANE MC® INSUMAN® INSUMAN COMB ® INSUMAN N OPTISET® LANTUS® LANTUS OPTISET®NOVORAPID ▶	A insulina é um fator hormonal que controla o armazenamento e metabolismo dos hidratos de carbono, proteínas e gorduras. Esta atividade é produzida fundamentalmente no fígado, músculo e tecido adiposo, após a união das moléculas de insulina com os receptores das membranas plasmáticas celulares.	Sabe-se que as alterações no metabolismo de proteínas e gorduras são influenciadas pela insulina. Deve-se dar ênfase ao cumprimento da dietoterapia.

Fármaco	Medicamento	Ação farmacológica	Interação fármaco-nutriente
	PENFILL® INSULINA HUMANA NOVOLIN 80/20 PENFILL® INSULINA HUMANA NOVOLIN U®		
Metformina	CLORIDRATO DE METFORMINA (Genérico) DIMEFOR® FORMET® GLIFAGE® GLUCOFORMIN® METFORDIN® METFORMED® NEO METFORMIN® TEUTOFORMIN® GLUCOVANCE® STARFORM®	É um hipoglicemiante oral do grupo das biguanidas. Atua aumentando o número de receptores de insulina.	A metformina pode reduzir a absorção de vitamina B_{12} e de folato. Pode causar desconforto gastrintestinal.
Pioglitazona	ACTOS®	É um derivado das tiazolidinodionas e aumenta a resposta celular à insulina nos tecidos muscular, hepático e adiposo. Inibe a gliconeogênese hepática, aumenta a eliminação insulino-dependente de glicose e diminui os níveis plasmáticos de insulina e de hemoglobina glicosilada A1c (HbA1c).	A absorção por via oral alcança concentração plásmatica máxima após 2 horas de sua administração (em ausência de alimentos), e após 3 a 4 horas quando ingerida com refeições.
Repaglinida	GLUCONORM® NOVONORM® PRANDIN®	A repaglinida induz um aumento da produção de insulina pelo pâncreas durante a ingestão de alimentos.	Deve ser ingerida antes de cada refeição principal.

Quadro 19.7 – Principais medicamentos utilizados em *transplantes de órgãos* e suas interações com alimentos e/ou nutriente[8-12].

Fármaco	Medicamento	Ação farmacológica	Interação fármaco-nutriente
Ciclosporina	CYCLOSPORIN® GENGRAF® SANDIMMUN® SANDIMMUN NEORAL® SIGMASPORIN® SIGMASPORIN MICRORAL® ZINOGRAF ME®	Imunossupressor. Seu mecanismo de ação relaciona-se com a inibição da interleucina II, que é um fator proliferativo necessário para a indução dos linfócitos-T citotóxicos, em resposta ao estímulo do aloantígeno, que cumpre um importante papel em ambas as respostas imunes, celular e humoral.	A solução oral deve ser tomada com as refeições para evitar a irritação gastrintestinal. Suplementos ou sal à base de potássio podem levar à hiperpotassemia.

Fármaco	Medicamento	Ação farmacológica	Interação fármaco-nutriente
Sirolimus	RAPAMUNE®	Imunossupressor. Agente imunossupressor seletivo que inibe a ativação das células T induzida por diferentes estímulos, através do bloqueio da transdução intracelular dependente do cálcio.	Em nível humoral encontraram-se hipocalcemia e hiperpotassemia.
Tacrolimus	PROGRAF®	Imunossupressor. Inibe a ativação dos linfócitos T, porém o exato mecanismo de ação ainda é desconhecido.	A absorção oral é variável e a presença de alimentos diminui sua absorção gastrintestinal em cerca de 27%. Pode levar a quadros de hipocalemia, hipercalemia e hiperuricemia, Causa diminuição dos níveis sangüíneos de cálcio, magnésio, fosfato e sódio.

CONSIDERAÇÕES FINAIS

Apesar da importância e das repercussões para a saúde do paciente, ainda são insuficientes os estudos de interações entre fármacos e alimentos/nutrientes. Além da escassez de estudos, não se observa empenho dos profissionais na utilização prática das informações referentes às interações droga-nutriente que já são bem conhecidas.

É necessário que haja um interesse maior por parte do profissional, que pode ser acentuado quando o nutricionista atua em equipes multi e interdisciplinares, nas quais a troca de informações ocorre mais facilmente.

Essa atitude precisa ser estimulada para aumentar a eficácia do tratamento, promovendo a saúde do paciente.

REFERÊNCIAS BIBLIOGRÁFICAS

1. Oga S. Tipos de interações. In: Oga S, Basile AC, Carvalho MF. Guia Zanini-Oga de interações medicamentosas. São Paulo: Atheneu, 2002. pp 9-22.
2. Mello LC. Alimentos, medicamentos e suas interações. Disponível em http://www.prg.mpf.gov.br/pgr/saude/nutricao/alimentomedicamento.htm. Acesso em 17/08/2005.
3. Oga S. Medicamentos cardiovasculares e suas interações. In: Oga S, Basile AC, Carvalho MF. Guia Zanini-Oga de interações medicamentosas. São Paulo: Atheneu, 2002. pp 123-134.

4. Moura MRL, Reyes FGR. Interação fármaco-nutriente: uma revisão. Rev Nutr, 15:223-238, 2002.
5. Basile AC, Basile RP. Interações entre medicamentos e alimentos. In: Oga S, Basile AC, Carvalho MF. Guia Zanini-Oga de interações medicamentosas. São Paulo: Atheneu, 2002. pp 145-170.
6. Fleisher D et al. Drug, meal and formulation interactions influencing drug absorption after oral administration. Clin Pharmacokinet, 36:233-254, 1999.
7. Page CP et al. Farmacologia integrada. São Paulo: Manole, 1999.
8. Melo JMS. Dicionário de Especialidades Médicas. Jornal Brasileiro de Medicina, Edição Especial 2004/2005; 33:652.
9. Lépori LR et al. PR Vade–Mécum. São Paulo: Soriak, 2003. 1005 pp.
10. Lépori LR et al. PR Vade–Mécum. São Paulo: Soriak, 2001/2002. 800 pp.
11. PR Vade–Mécum. Disponível em: http://www.prvademecum.com/PRVAdemecum_Bra/PRData/BuscaDrogas.asp. Acesso em 02/08/2005.
12. Reis NT, Rodrigues CSC. Interação Drogas versus Nutrientes em Cardiologia. In: Farrat JF et al. Nutrição e Doenças Cardiovasculares: Prevenção Primária e Secundária. São Paulo: Ateneu, 2005. pp 149-153.
13. Sociedade Brasileira de Hipertensão. I Diretriz Brasileira de Diagnóstico e Tratamento da Síndrome Metabólica. Hipertensão, 7:136-145, 2004.
14. Weitz JL. New anticoagulants for treatment of venous thromboembolism. Circulation, 110:I-19-I-26, 2004.
15. Bellosta S, Paoletti R, Corsini A. Safety of statins: focus on clinical pharmacokinetics and drug interactions. Circulation, 109:III-50-III-57, 2004.
16. Hirsh J et al. American Heart Association/American College of Cardiology Foundation Guide to warfarin therapy. Circulation, 107:1692-1711, 2003.
17. Smith TW. Insuficiência cardíaca. In: Bennett JC, Plum F. Cecil – Tratado de Medicina Interna. Rio de Janeiro: Guanabara Koogan, 1997. pp 235-256.
18. Bigger Jr JT. Arritmias cardíacas. In: Bennett JC, Plum F. Cecil – Tratado de Medicina Interna. Rio de Janeiro: Guanabara Koogan, 1997. pp 257-278.
19. Oparil S. Hipertensão arterial. In: Bennett JC, Plum F. Cecil – Tratado de Medicina Interna. Rio de Janeiro: Guanabara Koogan, 1997. pp 285-300.
20. Cozzolino SMF. Biodisponibilidade de nutrientes. São Paulo: Manole, 2005. 878 pp.
21. Utermohlen V. Interações entre dieta, nutrição e fármacos. In: Shils ME et al. Tratado de Nutrição Moderna na Saúde e na Doença. São Paulo: Manole, 2003. pp 1735-1759.

20.

ALIMENTOS FUNCIONAIS EM CARDIOLOGIA

Aliny Stefanuto
Cristiane Kovacs
Fernanda Cassullo Amparo
Gisele Vinci D'Alfonso
Daniel Magnoni

A importância da alimentação tem sido considerada alvo de grandes investigações pela comunidade científica, tendo em vista as evidências de aspectos positivos na prevenção e no controle da obesidade, diabetes, câncer e doenças cardiovasculares.

Diante deste panorama, os alimentos funcionais participam ativamente na prevenção e controle de doenças. Assim, cabe aos profissionais da saúde orientar a população sobre os benefícios reais dos alimentos funcionais e a inclusão na dieta com a possibilidade de promover novos hábitos alimentares, para manutenção da saúde.

DEFINIÇÃO

O Comitê de Alimentos e Nutrição do *Institute of Medicine* definiu alimentos funcionais como "qualquer alimento ou ingrediente que possa proporcionar um benefício à saúde além dos nutrientes tradicionais que contêm". Mais significativo, talvez, é o potencial dos alimentos funcionais de prevenir doenças, promover a saúde e reduzir os custos da assistência à saúde.

No Brasil, segundo a resolução nº 18, de 30 de abril de 1999, da Agência Nacional de Vigilância Sanitária do Ministério da Saúde, "é alimento funcional todo alimento ou ingrediente que além das funções nutricionais básicas, quando consumido como parte da dieta usual, produz efeitos metabólicos e/ou fisiológicos e/ou benéficos à saúde, devendo ser seguro para consumo". Assim, os regulamentos técnicos aprovaram: diretrizes básicas para avaliação de risco de novos alimentos e comprovação de alegação de propriedade funcional e/ou de saúde em rotulagem de alimentos.

SOJA

A soja é um alimento muito consumido por asiáticos há aproximadamente dois mil anos, e a taxa de doenças cardíacas nessa população é mais baixa em relação aos ocidentais.

A soja além de importante fonte protéica, possui fibras, isoflavonas, oligossacarídeos.

Há anos, a soja tem sido estudada, principalmente, devido a qualidade e quantidade de sua proteína, sendo considerada, dentre os vegetais, um excelente substituto dos alimentos de origem animal. Além disso, dados epidemiológicos já mostravam que o seu grande consumo por populações orientais (principalmente China e Japão) poderia ser o fator determinante na baixa incidência de doenças como certos tipos de câncer (mama, próstata e cólon), doenças cardiovasculares, osteoporose e sintomas da menopausa.

Em estudos experimentais com suplementação de soja, tem-se observado a diminuição da relação insulina/glucagon pós-prandial, aumento da atividade dos receptores de apo-B, contribuindo para remoção de LDL-colesterol. Foi publicado no *New England Journal of Medicine* uma metanálise correlacionando o consumo de soja e o risco reduzido para doenças cardiovasculares. Pela combinação dos resultados de 38 estudos clínicos que investigaram os efeitos da proteína de soja sobre os lipídios séricos, os pesquisadores concluíram que um mínimo de 25g de proteína de soja/dia reduz os níveis de colesterol total (9,3%), LDL-colesterol (12,9%) e triglicerídios (10,5%).

Isso levou a agência reguladora de medicamentos e alimentos dos Estados Unidos, *Food and Drug Administration* (FDA), a reconhecer e aprovar a alegação "reduz risco de doenças cardiovasculares" para alimentos que contenham mais que 6,25g de proteína de soja/porção. São referidos benefícios na doença cardiovascular quando há associação de proteína de soja com isoflavonas. Estas são produzidas pela soja e consideradas estrógenos não esteróides, as mais conhecidas são a genisteína e a dadzeína, encontradas em produtos de soja. Assim, o seu consumo isolado apresenta resultados pouco significantes[9]. Tais benefícios encontram-se no quadro 20.1.

Recomendação: o FDA recomenda de 30 a 60mg de isoflavonas sob forma de aglicona (isoflavona na forma não conjugada), a fim de se obterem os benefícios desejados. Além disso, o FDA também recomenda que o produto a ser consumido deve conter 6,25g de proteína de soja ou mais, ser pobre em lipídeos (< 3g) e pobre em colesterol (< 20mg) para a redução do colesterol. A proporção da relação proteína de soja/osoflavona deve ser de 2mg/g.

Outras substâncias contidas na soja

- Fibras: o PPS (polissacarídeo de soja) pode reduzir o colesterol em grandes quantidades.
- Saponinas: aumentam a excreção fecal de sais biliares.

Quadro 20.1 – Benefícios e fontes de isoflavona.

	Proteínas de soja com isoflavonas
Efeitos	• Propriedades antioxidantes • Redução do colesterol total e LDL-c • Redução de triglicerídeos • Leve aumento da HDL-c • Efeitos protetores contra aterogênese • Redução da pressão arterial • Alívio nos sintomas da menopausa
Fontes de isoflavonas em alimentos de soja	• ½ xícara de farinha de soja desengordurada • ½ xícara farinha de soja crua • ½ xícara grão de soja • ½ xícara tofu • 1 xícara leite de soja • 1 colher de sopa de molho de soja

Fonte: Silva, 2005.

- Arginina: facilita produção de glucagon que atua na redução da síntese de colesterol e triglicérideos, diminuindo os níveis de LDL-c e triglicérides séricos, respectivamente.

TOMATE

O tomate vem recebendo uma atenção significativa nos últimos quatro anos por causa do interesse no licopeno, o carotenóide primário encontrado nesta fruta e também o seu importante papel na redução do risco de câncer. Também age na redução do risco de doenças cardiovasculares.

Os carotenóides são corantes naturais presentes nas frutas e vegetais (cenouras, tomates, espinafre, laranjas, pêssegos, entre outros).

O licopeno, como os demais carotenóides, se encontra em maior quantidade nas cascas dos alimentos. Outros alimentos que têm uma grande quantidade de licopeno são: goiaba vermelha, mamão da Tailândia e a pitanga.

Segundo estudos realizados, a média de consumo de licopeno é de 35mg/dia, sendo que alguns tipos de fibras, encontradas nos alimentos, como a pectina, podem diminuir a biodisponibilidade do licopeno.

O licopeno é o fitoquímico em maior concentração tanto nos frutos maduros como nos derivados, como é o caso do molho de tomate. Neste, a absorção no organismo é melhor do que no tomate fresco (Quadro 20.2).

Recomendação: a ingestão de 25g de purê de tomate, contendo 7mg de licopeno e 0,3 de betacaroteno ou 500mL de suco de tomate por dia é o suficiente para produzir tais efeitos benéficos. A ingestão de 1 unidade média (100g) de tomate também pode ser suficiente, uma vez que a quantidade de licopeno nesta porção pode variar de 3,1 a 7,7mg.

Quadro 20.2 – Propriedades funcionais do licopeno.

	Tomate
Princípios ativos	Ácidos orgânicos (málico, cítrico, tartático, oxálico e succínico); pectina; vitaminas e pigmentos carotenóides (licopeno e xantofila)
Nutrientes	Folato, vitamina C e potássio
Fitonutrientes	O caroteno mais abundante é o licopeno
Efeitos	• Atividade antioxidante • Redução de LDL-c • Neutralização de radicais livres relacionados à aterogênese e à carcinogênese • Previne doenças crônico-degenerativas (cardiovasculares, câncer, principalmente o de próstata)
Fontes de licopeno	• Goiaba • Melancia • Ameixa

Fonte: Silva, 2005.

ALHO

O alho é uma das ervas mais citadas na literatura com propriedades medicinais. Os benefícios à saúde propostos para o alho são inúmeros como quimioprevenção do câncer, propriedades antibióticas, anti-hipertensivas e redutora de LDL-colesterol. Além de inibir a agregação plaquetária em situação de hiperlipidemia.

A propriedade funcional do alho vem da alicina que é sintetizada a partir da trituração. Existem relatos que evidenciam a atividade anticarcinogênica do alho, no câncer hepático e no câncer de próstata.

O alho (Allium sativum) é provavelmente a erva mais amplamente citada na literatura por propriedades medicinais. Algumas de suas propriedades encontram-se no quadro 20.3.

Quadro 20.3 – Propriedades funcionais do alho.

	Alho
Propriedades	• Atividade anti-hipertensiva • Inibição da agregação plaquetária • Propriedades antibióticas • Quimioprevenção do câncer • Redução do colesterol • Atividade antitumoral

Fonte: Colli, 2005; Silva, 2005.

Recomendação: segundo a *American Dietetic Association* (ADA), o consumo de 600 a 900mg que equivale a cerca de um dente de alho/dia é suficiente para proporcionar tais efeitos, sendo que deverá ser ingerido fresco para que não perca suas funções.

UVA – VINHO

As uvas de coloração vermelho-escura apresentam uma relevante concentração de compostos fenólicos (como as antocianinas e as procianidinas, na fermentação do suco de uva durante a produção). Esses compostos são encontrados na casca da uva. Os efeitos benéficos atribuídos às uvas envolvem fitoquímicos como o resveratrol.

O resveratrol é uma fitoalexina produzida pela videira, com ação protetora contra fungos. Segundo Silva, o resveratrol tem uma capacidade de prevenir a oxidação do LDL-c devido a sua capacidade antioxidante, também possui ação antiinflamatória.

Há uma evidência crescente de que o vinho, particularmente o vinho tinto, pode reduzir o risco de doenças cardiovasculares. Estudos demonstraram que uvas pretas sem sementes e vinhos tintos contêm altas concentrações de fenólicos se comparados com as uvas verdes. O vinho tinto possui cerca de 1.000 a 4.000mg/L de polifenóis totais enquanto o vinho branco cerca de 200 a 300mg/L.

As uvas também são constituídas por flavonóides como a luteonina e a quercetina, que aumentam o seu poder antioxidante.

Aqueles que desejam os benefícios do vinho sem risco potencial do álcool, podem pensar em utilizar suco de uva concentrado, que, através de estudos, mostrou aumentar a capacidade antioxidante total do plasma. O suco de uva comercial é eficaz em inibir a oxidação de LDL-c (Quadro 20.4).

Quadro 20.4 – Propriedades funcionais da uva.

Compostos presentes no vinho tinto e no suco de uva	Efeitos
Fenólicos	• Efeitos inibidores da oxidação do LDL • Aumento da atividade antioxidante • Melhora do estado de coagulação • Diminuição da morbidade por doenças coronarianas
Taninos e epicatequinas	• 20 vezes mais antioxidantes que a vitamina E
Resveratrol	• Prevenir a oxidacão do LDL-c (propriedade antioxidante) • Inibição da agregação plaquetária • Ação antiinflamatória

Fonte: Silva, 2005.

Recomedação: devido aos efeitos deletérios do álcool, deve-se incentivar o consumo de suco de uva (250mL a 480mL/dia) para redução da agregação plaquetária.

O consumo de uvas frescas é muito importante e deve ser estimulado, pois contêm bioflavonóides, que também se mantêm no vinho tinto, que aumentam os antioxidantes com as antocianisnas e os carotenóides.

ÔMEGA-3 E ÔMEGA-6

Os ácidos graxos ômega-3 são uma classe essencial de ácidos graxos poliinsaturados (AGPIs) derivados principalmente de óleo de peixe. Todos os ácidos graxos poliinsaturados (PUFA) desempenham papel importante no metabolismo e transporte de gorduras, função imune e manutenção da função e integridade das membranas celulares.

Isto tem estimulado os pesquisadores a examinarem o papel dos ácidos graxos ômega-3 em uma série de doenças, particularmente câncer e doenças cardiovasculares. O efeito cardioprotetor do consumo de peixe tem sido observado em diversas investigações. Foi demonstrado em um estudo que o consumo de 35g ou mais de peixe diariamente pode reduzir o risco de morte por infarto do miocárdio (Quadro 20.5).

Quadro 20.5 – Propriedades funcionais dos ácidos graxos ω-3 e ω-6.

	Classificação	Fontes	Efeitos
Famílias de ácidos graxos poliinsaturados	Ácido lonoléico (ômega-6) Ácido linolênico (ômega-3)		
Ácidos graxos ômega-3	Ácido alfa-linolênico (LNA) Ácido eicosapentanóico (EPA) Ácido docosaexaenóico (DHA)	LNA: Folhas de sementes de plantas e em algumas sementes como a linhaça e soja EPA e DHA: peixes cavala, salmão, sardinha, truta, bacalhau	• Remoção dos triglicerídeos da circulação, reduzindo os níveis plasmáticos por inibição da VLDL • Efeito anti-inflamatório • Atuação sobre a aterosclerose e trombose
Ácidos graxos ômega-6	Ácido linoléico	Soja, milho, óleo de girassol, canola e açafrão	• Aumenta número de receptores de LDL-c • Relaxamento de endotélio • Regulação da pressão arterial, vasodilatação, lipólise e resposta imune

Fonte: Ver. Nut. Saúde e Performance, 2002.

Recomendação: recomenda-se uma ingestão até 10% das calorias totais de ácidos graxos poliinsaturados. A RDA recomenda uma ingestão em torno de 1 a 2g/dia de ácidos graxos ômega-6, ômega-3 de 10 a 20% do total de poliinsaturados da dieta. O *American Heart Association* (AHA) preconiza uma relação de 1:2:1,5 de saturados, monoinsaturados e poliinsaturados respectivamente.

AZEITE DE OLIVA

O consumo de azeite de oliva tem demonstrado benefícios na diminuição de riscos de doenças cardiovasculares. Isto devido à presença de ácidos graxos mono e poliinsaturados (Quadro 20.6).

Quadro 20.6 – Composição nutricional do azeite de oliva.

	Composição em 100mL	Quantidade
Azeite de oliva	Ácido palmítico	10.800mg
	Ácido esteárico	2.400mg
	Ácido oléico	71.700mg
	Ácido linoléico	950mg
	Vitamina E	12mg

Adaptado: Lajolo, 1998.

O azeite extravirgem possui em média 77% de ácidos graxos monoinsaturados, 10% de poliinsaturados e 13% de saturados, sendo que 70% dos monoinsaturados é composto pelo ácido oléico (ômega-9). Pode-se dizer que 20mL de azeite extravirgem oferecem 20% das necessidades diárias de vitamina E.
Efeitos:
• Redução do colesterol total e LDL-c.
• Inibição da agregação plaquetária.
• Aumento discreto do HDL-c.

Recomendação: o FDA recomenda uma ingestão diária de 15mL do óleo de oliva.

FITOSTEROL

Os fitoesteróis são componentes de origem vegetal e não são sintetizados pelo organismo. Agem na promoção da alteração dos lipídios plasmáticos.

Possuem estrutura similar ao colesterol e exercem a mesma função estrutural. Os principais fitoesteróis encontrados nos vegetais são β-sitoesterol e campesterol (Quadro 20.7).

Quadro 20.7 – Recomendação e fontes de fitosterol.

Efeitos	Redução dos níveis de colesterol plasmático
Fontes	Óleos vegetais e creme vegetais enriquecidos, legumes, algumas sementes de girassol e gergelim
Recomendação	3-4g/dia

Fonte: Silva, 2005.

FARELO DE AVEIA

Cereal mais estudado como alimento funcional, é composto por alto teor de vitaminas, minerais, oligoelementos como selênio e com alta concentração de ácido oléico e linoléico, conferindo um alimento com altos valores nutricionais. Outros estudos falam dos benefícios do consumo do farelo de aveia para a saúde de indivíduos hipercolesterolêmicos.

Efeitos:
- Diminuição do colesterol total e LDL colesterol.
- Diminuição dos riscos de doenças cardiovasculares.

Recomendação: 2 a 6g de β-glucana correspondente a 60g de farinha de aveia ou 40g de farelo de aveia.

FIBRAS

Segundo a Associação Americana de Químicos de Cereais (*American Association of Cereal Chemists* – AACC), fibra alimentar é a parte comestível de plantas ou carboidratos análogos que são resistentes à digestão e absorção no intestino delgado de humanos, com fermentação completa ou parcial no intestino grosso pelas bactérias colônicas, produzindo ácidos graxos de cadeia curta (butírico, acético e propiônico).

São polissacarídeos não-amido, os quais não sofrem hidrólise pelas enzimas digestivas. No cólon são fermentadas pelas bactérias colônicas produzindo ácidos graxos de cadeia curta e gases.

De acordo com a solubilidade, as fibras são classificadas em **solúveis e insolúveis** (Quadro 20.8).

Recomendação: fibra alimentar de 20 a 30g/dia, sendo que a quantidade de fibra solúvel deve ser ¹/₃ das fibras totais (Associação Americana do Coração).

Insolúvel 70-75%
Solúvel 25- 30% (6g/dia)

LINHAÇA

A linhaça é uma semente oleaginosa rica em gorduras, proteína e fibras dietéticas. Sua composição lipídica é bem favorecida devido à alta concentração de ácido graxo ômega-3. A linhaça possui o dobro de ômega-3 encontrado no peixe.

O óleo de linhaça possui 57% de ômega-3. As pesquisas atuais demonstram mais compostos associados a fibras conhecidos como *lignanas*. As duas lignanas primárias de mamíferos, enterodiol e seu produto oxidado, enterolactona, são formadas no trato intestinal pela ação bacteriana sobre precursores da lignana vegetal (Quadro 20.9).

Quadro 20.8 – Efeitos e fontes das fibras.

	Fibras solúveis	Fibras insolúveis
Efeitos	• Diminuição no nível de colesterol plasmático e das lipoproteínas de baixa densidade (LDL-c), reduzindo, assim, os riscos de doenças cardiovasculares • Ajuda a controlar a glicemia e a insulina no sangue por diminuir a velocidade de esvaziamento gástrico, diminuindo a absorção de lipídeos e glicídeos, auxiliando no tratamento de diabetes melito • Diminui hiperinsulinemia e glicemia pós-prandial • Diminuição do pH do cólon • Aumento da imunidade • Auxilia na modificação da flora, pela formação de AGCC, aumentando a degradação de cancerígenos	• Auxilia na regulação do trânsito intestinal. Este é reduzido pelo aumento de peso das fezes e pela diluição do conteúdo do intestino grosso, diminuindo riscos de constipação, câncer no intestino grosso e diverticulite • Aumenta saciedade, auxiliando no processo de emagrecimento
Fontes	Pectinas, gomas, amido resistente, mucilagens e hemicelulose tipo A encontradas em: frutas (maça, limão, laranja), vegetais, legumes, nozes, sementes e grãos (aveia, cevada e centeio)	Celulose, hemicelulose β e lignina encontrados em: farelos e vegetais presentes em todas as plantas comestíveis e grãos de cereais integrais

Fonte: Silva, 2005.

Quadro 20.9 – Propriedades funcionais da linhaça.

	Efeitos	Utilização	Recomendação
Linhaça	• Prevenção e controle da agregação plaquetária • Redução de triglicerídios plasmáticos • Redução de LDL-c • Inibição da secreção de VLDL-c • Redução dos níveis de pressão arterial • Efeito antiinflamatório • Redução do risco de câncer de mama	É necessário liquidificar as sementes em água ou leite e ingeri-las com frutas Barras de cereais ricas em linhaças Óleos dessa semente	10g/dia

Adaptado: Silva, 2005.[1]

ANTIOXIDANTES (VITAMINAS C, E E BETACAROTENO)

O corpo mantém *pools* circulantes de vitaminas antioxidantes: vitamina E, C e do precursor da vitamina A, o betacaroteno.

As frutas cítricas possuem um efeito protetor contra uma variedade de cânceres humanos. Ainda que laranjas, limões e limas sejam uma das principais fontes de importantes nutrientes como vitamina C, folato e fibras, tem-se sugerido que outro componente seja o responsável pela atividade anticancerígena. As frutas cítricas são particularmente ricas em uma classe de fitoquímicos conhecida como limonóides (Quadro 20.10).

São substâncias capazes de inibir a oxidação, isto é, proteger os sistemas biológicos contra os efeitos deletérios das reações que levam a oxidação de moléculas ou estruturas celulares.

Há dois tipos de antioxidantes: enzimáticos (endógenos) e não enzimáticos (exógenos).

No sistema enzimático, as principais enzimas que fazem parte são a superóxido dismutase (SOD), a catalase (CAT) e a glutationa peroxidase (GP). A SOD está localizada nas mitocôndrias e no citossol e possui função de catalizar a desmutação do radical superóxido em peróxido de hidrogênio e oxigênio. A CAT é uma enzima heme que contém ferro, localizada nos peroxissomos sendo responsável pelo metabolismo do peróxido de hidrogênio a água e oxigênio. A GP depende de selênio e atua como co-substrato na conversão da glutationa reduzida (DSH) a glutationa oxidada, enquanto converte o peróxido de hidrogênio a água.

No sistema não enzimático, temos como principais antioxidantes as vitaminas C, E e carotenos que promovem proteção a célula e principalmente ao plasma

Quadro 20.10 – Propriedades funcionais dos antioxidantes.

Vitamina	Efeitos	Fontes	Recomendação
Vitamina E	• Defendem os lipídeos do corpo • A vitamina E bloqueia a reação em cadeia dos radicais livres evitando a oxidação da gordura • Menor risco de desenvolver câncer de boca, laringe e esôfago • Impede a oxidação da LDL-c protegendo contra doenças cardiovasculares	Sementes e óleo de girassol, germe de trigo, amendoins, óleo de milho e canola, maçã	10mg/dia (RDA, 1989)
Vitamina C	• Protege os componentes hidrossolúveis do corpo contra o ataque dos radicais livres • Recupera a vitamina E oxidada para sua forma ativa • Menor risco de desenvolver câncer, principalmente de cólon e pulmão • Defesa da LDL contra oxidação • Diminui riscos de aterosclerose • Diminuição do colesterol total • Melhora da pressão arterial	Suco de laranja, brócolis, repolho, maçã, tomate	90mg/dia (DRI's, 2001)
Betacaroteno	• Ação antioxidante contra radicais livres protegendo contra formação de placas ateroscleróticas • Diminuição de risco de doenças oculares • Diminuição de risco de degeneração muscular	Cenoura, batata doce, abóbora, manga, cantalupo e damasco	900mg/dia (DRI's 2001)

Fonte: Silva, 2005.

ajudando as defesas enzimáticas ao combate das espécies reativas de oxigênio (Eros), apresentando importante ação contra o estresse oxidativo e no curso natural de doenças crônicas, merecendo crescente interesse em pesquisas científicas.

A grande maioria dos estudos randomizados e controlados que utilizaram suplementação de antioxidantes em altas doses falharam em demonstrar efeito positivo na prevenção de doenças e principalmente no tratamento de doenças já estabelecidas em indivíduos de alto risco, indicando principalmente que a ingestão de antioxidantes de modo isolado não é capaz de exercer papel terapêutico, e em alguns estudos já têm sido demonstrados efeitos pró-oxidantes desta suplementação.

CHÁ VERDE

Sabe-se que a oxidação de LDL-c é considerada uma das principais causas do desenvolvimento de doenças coronárias. O chá verde é rico em polifenóis que abrangem mais de 30% do peso bruto total das folhas do chá fresco. As catequinas são os polifenóis predominantes e mais significativos do chá.

Há alguma evidência de que o consumo de chá também pode reduzir o risco de doenças cardiovasculares. Destacam-se também as catequinas, que promove a proteção contra a oxidação de LDL-c.

Recomendação: é um pouco alta a quantidade de consumo de chá verde para que tenha efeitos esperados no organismo. Mas é recomendado utilizar acima de 5 xícaras de chá/dia.

PREBIÓTICOS

São carboidratos complexos (considerados fibras), resistentes às ações das enzimas salivares e intestinais. É um ingrediente alimentar não digerível que afeta beneficamente o hospedeiro, estimulando seletivamente a proliferação e/ou atividade de um número limitado de bactérias no cólon, que têm o potencial para melhorar a saúde da microflora colônica. Atualmente os prebióticos promovem a proliferação das bifidobactérias.

O prebiótico deve ter como características o fato de não sofrer hidrólise ou absorção no intestino delgado e de alterar a microflora colônica para uma microflora saudável, induzindo efeitos favoráveis para a saúde.

Exemplos de prebióticos são: frutooligossacarídeos (FOS) e a inulina. Os FOS são obtidos através da hidrólise da inulina. Esta é um polímero de glicose extraído principalmente da raiz da chicória e pode ser consumida por diabéticos como substituto do açúcar por conter 1 a 2kcal/g.

Fontes de FOS: cebola, tomate, centeio, alho, banana, aspargo, alcachofra e mel. A ingestão diária de 6g de FOS promove aumento das evacuações/semana e aumento do número de bifidobactérias.

Fontes de inulina: produzida a partir da sacarose. Alho, tomate, banana, centeio, cevada, trigo, mel, cerveja, cebola, aspargos e alcachofra.

Recomendação: doses de 4 a 5g/dia são suficientes para estimular o crescimento das bifidobactérias.

PROBIÓTICOS

Os probióticos são microorganismos vivos que, como as fibras, atuam no intestino promovendo o equilíbrio da flora microbiana intestinal. São suplementos alimentares que contêm bifidobactérias ou bactérias benéficas para a melhora do balanço intestinal da colonização do intestino por outra espécie, do controle do colesterol, das diarréias e da redução do risco de desenvolvimento do câncer. Têm a função de alterar o mecanismo microbiano.

Os probióticos mais importantes são os lactobacilos acidófilos, casei, búlgaricos, lactis, plantarum, estreptococo termófilo, Enterococcus faecium e fecalis, bifidobactéria bifidus, longus e infantis. Podem fazer parte de alimentos industrializados, como leite fermentado.

Quadro 20.11 – Propriedades funcionais dos pré e probióticos.

	Probióticos	Prébióticos
Bactérias	*Bifidobacterium e Lactobacillus*	*FOS e inulina*
Efeitos	• Inibir a colonização intestinal por bactérias patogênicas • Ativação da imunidade • Auxilia no processo digestivo e diminuição do colesterol • Inibição da *H. pilory* no estômago • Produção de AGCC • Aumento da digestibilidade e absorção de proteínas do leite • Auxílio para pacientes com má digestão • Aumento do metabolismo da lactose • Diminui a formação de gases • Produção de biocinas (efeito bactericida) • Redução da pressão arterial	• Alteração da microflora bacteriana com a diminuição das bactérias patogênicas • Estimula crescimento das bifidobactérias • Alteração do trânsito digestivo • Diminuição do colesterol e TG • Controle da pressão arterial

Adaptado: Silva, 2005.

Recomendação: o nível de consumo aconselhável de probióticos é de 10^9 a 10^{10} organismos diários, o que equivale a 1L de leite de acidófilos. Para prebióticos o consumo deve ser de 4 a 6g/dia.

GUIA GERAL DE RECOMENDAÇÕES

Alimento	Recomendação
Fibra	20 a 30g/dia 6g fibra solúvel
Aveia	40g farelo de aveia ou 60g farinha de aveia
Prebiótico	4 a 6g/dia
Probiótico	1 litro de leite de acidófilos
Vinho (tinto)	1 cálice p/ mulheres 2 cálices p/ homens
Alho	1 dente/dia fresco
Tomate	25g purê de tomate ou 500mL suco de tomate ou 1 unidade média
Azeite	20mL
Soja	30 a 60mg de isoflavonas
ω-3 ω-6:ω-3	2g/dia 4 a 10:1
Fitoesterol	3-4g/dia
Vitamina E	10mg/dia
Vitamina C	90mg/dia
Betacaroteno	900µg/dia

LEITURA RECOMENDADA

Agência Nacional de Vigilância Sanitária. Resolução nº 18, de 30 de abril de 1999 (republicada em 03/12/1999). http://www.anvisa.gov.br/legis/resol/18_99.htm

ANJO, D.F.C. Alimentos funcionais em angiologia e cirurgia vascular. J Vasc. Br. 3(2): 145-54, 2004.

BARRA, L.M.; COSTA, N.M.B.; GIBSON, G.R.; FERREIRA, C.L.L.F. Influência de probióticos e prebióticos na absorção de minerais. In: FERREIRA, C.L.L.F. Prebióticos e probióticos: Atualização e prospecção. Viçosa: Suprema; 2003. 79-102.

BIANCHI, M.L.P.; ANTUNES, L.M.G. Radicais livres e os principais antioxidantes da dieta. Rev. Nutr 1999; 12(2):123-30.

COLLI, C.; SARDINHA, F.; FILISETTI, T.M.C.C. Alimentos Funcionais. In: CUPPARI, L. Guias de medicina ambulatorial e hospitalar – NUTRIÇÃO. Manole, p.71-88, 2005.

COOPER, K.H. Revolução antioxidante. 2ª ed. Rio de Janeiro: Record; 1996. p. 29-38.

DE ANGELIS, RC. Importância de Alimentos Vegetais na proteção da Saúde – Fisiologia da Nutrição Protetora e Preventiva de Enfermidades Degenerativas. São Paulo: Editora Atheneu, 2001.

DUARTE, H.S.; COSTA, N.M.B. Alimentos hipocolesterolemiantes: feijão, farelo de aveia, cebola e alho e seus efeitos e mecanismos de ação. Caderno de Nutrição, 14:23-40, 1997.

FAGUNDES, R.L.M.; COSTA, Y.R. Uso de alimentos funcionais na alimentação. Higiene Alimentar, 17:47, 2003.

GIBSON G.R.; ROBERFROID, M.B. Dietary modulation of the human colonic microbiota: introducing the concept of probiotics. J. Nutr 6:1401-12, 1995.

HASLER, C.M. Alimentos Funcionais: Seu papel na prevenção de doenças e promoção da saúde. Institute of Food Technologists. 2001; 52(2):57-62.

HAULY, M.C.O; FUCHS, R.H.B.; FERREIRA, S.H.P. Suplementação de iogurte de soja com frutooligossacarídeos: características probióticas e aceitabilidade. Rev. Nutr., Campinas, 18(5):613-622, set/out., 2005.

III DIRETRIZES BRASILEIRAS SOBRE DISLIPIDEMIAS E DIRETRIZ DE PREVENÇÃO DA ATEROSCLEROSE da Sociedade Brasileira de Cardiologia. Arq Bras Cardiol, v.77,Supl.3, 2001.

IOM/NAS. 1994. "Opportunities in the Nutrition and Food Sciences", ed. P.R. Thomas and R. Earl, p. 109. Institute of Medicine/National Academy of Sciences, National Academy Press, Washington, D.C.

JORGE, P.A.R. et al. Efeito da berinjela sobre os lípides plasmáticos, a peroxidação lipídica e a reversão da disfunção endotelial na hipocolesterolemia experimental. Arq Bras Cardiol, v.70, n° 2, 87-91,1999.

LAJOLO, F.M.; MENEZES, E.W. Tabela Brasileira de Composição de Alimentos – USP. Departamento de alimentos e nutrição experimental, Faculdade de Ciências Farmacêuticas da USP, 1998. Disponível em: http://www.usp.br/fcf/tabela.

MACHADO, D.F. et al. Efeito de probiótico na modulação dos níveis de colesterol sérico e no peso do fígado de ratos alimentados com dieta rica em colesterol e ácido cólico. Ciênc. Tecnol. Aliment., Campinas. 23(2): 270-275, maio/ago. 2003.

MASÍS, P.S. Alimntos funcinales: análisis general acerca de lãs características químiconutricionales, desarrollo industrial y legislación alimentaria. Rev costarric.salud pública. V.10 n. 18-19 San José – Jul. 2001.

POLLONIO, M.R. Alimentos funcionais: as recentes tendências e os envolvidos no consumo. Higiene Alimentar 2000; 14:26-31.

PRAÇA, J.M.; THOMAZ, A.; CARAMELLI, B. O suco de Berinjela (Solanum melongena) não modifica os níveis séricos de lípides. Arq. Bras Cardiol, v. 82, n° 3, 269-72, 2004.

SHAMI, N.J.I.E.; MOREIRA, E.A.M. Licopeno como agente antioxidante. Rev. Nutr., Campinas, 17(2):227-236, abr/jum., 2004.

SILVA, B.G.C. Alimentos Funcionais em Cardiologia in: FARRET, J.F (ed). Nutrição e doenças cardiovasculares: prevenção primaria e secundaria. Atheneu, cap.9, p.155-166. 2005

SILVA, C.R.M.; NAVES, M.M.V. Suplementação de vitaminas na prevenção de câncer. Rev Nutr 2001; 14(2):135-43.

SOUZA, D.F.M.C. et al. Translocação de Lactobacillus acidophillus em ratos alimentados com dieta rica em colesterol e ácido cólico suplementada com probiótico. Ciênc. Tecnol. Aliment., Campinas. 24(4):522-526, out/dez. 2004.

TRICHOPOULOU, A; VASILOPOU, E.; Mediterranean diet and longevity. Br. J. Nutr., v.84, 205-209, 2000.

ÍNDICE REMISSIVO

A

Alho, 340
Alimentos, efeito térmico dos, 17
Alimentos funcionais, 337
- alho, 340
-- propriedades funcionais, 340
- antioxidantes, 345
- azeite de oliva, 343
-- composição nutricional, 343
- chá verde, 347
- farelo de aveia, 344
- fibras, 344
-- efeitos, 345
-- fontes, 345
- fitosterol, 343
-- recomendação, 343
-- fontes, 343
- linhaça, 344
-- propriedades funcionais, 345
- ômega-3, 342
-- propriedades funcionais, 342
- ômega-6, 342
-- propriedades funcionais, 342
- prebióticos, 347
- probióticos, 347
- soja, 338
-- benefícios de isoflavona, 339
-- fontes de isoflavona, 339
- tomate, 339
-- propriedades funcionais do licopeno, 340
- uva, 341
-- propriedades funcionais, 341
- vinho, 341

Anticoagulante oral e vitamina K, 287
- controle ambulatorial, 289
- dieta, 290
- índice terapêutico, 289
- interações medicamentosas, 289
- mecanismo de ação dos anticoagulantes orais, 288
- monitoração do efeito anticoagulante, 289
- nutrição, 292
-- avaliação nutricional relacionado à vitamina K, 300
--- avaliação laboratorial, 300
--- histórico, 300
--- exame físico, 300
-- ciclo da vitamina K, 293
-- deficiência de vitamina K, 302
--- alterações da absorção intestinal, 303
--- deficiência subclínica, 302
--- inadequação dietética, 303
--- manifestação hemorrágica, 302
--- medicamentos, 303
--- megadoses de vitaminas A e E, 303
--- nutrição parenteral total, 303
--- osteoporose, 302
--- recomendações dietéticas, 303
-- fontes alimentares/nutricionais, 294
--- absorção, 297
--- biodisponibilidade, 298
--- distribuição, 297
--- menaquinonas como fonte nutricional, 295

--- metabolismo, 297
--- vitaminas K no sangue, 299
Antioxidantes, 345
Antropometria, veja Avaliação antropométrica
Arritmias cardíacas, medicamentos utilizados e suas interações com alimentos e/ou nutriente, 313
Atividade física, efeito térmico da, 17
Atividade física e esporte, 253
- abordagem nutricional, 263
-- *diabetes mellitus*, 266
-- dislipidemias, 266
-- hipertensão, 265
-- síndrome metabólica, 267
- avaliação cardiológica do atleta, 255
-- anamnese, 256
-- ecocardiograma, 260
-- eletrocardiograma, 257
--- alterações da repolarização ventricular, 258
--- distúrbios de condução atrioventriculares, 258
--- distúrbios de condução intraventricular de níveis variados, 258
--- distúrbios do ritmo, 258
--- sobrecargas ventriculares, 258
-- exame físico, 257
-- exames laboratoriais, 259
--- cloro, 259
--- doença de Chagas, sorologia para, 260
--- glicemia, 259
--- hemograma, 259
--- lues, agregação plaquetária e dosagem de ferritina, 260
--- perfil lipídico, 259
--- potássio, 259
--- sódio, 259
-- história clínica, 256
-- radiografia de tórax, 257
-- teste ergométrico, 259
- modificações fisiológicas no coração, 254
Avaliação antropométrica, 4
- diagnóstico, 6
- estatura, 5
- índice de massa corporal, 5
- medidas de circunferência, 5
-- da cintura, 5
-- abdominal, 6
-- do braço, 6
-- do quadril, 4
-- relação cintura-quadril, 6
- peso, 5
Avaliação nutricional, 1
- ambulatorial, 1
- diagnóstico, 6
- ficha de, exemplo, 7
- métodos, 1
-- objetiva, 3
--- exames bioquímicos, 3
--- ingestão dietética, 3
--- medicamentos, 3
-- subjetiva, 2
Azeite de oliva, 343

B

Bioimpedância elétrica, 11
- aplicabilidade do teste, 13
- composição corporal, avaliação, 11
- método, 12

C

Calorimetria indireta, 15
- bases da, 18
-- quociente respiratório dos principais substratos energéticos, 19
- gasto energético basal, 16
-- efeito térmico
--- da atividade física, 17
--- dos alimentos, 17
-- em repouso, 17
-- outros fatores, 17
- metabolismo energético, 16
- realização do exame, 19
Cardiogeriatria, 209
- abordagem nutricional, 222
- doenças cardiovasculares, 215
-- fatores de risco, 211
--- dislipidemia, 212
--- diabetes melito, 213
--- hipertensão arterial, 214
--- obesidade, 214
-- aneurisma de aorta, 218

-- arritmias cardíacas, 217
--- síndromes
---- bradicárdicas, 217
---- taquicárdicas, 218
-- doença
--- cerebrovascular, 219
--- coronária, 216
--- valvar, 216
---- estenose aórtica, 216
---- estenose mitral, 216
---- insuficiência aórtica, 216
---- insuficiência mitral, 216
-- hipercolesterolemia, 215
-- hipertensão arterial sistêmica, 215
-- hipertrigliceridemia, 215
-- insuficiência cardíaca, 217
-- trombose venosa profunda e embolia pulmonar, 218
- fatores de risco nutricional, 222
-- alterações fisiológicas, 222
-- fatores
--- socioeconômicos, 222
--- psicossociais, 222
- orientação nutricional, 223
-- água, 224
-- carboidratos, 224
-- energia, 223
-- fibras, 224
-- gorduras, 224
-- micronutrientes, 225
-- proteínas, 224
- sistema cardiovascular, envelhecimento do, 210
-- alterações
--- arteriais, 210
--- cardíacas, 210
-- reserva cardíaca, 211
Cardiopatia e gravidez, 231
- doença hipertensiva específica da gestação, 238
- ganho de peso, 232
-- curva pencentilar, 232
- modificações cardiovasculares na gestação, 231
- recomendações nutricionais, 232
-- ácido fólico, 236
--- deficiência de, 238
-- carboidratos, 235
-- lipídios, 235
-- minerais, 235

-- proteínas, 234
-- vitaminas, 235
Cardiopatia na infância, 241
- alterações hormonais, 244
- avaliação nutricional, 248
- educação nutricional, 249
- efeitos da cardiopatia sobre o estado nutricional, 242
-- hipóxia celular, 243
-- ingestão insuficiente, 242
-- perdas anormais pelo trato gastrointestinal, 243
- efeitos da desnutrição sobre o coração, 241
- suplementação de micronutrientes, 245
- terapia nutricional
-- ambulatorial, 248
-- fundamentos, 246
Cardiopatias congênitas, 241
Chá verde, 347
Composição corporal, avaliação por bioimpedância elétrica, 11

D

Desnutrição na infância, efeitos sobre o coração, 241
Diabetes, 85
- alvos glicêmicos no, 93
- controle, 93
- importância clínica, 85
- medicamentos utilizados e suas interações com alimentos e/ou nutriente, 332
- pré-diabético, *status*, 87
-- risco para desenvolvimento, 88
- risco no diabético
-- abordagem abrangente dos fatores, 95
-- manuseio de outros fatores e condições clínicas, 94
--- agregação plaquetária, 95
--- dislipidemias, 94
--- doenças cardiovasculares, 95
--- hipertensão arterial, 95
--- hipotireoidismo, 95
--- síndrome metabólica, 94
- terapia nutricional médica, 98
-- adoçantes artificiais, 117

-- alimentos *diet* e *light*, 116
-- bebidas alcoólicas, 118
-- crianças, 119
-- eventos hipoglicêmicos, conduta nos, 119
-- gestantes, 119
-- planejamento alimentar, 101
--- carboidratos, 103
---- classificação de acordo com o grau de polimerização, 104
--- carga glicêmica, 107
--- contagem de carboidratos, 112
---- avançada, relação insulina:carboidrato, 115
---- básica, 113
---- dieta, características da, 116
--- fibras, 111
--- gorduras, 109
--- índice glicêmico, 105
---- classificação dos alimentos de acordo com o, 106
--- macronutrientes, calorias e distribuição dos, 101
---- recordatório alimentar habitual, 102
--- micronutrientes, 111
--- proteínas, 110
- tipo 2
-- classificação, 87 e diagnóstico laboratorial, 87
-- diagnóstico laboratorial, 87
--- valores de referência, 88
-- fisiopatologia, 89
-- tratamento medicamentoso da hiperglicemia, 90
--- combinação de agentes hipoglicemiantes orais, 92
--- glitazonas, 90
--- inibidores da alfaglicosidade, 91
--- insulinização, 93
--- metformina, 90
--- secretagogos, 91
---- glinidas, 92
---- sulfonilureias, 91
--- tiazolidinedionas, 90
Diagnóstico nutricional, 6
Dislipidemias
- primárias, 71
- secundárias
-- a doenças, 72
-- a uso de medicamentos, 72
Dislipidemias
- medicamentos utilizados e suas interações com alimentos e/ou nutriente, 328
- mistas, 81
- III Diretrizes Brasileiras sobre, ingestão dietética recomendada, 66
Doença hipertensiva específica da gestação, 38

E

Esporte, veja Atividade física e esporte
Estado nutricional protéico, exames laboratoriais, 33
Estatura, 5
Exames laboratoriais, interpretação, 23
- anemias, 24
-- macrocíticas, 25
-- microcíticas, 25
-- normocíticas, 25
- coagulação sangüínea, 25
-- plaquetas, 25
--- tempo de tromboplastina, 26
---- ativada, 26
- colesterol sérico, 37
- competência imunológica, 36
-- contagem total de linfócitos, 36
- diabetes melito, 43
- enzimas cardíacas, 29
-- CK MB, 29
-- troponinas, 29
- fibrinogênio plasmático, 41
- função hepática, 30
-- bilirrubina, 30
-- fosfatases alcalinas, 30
-- gama glutamil transpeptidase, 30
-- transaminases, 30
- função renal, 26
-- creatinina, 26
--- *clearence*, 27
-- hipercalemia, 28
-- hipernatremia, 27
-- hipocalemia, 28
-- hiponatremia com osmolaridade
--- alta, 27
--- baixa, 27
--- normal, 27

-- sódio, 27
-- uréia, 27
- hipertensão arterial, 43
- homocisteína, 41
- lipoproteína
  -- (a), 39
  -- de alta densidade, 37
    --- composição lipídica da partícula HDL, 37
    --- valores de refêrencia, 38
  -- de baixa densidade, 38
    --- valores de referência, 39
- massa muscular corpórea, 31
  -- albumina, 34
  -- estado nutricional protéico, 33
  -- excreção 3-metil-histina, 33
  -- ferritina, 34
  -- fibronectina, 36
  -- hematócrito, 33
  -- hemoglobina, 33
  -- índice creatinina-altura, 31
  -- pré-albumina que se liga à tiroxina, 35
  -- proteína C reativa, 36
  -- proteína carreadora do retinol, 35
  -- proteínas plasmáticas, 33
  -- transferrina, 35
- obesidade, 44
- probabilidades, lidando com, 23
- tireóide, 26
  -- T3, 26
  -- T4 livre, 26
  -- T4 total, 26
  -- TSH, 26
- triglicérides, 40
  -- valores de referência, 41
- triglicérides, colesterol total e frações, 29
- urina, 28
  -- cilindros, 28
  -- densidade urinária, 28
  -- hemácias, 28
  -- leucócitos, 28
- vitamina E, 43

F

Farelo de aveia, 344
Fibras, 344
Fitosterol, 343

G

Gasto energético
  - basal, 16
  - total, 16
Gravidez e cardiopatia, ver Cardiopatia e gravidez

H

HDL-c baixo, 83
Hipercalcemia, medicamentos utilizados e suas interações com alimentos e/ou nutriente, 331
Hipercolesterolemia, 51
  - abordagem nutricional, 61
    -- gorduras, 61
    -- implicações, 65
    -- lipídeos, digestão, absorção e metabolismo dos, 63
  - secundárias a doenças, 52
  - secundárias a medicamentos, 52
  - III Diretrizes Brasileiras sobre Dislipidemias, ingestão dietética recomendada segundo, 66
    -- colesterol, dicas para diminuir, 66
      --- alimentos permitidos, 66
      --- alimentos proibidos, 66
  - tratamento clínico, 52
    -- evidências para o, 55
    -- medicamentoso, 53
      --- ácido nicotínico, 55
      --- associação de medicamentos, 55
      --- estatinas, 54
      --- ezetimiba, 54
      --- fibratos, 54
      --- fitosteróis, 54
      --- inibidor da absorção intestinal de colesterol, 54
      --- inibidores da HMG-Coa redutase, 54
      --- niacina, 55
      --- resinas, 53
      --- seqüestrantes de ácidos biliares, 53
Hiperpotassemia, medicamentos utilizados e suas interações com alimentos e/ou nutriente, 331
Hipertensão arterial, 127
  - abordagem nutricional, 129

- -- cálcio, 133
- -- magnésio, 133
- -- potássio, 132
- -- redução de peso, 134
- -- sódio, 129
  - --- alimentos ricos em, 131
  - --- restrição, 130
  - --- temperos naturais livres de, 133
- - classificação, 128
- - diagnóstico, 128
- - tratamento medicamentoso, 128
- -- medicamentos utilizados e suas interações com alimentos e/ou nutriente, 313

Hipertrigliceridemia, 69
- - abordagem nutricional, 72
- - avaliação
  - -- antropométrica, 79
  - -- nutricional ambulatorial, 79
- - classificação, 70
- - exames bioquímicos, 72
- - riscos, 70
- - tratamento dietético, 72, 80
  - -- ácidos graxos ômega-3, 73
    - --- efeitos colaterais, risco por consumo de, 75
    - --- fontes, 74
  - -- álcool, 75
  - -- atividade física, 76
  - -- dieta hipocalórica, 73
  - -- soja, 76
- - tratamento medicamentoso, 76

Hipocalcemia, medicamentos utilizados e suas interações com alimentos e/ou nutriente, 331

Hipomagnesemia, medicamentos utilizados e suas interações com alimentos e/ou nutriente, 331

Hipopotassemia, medicamentos utilizados e suas interações com alimentos e/ou nutriente, 331

Hipotensão arterial, medicamentos utilizados e suas interações com alimentos e/ou nutriente, 328

I

Imunologia, avaliação, 36
Índice de massa corporal, 5

Insuficiência cardíaca, 269
- - abordagem nutricional, 272
  - -- fatores dietéticos adjuvantes, 276
    - --- antioxidantes, 277
      - ---- flavonóides, 277
      - ---- vitaminas, 277
    - --- fibras, 276
    - --- fitosteróis, 276
    - --- prebióticos, 277
    - --- probióticos, 277
    - --- soja, 277
  - -- ingestão hídrica, 276
  - -- necessidades de macronutrientes, 273
  - -- necessidades de micronutrientes, 274
    - --- cálcio, 275
    - --- magnésio, 275
    - --- potássio, 275
    - --- sódio, 274
  - -- necessidades energéticas, 273
- - clínica, 269
- - congestiva, medicamentos utilizados e suas interações com alimentos e/ou nutriente, 313

Insuficiência renal, 137
- - abordagem nutricional, 158
  - -- diálise, 163
    - --- recomendações nutricionais, 164
      - ---- calorias, 164
      - ---- carboidratos, 164
      - ---- fibras, 164
      - ---- lipídios, 164
      - ---- potássio, 164
      - ---- proteínas, 164
      - ---- sódio, 164
  - -- insuficiência renal aguda, 162
  - -- insuficiência renal crônica, 158
    - --- recomendações nutricionais, 158
      - ---- calorias, 158
      - ---- carboidratos, 158
      - ---- fósforo, 159
      - ---- lipídios, 158
      - ---- potássio, 159
      - ---- proteínas, 158
      - ---- sódio, 159
  - -- litíase renal, orientação nutricional, 162
    - --- recomendações nutricionais, 162
      - ---- cálcio, 162

---- carboidratos, 163
---- fibras, 163
---- líquidos, 163
---- oxalato, 162
---- potássio, 163
---- proteínas, 163
---- purinas, 163
---- sódio, 163
---- vitamina C, 163
-- tranplante renal, orientação nutricional, 159
--- pós-transplante
---- imediato, 160
---- tardio, 161
--- pré-transplante, 159
- aguda, 137
-- causas, 137
-- fatores tubulares na fisiopatologia da NTA, 143
--- apoptose, 143
--- mecanismos de lesão celular, 143
--- necrose celular, 143
-- fisiopatologia da necrose tubular aguda, 140
--- fatores vasculares, 140
---- hemodinâmica renal, 143
---- heterogeneidade do fluxo sangüíneo renal, 141
---- mecanismos de vasoconstrição renal na NTA experimental e em seres humanos, 140
-- fisiopatologia pré-renal, 138
--- mecanismos humorais, 139
--- mecanismos intra-renais, 139
---- auto-regulação renal, 139
---- *feedback* túbulo-glomerular, 139
-- indicações de diálise, 147
-- tratamento, 144
--- clínico, 145
---- fase de extensão, 146
---- fase de manutenção, 146
---- fase inicial, 146
---- fase poliúrica, 147
---- prevenção, 145
- crônica, 147
-- indicação de diálise, 154
-- intervenções para retardar a progressão, 150
--- controle da hiperglicemia, 153

--- inibição farmacológica do sistema renina-angiotensina, 151
---- antagonistas do receptor da angiotensina, 151
---- combinação de IECA e ARA, 151
---- IECA e ARA: segurança terapêutica, 152
---- inibidores da ECA, 151
--- interrupção do tabagismo, 153
--- redução da proteinúria, 151
--- restrição protéica na dieta, 152
--- tratamento da dislipidemia, 153
--- tratamento da hipertensão, 150
---- escolha do anti-hipertensivo, 150
---- metas terapêuticas para a pressão arterial, 150
-- mecanismos responsáveis pela progressão da doença renal crônica, 148
--- angiotensina II, 149
--- hemodinâmica capilar glomerular, 148
--- ultrafiltração anormal das proteínas plasmáticas, 148
Interação droga-nutriente em cardiologia, 311
- medicamentos e suas interações com alimentos e/ou nutriente – tratamento de
-- arritmias cardíacas, 313
-- *diabetes mellitus*, 332
-- dislipidemias, 328
-- hipercalcemia, 331
-- hiperpotassemia, 331
-- hipertensão arterial, 313
-- hipocalcemia, 331
-- hipomagnesemia, 331
-- hipopotassemia, 331
-- hipotensão arterial, 328
-- insuficiência cardíaca congestiva, 313
-- transplantes de órgãos, 334
-- tromboembolismo, 330
-- trombose, 330
- tipos de, 311
-- absorção, 312
-- biotransformação, 312
-- distribuição, 312

-- excreção, 312
-- interações
--- farmacocinéticas, 311
--- farmacodinâmicas, 313
Isoflavona
- benefícios, 339
- fontes, 339

L

Licopeno, propriedades funcionais, 340
Linhaça, 344

M

Massa muscular corpórea, exames laboratoriais, 31
Medidas de circunferência, 5
- abdominal, 6
- da cintura, 5
- do braço, 6
- do quadril, 4
- relação cintura-quadril, 6
Metabolismo energético, 16

O

Obesidade, 167
- abordagem nutricional, 180
-- atividade física, 186
-- cirurgia bariátrica, 188
--- evolução nutricional, 190
--- tipos de intervenção, 188
-- diagnóstico, 181
--- bioimpedância e outros métodos, 183
--- circunferências, 182
--- dobra cutânea, 183
--- índice de massa corpórea, 182
-- medicamentos, 187
-- modificação comportamental, 187
-- orientação dietética, 184
--- fibras, 185
--- macronutrientes, 184
--- micronutrientes, 184
--- valor calórico, 184
-- prevenção, 183
-- tratamento, 183
- clínica, 167
-- a solução?, 176
-- aferindo obesidade, 168
-- estratégias dietéticas, 171
--- cálcio, consumo de, 174
--- dietas pobres em
---- carboidratos, 172
---- gordura, 171
--- substitutos de refeições como intervenção de controle de peso corporal, 174
-- glicose e insulina, resposta de, 169
-- o problema, 167
-- regulação do balanço de energia, 168
-- tratamento
--- cirúrgico da obesidade, 176
--- farmacológico, 175
Ômega-3, 342
Ômega-6, 342

P

Peso, 5
Prebióticos, 347
Pré-diabético, *status*, 87
Probióticos, 347

S

Síndrome metabólica, 193
- abordagem nutricional, 204
-- avaliação nutricional, 205
-- objetivos do tratamento nutricional, 204
-- orientações práticas complementares, 206
-- plano alimentar direcionado, 205
- avaliação clínica e laboratorial, 199
- diagnóstico, 194
- epidemiologia, 194
- proteína C reativa de alta sensibilidade, 199
- resistência à insulina, 197
- tratamento, 200
Soja, 338

T

Tomate, 339
Transplante cardíaco, 279
- conduta nutricional, 281

-- avaliação e conduta no acompanhamento tardio, 283
--- hiperlipidemia, 283
--- hipertensão arterial sistêmica, 283
--- obesidade, 283
--- osteoporose, 283
-- pós-transplante, 282
--- considerações especiais, 282
---- ferida operatória, 283
---- hiperglicemia, 283
---- infecção, 282
---- insuficiência renal, 283
---- rejeição, 282
-- pré-transplante, 281
--- pacientes desnutridos, 281
--- pacientes eutróficos, 282
--- pacientes obesos, 281
- fases e características nutricionais, 280
-- controle tardio, 281
-- pós-transplante ou hospitalar, 280
-- pré-transplante ou pré-operatório, 280
Transplantes de órgãos, medicamentos utilizados e suas interações com alimentos e/ou nutriente, 334
Triglicérides, 69
Tromboembolismo, medicamentos utilizados e suas interações com alimentos e/ou nutriente, 330
Trombose, medicamentos utilizados e suas interações com alimentos e/ou nutriente, 330

U / V

Uva, 341
Vitamina K
- avaliação nutricional, 300
-- avaliação laboratorial, 300
-- histórico, 300
-- exame físico, 300
- ciclo da, 293
- deficiência de, 302
-- alterações da absorção intestinal, 303
-- deficiência subclínica, 302
-- inadequação dietética, 303
-- manifestação hemorrágica, 302
-- medicamentos, 303
-- megadoses de vitaminas A e E, 303
-- nutrição parenteral total, 303
-- osteoporose, 302
-- recomendações dietéticas, 303
- fontes alimentares/nutricionais, 294
-- absorção, 297
-- biodisponibilidade, 298
-- distribuição, 297
-- menaquinonas como fonte nutricional, 295
-- metabolismo, 297
-- no sangue, 299